Marietta Meier
Spannungsherde

Marietta Meier

# Spannungsherde

## Psychochirurgie nach dem Zweiten Weltkrieg

WALLSTEIN VERLAG

Gedruckt mit Unterstützung des Förderungs- und Beihilfefonds
Wissenschaft der VG WORT

# Inhalt

# Einleitung

In den 1940er Jahren verbreitete sich in der Psychiatrie ein Eingriff, bei dem Verbindungen zwischen zwei Hirnarealen durchtrennt wurden. Die Leukotomie,[1] wie das Verfahren hieß, wurde vor allem bei schweren, unheilbaren psychischen Störungen angewandt. Sie wies eine relativ hohe Sterberate auf und hatte mitunter schwere körperliche Nebenwirkungen. Als besonders riskant und einschneidend galt die Methode jedoch, weil sie direkt in die Persönlichkeit eines Menschen eingriff und diese rasch, stark und unwiderruflich verändern konnte. Bei der Leukotomie stellten sich deshalb Fragen existenzieller Art: »Weder die Begeisterung über eine neue geniale Methode der naturwissenschaftlichen Medizin noch der Nebel humanitärer Illusionen« dürfe darüber hinwegtäuschen, schrieb etwa ein deutscher Arzt 1949, dass die Leukotomie »schwerwiegende[], an den innersten Wesenskern des Menschenbildes rührende[] Fragen« aufwerfe, die unbedingt beantwortet werden müssten.[2]

Obwohl der portugiesische Neurologe Egas Moniz bereits 1935 eine erste Variante des Eingriffs entwickelt hatte, wurde die Leukotomie in den meisten Ländern erst nach dem Ende des Zweiten Weltkriegs eingeführt. Vor dem Krieg hatte Moniz' ›Erfindung‹ noch harsche Kritik geerntet. In den *Erinnerungen* des Schweizer Psychiaters Max Müller heißt es, Moniz sei in den 1930er Jahren »überall auf Ablehnung« gestoßen. »Auch in der Schweiz« sei man sich »jahrelang völlig einig« gewesen, dass man das Verfahren »niemals« anwenden werde. Während des Zweiten Weltkriegs habe man »dann überhaupt nichts mehr« von der Methode gehört. »Um so größer war das Erstaunen«, so Müller weiter, »als man mit der Wiederaufnahme der wissenschaftlichen Beziehungen erfuhr, dass die Amerikaner, aber auch Engländer und Skandinavier inzwischen in großem Stil [...] das Moniz'sche Verfahren übernommen hatten. Es gab bereits große Statistiken, die frappante Behand-

1 Die Studie befasst sich mit Eingriffen, die aus psychiatrischer Indikation durchgeführt wurden, und geht nicht auf die kleine Minderheit von Operationen ein, die bei unbeeinflussbaren chronischen Schmerzen und Störungen wie Epilepsie vorgenommen wurden, die sich vorwiegend motorisch äußerten. Das Thema wird also in erster Linie durch die Indikationsstellung definiert, nicht durch die Art des Eingriffs. Aus diesem Grund ist im Titel auch nicht von Leukotomie oder Lobotomie, sondern von Psychochirurgie die Rede. Zum Begriff Psychochirurgie siehe S. 11 f.

2 Sarrazin, Amputation der Persönlichkeit, S. 4.

lungserfolge meldeten.«[3] Als sein Kollege Manfred Bleuler im Oktober 1946 die ersten Eingriffe in Zürich vornehmen ließ, zögerte Müller nicht lange und führte die Methode auch in seiner Anstalt[4] ein. In den nächsten Jahren verbreitete sich die Leukotomie in der ganzen Schweiz – ein Schritt, der offenbar ein Jahrzehnt früher noch undenkbar erschienen war. Auf ähnliche Weise etablierte sich das Verfahren in vielen anderen Ländern der Welt.

Moniz' ›Erfindung‹ wäre – so das gängige Narrativ[5] – wohl Mitte der 1930er Jahre in Vergessenheit geraten, wenn Walter Freeman und James W. Watts sie nicht aufgegriffen und weiterentwickelt hätten. Die beiden US-Amerikaner publizierten 1942 ein Buch, das auf reges Interesse stieß.[6] In den folgenden Jahren fand die Leukotomie oder Lobotomie, wie das Verfahren nun auch genannt wurde,[7] immer mehr Anhänger, ließen die vorgelegten Fallbeispiele doch vermuten, dass es mit der »psychischen Verstümmelung des Stirnhirns [...] nicht so weit her sein [konnte], wie man geglaubt hatte«.[8] Vor allem aber schienen die Resultate zu beweisen, dass der Eingriff auch bei schweren chronischen psychischen Störungen Erfolg zeigte – Krankheiten, die vielschichtige Probleme mit sich brachten und als Herd ständiger Spannungen[9] galten.

Nach dem Ende des Zweiten Weltkriegs breitete sich die Leukotomie rasch aus, 1949 wurde Moniz für seine ›Entdeckung‹ gar der Nobelpreis für Medizin verliehen.[10] Die Zahl der jährlich durchgeführten Eingriffe stieg bis zu Beginn der 1950er Jahre stark an, ging dann aber wieder schnell zurück. In den 1960er Jahren wurden Patienten aus psychiatrischen Anstalten kaum noch Hirnoperationen unterzogen. Endgültig zum Abschluss kam die Ära

3 Müller, Erinnerungen, S. 395.
4 Die Begriffe Anstalt und Klinik werden synonym verwendet. Der Ausdruck psychiatrische Anstalt war bis in die 1960er Jahre hinein geläufig und wurde auch von Psychiatern benutzt. Neben dem Begriff Anstalt übernehme ich auch andere zeitgenössische Begriffe, ohne sie mit Anführungszeichen zu versehen. Fachbegriffe, die sich nicht erschließen lassen, werden im Text oder in einer Anmerkung erklärt. Die entsprechenden Informationen stammen aus zeitgenössischen Lehr- und Handbüchern sowie aus Medizinischen Wörterbüchern, die in der Bibliografie aufgeführt sind.
5 In zeitgenössischen und historiografischen Texten wird die Psychochirurgie meist als Behandlungsverfahren dargestellt, das in Europa ›erfunden‹, in den USA weiterentwickelt und nach dem Zweiten Weltkrieg in Europa ›wiederentdeckt‹ wurde – ein Narrativ, mit dem beispielsweise auch die Wirkungsgeschichte der analytischen Philosophie und der Sozialwissenschaften erzählt wird. Siehe zu diesen beiden Beispielen Zaretsky, Freuds Jahrhundert, S. 212.
6 Freeman/Watts, Psychosurgery.
7 In zeitgenössischen Publikationen werden die beiden Begriffe meist synonym verwendet. Siehe dazu Kapitel 1, S. 55.
8 Müller, Erinnerungen, S. 395.
9 Zum Begriff Spannung (in der Psychiatrie) siehe Meier, Spannungskonzepte an der Wende vom 19. zum 20. Jahrhundert; Holzhey (Hg.), Tension/Spannung.
10 Olivecrona, Laudatio, S. 122. Egas Moniz erhielt den Nobelpreis gemeinsam mit dem Schweizer Physiologen Walter Rudolf Hess für Medizin. Siehe dazu Kapitel 4, S. 112.

der Leukotomie um 1970. Schätzungen zufolge wurden weltweit etwa 70.000 Personen operiert.[11] Da diese Schätzungen meist auf zeitgenössischen Publikationen beruhen und nur einen Teil der Länder berücksichtigen, in denen Lobotomien durchgeführt wurden, ist jedoch von einer weit größeren Zahl von Eingriffen auszugehen.[12]

Mit dem Ende der Leukotomie war die Ära der Psychochirurgie nicht abgeschlossen: In einer zweiten Phase, in der weit weniger Eingriffe erfolgten, kamen neue, immer präzisere und selektivere Techniken zur Anwendung; die Indikationsstellungen[13] änderten sich.[14] In Einzelfällen werden allerdings psychisch Kranke auch heute noch operiert, wenn andere Therapien keinen Erfolg zeigen.[15] Verstärkt sich der Trend, die Tiefenhirnstimulation – ein als reversibel geltendes Verfahren, das zurzeit vor allem bei Epilepsie und Parkinsonismus eingesetzt wird[16] – auch bei psychischen Störungen anzuwenden, dürfte die Zahl der Eingriffe in Zukunft wieder wachsen.[17]

Der Begriff Psychochirurgie wurde durch Moniz geprägt,[18] aber erst durch Freeman und Watts definiert. Die beiden Amerikaner verstanden darunter chirurgische Eingriffe am – so der zeitgenössische Ausdruck – »intakten« oder

11 Nach zeitgenössischen Schätzungen wurden bis Mitte der 1950er Jahre in den USA etwa 50.000 und in England etwa 10.000 Eingriffe durchgeführt. Kalinowsky, Die neueren Entwicklungen in der amerikanischen Psychiatrie einschließlich der Psychochirurgie, S. 673. Späteren Schätzungen zufolge wurden bis Anfang der 1950er Jahre etwa 50.000, bis 1978 etwa 70.000 Eingriffe durchgeführt. Die Zahl der Eingriffe, die zwischen 1970 und 1978 erfolgte, lässt sich bei solchen Schätzungen vernachlässigen. Kleinig, Ethical issues in psychosurgery, S. 7.

12 Vgl. Kapitel 3 sowie – für die 1970er Jahre – Adler/Saupe, S. 203 f.

13 Indikation(sstellung): Grund beziehungsweise Gründe, eine bestimmte (ärztliche) Maßnahme durchzuführen.

14 Adler/Saupe, Psychochirurgie, Kapitel II.6.-9.,V.5, V.8, VII. Freeman, Psychosurgery, S. 1522.

15 Am häufigsten verwendet werden vier Methoden, die Strukturen des limbischen Systems anzielen: die anteriore Cingulotomie, die subcaudate Traktotomie, die limbische Leukotomie und die anteriore Capsulotomie. Mashour/Walker/Martuza, Psychosurgery, S. 414. Siehe auch Ecker/Henn, Psychochirurgie. Die Zahl der Eingriffe lässt sich aufgrund von Publikationen nicht eruieren. Der Neurochirurg Daniel Jeanmonod schätzte 2007, dass weltweit jährlich weniger als hundert Eingriffe nach den vier üblichsten Verfahren durchgeführt werden. Gespräch mit Daniel Jeanmonod, 24. 10. 2007.

16 Mit Deep Brain Stimulation werden bestimmte Regionen des Hirns mittels Elektroden stimuliert. Das Verfahren gilt als reversibel, weil die Elektroden abgeschaltet oder entfernt werden können.

17 Vgl. zum Beispiel die Debatte über psychochirurgische Eingriffe bei Schizophrenie in *Stereotactic and Functional Neurosurgery* von 2014; Lipsman/Meyerson/Lozano, A narrative history of the International Society for Psychiatric Surgery; Kuhn u. a., Tiefe Hirnstimulation bei psychiatrischen Erkrankungen; Albrecht, Rückkehr der Psychochirurgie; Feldman/Goodrich, Psychosurgery, S. 647.

18 Moniz, Tentatives opératoires, S. 6 f.

»gesunden« Hirn, die psychische Symptome bessern sollten.[19] Im Gegensatz zu Operationen, bei denen sich eine Erkrankung oder Verletzung des Hirns eruieren ließ, die ebenfalls zu psychischen Störungen führen konnte, erfolgten also psychochirurgische Eingriffe, ohne dass man die Symptome auf eine nachweisbare Veränderung des Gehirns zurückführen konnte. Der Begriff Psychochirurgie bezeichnete somit nicht eine bestimmte Technik, sondern umfasste sämtliche Varianten von Gehirnoperationen, die in erster Linie psychisches Erleben und dessen Folgen beeinflussen sollten.[20] Er stieß in großen Teilen der Fachwelt auf Widerstand,[21] setzte sich aber schnell durch, hielt sich hartnäckig und war auch Laien geläufig.[22]

Obschon die Psychochirurgie weiterhin aktuell ist, kennt sie die breite Bevölkerung in erster Linie aus Filmen und literarischen Werken, die in der Nachkriegszeit spielen. Hier wird die Lobotomie als verstümmelnder Eingriff dargestellt, der vor allem disziplinarischen Zwecken diente.[23] Im Film *One Flew Over the Cuckoo's Nest* zum Beispiel, der Mitte der 1970er Jahre ins Kino kam, wird der Kleinkriminelle McMurphy wegen seines rebellischen Verhaltens in eine psychiatrische Klinik eingewiesen. Dort wird er schließlich leukotomiert, weil er sich der Anstaltsordnung widersetzt und eine Schwester zu erwürgen versucht. Nach dem Eingriff bereitet McMurphy keine Schwierigkeiten mehr – aus dem impulsiven, freiheitsliebenden Mann ist ein lächelnder, fügsamer Automat geworden.[24]

Kritische Stimmen, die Psychochirurgie als Instrument sozialer Kontrolle und Symbol einer inhumanen Psychiatrie bezeichnen, finden sich seit der Entwicklung des Verfahrens. Psychochirurgie lässt sich aber auch ganz anders verstehen. Nach dem Zweiten Weltkrieg galt die Leukotomie als Chance für psychisch Kranke, denen anderweitig nicht mehr geholfen werden konnte.

19 Freeman, Psychosurgery, S. 1521. Unter Symptomen werden in dieser Studie alle Befunde verstanden, die Ärzte als Krankheitszeichen interpretierten. Vgl. Braslow, Timeless desperation and timely measures, S. 255.

20 Um Wortwiederholungen zu vermeiden, wird deshalb in der Studie anstelle von Leukotomie und Lobotomie auch der übergeordnete Begriff Psychochirurgie verwendet.

21 Vgl. beispielsweise Heimann, Psychochirurgie, S. 661; von Braunmühl, Über Psychochirurgie, S. 24.

22 Auf dem 3. Weltkongress zur Psychochirurgie in Cambridge von 1972 diskutierte die Gesellschaft für Psychochirurgie, ob sie den Begriff Psychochirurgie beibehalten wolle. Bis zum 4. Weltkongress von 1975 hatte sich die Internationale Gesellschaft für Psychochirurgie in International Society of Psychiatric Surgery unbenannt. Obwohl auf dem Kongress offiziell nur noch von psychiatrischer Chirurgie die Rede war, wurde und wird der Begriff Psychochirurgie weiterhin verwendet. Adler/Saupe, Psychochirurgie, S. 52 f.

23 Siehe dazu Groß/Schäfer, Der psychisch Kranke im Spiegel der Literatur.

24 One flew over the cuckoo's nest wurde 1975 unter der Regie von Miloš Forman gedreht. Der Film beruht auf einem Roman Ken Keseys aus dem Jahr 1962, der 1963 von Dale Wasserman für das Theater adaptiert wurde.

Diese Position vertreten auch Befürworter aktueller Methoden. Obwohl sie beteuern, die moderne Psychochirurgie ließe sich nicht mit der früheren vergleichen, sind die gegenwärtig angewandten Verfahren ebenfalls umstritten.[25] An der Psychochirurgie scheiden sich also die Geister bis heute.

Die Leukotomie wird in zeitgenössischen und historiographischen Beiträgen oft mit den anderen somatischen Behandlungsmethoden in Verbindung gebracht, die ab den 1920er Jahren in die Psychiatrie eingeführt wurden. Das Verfahren nahm allerdings immer eine Sonderstellung ein.[26] Die meisten Psychiater hielten die Leukotomie für die risikoreichste und folgenschwerste Therapie ihrer Disziplin. Sie glaubten in der Regel nicht, dass sich mit der Methode die eigentliche psychische Störung beheben lasse, gingen aber davon aus, dass psychochirurgische Eingriffe schwerwiegenden Symptomen entgegenwirken und auch Patienten, die als »hoffnungslose Fälle« galten, »sozial heilen« oder zumindest »sozial bessern« konnten.

Für zeitgenössische Wissenschaftler war die Leukotomie ein »Massenexperiment«[27] – ein Begriff, den man bis dahin vor allem in der Epidemiologie verwendet hatte.[28] Dank der Lobotomie bot sich zum ersten Mal die Gelegenheit, bei einer großen Zahl von Patienten zu untersuchen, wie sich eine Hirnoperation auf physischer und psychischer Ebene auswirkte. Im Unterschied zu Läsionen, die auf Erkrankungen und Verletzungen des Gehirns beruhten, waren die Läsionen psychochirurgischer Eingriffe zudem vergleichsweise selektiv und gut lokalisierbar. In den 1940er und 1950er Jahren wurden deshalb in den USA und in Europa Hunderte von wissenschaftlichen Studien zur Psychochirurgie publiziert. Die Forschung setzte sich zum Ziel, verschiedene theoretische Fragen zu klären, bemühte sich aber auch darum, die Indikationsstellung zu präzisieren und bessere Operationsmethoden zu entwickeln.

Die Psychochirurgie stieß allerdings nicht nur in der psychiatrischen Praxis und der medizinischen Forschung auf Interesse. Neben Ärzten äußerten sich auch Theologen, Philosophen und Juristen zu den ethischen und rechtlichen Fragen, die das Verfahren aufwarf. Aufsehen erregende Berichte in Zeitungen

25 Siehe beispielsweise Fins/Rezal/Greenberg, Psychosurgery; Mashour/Walker/Martuza, Psychosurgery; Persaud/Crossley/Freeman, Should neurosurgery for mental disorder be allowed to die out?

26 Vgl. zum Beispiel Benedetti/Kind/Mielke, Forschungen zur Schizophrenielehre 1951 bis 1955, S. 126; Pahmer, Les méthodes de choc, S. 58.

27 Siehe beispielsweise Heimann, Psychochirurgie, S. 670. Der Begriff »Massenexperiment« meint nicht, dass man bei einer großen Zahl von Menschen Versuche durchführte, sondern dass viele psychochirurgische Eingriffe erfolgten, die therapeutischen Zwecken dienten und gleichzeitig wissenschaftlich untersucht wurden. Siehe dazu Kapitel 2, S. 79 f.

28 Einschlägigen Literaturdatenbanken zufolge stammen die ersten medizinischen Beiträge, in denen von »Massenexperiment« gesprochen wird, aus dem Jahr 1914. Bereits ein Jahrzehnt früher findet sich der Begriff in psychologischen Publikationen. Ab den 1960er Jahren trifft man ihn vor allem in der (Nuklear-)Physik an.

und Zeitschriften sorgten dafür, dass eine breite Öffentlichkeit von der Methode erfuhr. In den Augen der Behörden bot die Leukotomie eine Lösung für strukturelle Probleme, die sich in der Anstaltspsychiatrie stellten, während die Angehörigen psychisch Kranker in psychochirurgischen Eingriffen oft die letzte Chance sahen, einer scheinbar ausweglosen Situation zu entkommen.

Die Leukotomie brachte also nach dem Zweiten Weltkrieg zahlreiche Diskurse und Praktiken hervor. Dabei wurden Grenzen gezogen und Brücken geschlagen: zwischen Körper und Psyche, Gesundheit und Krankheit, Normalität und Abweichung, Stillstand und Fortschritt, Gemeinwohl und individuellem Wohl. In diesen Spannungsfeldern konkretisierten sich Selbst- und Fremdbilder – Bilder von grundlegenden menschlichen Wesensmerkmalen, Vorstellungen der westlichen Nachkriegsgesellschaft, was ein Subjekt[29] ausmache und wie es sich konstituieren solle.

*Spannungsherde* geht den Bedeutungs- und Verwendungszusammenhängen der Psychochirurgie nach und zeigt, welche Menschenbilder sich in diesen Spannungsfeldern manifestierten. Wie in einem Brennglas gebündelt, werden so Elemente der Gesellschafts-, Subjekt-, Geschlechter- und Wissensordnung des 20. Jahrhunderts sichtbar – Ordnungen, die sich voneinander unterschieden, aber gleichzeitig auch eng miteinander zusammenhingen.

*Spannungsherde* untersucht die Psychochirurgie der Nachkriegszeit[30] aus verschiedenen Perspektiven. Die Studie geht auf die Anfänge der Leukotomie ein, befasst sich jedoch vor allem mit der Zeit zwischen 1945 und 1970. Der Schwerpunkt liegt auf dem Jahrzehnt nach dem Ende des Zweiten Weltkriegs; Rück- und Ausblicke erlauben, auch längerfristige Prozesse zu berücksichtigen. Analysiert wird die internationale Debatte zur Psychochirurgie, die Verbreitung des Verfahrens im deutsch- und französischsprachigen Raum Europas sowie die Leukotomiepraxis einzelner psychiatrischer Anstalten aus verschiedenen Regionen der Schweiz. Damit geraten lokale Praktiken, nationale Kontexte und länderübergreifende Entwicklungen in den Blick.

*Spannungsherde* leistet einen Beitrag zur Geschichte der Nachkriegsgesellschaft, lässt sich aber auch als Beitrag zu einer problemorientierten Geschichte der Gegenwart verstehen. Wer die Psychochirurgie aus historischer Perspektive analysiert, erkennt, dass zwischen der wissenschaftlichen Forschung, der Entwicklung, Anwendung und Beurteilung einer Behandlungsform und dem

29 In Anlehnung an Andreas Reckwitz verstehe ich Subjekt als »heuristisches Schlüsselkonzept«. Unter Subjektivierungsprozessen verstehe ich Prozesse, in denen sich Individuen als Subjekt konstituieren bzw. konstituiert werden. Vgl. Reckwitz, Subjekt, S. 10.

30 Unter Nachkriegszeit wird im Folgenden die Epoche zwischen 1945 und 1970 verstanden. Der Untersuchungszeitraum beschränkt sich also weder auf die ersten Jahre nach dem Krieg noch auf die ›langen‹ 1950er Jahre, sondern bezieht – um Kontinuitäten und Brüche besser herausarbeiten zu können – auch die 1960er Jahre mit ein.

Menschenbild einer Gesellschaft Zusammenhänge bestehen. *Spannungsherde* geht solchen Wechselwirkungen nach und trägt so dazu bei, den neurobiologischen Blick auf das Gehirn und den Menschen zu historisieren und in einen breiteren Kontext zu stellen.

## »Der affektive Stachel«

Die Leukotomie stellte die Medizin vor Fragen, die eine Flut von Studien und Theorien zur Folge hatten. In operationstechnischer Hinsicht bedeutete die neue Behandlungsmethode zwar keine große Herausforderung. Unklar war aber, wie, warum und unter welchen Bedingungen der Eingriff Folgen zeigte und wie diese zu beschreiben und zu bewerten waren. So konnte eine Leukotomie beispielsweise weder Schmerzen noch Wahnvorstellungen zum Verschwinden bringen. Stattdessen führte sie zu »eine[r] eigenartige[n] Veränderung der Emotionalität«,[31] die bewirkte, dass die Patienten nach dem Eingriff nicht mehr – oder zumindest nicht mehr so stark – unter ihren Schmerzen und Halluzinationen litten. Mit anderen Worten: Die Leukotomie nahm, wie die beliebte Redewendung lautete, psychischen Störungen den »affektiven Stachel«.

Die Metapher des Stachels, die den Effekt des Eingriffs anschaulich und nachvollziehbar beschreiben sollte, kam in der Psychiatrie erst mit der Psychochirurgie auf.[32] Geprägt wurde sie durch Freeman und Watts, die 1937 ihren ersten Beitrag zur Leukotomie veröffentlichten und darin versuchten, die Wirkung des Eingriffs mit Hilfe eines Vergleichs zu erklären: »All of them [the patients] are more comfortable, having been relieved of certain symptoms that previously had been very troublesome. It is as if the ›sting‹ of the psychosis had been drawn.«[33] Fünf Jahre später verwendeten die beiden den Begriff Stachel auch im Vorwort ihres Buchs *Psychosurgery*. Dort heißt es: »The emotional nucleus of the psychosis is removed, the ›sting‹ of the disorder is drawn.«[34] Wird der Effekt des Eingriffs in der Publikation von 1937 also noch als expliziter Vergleich formuliert – »als ob der ›Stachel‹ der Psychose gezogen worden sei« –, benutzten Freeman und Watts den Begriff

31 Müller, Über die präfrontale Leukotomie, S. 107.

32 Die Metapher findet sich meines Wissens nur im Kontext der Psychochirurgie. In Darstellungen zur Psychiatriegeschichte gibt es ebenfalls keine Hinweise darauf, dass die Metapher auch in anderen Zusammenhängen verwendet wurde.

33 Freeman/Watts, Prefrontal lobotomy in the treatment of mental disorders, S. 23. Die Publikation beruht auf einem Vortrag vor der Southern Medical Society in Baltimore, in dem Freeman und Watts im November 1936 die Resultate der ersten sechs Eingriffe präsentierten. Zum Referat und der daran anschließenden Diskussion siehe Pressman, Last resort, S. 79 f.

34 Freeman/Watts, Psychosurgery, S. VII.

in *Psychosurgery* als Metapher, kennzeichneten diese aber noch durch Anführungszeichen.

Die Metapher »sting of the disorder« erinnert an den »Stachel des Todes«[35] und bringt zum Ausdruck, dass psychische Störungen mit Leid verbunden sind. In *Psychosurgery* taucht nun aber mit dem »emotional nucleus of the psychosis« ein weiteres Element auf, das den Bedeutungseffekt der Metapher verändert. Nun heißt es nicht mehr, dass die Patienten von bestimmten Symptomen befreit würden, sondern dass der »emotionale Kern« oder – wie es in der deutschen Übersetzung des Werks heißt – der »Gefühlsfaktor« der Psychose beseitigt werde.[36] Um den Effekt psychochirurgischer Eingriffe einsichtig zu machen, kombinierten Freeman und Watts also die Begriffe Stachel und Gefühl, die bald zur Metapher des »affektiven Stachels« verschmolzen.

Die Figur des »affektiven« oder »emotionalen Stachels« findet sich in vielen Studien zur Psychochirurgie;[37] die ebenfalls aus den USA stammende Wendung, der Eingriff nehme der Krankheit den »affektiven Wind aus den Segeln«, kommt weit seltener vor.[38] Ab der zweiten Hälfte der 1940er Jahre wurde die Metapher des »affektiven Stachels« bereits benützt, ohne auf Freeman und Watts zu verweisen; die meisten Autoren verzichteten nun auch darauf, Anführungszeichen oder Formeln zu verwenden, die den Ausdruck als Redewendung eingeführt hätten.[39] Diese Entwicklung war zugleich Teil und Ausdruck eines Prozesses, in dem »der Gestus des Gleichsetzens […] unsichtbar« wurde. Die Metapher funktionierte im Laufe der Zeit immer besser, weil sie den Eindruck erweckte, sie sei ein »tatsächliche[s], ›objektive[s] Bild[]‹«.[40]

35 »Wenn aber dieses Verwesliche angezogen hat Unverweslichkeit und dieses Sterbliche angezogen hat Unsterblichkeit, dann wird eintreffen das Wort, das geschrieben steht: ›Der Tod ist verschlungen in Sieg. Tod, wo ist dein Sieg? Tod, wo ist dein Stachel?‹ Der Stachel des Todes aber ist die Sünde, die Kraft der Sünde aber ist das Gesetz.« (1 Kor 15,55)

36 Freeman/Watts, Psychochirurgie, S. 9.

37 Vgl. zum Beispiel Krayenbühl, Die neurochirurgischen Behandlungsmöglichkeiten psychischer Störungen, S. 1646; Bischof, Katamnestische Untersuchungen über 86 Leukotomien, S. 256; Thurner, Leukotomie und Rorschach-Test, S. 530; Ziehen, Die Sorge um die Unheilbar-Psychotischen, S. 109; Stoll, Leukotomie-Erfahrungen der Psychiatrischen Universitätsklinik Zürich, S. 196 f.; Bräutigam/Czernigewicz, Hirnatrophischer Prozess und Leukotomie, S. 92; Haddenbrock, Diskussionsbeitrag, S. 387; Haddenbrock, Über den Beitrag der Leukotomie-Erfahrungen, S. 72; Board of Control, Pre-frontal leucotomy in 1000 cases, S. 5. Im französischsprachigen Raum Europas war die Metapher offenbar nicht oder kaum gebräuchlich.

38 Vgl. zum Beispiel Haddenbrock, Diskussionsbeitrag, S. 387; Haddenbrock, Über den Beitrag der Leukotomie-Erfahrungen, S. 72; Haddenbrock, Radikaltherapie durch Defrontalisation, S. 72; Köbcke, Psychochirurgie – die präfrontale Leukotomie, S. 516.

39 Vgl. etwa Krayenbühl, Die neurochirurgischen Behandlungsmöglichkeiten psychischer Störungen, S. 1646: »Dem Leiden wird der affektive Stachel genommen.«

40 Sarasin, Die Visualisierung des Feindes, S. 257. Für einen Überblick über die Diskussion zur Wirkungsweise von Metaphern in der Wissenschaft siehe Sarasin, Infizierte

Die Metapher des »affektiven Stachels« lenkt den Blick in eine bestimmte Richtung.[41] Erstens suggeriert der *genitivus possessivus* – »der affektive Stachel *der* Krankheit« –, dass Krankheiten einen Stachel besitzen. Ob mit dem Begriff Stachel Pflanzen, Insekten oder andere Tiere assoziiert werden, fällt dabei weniger ins Gewicht als der Umstand, dass Stachel schmerzen können. Im psychochirurgischen Kontext ist Stachel deshalb eindeutig negativ konnotiert. Zweitens deutet das Attribut »affektiv« an, dass es nicht um einen physischen, sondern um einen »Gefühlsstachel«[42] geht, der, wie man unwillkürlich schließt, auch emotionale Schmerzen verursacht. Drittens bleibt offen, wo sich der Stachel befand: Bohrte die Krankheit ihren Stachel etwa in den menschlichen Körper? Oder ›saß‹ sie in diesem Körper und richtete den Stachel gegen außen? Viertens verweist die Metapher letztlich auf die Leukotomie selbst. Die Redewendung vermittelte den Eindruck, der Stachel könne durch einen mechanischen Eingriff »gezogen« oder »entfernt« werden.[43] Die Vorstellung, psychische Störungen besäßen einen Stachel, der emotionale Schmerzen bereitet, korrespondierte also mit der Therapie – ein Fremdkörper lässt sich entfernen, indem man ihn herauszieht oder herausoperiert. Die Leukotomie galt demnach als Gegenspieler des Akteurs Krankheit. Sie zog den Stachel psychischer Störungen und konnte auf diese Weise Schmerzen lindern.[44]

## Fragestellung und Ansatz

Die Metapher des »affektiven Stachels« verweist also auf bestimmte Vorstellungen von psychischen Krankheiten und Therapie,[45] die in verschiedensten Diskursen und Praktiken zum Tragen kamen. *Spannungsherde* geht von der Frage aus, wo der Stachel psychischer Störungen steckte: Was empfand man in der Nachkriegszeit als Stachel, was sollte durch einen psychochirurgischen Eingriff entfernt werden? Inwiefern war der Stachel ein Problem? Und wes-

Körper, kontaminierte Sprache. Vgl. auch Tanner, Metaphors of medicine and the culture of healing; Maasen, Who is afraid of metaphors?

41 Da die Wahl einer Metapher gewisse Aspekte hervorhebt und andere verdeckt, führt sie stets zu einer bestimmten Perspektive auf das zu bezeichnende Objekt. Zu Metaphern (in der Wissenschaft) gibt es zahlreiche Studien. Vgl. zum Beispiel Hänseler, Metaphern unter dem Mikroskop; Brandt, Metapher und Experiment; Sarasin, Die Visualisierung des Feindes; Maasen/Mendelsohn/Weingart, Biology as society; Leary (Hg.), Metaphors in the History of Psychology.

42 Vgl. zum Beispiel Müller, Über die präfrontale Leukotomie, S. 104.

43 Vgl. zum Beispiel Sperling, Über die intra-frontale Eigenblutinjektion, S. 379.

44 Vgl. van Rijn-van Tongeren, Metaphors in medical texts, S. 74f.

45 Zu den drei Dimensionen der Metaphorik siehe Brandt, Metapher und Experiment, Kapitel 2.

halb sollte die Psychochirurgie die Schmerzen, die der Stachel auslöste, lindern können?

*Spannungsherde* untersucht diese Fragen im Anschluss an Michel Foucaults Konzept der »Problematisierung«.[46] Problematisierungsprozesse zu untersuchen heißt nach Foucault, zu analysieren, wie und warum bestimmte Phänomene zu einem Problem werden. Unter einem Problem versteht Foucault das komplexe, wirkungsmächtige Resultat eines Problematisierungsprozesses, durch den etwas, das bisher nicht oder nicht in dieser Weise hinterfragt wurde, als problematisch bezeichnet wird. Eine Problematisierung macht im Spielraum, den die Problemstellung eröffnet, aber auch umgrenzt, eine neue »Antwort« erforderlich.[47]

In theoretisch-methodischer Hinsicht kommt Foucaults Konzept in diesem Buch auf drei Ebenen zum Tragen: Erstens versteht *Spannungsherde* die Psychochirurgie als spezifische und einzigartige Antwort auf bestimmte Umstände – und die Geschichte dieser Antwort als Analyse einer Problematisierung,[48] durch die bestimmte Prozesse, Erscheinungen und Verhaltensweisen in einem spezifischen historischen Kontext zum Problem wurden.[49] Ich gehe also davon aus, dass sich Problematisierungen nicht direkt auf einen Kontext zurückführen lassen, sondern verstehe sie als Antworten auf konkrete, durchaus reale Situationen,[50] mit denen bestimmte Akteure auf diesen Kontext reagieren. Dabei können die Antworten in gewissen Punkten so stark übereinstimmen, so allgemein werden, dass der einzelne Akteur zurücktritt.[51]

46 Es gibt bisher nur wenige Arbeiten, die Foucaults Konzept der Problematisierung aufgreifen. Vgl. Klöppel, Foucaults Konzept der Problematisierungsweise; Klöppel, Problematische Körper?; Lemke, Eine Kritik der politischen Vernunft, vor allem S. 339-343; Castel, »Problematization« as a mode of reading history; Dean, Critical and effective histories; Rose, Medicine, history and the present.

47 Die Antwort muss nicht verbaler, sie kann auch institutioneller Art sein und zum Beispiel Maßnahmen gegen eine soziale Gruppe umfassen. Foucault, Diskurs und Wahrheit, S. 178-180; Foucault, Polémique, politique et problématisations, S. 597 f. Vgl. auch Foucault, Le souci de la vérité, S. 669 f.

48 Foucault, Gespräch mit M. Foucault, S. 349 f.; Foucault, Diskurs und Wahrheit, S. 180.

49 Diese Verhaltensweisen, Erscheinungen und Prozesse können unter Umständen bereits vorher existiert haben, werden aber je nach historischem Kontext unterschiedlich wahrgenommen. So war etwa das Burghölzli stets mehr oder weniger überbelegt, die Überbelegung wurde aber nach dem Ende des Zweiten Weltkriegs erneut und unter veränderten Bedingungen zum Problem. Siehe dazu Kapitel 3, S. 95-104.

50 Nach Foucault, Diskurs und Wahrheit, S. 179, stellt ein solcher Ansatz keine Form von »historischem Idealismus« dar, die Realität der analysierten Erscheinungen werde nicht geleugnet. Der Frage nach der Problematisierung psychischer Krankheiten nachzugehen heißt also nicht, Geisteskrankheit als reines Konstrukt zu verstehen oder deren Folgen zu ignorieren, sondern sie konsequent zu historisieren.

51 Vgl. Foucault, Diskurs und Wahrheit, S. 180.

Zweitens bietet das Konzept der Problematisierung die Chance, Kontinuität und Wandel miteinander zu verbinden, ohne Ordnung und Veränderung als chronologisch aufeinanderfolgende Dichotomie zu verstehen. Problematisierungen erfordern Modifikationen bestimmter Normen und Praktiken und lassen sich daher als Anpassungsstrategien charakterisieren.[52] Diese Modifikationen können sich aber nur vollziehen, wenn andere Normen und Praktiken weder hinterfragt noch verändert werden. Die Psychochirurgie erforderte zum Beispiel eine Modifikation des ärztlichen Grundsatzes *primum non nocere*,[53] weil man schwerwiegende Nebenwirkungen, ja sogar Persönlichkeitsveränderungen in Kauf nahm. Die Einführung und Verbreitung des Verfahrens war deshalb nur möglich, wenn man davon ausging, dass ausschließlich »unheilbare« Patienten mit »abgebauter« oder »zerstörter« Persönlichkeit operiert würden. Problematisierungen sind also ein Ausgangspunkt für Wandel, durch die Art der Problemstellung werden jedoch gleichzeitig »die Spielräume für die Lösungen und damit für Veränderungen abgesteckt«, so dass sich Transformierung und Stabilisierung gegenseitig konstituieren.[54] Ordnung muss daher als »prozesshafter Zustand verstanden werden, der sich zwischen Entstehung und Zerfall bewegt«.[55]

Drittens ermöglicht das Konzept der Problematisierung, die zahlreichen Facetten der Psychochirurgie herauszuarbeiten. Wer Quellen aus verschiedenen Kontexten analysiert, sieht zum Beispiel, dass in Fachorganen anders über Psychochirurgie gesprochen wurde als in Krankenakten. Je nachdem, welches Problem zur Debatte stand, konnten sehr unterschiedliche Aspekte der Psychochirurgie ins Spiel kommen. Um all diese Aspekte und deren Zusammenhänge aufzuzeigen, müssen Medizin und Wissenschaft im Kontext gesellschaftlicher Machtbeziehungen und in ihrer Diversität untersucht werden. Dabei verstehe ich Diversität nicht als negatives Phänomen, sondern als Merkmal jeder komplexen Praxis, in der es vereinende und divergierende Kräfte, Kontinuitäten und Diskontinuitäten zu analysieren gilt.[56]

*Spannungsherde* folgt einem kulturgeschichtlichen Ansatz, der das Verhalten von Akteuren untersucht und danach fragt, wie diese ihrem Tun Sinn

52 Foucault, Polemik, Politik und Problematisierungen, S. 733. Vgl. auch Klöppel, Foucaults Konzept der Problematisierungsweise.

53 Primum non nocere (lat.: zuerst einmal nicht schaden): Grundsatz des Hippokratischen Eids, gemäß dem Ärzte und Ärztinnen ihre Bemühungen, Kranken zu helfen, in erster Linie darauf ausrichten, diesen nicht zu schaden.

54 Klöppel, Problematische Körper?, S. 53.

55 Anter, Die Macht der Ordnung, S. 56.

56 Das Postulat, Wissenschaft und Medizin in ihrer Diversität in den Blick zu nehmen, heißt zu berücksichtigen, dass sich wissenschaftliche und medizinische Diskurse und Praktiken je nach Kulturraum, Land, Region, Institution, Akteur und Zeit unterscheiden können. Diversität wird hier also sehr breit verstanden. Vgl. Paul/Schlich (Hg.), Medizingeschichte; Berg/Mol (Hg.), Differences in medicine.

verleihen und worauf sie sich dabei beziehen. Die Studie geht von der Annahme aus, dass soziale Akteure durch Strukturen beeinflusst werden und diese Strukturen durch ihr symbolisches Handeln reproduzieren, gleichzeitig aber auch verändern. Gewählt wird ein praxeologischer Zugang, der Impulse aus der Ethnomethodologie und der symbolischen Anthropologie Clifford Geertz' aufnimmt[57] und sich dem Thema auf drei Wegen nähert.

Erstens untersuche ich die Interaktionsprozesse zwischen den verschiedenen Bereichen, in denen die Leukotomie thematisiert und praktiziert wurde. Dabei gehe ich davon aus, dass Wissenschaft und Gesellschaft eng miteinander verknüpft sind und sich Produktion, Anwendung und Darstellung von Wissen nicht voneinander trennen lassen.[58] Ich rekonstruiere, wie Wissen zur Psychochirurgie zirkulierte und wie es sich auf seinem Weg durch Raum und Zeit veränderte.[59] Psychochirurgie konnte viel bedeuten. *Spannungsherde* zeigt die verschiedenen Dimensionen der Psychochirurgie auf, ohne allfällige Widersprüche aufzulösen oder zu hierarchisieren.[60]

Zweitens gehe ich davon aus, dass das Bild, das bei der Rekonstruktion eines Untersuchungsgegenstands entsteht, auch durch den Beobachtungsstandpunkt des Historikers oder der Historikerin geprägt wird. Jacques Revel schlägt deshalb vor, »Jeux d'échelles« zu betreiben und dabei die Beobachtungsbedingungen und Analyseformen zu verändern, also den Beobachtungsstandpunkt zu verschieben, die Perspektive zu wechseln und gleichzeitig den Analysemaßstab zu verkleinern oder zu vergrößern.[61] Weil sich gewisse »Phänomene [...] nur auf der einen, nicht aber auf einer anderen Ebene beobachten und theoretisieren« lassen,[62] eröffnet jede Perspektive neue Möglichkeiten, die blinden Flecken verschieben sich. Das Spiel mit Größen-

57 Patzelt, Grundlagen der Ethnomethodologie; Geertz, Dichte Beschreibung; Garfinkel, Studies in ethnomethodology.

58 Vgl. zum Beispiel Schlich, Die Herstellung wissenschaftlicher Fakten als Thema der Geschichtsforschung; Jordanova, The social construction of medical knowledge; Casper/Berg, Introduction, S. 396-399; Rheinberger/Hagner, Experimentalsysteme, S. 7f.; Vogl, Mimesis und Verdacht.

59 Vgl. zum Beispiel Löwy, The social history of medicine, S. 465-467; Baillie/Dunn/Zheng (Hg.), Travelling facts; Bal, Travelling concepts in the humanities. Die Figur des ›Wanderns‹ oder des Austauschs kommt auch im Konzept des boundary object zum Tragen. Vgl. Bowker/Star, Sorting things out, vor allem S. 16, 297.

60 Vgl. Mol/Law, Complexities.

61 Revel (Hg.), Jeux d'échelles. Kracauer verwendet Filmmetaphern – Nahaufnahme und Totale – für diese Bewegungen zwischen mikro- und makroskopischem Beobachtungsstandpunkt. Kracauer, Geschichte, Kapitel 5.

62 Tanner, Historische Anthropologie, S. 111. Zum Thema Mikro- und Makroebene und der Frage, ob beziehungsweise wie sich Perspektiven verschiedener Größenordnungen zusammen berücksichtigen lassen, siehe ebd., S. 110-115.

ordnungen bietet daher einen vielversprechenden Ansatz, um komplexe Phänomene und, so Revel, »la structure feuilletée du social« zu erschließen.[63]

*Spannungsherde* ist ein »Jeu d'échelles«, das die Geschichte der Psychochirurgie aus unterschiedlichen Perspektiven erzählt, ohne die verschiedenen Beobachtungsstandpunkte und Analysemaßstäbe zu gewichten.[64] Eine mikroanalytische Perspektive kommt zum Tragen, wenn ich einzelne Kliniken in den Blick nehme und den Analysemaßstab dabei so stark vergrößere, dass die Abteilungen, deren Ärzte, Pflegepersonal, Patientinnen und Patienten sichtbar werden und sich Einzelfälle untersuchen lassen.[65] Aus mehr Entfernung blicke ich auf das Thema, wenn ich mich mit der Anstaltspsychiatrie einer bestimmten Region der Schweiz beschäftige und deren Praktiken mit institutionellen Faktoren[66] sowie den politischen, wirtschaftlichen und gesellschaftlichen Verhältnissen der Nachkriegszeit in Verbindung bringe. Ein makrohistorischer Blickwinkel wird schließlich gewählt, um die zeitgenössischen deutsch-, französisch- und englischsprachigen Publikationen zu analysieren und sie in der Geschichte der europäischen und angelsächsischen Psychochirurgie zu kontextualisieren.

Die Schweiz eignet sich für ein »Jeu d'échelles« besonders gut, weil sie eine wichtige Rolle für die Psychochirurgie der deutsch- und französischsprachigen Länder Europas[67] spielte. Da hier mehrere Sprach- und Kulturräume zusammentreffen, vernetzten sich Ärzte aus der deutschen Schweiz im ganzen deutschsprachigen Raum, während Psychiater aus der Romandie auch Kontakte mit Kollegen aus anderen französischsprachigen Ländern pflegten. In den ersten Nachkriegsjahren war ein internationaler Austausch keine Selbstverständlichkeit. Die Rezeption von Fachbeiträgen zur Psychochirurgie beschränkte sich deshalb meist auf einzelne Sprachräume; persönliche Kontakte zwischen den angelsächsischen und den deutsch- und französischsprachigen Ländern erfolgten noch in engem Rahmen.[68]

63 Revel, Présentation, S. 13.

64 In der Medizingeschichte plädiert beispielsweise Löwy, The social history of medicine, ebenfalls für einen solchen Ansatz.

65 Dabei wird im Anschluss an Clifford Geertz dem »lokalen Wissen«, aber auch dem, was Peter Burke »lokale Theorien« genannt hat, Beachtung geschenkt. Vgl. Geertz, Local knowledge; Burke, Kultureller Austausch, S. 15.

66 Ich gehe von einem Institutionsbegriff aus, der die bauliche Substanz der Anstalt, die darin arbeitenden Personen sowie die damit verbundene Praxis einschließt, die zwar regelhaft strukturiert ist, sich im Laufe der Zeit aber trotzdem verändern kann. Vgl. Douglas, Wie Institutionen denken, vor allem S. 81, sowie – auch auf die Psychiatrie bezogen – Tanner, Der »fremde Blick«, S. 61 f.

67 Wenn im Folgenden von deutsch- und französischsprachigen Ländern gesprochen wird, ist stets der deutsch- und französischsprachige Raum Europas gemeint. Unter Amerika werden – wie in den untersuchten Quellen – die USA verstanden.

68 Siehe dazu Kapitel 3, S. 87-94.

Drittens wirkt sich der Entschluss, verschiedene Beobachtungsstandpunkte einzunehmen, auch auf die Wahl der Analysemethoden aus. Neben einer quantitativen Analyse, die in erster Linie dazu dient, Hypothesen zu prüfen und einen Überblick über die psychochirurgische Praxis einzelner Kliniken zu gewinnen, beruht die Studie auf einer qualitativen Analyse publizierter und unpublizierter Texte, die der Semantik und Pragmatik von Problematisierungen nachgeht. Um zu erschließen, was auf welche Weise als Problem bezeichnet wurde und wie man darauf reagierte, untersuche ich den Inhalt, die Struktur und die Dramaturgie der Quellen. Ich arbeite Schlüsselbegriffe heraus, zeige, auf welche Deutungsmuster diese verweisen, und erkläre, wie Deutungs- und Handlungsmuster[69] miteinander verbunden waren. Auf der untersten Analyseebene, der Analyse von Einzelfällen, kommt schließlich noch die Falldynamik in den Blick.

Ein solcher Methodenpluralismus bietet die Chance, ein breites Spektrum von Aussagen zur Psychochirurgie zu analysieren,[70] zu untersuchen, in welchem Kontext diese Aussagen standen, und zu prüfen, ob beziehungsweise wie sich Deutungs- und Handlungsmuster von Ort zu Ort und im Laufe der Zeit veränderten. Auf diese Weise wird es möglich, den vielschichtigen Problematisierungsprozess zu rekonstruieren, in dessen Lauf jemand zu einem Leukotomiefall wurde,[71] den Aufstieg und Niedergang eines äußerst umstrittenen psychiatrischen Behandlungsverfahrens zu erklären und dabei gleichzeitig Kontinuitäten und Brüche in der Gesellschafts-, Subjekt-, Geschlechter- und Wissensordnung des 20. Jahrhunderts aufzuzeigen.

69 Im Anschluss an Rainer Keller verstehe ich unter Deutungsmuster die »Organisation der Wahrnehmung von sozialer und natürlicher Umwelt in der Lebenswelt des Alltags«. Das Element des Musters verweist auf den Aspekt des Typischen – es handelt sich um allgemeine Deutungsfiguren, die in konkreten Deutungsakten und Handlungsweisen zum Einsatz kommen und dabei in unterschiedlicher sprachlich-materialer Gestalt manifest werden. Keller, Wissen oder Sprache?, S. 63. Unter Handlungsmustern verstehe ich dementsprechend typische Handlungsweisen.

70 Unter Aussage verstehe ich im Anschluss an Rainer Keller den »typisierbaren Kern einer singulären Äußerung«. Keller, Wissen oder Sprache?, S. 57. Mit Aussagen zur Psychochirurgie sind auch Aussagen zu Themen gemeint, die mit der Psychochirurgie zusammenhängen.

71 Für weitere Ausführungen zur Fallanalyse siehe Kapitel 5, S. 140-145.

## Forschungsstand

In der Psychiatriegeschichte stand lange das 18. und 19. Jahrhundert im Zentrum der Aufmerksamkeit.[72] Etwas später kam dann das frühe 20. Jahrhundert in den Blick; in Deutschland ist auch die Zeit des Nationalsozialismus gut erforscht. Die Geschichte der Psychiatrie nach 1945 ist hingegen noch vergleichsweise schlecht untersucht. Neben Sammelbänden, historischen Beiträgen von Psychiatern und Publikationen, die einen größeren Zeitraum ins Auge fassen,[73] sind erst wenige Monografien zur Geschichte der Psychiatrie nach dem Zweiten Weltkrieg erschienen, die auf einer eingehenden Quellenanalyse basieren und auch psychiatrische Praktiken in den Blick nehmen.[74]

Angesichts dieser Forschungslücken erstaunt es nicht, dass die Geschichte eines Behandlungsverfahrens, das Mitte der 1930er Jahre entwickelt, aber erst nach dem Ende des Zweiten Weltkriegs breit angewandt wurde, noch kaum untersucht ist. In Klinikgeschichten und in psychiatriehistorischen Überblickswerken werden psychochirurgische Verfahren höchstens am Rande erwähnt.[75] Die vier wichtigsten Studien zur Geschichte der Psychochirurgie stammen aus den USA. 1986 publizierte der Neurowissenschaftler Elliot Valenstein einen ersten Überblick über die Entwicklung und Verbreitung der Psychochirurgie in Amerika, der dem Werk und der Biografie der beiden bekanntesten Vertreter der Leukotomie, Egas Moniz und Walter Freeman, einen zentralen Stellenwert einräumt.[76] Valenstein stellt die Lobotomie in *Great and Desperate Cures* als bizarre, obsolete Behandlungsmethode dar. Den

72 Ausführlichere Forschungsüberblicke zur Psychiatriegeschichte bieten beispielsweise Braun, Heilung mit Defekt, S. 20-32; Meier/Bernet/Dubach/Germann, Zwang zur Ordnung, S. 25-29; Schott/Tölle, Psychiatriegeschichte, S. 10-18; Fussinger u. a., Ausdifferenzierung der Psychiatrie in der Schweiz. Für den Forschungsstand zur Geschichte der Psychiatrie nach 1945 vgl. auch Balz, Zwischen Wirkung und Erfahrung, S. 24-29; Majerus, Revisiting psychiatry in twentieth-century Europe, S. 56.

73 Als Beispiele für neuere Beiträge, die sich einer oder mehreren dieser drei Kategorien zuordnen lassen, siehe Majerus, Parmi les fous; Brink, Grenzen der Anstalt; Borch-Jacobsen, Making minds and madness; Shorter, Before Prozac; Corbellini/Jervis, La razionalità negata; von Bueltzingsloewen, L'hécatombe des fous; Descombey, La psychiatrie sinistrée; Keller, Colonial madness; Meier/Bernet/Dubach/Germann, Zwang zur Ordnung; Gijswijt-Hofstra u. a. (Hg.), Psychiatric cultures compared; Jackson, Surfacing up; Paris, Psychoanalysis and academic psychiatry; Healy, The creation of psychopharmacology; Menninger/Nemia (Hg.), American psychiatry after World War II (1944-1994).

74 Tornay, Zugriffe auf das Ich. Brandenberger, Psychiatrie und Psychopharmaka. Balz, Zwischen Wirkung und Erfahrung. Goltermann, Die Gesellschaft der Überlebenden. Hanrath, Zwischen »Euthanasie« und Psychiatriereform.

75 Vgl. zum Beispiel Schott/Tölle, Geschichte der Psychiatrie; Shorter, Geschichte der Psychiatrie; Ackerknecht, Kurze Geschichte der Psychiatrie.

76 Valenstein, Great and desperate cures. Siehe auch Valenstein, Brain control. Valenstein hat zudem mehrere Überblicksartikel zur Geschichte der Psychochirurgie publi-

Erfolg des Verfahrens führt er auf mehrere Faktoren zurück: auf eine lang währende politische Auseinandersetzung zwischen Psychiatrie und Neurologie, auf die unterschiedlichen Erklärungsansätze für die Entstehung von Geisteskrankheiten, auf die verzweifelte Suche nach einer vielversprechenden Therapie, auf die positive Berichterstattung in den Medien, auf einzelne zielstrebige, ehrgeizige Ärzte sowie die medizinische Profession insgesamt, die das Verfahren unkritisch übernommen und der Validität der Erfolgsmeldungen wenig Aufmerksamkeit geschenkt habe.

Im Gegensatz zu Valenstein, dessen Buch vor allem auf publizierten Quellen beruht, stützt sich Joel Braslows Studie von 1997 in erster Linie auf Krankenakten einer staatlichen Klinik in Kalifornien.[77] *Mental Ills and Bodily Cures* stellt die Psychochirurgie in den Kontext der anderen somatischen Behandlungsverfahren, die in der ersten Hälfte des 20. Jahrhunderts entwickelt wurden. Im Zentrum der Analyse steht die psychiatrische Anstalt. Dabei wird dem Einzelfall viel Gewicht eingeräumt; Forschungsaspekte und zeitgenössische Fachpublikationen finden kaum Beachtung.[78]

Braslow unterscheidet zwischen der Wirksamkeit einer Therapie, die in klinisch kontrollierten Studien untersucht wird, und der Wirkung in der alltäglichen Anstaltspraxis. Er stellt die These auf, dass die Effektivität einer Behandlung aktiv konstruiert werde und sich die Ansichten über die Wirkung von Therapien deshalb plötzlich ändern könnten. Wenn ein neues Behandlungsverfahren eingeführt werde oder neue wissenschaftliche Erkenntnisse publiziert würden, glaube man, das alte Verfahren wirke nicht mehr oder habe eigentlich gar nie ›wirklich‹ gewirkt. Geändert habe sich indes nur die Art und Weise, Effektivität zu konstruieren.

Von dieser These ausgehend, untersucht Braslow, wie bei den somatischen Therapien in der ersten Hälfte des 20. Jahrhunderts Effektivität konstruiert wurde. Er zeigt, wie die Ärzte ein therapeutisches Grundprinzip aufstellten, dank dem sich Symptome mit der vorgeschlagenen Intervention in Bezug bringen ließen. Dieses Grundprinzip funktionierte als Wahrnehmungsfilter, der bestimmte, was die Ärzte unter Krankheit und deren Behandlung verstanden.[79] Da Braslow nur die klinische Praxis in den Blick nimmt, themati-

ziert. In erster Linie auf Freeman fokussieren auch El-Hai, The lobotomist; Shutts, Lobotomy.

77 Braslow, Mental ills and bodily cures. Braslow untersucht zwei kalifornische Kliniken, die beiden Kapitel zur Psychochirurgie beruhen aber nur auf Krankenakten des Stockton State Hospital.

78 Braslow weist in den Anmerkungen zwar auf einige zeitgenössische Publikationen zum Thema Psychochirurgie hin, analysiert die Texte aber nicht. Eine gewisse Rolle spielen die Zusammenhänge zwischen Forschung und psychiatrischer Praxis hingegen im Kapitel zur Malariatherapie. Vgl. auch Braslow, The influence of a biological therapy.

79 Braslow, Mental ills and bodily cures, S. 4f.

siert er zwar die gesellschaftlichen Anforderungen an die psychiatrische Anstalt, lässt allerdings weitgehend außer acht, dass ein therapeutisches Prinzip auch in einem wissenschaftlichen Kontext steht.[80]

Viel mehr Raum nimmt der Zusammenhang von Forschung und Anstaltspraxis in Jack Pressmans Studie von 1998 ein. *Last Resort* untersucht die Einführung und Verbreitung der Psychochirurgie in den USA aus einer makroanalytischen Perspektive, geht aber ausführlich auf einige Personen ein, die für die Geschichte der (amerikanischen) Psychochirurgie eine zentrale Rolle spielten.[81] Pressman zeigt anhand von Nachlässen und Fachbeiträgen, dass die Entwicklung und Verbreitung der Lobotomie in den USA eng mit dem medizinischen Forschungsstand und den verheerenden Bedingungen zusammenhing, die damals in den staatlichen psychiatrischen Anstalten herrschten. Dabei kommt er zu dem Schluss, dass die Psychochirurgie die Entwicklung der psychiatrischen Disziplin und der klinischen Forschung maßgebend beeinflusst habe.

Pressman lehnt Ex-post-Urteile ab – ihn interessiert, warum die Lobotomie in den Augen der zeitgenössischen Ärzte ›funktionierte‹.[82] Zu diesem Zweck arbeitet er den wissenschaftlichen, disziplinären und gesellschaftlichen Kontext der US-amerikanischen Psychochirurgie minutiös auf. Weil er aber gleichzeitig davon absieht, Einzelfälle zu analysieren,[83] die Handlungsspielräume der Akteure auszuloten und die Konsequenzen psychochirurgischer Eingriffe kritisch zu beleuchten, vermittelt *Last Resort* den wohl kaum intendierten Eindruck, die Lobotomie sei ein unausweichlicher und notwendiger Schritt in der psychiatrischen Fortschrittsgeschichte gewesen.[84]

2013 erschien Mical Raz' *Lobotomy Letters*.[85] Das Buch bietet einen kurzen, kondensierten und gut lesbaren Einblick in die Geschichte der US-amerikanischen Psychochirurgie. Die Entscheidung, von Walter Freeman und dessen Nachlass auszugehen, ermöglicht Raz, auf einen umfangreichen Forschungsstand und ein großes, ergiebiges Quellenkorpus zurückzugreifen und den Protagonisten als ›roten Faden‹ einzusetzen, der die einzelnen Kapitel mit-

80 Braslow kommt deshalb zu klar widerlegbaren Schlüssen. Berücksichtigt man die zeitgenössischen wissenschaftlichen Studien zur Psychochirurgie, scheint zum Beispiel sein Erklärungsansatz für die hohe Geschlechterdifferenz bei Lobotomiepatienten unhaltbar. Siehe dazu Kapitel 7, S. 207.

81 Pressman, Last resort.

82 Ebd., S. 13-17.

83 Pressman präsentiert in seiner Studie zwar einige Fallbeispiele, verwendet sie aber nur, um seine Argumentation zu illustrieren. Die einzige ausführliche Falldarstellung ist rein deskriptiv.

84 Ähnlich argumentiert auch Joel Braslow in einer Rezension zu Pressmans Studie im Journal of the History of the Behavioral Sciences 35, S. 50-53.

85 Raz, Lobotomy Letters. Siehe auch Raz, Psychosurgery, industry and personal responsibility; Raz, The painless brain; Raz, Between the ego and the icepick.

einander verbindet. Auf diese Weise gelingt es ihr, auf wenigen Seiten zahlreiche Aspekte der Psychochirurgie zur Sprache zu bringen. Wer die amerikanische und europäische Forschung zur Geschichte der Psychochirurgie kennt, wird allerdings in *Lobotomy Letters* kaum auf grundlegend neue Erkenntnisse stoßen; eine eingehende Quellenanalyse fehlt ebenso wie eine kritische Auseinandersetzung mit der Rolle, die Freeman für die amerikanische Psychochirurgie und deren Geschichtsschreibung spielt.[86]

In Europa ist die Geschichte der Leukotomie noch kaum erforscht.[87] Bis anhin wurden in erster Linie Aufsätze publiziert, die sich mit den Anfängen der Psychochirurgie befassen. Neben dem Portugiesen Egas Moniz steht dabei vor allem Gottlieb Burckhardt im Zentrum des Interesses – ein Schweizer Psychiater, der Ende des 19. Jahrhunderts als Erster Hirnoperationen an Geisteskranken vornahm.[88] Zu England und Skandinavien liegen auch einige Beiträge vor, die über diesen engen thematischen Rahmen hinausgehen.[89]

Aus dem deutsch- und französischsprachigen Raum Europas gibt es drei Bücher, die sich mit sehr unterschiedlichen Aspekten der Psychochirurgie befassen. Eine Studie aus dem Jahr 2005 thematisiert die Leukotomie im Kontext der somatischen Therapien, die im Laufe des 20. Jahrhunderts in die Psychiatrie eingeführt wurden. Der Autor arbeitet zwar mit Krankenakten einer belgischen Klinik und sprach auch mit ehemaligen Angestellten dieser Anstalt, verwendet seine Quellen aber fast nur zu illustrativen Zwecken. Eine kritische Analyse fehlt.[90]

86 Vgl. Meier, Rezension zu Mical Raz, Lobotomy letters.

87 Zahlreiche Überblicke über die Geschichte der Psychochirurgie setzen bereits in der Steinzeit ein. Die prähistorischen Schädeltrepanationen dienten, so die Vermutung, spirituellen und/oder therapeutischen Zwecken. Vgl. zum Beispiel Feldman/Goodrich, Psychosurgery, S. 647 f.; Fulton, Frontal lobotomy and affective behavior, S. 96; Freeman/Watts, Psychochirurgie, S. 15.

88 Zu Moniz: Kotowicz, Psychosurgery; Kotowicz, Gottlieb Burckhardt and Egas Moniz; Fortner, Egas Moniz; Fortner/Groß, Egas Moniz und die Leukotomie-Debatte; Groß, Der Beitrag Gottlieb Burckhardts (1836-1907) in medizinhistorischer und ethischer Sicht; Berrios, Psychosurgery in Britain and elsewhere (geht auch auf die Psychochirurgie vor Moniz ein). Zu Burckhardt: Kotowicz, Gottlieb Burckhardt and Egas Moniz; Groß, Psychochirurgie und Ethik; Groß, Der Beitrag Gottlieb Burckhardts; Berrios, The origins of psychosurgery; Joanette u. a., From theory to practice; Müller, Vom Tollhaus zum Psychozentrum, S. 143-146; Müller, Gottlieb Burckhardt.

89 Zu England: Crossley, The introduction of leucotomy. Der Artikel untersucht die Einführung der Leukotomie im North Wales Hospital in Denbigh. Im Zentrum steht eine kurze Analyse der ersten 24 operierten Fälle. Zu Skandinavien: Kragh, Psychosurgery and Danish psychiatry 1922-1983; Ögren Psychosurgery in Sweden 1944-1958; Ögren/Sandlund, Psychosurgery in Sweden 1944-1964; Tranøy/Blomberg, Lobotomy in Norwegian psychiatry. Diese Beiträge bieten einen ersten Überblick über die psychochirurgische Praxis der entsprechenden Länder. Siehe auch Regener, Visuelle Gewalt, S. 212-214; Goldbeck-Wood, Norway compensates lobotomy victims.

90 Missa, Naissance de la psychiatrie biologique. Der Autor erwähnt, welche Quellen

1992 erschien eine medizinsoziologische Dissertation zur Geschichte der Leukotomie, die auch zeitgenössische Publikationen aus deutschsprachigen Ländern berücksichtigt. Die Studie präsentiert zahlreiche Fachbeiträge zur Psychochirurgie, geht jedoch kaum über eine Aneinanderreihung des Materials hinaus.[91] Ebenfalls aus Deutschland stammt ein Überblick aus dem Jahr 1979, der von der damaligen Debatte zur Psychochirurgie ausgeht. Die Autoren, ein Arzt und ein Psychologe, verfassten ihr Buch, um eine Grundlage für »die Diskussion um normative Entscheidungen [in der Psychochirurgie] zu ermöglichen«.[92] Die Monografie enthält eine Fülle von Informationen aus medizinischen Studien und geht auch auf die frühe Psychochirurgie ein, beurteilt diese allerdings nach den methodischen Standards der 1970er Jahre.

*Spannungsherde* ist also die erste Studie zur Geschichte der kontinentaleuropäischen Psychochirurgie, die lokale Praktiken, nationale Kontexte und internationale Debatten untersucht, Klinik und Forschung in den Blick nimmt und sich gleichzeitig mit Einzelfällen auseinandersetzt. Das Buch nimmt Resultate der US-amerikanischen Forschung auf, wählt aber einen neuen zeitlichen, räumlichen und theoretisch-methodischen Fokus und bringt die Psychochirurgie mit der Wissens-, Subjekt-, Geschlechter- und Gesellschaftsgeschichte der Nachkriegszeit in Verbindung.

## Quellen

*Spannungsherde* beruht auf einer Vielfalt von Quellensorten. Da nach dem Krieg zahlreiche Beiträge zur Leukotomie erschienen, lässt sich der wissenschaftliche Kontext, in dem die Psychochirurgie entwickelt, angewandt und erforscht wurde, gut rekonstruieren. Berücksichtigt werden nicht nur Publikationen zur Psychochirurgie und zur Hirnforschung, sondern auch Studien zu weiteren Themen, die mit der Psychochirurgie zusammenhängen. Einbezogen werden in erster Linie Artikel und Monografien zur Schizophrenie, zu anderen zeitgenössischen psychiatrischen Therapien sowie zu praktischen »Anstaltsfragen«.[93] Der geografische Untersuchungsraum für diese Publika-

verwendet werden, äußert sich aber nicht über den Umfang des Quellenkorpus. Seine Darstellung lässt sich als Fortschrittsgeschichte der biologischen Psychiatrie bezeichnen. Mit der »Geburt der biologischen Psychiatrie« etablierte sich die Psychiatrie nach Missa gleichzeitig als wissenschaftliche Disziplin. Die entscheidende Wende sei mit der Einführung der Psychopharmaka erfolgt. Zur Psychochirurgie in Belgien bzw. Frankreich siehe Majerus, Parmi les fous, S. 233-236; von Bueltzingsloewen, L'hécatombe des fous, S. 364-366.

91 Hill, Der frontale Eingriff in das Gehirn.

92 Adler/Saupe, Psychochirurgie, S. VIII.

93 Die Recherche erfolgte in einem ersten Schritt systematisch und wurde danach von der gewählten Fragestellung geleitet. Folgende Zeitschriften wurden – in der Regel

tionen, die Forschungsergebnisse sowie wissenschaftlichen Erfahrungs- und Meinungsaustausch beinhalten, erstreckt sich auf den gesamten deutsch- und französischsprachigen Raum Europas. Analysiert werden auch Publikationen aus dem angelsächsischen Raum, die in den deutsch- und französischsprachigen Ländern breit rezipiert wurden und für die Psychochirurgie Kontinentaleuropas eine wichtige Rolle spielten.

Da nur ein Teil der Kliniken, die psychochirurgische Eingriffe durchführten, Beiträge zur Leukotomie publizierte, werden weitere Quellen beigezogen, die über die Verbreitung und Anwendung der Methode Aufschluss geben. Jahresberichte, Kleinschriften sowie administrative Akten der Anstalten und der übergeordneten Behörden können Informationen über die psychochirurgischen Praktiken von Kliniken enthalten, die in Fachorganen nicht zur Sprache kamen. Weil solche Quellen schwer zu finden sind, beschränkt sich die Studie in diesem Bereich auf die Schweiz, bezieht aber – soweit Informationen aus zeitgenössischen wissenschaftlichen Publikationen oder aus der Historiografie vorliegen – auch die anderen deutsch- und französischsprachigen Länder Europas mit ein.

Für die detaillierte Rekonstruktion der psychochirurgischen Praxis und des dort produzierten Wissens wurden einzelne Kliniken aus verschiedenen Regionen der Schweiz ausgewählt. Den Ausgangspunkt der Untersuchung bildet die Psychiatrische Universitätsklinik Zürich, deren Kranken- und Verwaltungsakten fast vollständig überliefert sind.[94] Das Burghölzli war im

für den Zeitraum 1945-1955, zum Teil auch darüber hinaus – systematisch durchgesehen: Acta Neurochirurgica, Annales Médico-Psychologiques, Der Nervenarzt, Gesundheit und Wohlfahrt, Médecine et Hygiène, Monatsschrift für Psychiatrie und Neurologie, Revue Médicale de la Suisse Romande, Schweizer Archiv für Neurologie, Neurochirurgie und Psychiatrie, Schweizerische Ärztezeitung, Schweizerische Medizinische Wochenschrift. Vollständig einbezogen wurden Beiträge von Schweizer Autoren und Artikel in schweizerischen medizinischen Fachzeitschriften.

94 Die Patientendossiers des Burghölzlis, wie die Psychiatrische Universitätsklinik Zürich, bis 1966 genannt wurde, befinden sich im Staatsarchiv Zürich und sind – von sogenannten »natürlichen« Verlusten abgesehen – vollständig erhalten. Gemäß Aufnahmebüchern und Jahresberichten traten zwischen 1870 und 1970 etwa 67.500 Patienten und Patientinnen ins Burghölzli ein. Diese Angabe stimmt nicht mit der Anzahl der Krankenakten überein, weil bei mehreren Klinikaufenthalten die Krankengeschichte und alle weiteren Dokumente eines Patienten in einem Dossier gesammelt wurden, das chronologisch unter der Nummer des Ersteintritts abgelegt ist. Der Bestand an Krankenakten kann bisher nicht genau beziffert werden, liegt aber deutlich unter den Aufnahmezahlen. Die Einsicht in diesen und in die Quellenbestände weiterer Kliniken erforderte eine Bewilligung der Expertenkommission für das Berufsgeheimnis in der medizinischen Forschung, der kantonalen Gesundheitsdirektionen sowie der betroffenen Kliniken. Über eine Einsicht in Akten des Verwaltungsarchivs der Psychiatrischen Universitätsklinik Zürich entschied das Staatsarchiv Zürich. Die in der Studie zur Sprache kommenden Fälle sind alle anonymisiert. Bei den Namen der Patienten und Patientinnen handelt es sich um Pseudonyme.

20. Jahrhundert international weit bekannt und galt lange als bedeutendste Anstalt der Schweiz. Am Beispiel dieser Klinik lässt sich rekonstruieren, wie Wissen zur Leukotomie entstand und wie die Produktion, Darstellung und Anwendung dieses Wissens miteinander zusammenhingen. Für die Psychochirurgie spielte Zürich eine wichtige Rolle: Das Burghölzli war die erste Anstalt der Schweiz, in der Leukotomien durchgeführt wurden, übernahm in den folgenden Jahren auch Patienten aus anderen Kliniken, die in Zürich operiert wurden, und war neben Münsingen die einzige Anstalt der Schweiz, die psychochirurgische Forschung betrieb und sich längerfristig an der internationalen Fachdiskussion beteiligte.

Die Vielfalt an Quellen, die zum Burghölzli überliefert sind, ermöglicht, am Beispiel einer einzelnen Anstalt verschiedene Facetten der Psychochirurgie zu untersuchen. Um zu klären, inwiefern sich die Klinik von anderen unterschied, wurden weitere Anstalten in die Analyse einbezogen. Untersucht wurden schließlich die Krankenakten von insgesamt 299 Leukotomiepatienten und -patientinnen aus 16 Kliniken der Schweiz sowie – zum Vergleich – die Krankenakten von 33 Personen, die nicht operiert wurden, bei denen aber ein Eingriff erwogen wurde oder die für einen Eingriff in Frage gekommen wären.[95] Da das Burghölzli für Leukotomiepatienten aus anderen Anstalten, die vorübergehend in Zürich hospitalisiert wurden, stets eine Akte anlegte, die auch Abschriften der Krankengeschichte aus der überweisenden Klinik enthält, ließ sich ein Einblick in die psychochirurgische Praxis von acht An-

95 Untersucht wurden alle überlieferten Krankenakten von Patientinnen und Patienten aus dem Burghölzli (92), der Rheinau (26) und den Privatkliniken des Kantons Zürich (47), die leukotomiert wurden, die Krankenakten von Patientinnen und Patienten aus den Anstalten Herisau (14), Kanton Appenzell Ausserrhoden, Hasenbühl (17), Kanton Basel-Landschaft, Friedmatt (7), Kanton Basel-Stadt, St. Urban (2), Kanton Luzern, Wil (15), Kanton St. Gallen, Breitenau (10) und Littenheid (6), Kanton Schaffhausen, sowie Medrisio (4), Kanton Tessin, die zur Operation vorübergehend ins Burghölzli eingewiesen wurden, die überlieferten Krankenakten der Leukotomiepatientinnen und -patienten aus den Anstalten Realta (30) und Waldhaus, Kanton Graubünden, deren Namen eruiert werden konnte (20), sowie die Krankenakten von drei einzelnen Patientinnen, die aus den Anstalten Bellelay, Kanton Bern, St. Pirminsberg, Kanton St. Gallen, und der Privatanstalt Zihlschlacht, Kanton Thurgau, stammten. In die Analyse einbezogen wurden darüber hinaus die Krankenakten von 33 Patientinnen und Patienten (31 aus dem Burghölzli, 2 aus der Rheinau), die nicht leukotomiert wurden, bei denen aber ein Eingriff erwogen wurde oder die aufgrund ihrer Diagnose, der Zahl und Dauer ihrer Klinikaufenthalte sowie ihres Verhaltens in der Anstalt allenfalls für einen Eingriff in Frage gekommen wären. Die Zahlen in Klammern bezeichnen die Zahl der Eingriffe, die an Patienten der entsprechenden Anstalt durchgeführt wurden. Die Zahl der leukotomierten Patienten liegt tiefer, weil manche Eingriffe wiederholt wurden. Die Zahl der leukotomierten Patienten lässt sich nicht nach Kliniken aufteilen, weil einige, die mehr als einmal operiert wurden, zum Zeitpunkt der einzelnen Eingriffe in unterschiedlichen Anstalten hospitalisiert waren.

stalten gewinnen, die fast alle im Norden und Nordosten der Schweiz liegen. Die Auswahl der restlichen sieben Kliniken erfolgte nach inhaltlichen Kriterien,[96] hing aber auch von der Überlieferungssituation und der Zugänglichkeit der Akten ab.

Zum einen wurden neben dem Burghölzli fünf weitere psychiatrische Anstalten des Kantons Zürich untersucht. Von der Universitätsklinik abgesehen, gab es im Kanton Zürich eine zweite staatliche Anstalt, die als Pflegeanstalt konzipierte Rheinau, sowie vier Privatkliniken, die ebenfalls psychochirurgische Eingriffe durchführen ließen.[97] Zum anderen wurden die beiden staatlichen Kliniken des Kantons Graubünden, eines Bergkantons im Südosten der Schweiz, in die Analyse einbezogen. Diese Anstalten unterschieden sich stark von den Zürcher Kliniken, standen aber in engem Kontakt mit ihnen.

Um allfällige konfessionelle Unterschiede zu berücksichtigen, wurden neben dem protestantischen, deutschsprachigen Kanton Zürich und dem gemischt konfessionellen, dreisprachigen Kanton Graubünden schließlich Akten aus dem Kanton Fribourg untersucht, dem einzigen Kanton der Westschweiz, in dem die Psychochirurgie eine bedeutende Rolle spielte. Dieser katholische, zweisprachige Kanton, in dem die überwiegende Mehrheit der Bevölkerung Französisch spricht, wurde auch wegen der »Affaire Ody« in die Studie einbezogen. Der Chirurg François Ody, 1940-1949 Chefarzt des Kantonsspitals Fribourg, war ein eifriger Befürworter der Psychochirurgie, der zum Ärger seiner Kollegen gern Kontakt mit Journalisten pflegte. Er entwickelte eine eigene Operationsmethode und lobotomierte zahlreiche Patienten aus der psychiatrischen Anstalt Marsens, bis er 1950 nach langjährigen, im Auftrag der Regierung durchgeführten Untersuchungen entlassen wurde.

## Aufbau

*Spannungsherde* ist in neun Kapitel gegliedert, die das Thema aus unterschiedlichen Perspektiven analysieren. Die Kapitel oszillieren zwischen mehreren Untersuchungsfeldern, wobei sich der räumliche Fokus immer stärker verkleinert. Die zeitliche Dimension kommt innerhalb der einzelnen Kapitel zur Sprache. Eine besonders wichtige Rolle spielt sie im ersten und neunten Kapitel, wo die Psychochirurgie in die Geschichte der Psychiatrie und deren Therapien eingebettet wird.

96 In die Untersuchung wurden möglichst unterschiedliche Kliniken einbezogen: eine Universitätsklinik, Pflegeanstalten, private Anstalten sowie Kliniken aus verschiedenen Regionen der Schweiz.

97 Für die Studie berücksichtigt wurden die Klinik Schlössli in Oetwil am See, das Sanatorium Kilchberg in Kilchberg, die Klinik Hohenegg in Meilen und die Anstalt Obere Halden in Hinteregg.

*Kapitel 1* führt im Sinne eines Prologs an das Thema heran. Es geht auf die Anfänge der Psychochirurgie und die Therapien ein, die seit den 1920er Jahren in der Psychiatrie angewandt wurden, rekonstruiert, wie es zu den ersten Leukotomien der Schweiz kam, führt einige wichtige Akteure der Studie ein und skizziert an zwei Beispielen, welche Meilensteine ein Prozess durchlief, wenn ein psychochirurgischer Eingriff zur Debatte stand.

*Kapitel 2* handelt vom wissenschaftlichen Kontext, in dem die Psychochirurgie entwickelt wurde. Es stellt die Geschichte der Hirnforschung seit dem ausgehenden 19. Jahrhundert dar, analysiert, warum die Psychochirurgie in der Medizin erst nach 1942 auf breite Resonanz stieß, und zeigt, mit welchen Fragen sich die psychochirurgische Forschung befasste. Zur Sprache kommt, welche Hoffnungen die Hirnforschung in die Leukotomie setzte, welche Operationstechniken entwickelt wurden und wie man die Wirkungsweise psychochirurgischer Eingriffe zu erklären versuchte.

Obwohl Freeman und Watts mit *Psychosurgery* ein großes Echo auslösten, lässt sich die schnell zunehmende Zahl psychochirurgischer Eingriffe in der zweiten Hälfte der 1940er Jahre nicht nur auf die Rezeption dieses Buchs zurückführen. Nach dem Ende des Zweiten Weltkriegs litten die meisten psychiatrischen Anstalten unter finanziellen Restriktionen, Überbelegung, Personalmangel und klagten über eine zunehmende Zahl »unheilbarer« Patienten. *Kapitel 3* folgt der Psychochirurgie auf ihrem Weg durch Europa und rekonstruiert am Beispiel der Schweiz, unter welchen Bedingungen sich die Leukotomie in wenigen Jahren verbreitete.

*Kapitel 4* geht auf die internationale wissenschaftliche Debatte zur Psychochirurgie ein. In den 1940er und 1950er Jahren wurden vor allem vier Punkte diskutiert: die Indikationsstellung, die Operationsresultate, die Persönlichkeitsveränderungen, die psychochirurgische Eingriffe nach sich zogen, und die ethischen Fragen, die sich in diesem Kontext stellten. Die große Mehrheit der deutsch- und französischsprachigen Wissenschaftler stand der Leukotomie zwar positiv gegenüber, grenzte sich aber klar von der amerikanischen Psychochirurgie ab. Trotz der Beteuerung, in Europa würden im Unterschied zu den USA nur »hoffnungslose« Fälle operiert, gab es auch Gegner der Psychochirurgie, deren Kritik in Frankreich und Deutschland zu heftigen Disputen führte.

*Kapitel 5* untersucht, wie es zu psychochirurgischen Eingriffen kam und wie die Ärzte, das Pflegepersonal und die Patienten die Folgen der Operation beurteilten. Es zeigt, wie sich die Handlungsspielräume der verschiedenen Akteure im Laufe der Zeit so weit einschränkten, dass schließlich nur noch eine Leukotomie in Frage kam. Operiert wurden in erster Linie »schwierige« Patientinnen aus »unruhigen« Abteilungen, die aus ganz unterschiedlichen Gründen Probleme bereiten konnten.

*Kapitel 6* thematisiert Interaktionen zwischen Laien und Experten. Es analysiert, wie Ärzte, Angehörige und Vormunde von Patienten über psychochirurgische Eingriffe verhandelten und wie die Medien über die Leukotomie informierten. Auf diese Weise lassen sich Interdependenzen zwischen populärem und wissenschaftlichem Wissen zum Gehirn, zur Leukotomie und zu psychischen Störungen herausarbeiten, die den Siegeszug der Psychochirurgie vorantrieben.

Bei psychochirurgischen Eingriffen gab es eine große Geschlechterdifferenz. In allen Ländern, aus denen Zahlen vorliegen, wurden Frauen etwa doppelt so oft leukotomiert wie Männer. *Kapitel 7* fragt nach den Ursachen dieser Diskrepanz. Es untersucht, ob Frauen aus anderen Gründen operiert wurden als Männer, und zeigt, dass in der psychiatrischen Anstalt andauernd Geschlecht und Geschlechterdifferenz hergestellt wurde.

In Beiträgen zur Psychochirurgie wurden in den 1940er und 1950er Jahren zwei Methoden angewandt: die Statistik und die Kasuistik. *Kapitel 8* zeigt am Beispiel Zürichs, wie man in der klinischen Forschung wissenschaftliche Tatsachen zur Leukotomie produzierte. Es stellt dar, unter welchen Bedingungen in psychiatrischen Anstalten Studien konzipiert wurden, und analysiert, wie Ärzte aus Krankengeschichten fachspezifische Erzählungen und Zahlenreihen herstellten und daraus wissenschaftliche Schlussfolgerungen zogen.

Zu Beginn der 1950er Jahre wurden zwei neue Behandlungsmethoden in die Anstaltspsychiatrie eingeführt: die Neuroleptika – die ersten modernen Psychopharmaka – und die analytisch orientierte Psychotherapie bei Psychosen, deren Vertreter für einen radikalen Wandel der ärztlichen Deutungs- und Handlungsmuster plädierten. *Kapitel 9* thematisiert, wie die Psychochirurgie durch diese beiden Neuerungen in Frage gestellt wurde und im Laufe der 1950er Jahre zunehmend an Bedeutung verlor.

Das *Schlusswort* greift die Metapher des Stachels und der Spannung nochmals auf. Es zeigt zusammenfassend, wo der Stachel psychischer Störungen nach 1945 steckte und welche Spannungen die Psychochirurgie zu lösen schien. Von diesen Ergebnissen ausgehend, werden abschließend vier Thesen zur Psychiatrie und Gesellschaft der Nachkriegszeit formuliert, die in einen breiteren Forschungskontext gestellt werden.

# 1. Körper im Visier psychiatrischer Behandlungsmethoden

## »Aktive« Therapien in der ersten Hälfte des 20. Jahrhunderts

Ende August 1946 übergab Manfred Bleuler die Leitung des Burghölzlis seinem Stellvertreter und reiste für zwei Wochen nach Skandinavien, wo seit 1944 psychochirurgische Eingriffe durchgeführt wurden.[1] Wie er einem Psychiater der dänischen Universität Aarhus mitteilte, wollte er sich dort »über einige wissenschaftliche und anstaltstechnische Fragen« orientieren und Kontakte mit Kollegen auffrischen, die der Krieg unterbrochen hatte. Während seines Aufenthalts ließ er sich »eine grössere Serie von operierten Fällen zeigen« und kam dabei zur Überzeugung, dass die Leukotomie auch in der Schweiz eingeführt werden müsse.[2]

Nach seiner Rückkehr schrieb Bleuler einem früheren Vorgesetzten, er habe im Norden »sehr lehrreiche Erfahrungen« gesammelt.[3] Zwei Wochen später begann man in Zürich, die ersten Leukotomien vorzubereiten. Lisa Hefti[4] war die erste Patientin des Burghölzlis, die Bleuler zur Operation vorschlug. Der Eingriff fand am 30. Oktober 1946 statt. Am selben Tag wurde eine zweite, Anfang Dezember eine dritte Patientin leukotomiert.[5] Vor der Operation waren alle Patientinnen zahlreichen anderen somatischen Behandlungen unterzogen worden. Die Leukotomie war also nicht das einzige Verfahren, das den Körper psychisch Kranker ins Visier nahm; die ersten »aktiven« Therapien, wie die »körperlichen Kuren« auch hießen, waren schon in der Zwischenkriegszeit entwickelt worden.

1 Vgl. Ögren, Psychosurgery in Sweden, S. 15.

2 StAZH, Z 99.225, »Verschiedenes«, Schreiben Manfred Bleulers an Erik Strömgren, 13. 8. 1946; Z 100, KA-Nr. 29400, Schreiben Manfred Bleulers an einen Chirurgen aus Zürich, 9. 11. 1946.

3 StAZH, Z 99.225, »Wissenschaftliches, Dissertationen«, Schreiben Manfred Bleulers an John E. Staehelin, Professor für Psychiatrie und Direktor der Psychiatrischen Anstalt Friedmatt in Basel, 7. 9. 1946.

4 Sämtliche Namen von Patienten und Patientinnen sind Pseudonyme. Die zur Sprache kommenden Fälle wurden alle anonymisiert.

5 StAZH, PUK, Nr. 135, Operationsbuch 1932-1996, Einträge vom 29. 10. 1946.

Lisa Hefti kam 1918 zur Welt. Da sich ihre Eltern bald nach der Geburt scheiden ließen, wuchs sie bei den Großeltern auf. Sie litt nach eigenen Aussagen sehr darunter, dass sie nicht mit ihrem Vater zusammenlebte, wagte aber nie, nach ihm zu fragen oder ihn zu besuchen. Nach der Primar- und zwei Jahren Sekundarschule hätte sie gern einen Beruf erlernt, ihre Verwandten fanden jedoch, »sie müsse so rasch wie möglich verdienen, man müsse nun auch von ihr etwas haben, nachdem man sie so lange unterstützt hätte«. In der Folge arbeitete Lisa Hefti als Dienstmagd. Wie sie dem Arzt klagte, hatte sie in dieser Zeit »gar keinen Halt, nichts, woran sie sich aufrichten konnte und innerlich festhalten«. An ihrer ersten Arbeitsstelle habe sie zum ersten Mal die Stimme Gottes vernommen. Sie habe die Bibel gelesen und stets eine neue gekauft, wenn man sie ihr weggenommen habe.

Nach einem Stellenwechsel reiste sie im Frühjahr 1941 zu ihrem Vater. Da sie sich während des Besuchs seltsam benahm, rief der Vater einen Arzt, der sie ins Burghölzli einwies.[6] Dort kam man zu dem Schluss, Lisa Hefti leide unter einem schweren Unruhezustand, stellte die Diagnose Katatonie – eine Form von Schizophrenie, die sich vor allem durch psychomotorische Störungen äußert – und führte eine Elektroschockkur durch. Nach drei Monaten wurde die Patientin beurlaubt und schließlich entlassen. Lisa Hefti nahm wieder eine Stelle bei einer Bauernfamilie an, die bis Ende Oktober sehr zufrieden mit ihr war. Danach verschlechterte sich Lisa Heftis Zustand wieder. Dem Vater zufolge redete und unternahm sie »immer mehr ganz unangebrachte Sachen«, sie hatte Heiratspläne und machte »jedem Burschen, den sie traf, Avancen«. Mitte Dezember nahmen ihre Erregungszustände zu, Lisa Hefti ging auf die Meistersfrau los und wurde erneut hospitalisiert. Im Burghölzli diagnostizierte man einen akuten katatonen Schub.[7]

Die folgenden fünf Jahre sind in der Krankengeschichte auf fünf Seiten dokumentiert, wobei zwischen den einzelnen Einträgen Zeitspannen von einem Tag bis zu acht Monaten liegen. Hatte sich die Patientin bei ihrer ersten Hospitalisierung auf der »ruhigen« und der »halbruhigen« Station aufgehalten, war sie nun gemäß Krankengeschichte »laut«, erregt und aggressiv und konnte deshalb die »unruhige« Abteilung fast nie verlassen. Darüber hinaus wurde zuweilen vermerkt, die Patientin sei »unrein«; im Juni 1946 heißt es zum ersten Mal, sie zerreiße alles, was sie in die Hände bekomme. Die Ärzte versuchten diesem Zustand mit einer fast ununterbrochenen Abfolge von Elektroschock-, Malaria-, Schlaf- und Dämmerkuren entgegenzuwirken, die jedoch alle wenig oder gar keinen Erfolg zeigten. Viereinhalb Jahre nach ihrer

6 StAZH, Z 100, KA-Nr. 35665, S. 4f.
7 Ebd., S. 8.

zweiten Hospitalisierung war Lisa Hefti laut einem Eintrag »völlig verödet, zerfahren und affektiv unangepasst«.[8]

Im Februar 1945 griff Lisa Hefti eine Schwester und einen Arzt an und hätte beide fast erwürgt. Nach diesem Vorfall, der in der Akte ausführlich geschildert wird, galt die Patientin als »ausserordentlich gefährlich«.[9] Drei Monate später hielt der Arzt fest: »Pat.[ientin] ist [...] seit geraumer Zeit wieder in einer H-Zelle [Isolierzimmer der geschlossenen Abteilung], immer sehr erregt und voller Wahnideen, schreit laut, wirft mit den Blechtellern umher, schimpft, tobt, ist ganz verwildert. Lässt ihre Exkremente unter sich, an den Boden, stets an die gleiche Stelle. Obzwar man sich wenig Erfolg davon versprechen kann, muss doch nochmals ein Versuch mit einer Kur (evtl. Dämmerkur) gemacht werden.«[10] Im August 1946 wurde eine Cardiazolschockkur durchgeführt, weil die Patientin weiterhin »laut« und aggressiv war. Der Behandlungsversuch wird in der Krankengeschichte als Misserfolg beurteilt, ein außerordentliches Ereignis ist im September nicht verzeichnet.

Am 26. September 1946, zwei Wochen nach seiner Rückkehr aus Skandinavien, empfahl Manfred Bleuler Lisa Heftis Vater, seine Tochter leukotomieren zu lassen. Risikoreichere körperliche Behandlungsverfahren wurden in den psychiatrischen Kliniken der Schweiz nur durchgeführt, wenn die Angehörigen oder gesetzlichen Vertreter der Patienten damit einverstanden waren. Die entsprechenden Anfragen fielen in der Regel sehr kurz aus, oft fügte man ein Formular bei, das nur noch unterzeichnet und retourniert werden musste. Bleulers Leukotomievorschlag hingegen war zwei Seiten lang, eine Einwilligungserklärung lag nicht bei.

Der Klinikdirektor schrieb Lisa Heftis Vater, seine Tochter befinde sich »bekanntlich seit längerer Zeit in einem furchtbaren Erregungszustand«, in dem sie »ausserordentlich gewalttätig« sei. Alle bisherigen Behandlungsversuche hätten keinen Erfolg gebracht. Die Patientin scheine unter ihrem Zustand stark zu leiden. »Unter diesen Umständen bin ich verpflichtet«, so Bleuler, »Sie darauf aufmerksam zu machen, dass in den letzten 10 Jahren im Ausland ein neues operatives Behandlungsverfahren für derartige Krankheitszustände ausgearbeitet worden ist. Es handelt sich darum, operativ durch eine Schnittführung in der Hirnsubstanz gewisse nervöse Bahnen, mit denen die Erregung zusammenhängt, zu unterbrechen.« Der Eingriff sei inzwischen in Portugal, Skandinavien, England und Amerika in Hunderten von Fällen durchgeführt worden, es lägen »zahlreiche gewissenhafte Publikationen über die Erfolge« vor, und er habe sich durch »Besuche und Besprechungen« in Kliniken, die bereits Erfahrung mit dem Verfahren hätten, selbst einen Ein-

8 Ebd., S. 11, Eintrag vom 8.8.1946.
9 Ebd., S. 9 f., Eintrag vom 6.2.1945.
10 Ebd., S. 10, Eintrag vom 14.5.1945.

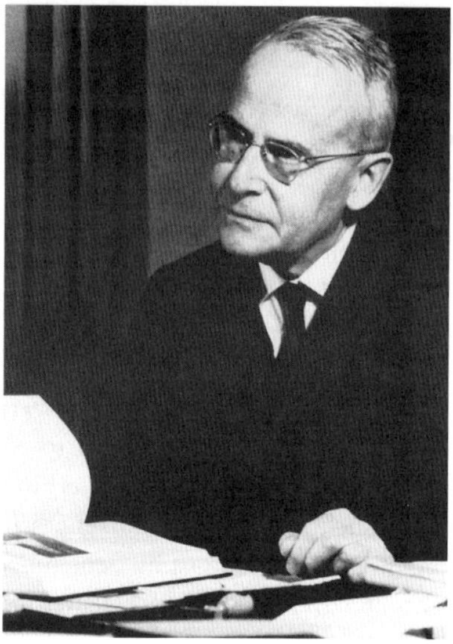

Abb. 1: Prof. Dr. med. Manfred Bleuler, Direktor der Psychiatrischen Universitätsklinik Zürich, undatiert

druck von der Methode verschafft. Vorgenommen würde die Leukotomie vom Leiter der neurochirurgischen Abteilung des Kantonsspitals Zürich, Hugo Krayenbühl, einem »ausgezeichnete[n] Hirnchirurge[n], der die Technik auch dieser Operation völlig« beherrsche. Abschließend nahm Bleuler zu den Chancen und Risiken des Eingriffs Stellung. Dabei kam er zu dem Schluss, dass »im Fortbestehen der jetzigen furchtbaren Erregung« für Lisa Hefti bestimmt »grössere Gefahren« lägen als in der Operation.[11]

Am 30. September 1946 bestellte der Klinikdirektor bei einer Buchhandlung *Psychosurgery*, das Standardwerk zur Psychochirurgie, das 1942 bei einem renommierten amerikanischen Verlag erschienen war.[12] Bleuler hatte zu diesem Zeitpunkt zwar schon Krayenbühls Exemplar gelesen, wollte sich nun aber ein eigenes anschaffen.[13] Krayenbühl hatte sein Buch wohl im Ausland erstanden. Er war im September nach England gereist, um sich dort die Technik der Leukotomie zeigen zu lassen.[14] Wer auch immer auf die Idee kam, die Psychochirurgie in Zürich einzuführen – Bleuler und Krayenbühl konnten

11 Ebd., Schreiben Manfred Bleulers an den Vater der Patientin, 26.9.1946.

12 Zu Psychosurgery siehe Kapitel 2, S. 69-74.

13 StAZH, Z 99.226, »Bibliothek«, Schreiben Manfred Bleulers an die Buchhandlung Hans Raunhardt, Zürich, 20.12.1946; Z 99.227, »Verschiedenes«, Schreiben Manfred Bleulers an Hugo Krayenbühl, 22.1.1947.

14 StAZH, Z 100, KA-Nr. 29400, Schreiben Manfred Bleulers an einen Chirurgen, 9.11.1946.

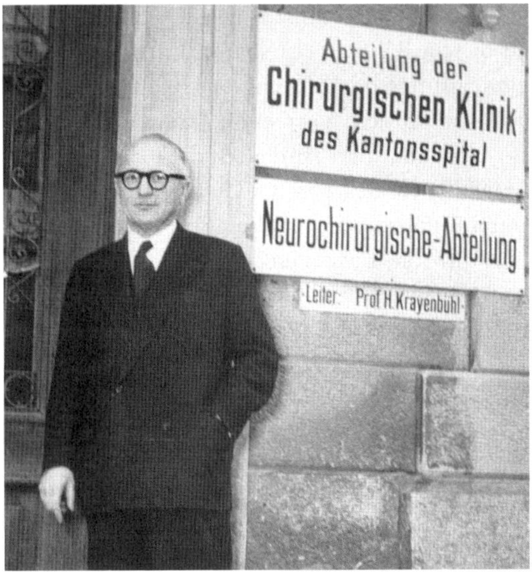


Abb. 2: Prof. Dr. med. Hugo Krayenbühl, circa 1950

den Plan nur gemeinsam umsetzen. Dass die beiden Ärzte alte Freunde waren, erleichterte diese Zusammenarbeit sehr.[15]

Bleuler (1903-1994) und Krayenbühl (1902-1985) kannten sich seit ihrer Studienzeit. Manfred Bleuler (Abb. 1), ein Sohn des international bekannten Psychiaters Eugen Bleuler, war seit dem Rücktritt Hans W. Maiers 1942 Direktor der Psychiatrischen Klinik Zürich und ordentlicher Professor an der Universität. Er hatte schon seine Kindheit im Burghölzli verbracht und in Genf, Kiel und Zürich Medizin studiert. Der Psychiatrie hatte er sich zugewandt, als er seine chirurgische Ausbildung wegen eines schweren Unfalls abbrechen musste. Nach Studienaufenthalten in den USA hatte er zunächst als Allgemeinarzt, dann als Oberarzt in der Psychiatrie gearbeitet und sich 1941 an der Universität Basel habilitiert.[16]

Hugo Krayenbühl (Abb. 2) hatte ursprünglich in die Fußstapfen seines Vaters treten wollen, der in der Ostschweiz eine psychiatrische Privatanstalt besaß. Während seiner Assistenzzeit sattelte er jedoch um und ließ sich bei zwei bekannten Neurochirurgen ausbilden. 1937 kehrte er nach Zürich zu-

15 In der Psychochirurgie gibt es auch andere Beispiele, wo Psychiater und Neurochirurgen eng miteinander zusammenarbeiteten. Hill, Der frontale Griff in das Gehirn, S. 190.

16 Scharfetter, Manfred Bleuler. Waser, Psychiatrie, Psychopharmaka und Drogen in Zürich, S. 30. Haenel, Zur Geschichte der Psychiatrie, S. 199 f. Donhoff, Ärzte aus Forschung und Praxis in der deutschsprachigen Schweiz.

rück, trat in der Chirurgischen Klinik 1937 eine Stelle als Volontärassistent an und begann, in diesem Rahmen als Neurochirurg zu arbeiten. Im Juli 1937 wurde eine neurochirurgische Abteilung mit zwölf Betten eröffnet, die erste solche Station in der Schweiz. 1939 wurde Krayenbühl zum leitenden Arzt ernannt und 1941 habilitiert. Elf Jahre nach der Eröffnung wurde die neurochirurgische Abteilung formell von der Chirurgischen Klinik abgelöst, 1963 wurde Krayenbühl zum ordentlichen Professor ernannt.[17]

In Zürich war also die Entstehung der Neurochirurgischen Klinik eng mit einem einzelnen Spezialisten verbunden und zog sich über mehr als ein Jahrzehnt hin. Ähnliche Entwicklungen finden sich an vielen Orten. Nach den ersten neurochirurgischen Eingriffen an Tumor- und Epilepsiepatienten im letzten Drittel des 19. Jahrhunderts gelang es der Neurochirurgie zwar zu Beginn des 20. Jahrhunderts, sich als eigenständige Disziplin zu etablieren. Die ersten Lehrstühle wurden jedoch in Europa erst nach 1930 geschaffen, von einigen Ausnahmen abgesehen blieb die Neurochirurgie in den deutschsprachigen Ländern bis nach dem Zweiten Weltkrieg Teil der Allgemeinen Chirurgie.[18]

Als Krayenbühl die ersten Leukotomien in Zürich durchführte, war er noch Privatdozent. Er leitete aber eine »spezialärztliche Abteilung«, die Jahr für Jahr mehr Operationen und Patienten aus allen Landesteilen vorweisen konnte,[19] galt als Pionier der Schweizer Neurochirurgie und genoss international einen ebenso guten Ruf wie Bleuler.[20] Es erstaunt daher nicht, dass die ersten Leukotomien der Schweiz im Universitätsspital Zürich erfolgten, wies diese Klinik doch ideale Voraussetzungen auf, um ein neurochirurgisches Verfahren bei psychischen Störungen zu erproben.

Nachdem sich Bleuler und Krayenbühl im Sommer 1946 mit der neuen Methode vertraut gemacht hatten, entschieden sie, das Verfahren an Lisa Hefti auszuprobieren. Als der Vater der Patientin nicht auf den Leukotomievorschlag reagierte, schrieb ihm der Klinikdirektor Mitte Oktober erneut. Er wies ihn darauf hin, dass er »trotz der Wichtigkeit der Sache« noch keine Antwort erhalten habe, und bat ihn, möglichst bald Bescheid zu geben.[21] Am selben Tag empfahl er Mina Basler zur Leukotomie. Dieser Brief unterschei-

17 Yasargil, Die neurochirurgische Klinik; Bennini/Scharfetter/Weber, Hugo Krayenbühl; Hofer/Hägeli, Zürcher Personen-Lexikon, S. 175 f.; Krayenbühl, Die neurochirurgische Klinik.

18 Hill, Der frontale Griff in das Gehirn, S. 138, 145, 226, 247, 249, 271 f. Ackerknecht, Aus den Anfängen der Neurochirurgie; De Quervain, Die Entwicklung der Chirurgie des Nervensystems in der Schweiz.

19 Vgl. die Jahresberichte der Chirurgischen Klinik des Kantonsspitals Zürich, 1937-1946.

20 Vgl. zum Beispiel Werner, Étapes et rôle de la Neurochirurgie, S. 170 f.

21 StAZH, Z 100, KA-Nr. 35665, Schreiben Manfred Bleulers an den Vater der Patientin, 12. 10. 1946.

det sich kaum von den Schreiben, die Lisa Heftis Vater und die Angehörigen einer weiteren Patientin[22] erhalten hatten. »Eine völlige Heilung« könne, so Bleuler, eine Leukotomie bei Mina Basler nicht bewirken, »erhofft werden« dürfe aber »mit grosser Wahrscheinlichkeit [...] wenigstens eine weitgehende Beruhigung, sodass die Kranke nicht mehr [...] auf einer unruhigen Abteilung gepflegt werden müsste«.[23]

Mina Basler war 1939 in die Psychiatrische Anstalt von Bern eingewiesen worden, weil sie den Verdacht geäußert hatte, ihr neugeborener Säugling sei nicht ihr Kind. Nach der Entlassung war es Mina Basler zwar besser gegangen, sie hatte aber unter depressiven Stimmungen gelitten und weiter an der Herkunft ihrer Tochter gezweifelt. Ein Jahr später hatte sie dem Mädchen mit einem Messer den Kopf abgeschnitten. Seit diesem Vorfall zeigte sie einen katatonen, stuporösen[24] Zustand. Sie war zunächst wieder in Bern hospitalisiert worden, 1942 jedoch auf Bitte ihrer Eltern, die im Kanton Zürich wohnten, ins Burghölzli gekommen.

In der Krankengeschichte wird Mina Basler als gereizte, aggressive – sie schlug von Zeit zu Zeit unvermittelt um sich –, mutistische und völlig unzugängliche Patientin dargestellt. Sie lebte bis im August 1945 auf der Abteilung J, dann auf der Abteilung H, den beiden Stationen für unruhige, schwer kranke Patientinnen. Wegen der Mordtat schlief sie in einer Einzelzelle. Im ersten Jahr ihres Klinikaufenthaltes führte man eine Insulin-, eine Schlaf- und zwei Elektroschockkuren durch, 1943-1946 folgten eine Elektroschock- und zwei weitere Schlafkuren. Da Mina Basler zu wenig aß, musste sie zeitweise künstlich ernährt werden. Als die Überbelegung der Anstalt zunahm und sich abzeichnete, dass die Patientin schwer krank und pflegebedürftig bleiben würde, bemühte sich Bleuler Ende 1944, sie nach Bern zurückzuverlegen. Die Berner Behörden weigerten sich jedoch, die Patientin zu übernehmen, weil sie auf Wunsch ihrer Eltern ins Burghölzli gekommen war. Mina Basler blieb in Zürich.[25]

Zwei Jahre später empfahl Bleuler den Eltern, ihre Tochter leukotomieren zu lassen. Er begründete den Vorschlag mit den zahlreichen erfolglosen Behandlungsversuchen und Mina Baslers schlechtem Gesundheitszustand – die

22 StAZH, Z 100, KA-Nr. 39271, Schreiben Manfred Bleulers an die Angehörigen der Patientin, 5. 10. 1946. Die Mutter lehnte den Eingriff zunächst aus Gewissensgründen ab, kam aber einige Monate später auf ihre Entscheidung zurück, so dass die Patientin im Frühjahr 1947 leukotomiert wurde.

23 StAZH, Z 100, KA-Nr. 36852, Schreiben Manfred Bleulers an den Vater der Patientin, 12. 10. 1946.

24 Stupor: Starrezustand bei wachem Bewusstsein. Stuporöse wirken trotz starker innerer Gespanntheit wie versteinert. Sie nehmen Umweltreize wahr und verarbeiten sie, reagieren aber nicht, wenn man sie anspricht.

25 StAZH, Z 100, KA-Nr. 36852, Korrespondenz zwischen der Direktion des Armenwesens des Kantons Zürich und Manfred Bleuler, 4.-5. 12. 1944.

Patientin sei »beständig gereizt« und neige zu Gewalttätigkeiten.[26] Der Brief datiert vom 12. Oktober 1946, in die Krankengeschichte wurden zwischen Anfang September und Mitte Oktober keine Einträge vorgenommen. Am 21. Oktober heißt es: »Pat.[ientin] befindet sich ständig im grossen H. Tagsüber sitzt sie, meist zusammengekauert und vor sich hinbrütend, da, redet mit niemandem und nimmt auch von der Arztvisite keine Notiz. Spricht man sie an, oder auch ohne ersichtlichen Grund, kann sie plötzlich gefährlich aggressiv werden. Vor einigen Tagen griff sie hinterhältig und gefährlich den Abt.[eilungs]arzt an, biss eine Mitpat.[ientin] in den Arm und war nur mit etlicher Anstrengung zu überwältigen. Die Angehörigen der Pat.[ientin], die um die Einwilligung zu einer Leukotomie ersucht wurden, haben ihre Bewilligung erteilt.«[27]

Mina Baslers Eltern reagierten schnell auf den Leukotomievorschlag. Der Vater, der früher als Pfleger in der Psychiatrie gearbeitet hatte,[28] schrieb, seine Gattin und er hätten bei ihren Besuchen selbst erlebt, wie »aufgeregt« ihre Tochter sei. Sie habe selten mit ihnen gesprochen, nie auf ihre Begrüßung reagiert und sei nach einer Viertelstunde wieder »verschwunden«, so dass ein Besuch »eigentlich keinen Wert« habe. Die Eltern erklärten sich deshalb mit dem Eingriff einverstanden. Bessere sich der Zustand, sei es »ja gut«, und sollte die Operation »fehl gehen«, wäre die Tochter »auch von ihrem Übel erlöst«.[29]

Am selben Tag griff der Vater Bleulers Anregung auf, sich näher über den Eingriff zu informieren. Krayenbühl teilte ihm am 18. Oktober mit, die Operation bestehe darin, »dass zu beiden Seiten in der Stirn-Schläfengegend ein Bohrloch angelegt und dann mit einer besonderen Hirnnadel die Hirnsubstanz in der Gegend des Stirnhirns beidseits durchtrennt« werde. Der Eingriff bringe »natürlich [...] auch Gefahren« mit sich. Neben Hirnblutungen träten gelegentlich »Lähmungserscheinungen oder Krampfanfälle« auf, die Risiken seien aber »nicht höher als mit 5 % zu veranschlagen«.[30]

Kurz nach diesem Schreiben traf – sieben Wochen nach der ersten Anfrage – ein Brief von Lisa Heftis Vater ein. Dieser teilte in zwei Sätzen mit, er sei mit dem Eingriff einverstanden und hoffe, dass es Bleuler gelinge, »der Kranken damit zu dienen«.[31] Der Anstaltsdirektor schrieb Krayenbühl am 21. Oktober, die Verwandten einer weiteren »erregten, affektiv stark gespannten Schizophrenen« hätten dem Vorschlag ebenfalls zugestimmt. Er bat ihn, das Datum der Eingriffe zu bestimmen und zu entscheiden, ob die Leukoto-

26 Ebd., Schreiben Manfred Bleulers an den Vater der Patientin, 12.10.1946.
27 Ebd., S. 13, Eintrag vom 21.10.1946.
28 Ebd., S. 22a, Eintrag vom 10.1.1947.
29 Ebd., Schreiben des Vaters der Patientin an Manfred Bleuler, 14.10.1946.
30 Ebd., Schreiben Hugo Krayenbühls an den Vater der Patientin, 18.10.1946.
31 Ebd., Schreiben des Vaters der Patientin an Manfred Bleuler, 18.10.1946.

mien am selben Tag durchgeführt würden. Da die Patientinnen »sehr erregt« seien, müssten beide im Burghölzli operiert werden.[32] Noch ohne Kenntnis dieses Briefs schlug Krayenbühl vor, den Operationstermin auf den 30. Oktober zu legen und für diesen Zeitpunkt »noch 1-2 weitere Fälle« vorzumerken. »Wegen der technischen Durchführung der Angelegenheit« werde er bald mit seiner Operationsschwester vorbeikommen. Am 24. Oktober sandte Bleuler seinem Freund eine kurze Antwort: »Wir freuen uns herzlich darauf, dass Du am Mittwoch, den 30. ds. [dieses Monats] nachmittags die ersten Leukotomien bei uns ausführen wirst. [...] Wir erwarten gerne noch Deine Weisungen in Bezug auf die Vorbereitung der Patientinnen (Betäubungsmittel vor der Narkose)? Wie weit sind die Haare zu rasieren?«[33] Am selben Tag verfasste er einen vierten Leukotomievorschlag.[34]

Gertrud Ackermann war zwischen 1936 und 1940 viermal kurz hospitalisiert und schließlich ins Burghölzli überwiesen worden, wo man eine chronische Katatonie diagnostizierte. In den ersten Jahren des Klinikaufenthalts ist in ihrer Krankengeschichte von einem wechselhaften Gesundheitszustand, Sprachzerfahrenheit, unangepasster Affektivität und katatonen Erregungszuständen die Rede. Ab 1943 litt die Patientin gelegentlich unter epileptischen Anfällen, zeitweise musste man ihr das Essen eingeben. Ab 1944 wurde Gertrud Ackermann fast ständig angebunden. Die Fixierung wurde in der Krankengeschichte damit begründet, dass die Patientin fortwährend versuche, die Abteilung zu verlassen, herumgehe und sich nützlich machen wolle, »ihre Dienste aber wenig zu gebrauchen« seien. Gertrud Ackermann war vor allem motorisch erregt, sie nahm viel Aufmerksamkeit in Anspruch und galt deshalb als »sehr mühsame Patientin«.[35]

Im Frühjahr 1946 heißt es in der Krankengeschichte, die Patientin habe »die üble Gewohnheit angefangen«, sich nackt auszuziehen, wenn der Stationsarzt den Saal betrete. Im September wurde Gertrud Ackermann von einer »halbruhigen« in die »unruhige« Abteilung verlegt, weil sich die Mitpatientinnen zunehmend über deren Fixierung beklagten. Auf die Notiz zur Abteilungsversetzung folgt in der Krankengeschichte am 11. November ein Eintrag, der die vergangenen zwei Monate zusammenfasst: »Seit längerer Zeit befindet sich die Pat.[ientin] im H. Wird auch hier zunehmend schwierig, indem sie häufig lärmt, ständig angebunden werden muss (wegen ihres planlosen Herumschiessens) und abends beim Ausziehen der Kleider grosse Widerstände macht. Es wird eine Leuktomie erwogen. Event.[uell] auch Dämmerkur.«[36]

32 Ebd., Schreiben Manfred Bleulers an Hugo Krayenbühl, 21.10.1946.
33 Ebd., Korrespondenz zwischen Hugo Krayenbühl und Manfred Bleuler, 21.-24.10.1946.
34 StAZH, Z 100, KA-Nr. 35507, Schreiben Manfred Bleulers an den Vater der Patientin, 24.10.1946.
35 Ebd., S. 11, Eintrag vom 26.10.1945.
36 Ebd., S. 12, Eintrag vom 11.11.1946.

Als der Stationsarzt diese Notiz vornahm, stand die Leukotomie allerdings schon bevor. Gertrud Ackermanns Vater hatte dem Eingriff am 4. November zugestimmt.[37]

Wie geplant fanden die ersten beiden Leukotomien am Nachmittag des 30. Oktobers im Operationssaal des Burghölzlis statt. Den Operationsberichten zufolge gab es keine Zwischenfälle, »insbesondere [...] keine nennenswerte Blutung«. Während bei Mina Basler die Durchtrennung der Nervenbahnen auf beiden Seiten problemlos gelang, erfolgte sie bei Lisa Hefti erst »durch eine zweite Punktion«.[38] Krayenbühl operierte nach der Technik von Freeman und Watts, benutzte an Stelle des Leukotoms, eines stilettartigen Messers, aber eine Hirnnadel.[39] Die Dauer der Eingriffe ist im Operationsbuch nicht vermerkt, ab Mitte 1947 benötigte Krayenbühl für die Operation meist 20 bis 30 Minuten.[40]

Lisa Hefti und Mina Basler kamen nach dem Eingriff auf die »Krankenabteilung« der Anstalt, wo regelmäßig Puls, Temperatur, Muskeltonus und Reflexe kontrolliert wurden. Bleuler hatte einer Assistenzärztin vorgeschlagen, eine Studie über die ersten Leukotomiefälle des Burghölzlis durchzuführen. Diese Ärztin besuchte die beiden Patientinnen zunächst täglich, dann in etwas größeren Abständen.[41] Sie sprach mit Lisa Hefti, Mina Basler und deren Pflegerinnen, machte psychologische Tests und dokumentierte die Untersuchungsergebnisse, ihre eigenen Eindrücke sowie Aussagen der Patientinnen und des Pflegepersonals in der Krankengeschichte.

Beide Patientinnen litten nach dem Eingriff unter heftigen Kopfschmerzen, Übelkeit und Harninkontinenz, erholten sich aber körperlich bald von der Operation. Lisa Hefti schien ruhiger und ausgeglichener als vor dem Eingriff. Sie begann zwei Wochen nach der Leukotomie zu arbeiten, sprach jedoch kaum; auf Fragen antwortete sie zwar, aber nicht immer adäquat. Die Bemühungen, mit Mina Basler in Kontakt zu kommen, scheiterten meist, die Einträge der Ärztin zeugen von erfolglosen Kommunikationsversuchen. Mitte November kam die Patientin von der »Krankenabteilung« ins »Säli«, wo sie »in ihrer Stille und Wortkargheit« allerdings »etwas auffällig« wirkte. Nach einigen Tagen musste sie wieder auf eine »halbruhige« Station zurückverlegt werden, weil sie »unanständig« sprach und Esswaren anderer Patientinnen, Apfelschalen aus dem Abfalleimer und eine Rose samt Stiel und

37 Ebd., Schreiben des Vaters der Patientin an Manfred Bleuler, 4.11.1946.

38 StAZH, Z 100, KA-Nr. 35665, 36852, Schreiben Hugo Krayenbühls an Manfred Bleuler, 1.11.1946.

39 Condrau, Die präfrontale Leukotomie, S. 784; Krayenbühl, Die Technik der präfrontalen Leukotomie, S. 841.

40 Neurochirurgische Klinik des Universitätsspitals Zürich, Operationsbücher 1946-1971.

41 Tuor-Winkler, Zur Frage der Beeinflussung der Schizophrenie durch die präfrontale Leukotomie nach Moniz. Vgl. Kapitel 8, S. 239 f.

Blättern aß. Anfang Dezember vermerkte die Ärztin, die Patientin habe sich verändert. Sie wirke stärker »dissoziiert«, ihr Verhalten sei »unangepasst« und »uneinfühlbar«.[42]

Lisa Heftis Zustand hingegen verbesserte sich stetig. In den Einträgen heißt es wiederholt, die Patientin sei ruhig, arbeite gern und stricke fleißig, der »affektive Rapport« sei gut. Tatsächlich gelang es der Ärztin im Laufe der Zeit, eine Beziehung zu Lisa Hefti aufzubauen. Laut ihren Notizen ließ sie die Patientin oft von sich selbst erzählen, weil sie merkte, dass diese positiver reagierte, als wenn sie Tests durchführte, ihr etwa Rechenaufgaben oder Orientierungsfragen stellte.[43] Mitte November musste Lisa Hefti allerdings von der »Krankenabteilung« auf eine »halbruhige« Station verlegt werden, weil sie »dauernd laut sang und lärmte und die anderen Pat.[ientinnen] am Tisch schikanierte«. Zur gleichen Zeit begann sie wieder selbständig zu essen und so heftigen Appetit zu entwickeln, dass sie im Folgenden stark an Gewicht zunahm. Ende November zog die Ärztin eine erste Bilanz: »Übersehe ich den Zustand der letzten Untersuchungen, so ist Pt. [Patientin] im grossen Ganzen ruhiger geworden, nie mehr aggressiv, der affektive Rapport bedeutend besser und eine gewisse Kontinuität ihrer gesamten Denk- und Verhaltensweise ist feststellbar.«[44]

Wenige Tage nach dem ersten Operationstermin kam eine Frau ins Burghölzli, bei der ebenfalls eine Leukotomie zur Debatte stand. Martha Stocker war die Tochter eines wohlhabenden, einflussreichen Landwirts aus der Zentralschweiz und litt seit vielen Jahren an Angstzuständen. Sie lebte laut Krankengeschichte bei ihren Eltern, benötigte aber immer wieder »Kuraufenthalte«, unter anderem in einer psychiatrischen Klinik, wo sie mit Insulin- und Elektroschockkuren behandelt wurde. Krayenbühl hatte Mitte Oktober erfahren, dass für Martha Stocker »eine Hirnoperation« in Frage komme und es »zweckmässig wäre«, sie »im Hinblick auf die Operation noch kurz« zu untersuchen. Ob die Patientin, ihr Psychiater oder die Eltern von der Möglichkeit eines psychochirurgischen Eingriffs gehört und die Initiative ergriffen hatten, geht aus der Akte nicht hervor. Bleuler schrieb der 40-jährigen Frau, sie könne jederzeit in die Klinik eintreten; die Abklärung werde voraussichtlich nur ein bis zwei Tage dauern.[45]

Im Aufnahmegespräch klagte Martha Stocker über große Müdigkeit, sie sei manchmal »fast von Sinnen« und leide unter einer »Art Verfolgungswahn«.[46]

42 StAZH, Z 100, KA-Nr. 36852, S. 15-21, Einträge 31.10.-18.12.1946, Zitat: S. 19, Eintrag vom 16.11.1946.

43 StAZH, Z 100, KA-Nr. 35665, S. 19, Eintrag vom 11.11.1946.

44 Ebd., S. 20, Eintrag vom 18.11.1946; S. 21, Eintrag vom 26.11.1946.

45 StAZH, Z 100, KA-Nr. 40921, Schreiben Manfred Bleulers an die Patientin, 11.10.1946.

46 Ebd., S. 4, Eintrag vom 4.11.1946.

Bleuler hielt jedoch fest, dem Arzt zufolge handle es sich »nur um einen leichten Fall von rezidivierenden Depressionen«. Er zog deshalb den Schluss, es »müsse auf eine Leukotomie verzichtet werden«, und teilte der Patientin mit, »dass die Leukotomie zu grosse Gefahren in sich trage, um bei ihren nur leichten Störungen empfohlen werden zu dürfen«. In der Akte vermerkte er, Martha Stocker habe »diesen Bescheid eher mit Erleichterung als mit Protest entgegen« genommen und sei »befriedigt nach Hause« gegangen.[47]

Zwei Wochen nach dieser Abklärung entschieden Bleuler und Krayenbühl offenbar, Instrumente für weitere Operationen zu kaufen. Krayenbühl schrieb seinem Freund, die Anschaffung komme auf etwa 45-50 Pfund zu stehen. Er habe sich wegen der langen Lieferfrist erlaubt, die Geräte bereits in London zu bestellen. Bleuler rechnete den Preis in Schweizerfranken um – es handelte sich gemäß Tageskurs um 780-870 Franken, ein Betrag, der in der Ausgabenkompetenz der Anstalt lag.[48]

Am 3. Dezember 1946 wurde Gertrud Ackermann leukotomiert. Laut Operationsbericht traf Krayenbühl zuerst auf beiden Seiten das Vorderhorn, durchtrennte die Nervenbahnen aber beidseits frontal des Seitenventrikels.[49] Auch diese Patientin überstand den Eingriff »ohne Beschwerden«.[50] Im Gegensatz zu den ersten beiden Fällen erholte sich Gertrud Ackermann aber körperlich längere Zeit nicht von der Leukotomie. Da sie über mehrere Wochen hinweg unter erhöhter Temperatur und starker Nackensteifigkeit litt, bestand Verdacht auf Hirnhautentzündung. Die Ärzte führten im Burghölzli zwei Lumbalpunktionen durch – im Liquor fanden sich allerdings keine Bakterien – und verabreichten auf Krayenbühls Weisung Penicillin. Obwohl das Fieber danach sank, schien die Patientin weiterhin unter Schmerzen zu leiden, sie blieb auf der »Krankenabteilung«, sprach kaum ein Wort und reagierte nicht einmal auf Fragen.[51]

Am gleichen Tag wie Gertrud Ackermann hätte auch Lina Nast operiert werden sollen. Einige Stunden vor dem Eingriff kam jedoch eine Schwester der Patientin zu Bleuler und äußerte – so der Anstaltsdirektor in einem Brief an die Familie und den Vormund – »die absurde Befürchtung, dass die Patientin

47 Ebd., S. 5, Eintrag vom 6.11.1946. Ein Jahr später fragte Bleuler nach, wie es der Patientin gehe. Darauf schrieb er am 13.12.1947 an Krayenbühl: »Vielleicht interessiert Dich die Katamnese von […], die Du mir im November 1946 zur Prüfung der Indikation zur Leukotomie zugewiesen hattest und bei der ich die Indikation abgelehnt hatte: Es ist der Patientin seither gut gegangen, sodass die Ablehnung sicher berechtigt war.«

48 StAZH, Z 99.226, »Allgemeine Meinungsäußerungen an Gerichte und Behörden«, Korrespondenz zwischen Hugo Krayenbühl und Manfred Bleuler, 18.11.-20.11.1946.

49 Die beiden Seitenventrikel liegen im Großhirn und sind aus vier Teilen zusammengesetzt: dem Vorderhorn im Frontallappen, dem Mittelteil, dem Hinter- und dem Unterhorn. Die Durchtrennung der Nervenbahnen erfolgte also parallel zur Stirn.

50 StAZH, Z 100, KA-Nr. 35507, Schreiben Hugo Krayenbühls an Manfred Bleuler, 6.12.1946.

51 Ebd., S. 17-20, Einträge 7.12.-23.12.1946.

nicht in ihrem eigenen Interesse, sondern nur aus wissenschaftlichen Gründen operiert würde, dass die Operation damit im Zusammenhang stehen könnte, dass sie unbemittelt sei und ähnliches«. Bleuler verzichtete deshalb darauf, den Eingriff durchzuführen, kam aber einige Wochen später, als die Angelegenheit mit den Angehörigen bereinigt war, auf seine Entscheidung zurück, so dass Gertrud Ackermann im Januar 1947 doch noch leukotomiert wurde.[52]

Am 18. Dezember stellte Bleuler Lisa Hefti – nicht aber Mina Basler, deren Zustand sich eine Woche zuvor verschlechtert hatte – »in der Klinik« seinen Studenten vor.[53] Am selben Tag schrieb er Krayenbühl, er gehe davon aus, dass vor Neujahr keine Leukotomien mehr stattfänden. Er glaube, dass »kurz nachher 2-3 Patientinnen zur Operation vorbereitet« seien, und werde ihn wieder benachrichtigen.[54] Bereits zwei Tage später schrieb Bleuler, es seien nun »wieder 2-3 Patienten für die Leukotomie bereit«. Er hatte inzwischen die Einwilligung für drei weitere Eingriffe erhalten – seines Erachtens genug, um einen neuen Operationstermin festzulegen. Er bat Krayenbühl, ihm ein Datum zu nennen, und wies darauf hin, dass die neuen Patientinnen ebenfalls nicht »im offenen Spital« gepflegt werden könnten.

Anschließend zog Bleuler ein erstes schriftliches Fazit zu den durchgeführten Eingriffen. Er berichtete, der psychische Zustand von Gertrud Ackermann habe sich »viel weniger verändert als derjenige der beiden andern Operierten«: »Immerhin hält sie sich meistens ruhig im Bett des ruhigen Krankensaals, während vorher die Erregung so war, dass sie lange Zeit im H gepflegt werden musste. Irgend eine vernünftige Äusserung ist nach wie vor nicht von ihr zu erhalten.« Den beiden Patientinnen, die am 30. Oktober operiert worden seien, gehe es körperlich gut. Sie seien »demente Schizophrene« geblieben, könnten jedoch »ohne wesentliche Schwierigkeiten auf einer halbruhigen Abteilung gehalten werden«. Ihre »furchtbare Gewalttätigkeit« sei verschwunden, der Erfolg, den man »vernünftigerweise« habe erwarten dürfen, sei also erreicht.[55]

Am selben Tag unterrichtete Bleuler Mina Baslers Vater über den »weiteren Erfolg« der Leukotomie. Die Patientin habe den Eingriff körperlich gut überstanden. Psychisch sei die »erwartete Besserung« eingetreten. Seine Tochter habe ihre »furchtbare Gewalttätigkeit verloren«, arbeite etwas und müsse nicht mehr auf der »Abteilung für die erregtesten Patienten gehalten werden«: »Es bedeutet das nicht nur für die Pflege eine gewaltige Erleichterung, son-

52 StAZH, Z 100, KA-Nr. 38483, Schreiben Manfred Bleulers an den Vormund und die Angehörigen der Patientin, 4.12.1946.

53 StAZH, Z 100, KA-Nr. 35665, S. 23, Eintrag vom 18.12.1946.

54 StAZH, Z 99.227, »Wissenschaftliches, Dissertationen«, Schreiben Manfred Bleulers an Hugo Krayenbühl, 18.12.1946.

55 StAZH, Z 99.227, »Verschiedenes«, Schreiben Manfred Bleulers an Hugo Krayenbühl, 20.12.1946.

dern zweifellos auch für die Patientin selbst, die ja unter ihren Angstgefühlen, in denen sie gereizt und laut wurde, ausserordentlich stark gelitten hat.« Den gleichen Brief sandte er an Lisa Heftis Vater.[56] Während dieser nicht reagierte, zeigten sich Mina Baslers Eltern sehr erfreut. Ihr Vater schrieb, sie könnten jetzt ein wenig mit ihrer Tochter sprechen, was vorher lange Zeit nicht möglich gewesen sei. Mina, ihre Ärzte, Pflegerinnen und Mitpatientinnen hätten nun »doch wieder ihre Ruhe« – als Eltern wollten sie Gott danken, wenn dieser Zustand anhalte oder sich vielleicht gar noch bessere.[57]

Ende 1946, zwei Monate nach den ersten beiden Leukotomien, stand fest, dass zu Beginn des neuen Jahres neun weitere Patientinnen und erstmals auch ein Patient operiert werden sollten. Anfang 1947 empfahl Bleuler zwei weitere Patienten zur Leukotomie. Mitte Januar teilte Krayenbühl seinem Freund mit, es sei ihm längerfristig nicht möglich, für die Eingriffe im Burghölzli eine Operationsschwester aus seiner Klinik mitzunehmen. Er schlug Bleuler vor, eine Pflegerin in den Operationssaal der Chirurgischen Klinik zu schicken, damit diese lerne, bei Leukotomien zur Hand zu gehen, und »vor allem mit einem zuverlässigen sterilen Assistieren vertraut« werde. Es reiche seines Erachtens nicht, wenn sich eine Schwester nur bei der Durchführung der Leukotomien im Burghölzli einarbeite, die Asepsis müsse einer Operationsschwester »in Fleisch und Blut übergehen«. Gleichzeitig informierte Krayenbühl Bleuler darüber, dass er bei der Anschaffung der Instrumente zwei Apparate, einen Transformer und eine Stirnlampe, vergessen habe, und fragte ihn, ob er für diese zusätzlichen Auslagen aufkommen könne. Bleuler antwortete, er sei mit den Anschaffungen einverstanden und auch gerne bereit, eine Pflegerin in Krayenbühls Operationssaal zu »delegieren«. Er gab jedoch zu bedenken, dass das »Material« des Burghölzlis »aller Voraussicht nach […] auch bei guten Erfolgen in der Zukunft nicht häufige Operationen erlauben« werde. Sobald »die wichtigsten Fälle aus dem Bestand« operiert seien, komme wohl durchschnittlich »in 2-3 Monaten nur 1 Fall für die Operation in Frage«. Anders sehe es höchstens aus, wenn Patienten aus weiteren Anstalten zur Leukotomie nach Zürich überwiesen würden. Er frage sich deshalb, ob die Operationsschwester »in den Pausen ihre Übung« nicht verlieren würde. Krayenbühl entschied, unter diesen Umständen vorläufig auf die Ausbildung einer Pflegerin im Operationssaal zu verzichten. »Sollte aber«, schrieb er, »wider Erwarten die Zahl der Leukotomien doch steigen, so müsste man nochmals auf diese Frage zurückkommen«.[58]

56 StAZH, Z 100, KA-Nr. 36852, KA-Nr. 35665, Schreiben Manfred Bleulers an die Väter der Patientinnen, 20.12.1946.

57 StAZH, Z 100, KA-Nr. 36852, Schreiben des Vaters der Patientin an Manfred Bleuler, 22.12.1946.

58 StAZH, Z 99.227, »Verschiedenes«, Korrespondenz zwischen Hugo Krayenbühl und Manfred Bleuler, 17.1.-22.1.1947.

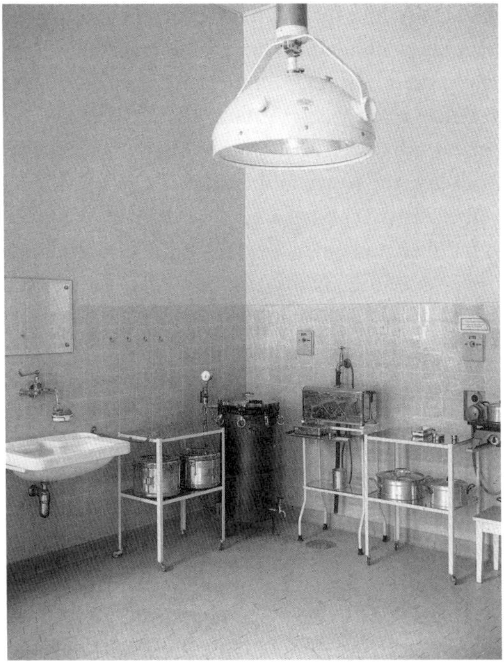

Abb. 3: Operationssaal Burghölzli, undatiert, um 1950

Zu Beginn des Jahres 1947 war also für Bleuler offenbar klar, dass er die psychochirurgischen Eingriffe fortsetzen wollte. Er hielt auch an der Leukotomie fest, als Ende Januar zwei Patientinnen an den Folgen einer postoperativen Hirnblutung starben, Mina Basler erneut raptusartige Anfälle bekam, Mitpatientinnen schlug und Gertrud Ackermann wieder ständig fixiert werden musste.[59] Bis Mitte 1947 wurden insgesamt 16 Patienten und Patientinnen im Operationssaal des Burghölzlis leukotomiert (Abb. 3), dann beschloss man, die Eingriffe nicht mehr in der Anstalt, sondern in der neurochirurgischen Abteilung des Kantonsspitals durchzuführen. Dort fanden in den nächsten 25 Jahren fast 400 weitere Leukotomien statt.

Nachdem Bleuler und Krayenbühl entschieden hatten, die psychochirurgischen Eingriffe fortzuführen, begannen sie, in Fachkreisen von ihren Erfahrungen mit der Leukotomie zu berichten. Ende Januar 1947 schlug Krayenbühl vor, an der »Ordentlichen Sommersitzung« der Zürcher Ärztegesellschaft gemeinsam über die Leukotomie zu referieren. Bleuler willigte ein und fragte seinen Freund, ob er auch an der »Herbstversammlung« der

59 StAZH, Z 100, KA-Nr. 27927, 32826; KA-Nr. 35507, S. 21f., Einträge 10.-25.1.1947; KA-Nr. 36852, S. 24, Eintrag vom 29.1.1947.

Schweizerischen Gesellschaft für Psychiatrie sprechen könnte – die Psychiater würden sich ebenfalls »sehr für das Thema« interessieren. Die beiden einigten sich darauf, dass Krayenbühl über die neurochirurgischen, Bleuler über die psychiatrischen Belange referieren werde.[60]

Der erste Vortrag über die Leukotomie fand im Juni 1947 statt.[61] Drei Monate später rezensierte Krayenbühl einen Bericht aus England, der auf einer Umfrage über die psychochirurgische Praxis in britischen und schottischen Spitälern beruhte und einen Überblick über die Indikationsstellungen und Resultate von tausend Leukotomien bot.[62] Kurz zuvor war in der *Irrenpflege* ein Artikel über die Leukotomie erschienen, den Bleulers Oberpfleger verfasst hatte.[63] Diese Beiträge bildeten den Auftakt zu einer ganzen Serie von Vorträgen und Artikeln, in denen Schweizer Ärzte zur Psychochirurgie Stellung nahmen. Das Verfahren war endgültig in der Schweiz angekommen.

## Die »großen« somatischen Kuren

Bevor Lisa Hefti und Mina Basler leukotomiert wurden, hatte man sie vielen anderen Behandlungen unterzogen. Zu den »Routinetherapien« psychiatrischer Kliniken gehörten in der ersten Hälfte des 20. Jahrhunderts die Milieu- und die Arbeitstherapie. Der Schweizer Psychiater Max Müller bezeichnete die beiden Methoden als »kollektive Psychotherapie«, die er von der »individuellen Psychotherapie« unterschied. Die »individuelle Psychotherapie« umfasse alle »seelischen Behandlungsweisen«, die »direkt vom Arzt auf den einzelnen Patienten gerichtet« seien, und werde in erster Linie bei leichteren psychischen Störungen eingesetzt. Die »kollektive Psychotherapie« hingegen, die nur in Institutionen möglich sei, wo es ein »Krankenkollektiv« gebe, wende man vor allem bei Geisteskrankheiten an.[64] Als Milieutherapie galt der Anstaltsaufenthalt, der die Patienten an ein »geregeltes Leben« gewöhnen, sie beschäftigen, die Freizeit organisieren und die zwischenmenschlichen Kontakte regeln sollte. In der Arbeitstherapie, die über die Beschäftigung im Rahmen der Milieutherapie hinausging, arbeiteten die Patienten und Patien-

60 StAZH, Z 99.229, »Wissenschaftliches, Dissertationen«, Fasz. 2, Korrespondenz zwischen Hugo Krayenbühl und Manfred Bleuler, 30.1.-7.2.1947.

61 Ein Jahr später erschien in der *Schweizerischen Medizinischen Wochenschrift* eine kurze Zusammenfassung des Vortrags: Bleuler, Leukotomie, psychiatrische Gesichtspunkte. Krayenbühl, Die Technik der präfrontalen Leukotomie. In der Schweizerischen Gesellschaft für Psychiatrie wurde erst 1949 über die Leukotomie referiert.

62 Krayenbühl, Rezension zu: Pre-frontal leucotomy in 1000 cases, London 1947; Board of Control, Pre-frontal leucotomy in 1000 cases.

63 Kummer, Leukotomie. Die Irrenpflege war das Fachorgan der schweizerischen Psychiatriepflege.

64 Müller, Prognose und Therapie der Geisteskrankheiten, S. 20f.

tinnen beispielsweise auf dem Feld und im Garten, halfen in der Küche oder in der Wäscherei, erledigten einfache Näh- und Flickarbeiten, strickten und sortierten Bohnen oder Stanniolpapier.

Neben den sozialen und psychologischen Therapieansätzen gab es die »Spezialbehandlungen«, die »großen körperlichen Kuren«,[65] die in der Zwischenkriegszeit entwickelt und auch bei den beiden Leukotomiepatientinnen angewandt wurden. So wurde Lisa Hefti acht Monate nach ihrer zweiten Hospitalisierung einer Malariakur unterzogen – einer Fiebertherapie, bei der man den Patienten Malariaerreger injizierte. Die Malariakur war 1917 zur Bekämpfung der Progressiven Paralyse, einer Folgeerscheinung der Syphilis, eingeführt worden, um die körpereigenen Abwehrkräfte gegen die syphilitische Infektion zu stimulieren. Da bekannt war, dass sich verschiedene psychische Krankheiten bei akuten Infektionen bessern konnten, begann man bald, Fieberkuren auch bei anderen Diagnosen einzusetzen. Neben »Malariablut« wurden auch weitere Substanzen benutzt, die Fieber auslösten.

Bei der Schlafkur – einer Therapie, die man bei Lisa Hefti und Mina Basler mehrmals anwandte – wurden die Patienten während sechs bis zehn Tagen in Dauernarkose versetzt. Die Methode war 1920 eingeführt worden, weil man beobachtet hatte, dass Schizophrene, die körperlich erkrankten, ruhiger und zugänglicher wurden. Die narkotisierten Patienten waren völlig hilflos und pflegebedürftig, was die Beziehung zum Pflegepersonal und zu den behandelnden Ärzten verbessern sollte. Nach einer einleitenden Injektion von Morphium-Scopolamin wurde die Narkose durch mehrmalige tägliche Injektionen des Barbiturats Somnifen während sechs bis zehn Tagen aufrechterhalten. Im Gegensatz zu den Schlafkuren, bei denen die Patienten rektal oder intravenös ernährt wurden, dosierte man die Narkose bei Dämmerkuren so, dass die Patienten zwei- bis dreimal täglich erwachten und sich selbst ernähren konnten.

In den 1930er Jahren begann die Periode der Schockkuren. Diese Behandlungsformen beruhten auf der These, dass sich Psychosen durch künstlich ausgelöste epileptische Anfälle bessern oder sogar heilen ließen. Auf die Ent-

65 Die Entwicklung und Anwendung der verschiedenen somatischen Therapien sind in einer großen Zahl zeitgenössischer und historiografischer Beiträge dargestellt. Sie werden im Folgenden kurz zusammengefasst, weil diese körperlichen Behandlungsmethoden in verschiedenen Kapiteln der Studie zur Sprache kommen. Vgl. zum Beispiel Schmuhl/Roelcke (Hg.), »Heroische Therapien«; Shorter/Healy, Shock therapy; Missa, La naissance de la psychiatrie biologique; Schott/Tölle, Geschichte der Psychiatrie, S. 473-477; Shorter, Geschichte der Psychiatrie, S. 291-335; Braslow, Mental ills and bodily cures; Bangen, Geschichte der medikamentösen Therapie der Schizophrenie; Valenstein, Great and desperate cures, Kapitel 2 und 3. Zu Zürich: Waser, Psychiatrie, Psychopharmaka und Drogen in Zürich; Ernst, Therapie und Forschung im Burghölzli während 120 Jahren; Bleuler, Krankenbehandlung; Regierungsrat des Kantons Zürich (Hg.), Zürcher Spitalgeschichte, Bd. 2, S. 395.

wicklung der Insulinkur im Jahr 1933 folgte 1934 die Cardiazolschock- und 1938 die Elektroschocktherapie. Als man Mina Basler beispielsweise 1942 einer Insulinkur unterzog, wurde ihr jeden Tag eine höhere Dosis Insulin verabreicht, bis sie aufgrund des absinkenden Blutzuckerspiegels einschlief und ins Koma fiel. Während der Bewusstlosigkeit wurde sie ständig überwacht und nach einiger Zeit mit einer Zuckerlösung aus dem Koma aufgeweckt. Insulinkuren waren sehr kostspielig und stellten an Personal und Infrastruktur hohe Anforderungen.

Bei der Cardiazolkur löste man durch die Injektion von Cardiazol, einer kampferähnlichen Substanz, einen epileptischen Krampfanfall aus. Die Injektionen führten jedoch nicht immer zu Anfällen und hatten schwere, äußerst unangenehme Nebenwirkungen,[66] weshalb der Cardiazolschock im Laufe der 1940er Jahre weitgehend durch den Elektroschock ersetzt wurde. Bei dieser Behandlungsform löste man den Krampf durch einen Stromstoß auf das Gehirn aus, der durch zwei an den Schläfen angelegte Elektroden erfolgte. Da die Patienten während des Krampfes um sich schlugen und sich dabei manchmal Glieder oder gar die Wirbelsäule brachen, setzte man ab 1940 zusätzlich Curare ein, ein Gift, das kurzfristig Kopf- und Nackenmuskulatur lähmen, aber auch schwere Herzkomplikationen hervorrufen konnte.

All diese Therapien waren zum größten Teil in der klinischen Forschung entwickelt worden. Sie wirkten indirekt und beruhten zum einen auf »ein[em] gefühlsmäßige[n] Tasten ohne empirische und theoretische Grundlage«, zum anderen auf Versuchen, »in der Praxis beobachtete, an zufällig äußere Einwirkungen [...] sich anschließende spontane Heilungsvorgänge künstlich nachzuahmen«. Aus Sicht der zeitgenössischen Ärzte ließ sich jedoch aus dem eklektizistischen Vorgehen kein negativer Schluss auf die »Qualität der psychiatrisch-therapeutischen Forschung« und die Wirksamkeit der Behandlungsmethoden ziehen.[67]

Wie das Beispiel der ersten Leukotomiepatientinnen aus Zürich zeigt, brachten die »großen körperlichen Kuren« allerdings oft nur kurzfristigen oder gar keinen Erfolg. Je nach Maßnahme konnten sie unter anderem einen Kreislaufkollaps verursachen, einen Herz- oder Atemstillstand, Embolien, Thrombosen, Lungenentzündungen oder anhaltende psychische Schädigungen zur Folge haben und manchmal auch zum Tod führen. Dennoch stellten sie lange die häufigsten somatischen Behandlungsformen in der Psychiatrie dar. Im Burghölzli etwa führte man in den 1930er Jahren bei rund 20, in den 1940er Jahren bei 35 von hundert aufgenommenen Patienten mindestens eine der erwähnten Therapien durch.[68]

66 Die Cardiazolinjektionen lösten Übelkeit und Muskelschmerzen aus. Außerdem entwickelten die Patienten vor den Anfällen ein Angstgefühl, das sehr gefürchtet war.

67 Müller, Prognose und Therapie der Geisteskrankheiten, S. 21.

68 Meier/Bernet/Dubach/Germann, Zwang zur Ordnung, S. 106. Diese Aussage beruht

Die Einführung der »großen körperlichen Kuren« war in den Augen der zeitgenössischen Psychiater ein Wendepunkt.[69] Der Schweizer Psychiater Max Müller schrieb 1930, die Bedeutung der somatischen Verfahren lasse sich nur verstehen, wenn man die eng begrenzten therapeutischen Möglichkeiten zu Beginn des 20. Jahrhunderts kenne. »An Stelle des Dogmas von der Unheilbarkeit der Geisteskrankheit, an Stelle des resignierten Hütens und Pflegens der Kranken« sei in der Zwischenkriegszeit »der Glaube an therapeutische Möglichkeiten« getreten. Dank der neuen Behandlungsmethoden könne seither aktiv in den Krankheitsprozess eingegriffen werden.[70]

Die »aktiven« Therapien, wie man die neuen Verfahren auch nannte, veränderten die therapeutische Grundhaltung der Psychiater, die Beziehung zu den Patienten und das Bild, das sich die Öffentlichkeit von der Disziplin machte. Seit die somatischen Kuren »die Welt erobert« hätten, sei, so Müller, die »therapeutische Aktivität des Psychiaters […] keine leere, in der Luft schwebende Forderung ohne wirkliche Grundlagen und Mittel, sondern eine dringende Aufgabe und Pflicht« geworden.[71] Die »körperlichen Kuren« weckten die Hoffnung, neben der Progressiven Paralyse auch andere schwere Geisteskrankheiten heilen zu können.[72] Um bei möglichst vielen Patienten und noch in scheinbar hoffnungslosen Situationen einen Umschwung zu erreichen, wurden die somatischen Therapien miteinander kombiniert, bei immer mehr Diagnosen und über lange Zeitspannen hinweg angewandt und bis an die physiologischen Grenzen getrieben.

Da die neuen Behandlungsverfahren besondere Anforderungen an das ärztliche Know-how und die Infrastruktur stellten, bestätigten sie die Psychiatrie auch in ihrem Anspruch, als medizinische Disziplin anerkannt zu werden.[73] Darüber hinaus stützten sie die These, dass die Ätiologie der soge-

auf einer Stichprobe von 1136 Krankenakten des Burghölzlis. Vgl. ebd., S. 92-94. Beddies/Dörries (Hg.), Die Patienten der Wittenauer Heilstätten in Berlin, S. 373-386, gehen ebenfalls auf die Art und Zahl der durchgeführten Behandlungsverfahren ein.

69 Aus der Retrospektive werden die somatischen Therapien in der Psychiatrie allerdings unterschiedlich beurteilt. Vgl. zum Beispiel die Debatte in *History of Psychiatry*: Scull, Psychiatrists and historical ›facts‹; Scull, Somatic treatments and the historiography of psychiatry; Merskey, Somatic treatments, ignorance, and the historiography of psychiatry.

70 Müller, Die körperlichen Behandlungsverfahren in der Psychiatrie, S. III. Zu Max Müller und dessen Affinität zu somatischen Behandlungsverfahren siehe Germann, Ein Insulinzentrum auf dem Land.

71 Müller, Prognose und Therapie der Geisteskrankheiten, Vorwort zur 2. Aufl., S. V, 19.

72 Vgl. zum Beispiel Rüsken, Über die Leukotomie, S. 336; von Braunmühl, Moderne Behandlungsmethoden in der Psychiatrie, S. 128; Bersot, Destins de la psychiatrie suisse, S. 79.

73 Vgl. zum Beispiel Müller, Grundlagen und Methodik der somatischen Behandlungsverfahren, S. 384; Bertagna, Modifications psychologiques après des interventions de

nannten endogenen Psychosen[74] auf somatische Ursachen zurückzuführen sei.[75] Die neuropathologische Forschung hatte bis zum Beginn des 20. Jahrhunderts die morphologischen Grundlagen einiger exogener Psychosen in Erfahrung gebracht, die Ätiologie der endogenen Psychosen aber nicht erklären können.[76] Studien über die Wirkung der »körperlichen Kuren« gaben der Forschung zu den neurochemischen und pathophysiologischen Ursachen dieser Störungen neue Impulse.[77]

## Die Entwicklung der Leukotomie bis zum Ende des Zweiten Weltkriegs

1963 erschien im Handbuch *Psychiatrie der Gegenwart* ein umfangreicher Artikel zur Psychochirurgie. In der Einleitung dieses Beitrags heißt es, die Vorläufer der Leukotomie würden zwar ins 19. Jahrhundert zurückgehen, die »Ära« der Psychochirurgie sei aber erst 1935 durch Moniz eröffnet worden. Die Leukotomie habe also zur gleichen Zeit in die Psychiatrie Eingang gefunden wie »die anderen somatischen Behandlungsverfahren der endogenen Psychosen«, die »einer aktiveren therapeutischen Einstellung der Psychiater entgegen« gekommen seien.[78]

Der Beitrag zur Psychochirurgie ist das letzte Kapitel eines Teils, der sich mit somatischen Behandlungsverfahren befasst.[79] Dieselbe Reihenfolge findet sich in vielen anderen zeitgenössischen Werken. Auch in historiografischen Studien kommt die Psychochirurgie meist erst im Anschluss an die anderen somatischen Behandlungsmethoden zur Sprache, die in der ersten

psycho-chirurgie, S. 49. Zu Stellungnahmen französischer Psychiater vgl. von Bueltzingsloewen, L'hécatombe des fous, S. 264-270, 353-363.

74 In der deutschsprachigen Psychiatrie wurden psychische Krankheiten zwischen den 1930er und den 1970er Jahren in drei Gruppen eingeteilt: erstens in endogene Störungen, die schizophrenen und manisch-depressiven oder affektiven Psychosen, zweitens in exogene oder symptomatische Störungen, die organischen Psychosen, und drittens in psychogene Störungen, die in erster Linie Neurosen und Erlebnisreaktionen umfassten. Schott/Tölle, Geschichte der Psychiatrie, S. 335-337.

75 Vgl. zum Beispiel Bleuler, Forschungen und Begriffswandlungen in der Schizophrenielehre, S. 388. Da sich bei der Progressiven Paralyse psychische Auffälligkeiten auf ein organisches Korrelat zurückführen ließen, galt die Krankheit im 19. Jahrhundert als nosologisches Modell. Um 1900 leisteten Arnold Pick und Alois Alzheimer in der Demenzforschung zwei weitere wichtige Beiträge zum Verhältnis zwischen neuro- und psychopathologischem Befund.

76 Brunner, Kursorischer Streifzug durch die Geschichte der Neurowissenschaften, S. 7f. Schott/Tölle, Geschichte der Psychiatrie, S. 80f., 87f.

77 Müller, Grundlagen und Methodik der somatischen Behandlungsverfahren, S. 384.

78 Heimann, Psychochirurgie, S. 661.

79 Der Artikel zur Psychochirurgie findet sich sogar erst hinter demjenigen zur Psychopharmakotherapie. Gruhle u.a. (Hg.), Psychiatrie der Gegenwart, Bd. I/2.

Hälfte des 20. Jahrhunderts entstanden. Dieser Aufbau widerspricht der Tradition, therapeutische Verfahren nach dem Zeitpunkt zu gliedern, zu dem sie entwickelt und zum ersten Mal angewandt wurden. Der Brauch, die Psychochirurgie an letzter Stelle aufzuführen, verweist deshalb zum einen auf die ungewöhnlich lange Zeitspanne, die zwischen der Entwicklung und der Verbreitung der Leukotomie lag. Zum anderen deutet er darauf hin, dass die Psychochirurgie, die man für die »somatischste« der somatischen Therapien hielt,[80] eine besondere Stellung unter den körperlichen Behandlungsmethoden einnahm.[81]

Ebenso typisch wie die Reihenfolge der »körperlichen Kuren« ist der Verweis auf die Anfänge der Psychochirurgie. Als Vorreiter galt Gottlieb Burckhardt, ein Basler Arzt, der 1876 an der Universität Bern zum Privatdozenten für Psychiatrie und Nervenkrankheiten und 1882 zum Direktor der Nervenheilanstalt Préfargier am Neuenburgersee ernannt wurde. Dort führte er seine in Bern aufgenommenen Studien weiter und publizierte über Aphasie, Hypnose und Hirntumore. Mit dem Ziel, »neue Hilfsmittel für die Behandlung sonst unheilbarer Psychosen zu finden«, führte er 1888-1890 mindestens sechs Hirnoperationen an Geisteskranken durch. Dabei ging er von der Annahme aus, dass sich die Symptome von Psychosen lindern oder beheben ließen, wenn man bestimmte Teile der Hirnrinde entferne. Eine Heilung hielt Burckhardt für ausgeschlossen, er strebte nur eine Beruhigung der Patienten an. 1890 präsentierte er am deutschen Psychiaterkongress in Berlin seine Resultate. Ein Jahr später publizierte er einen Beitrag zur »operativen Therapie der Psychosen«,[82] über den in verschiedenen Ländern berichtet wurde. Die Reaktionen fielen kritisch aus. Die Rezensenten stellten Burckhardts theoretische Ansichten in Frage, beanstandeten seine Kühnheit, eine derart gefähr-

80 Wertheimer/Angel, Réflexions sur la signification de la lobotomie, S. 542; Hoch, Die präfrontale Leukotomie, S. 185.

81 Vgl. zum Beispiel Benedetti/Kind/Mielke, Forschungen zur Schizophrenielehre 1951 bis 1955, S. 126; Jahresbericht der bernischen kantonalen Heil- und Pflegeanstalten, Waldau, Münsingen und Bellelay und der Aufsichtskommission 1954; Wertheimer/Angel, Réflexions sur la signification de la lobotomie, S. 542.

82 Burckhardt, Über Rindenexzisionen als Beitrag zur operativen Therapie der Psychosen. Burckhardt verließ Préfargier 1896 wegen beruflicher und persönlicher Probleme und zog sich nach Basel zurück, wo er medizinischer Direktor der Sonnhalde, einer Klinik für Nervenkrankheiten, wurde. Müller, Gottlieb Burckhardt, S. 729 f. Zu Gottlieb Burckhardt siehe Kotowicz, Gottlieb Burckhardt and Egas Moniz; Groß, Psychochirurgie und Ethik; Groß, Der Beitrag Gottlieb Burckhardts; Berrios, The origins of psychosurgery, S. 69-72; Joanette u. a., From theory to practice; Müller, Vom Tollhaus zum Psychozentrum, S. 143-146; Hill, Der frontale Eingriff in das Gehirn, S. 217-219; Markowitsch, Intellectual functions and the brain, S. 38-41; Müller, Gottlieb Burckhardt; Freeman/Watts, Psychosurgery, S. 19-22.

liche Operation durchzuführen, und stießen sich an den schweren Nebenwirkungen des Eingriffs.[83]

Die Versuche wurden zunächst weder von Burckhardt noch von anderen fortgesetzt. Zu Beginn des 20. Jahrhunderts operierte zwar der Neurochirurg Ludvig Puusepp in Russland drei Geisteskranke am Gehirn, verzichtete danach aber bis Ende der 1930er Jahre auf weitere Eingriffe.[84] So gilt der Neurologe Egas Moniz, der Ende 1935 in Lissabon mit Hilfe eines Neurochirurgen die ersten präfrontalen Leukotomien durchführte, als eigentlicher Wegbereiter der ›modernen‹ Psychochirurgie. Der Portugiese glaubte, dass Geisteskrankheiten durch »fixe Ideen« verursacht würden, die sich auf abnormal »stabilisierte« Verbindungen von Nervenzellen zurückführen ließen.[85] Diese Synapsen sollten mit einem Schnitt durch das weiße Hirngewebe, der Verbindungen zwischen Frontalhirn und Thalamus durchtrennte, zerstört werden. Moniz nannte das Verfahren Leukotomie – nach dem griechischen Wort für »weiß«, »leukos«, und für »Schnitt, Schneiden«, »tomos«. Bei den ersten Eingriffen wurden kleine Mengen von Alkohol in die weiße Substanz des Frontallappens gespritzt, um die Nervenverbindungen zu unterbrechen. Bald darauf verwendete Moniz jedoch das Leukotom, ein Instrument, das aus einer Hohlnadel mit einem Stilett bestand und später weite Verbreitung fand.

Bis im Frühjahr 1936 hatte Moniz zwanzig Patienten operiert. Danach präsentierte er seine Methode an der Académie de Médecine in Paris, publizierte eine Monografie und stellte das Verfahren in zahlreichen Fachzeitschriften vor.[86] Die Leukotomie stieß jedoch in der Fachwelt auf Widerspruch, die Methode wurde nur in Italien, Rumänien und Brasilien eingeführt.[87] In Portugal

83 Berrios, The origins of psychosurgery, S. 69-71.

84 Ebd., S. 71. Lichterman, On the history of psychosurgery in Russia, S. 1 f.; Hill, Der frontale Eingriff in das Gehirn, S. 220; Freeman/Watts, Psychosurgery, S. 24. Neben Puusepp, der in der Literatur regelmäßig erwähnt wird, gab es auch noch andere Ärzte, die ähnliche Versuche durchführten. In den 1930er Jahren erfolgten also in mehreren Ländern Hirnoperationen zur Behandlung psychisch Kranker. Valenstein, History of psychosurgery, S. 502 f. 1932 publizierte Otto Pötzl, Leiter der Psychiatrisch-Neurologischen Klinik der Universität Wien, zusammen mit Hans Hoff einen kurzen Bericht über psychochirurgische Eingriffe an drei chronisch schizophrenen Patienten. Die Eingriffe erfolgten am Thalamus und Hypothalamus. Sie wurden nicht weitergeführt, weil keine »wesentliche Besserung« erzielt wurde. Stengel, Die Läsionen im Stirnhirn nach präfrontaler Leukotomie, S. 446.

85 Zu Moniz' theoretischen Ansichten siehe Kapitel 2, S. 68 f.

86 Moniz publizierte 1936/37 unter anderem in L'Encéphale, im American Journal of Psychiatry und im Nervenarzt: Moniz, Prefrontal leucotomy in the treatment of mental disorders; Moniz, Psycho-Chirurgie; Moniz, Les premières tentatives opératoires dans le traitement de certaines psychoses.

87 Hill, Der frontale Eingriff in das Gehirn, S. 109, 188 f., 193 f.; Freeman/Watts, Psychochirurgie, S. 30. Gemäß Freeman und Watts wurden in Italien mehr als 200, in Rumänien 14 Operationen durchgeführt.

selbst fanden die Eingriffe bald ein Ende. Der Neurologe litt unter gesundheitlichen Problemen und verlor zunehmend an Rückhalt. Als sich Psychiater gegen die Methode aussprachen, intervenierte die Regierung. Moniz wurden keine weiteren Patienten mehr zur Verfügung gestellt.[88]

Das Verfahren wäre wohl – so das gängige Narrativ – in Vergessenheit geraten, hätte nicht Walter Freeman, ein amerikanischer Neurologe, von der Methode erfahren. Freeman beschloss, den Eingriff zu wiederholen, und führte im September 1936 mit dem Neurochirurgen James W. Watts die ersten Leukotomien in den USA durch.[89] Im Juli 1937 wurde das Verfahren modifiziert. Bei der neuen Variante, die bald als »Standardverfahren« galt, bohrte der Chirurg auf beiden Seiten des Schädels Löcher, führte das Leukotom ein und nahm damit kreisförmige Schnitte in der weißen Substanz der Stirnhirnlappen vor (Abb. 4 und 5). Um zu vermeiden, dass durch den Schnitt Narbengewebe entstand, das epileptische Anfälle auslösen könnte, wurde für das Leukotom ein stumpfes Skalpell benutzt.[90] Freeman und Watts nannten das Verfahren Lobotomie, weil sie überzeugt waren, dass nicht nur Nervenverbindungen zerstört würden, wie der Begriff Leukotomie implizierte, sondern auch Nervenzellen. Da sich ihre Standesgenossen kaum um diese Unterscheidung scherten, wurden die beiden Begriffe allerdings fortan weitgehend synonym verwendet.[91]

Die Referate und Publikationen, in denen Freeman und Watts ihr Verfahren vorstellten, stießen vereinzelt auf Interesse, aber auch auf Kritik.[92] Weit entscheidender war jedoch, dass die Psychochirurgie zunächst weder in Amerika noch in Europa groß beachtet wurde.[93] Die Zukunft der Lobotomie blieb deshalb weiter ungewiss.

88 Zu Moniz und seinen Operationen siehe Hill, Der frontale Eingriff in das Gehirn, S. 97 f., 137, 165, 193; Valenstein, Great and desperate cures, Kapitel 4-6; Barahona Fernandes, Egas Moniz; Freeman/Watts, Psychochirurgie, S. 25-27. Einen kurzen Überblick über die Geschichte der Psychochirurgie bieten: Missa, Naissance de la psychiatrie biologique, S. 206-216; Groß, Von der Topektomie zur modernen Stereotaxie; Schott/Tölle, Geschichte der Psychiatrie, S. 479; Shorter, Geschichte der Psychiatrie, S. 336-343; Braslow, Mental ills and bodily cures, S. 126-128; Adler/Saupe, Psychochirurgie, Kapitel II und III; Valenstein, Brain control, S. 264-293.

89 Zu Freeman und Watts siehe El-Hai, The lobotomist; Pressman, Last resort, S. 69-77; Hill, Der frontale Eingriff in das Gehirn, S. 148-150, 162-176; Valenstein, Great and desperate cures, Kapitel 7. Siehe auch Einleitung, S. 25 f.

90 Freeman/Watts, Psychochirurgie, S. 107-113.

91 Vgl. zu diesem Punkt El-Hay, The lobotomist, S. 116; Valenstein, Great and desperate cures, S. 126 f. Es scheint mir deshalb problematisch, wenn Damasio, Descartes' Irrtum, S. 94-97 die beiden Begriffe verwendet, um zwischen verschiedenen Verfahren zu unterscheiden.

92 Vgl. zum Folgenden Pressman, Last resort, Kapitel 2 und 3; Valenstein, Great and desperate cures, S. 143-165.

93 Der Vortrag, den Freeman 1939 auf dem 3. Internationalen Neurologenkongress über

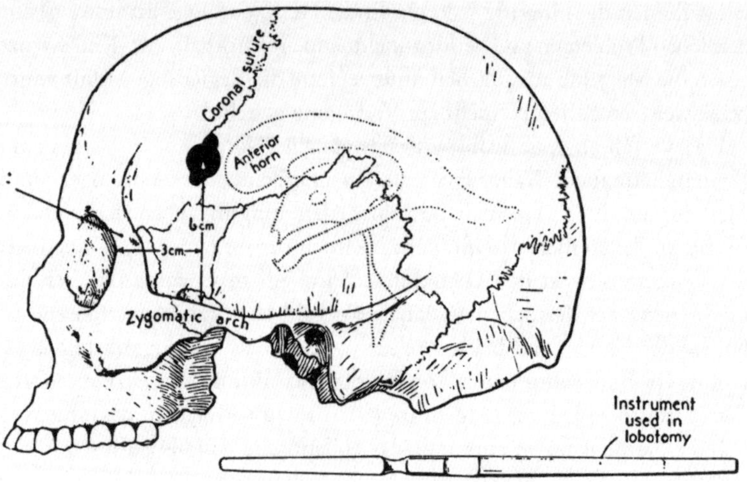


Abb. 4: Präfrontale Leukotomie, Eingriff nach Freeman und Watts

Diese Situation änderte sich erst 1942. Weil Moniz, Freeman und Watts glaubten, die Methode sei bei Schizophrenie kaum von Nutzen, wurden in den ersten Jahren vor allem Patienten operiert, die unter Involutionsmelancholien oder agitierten Depressionen[94] litten und von privat praktizierenden Ärzten behandelt wurden. Als man begann, auch in psychiatrischen Kliniken Leukotomien durchzuführen, wurden Ende der 1930er Jahre erstmals chronisch schizophrene Patienten operiert. Dabei kam man zu dem Schluss, dass sich der Eingriff bei Schizophrenie ebenfalls positiv auswirke. Diese Ansicht beeinflusste die weitere Entwicklung der Psychochirurgie maßgebend. Von nun an wurde die überwiegende Mehrheit der Eingriffe an chronisch Schizophrenen wie Lisa Hefti und Mina Basler durchgeführt – derjenigen Patientengruppe, die in psychiatrischen Anstalten weitaus die meisten Betten belegte.

Das Interesse an der Psychochirurgie wuchs Anfang der 1940er Jahre aber nicht nur, weil nun Patienten mit den unterschiedlichsten Diagnosen operiert wurden. 1942 publizierten Freeman und Watts ihr erstes Buch, *Psychosurgery*, das ebenfalls entscheidend zur Verbreitung des Verfahrens beitrug – in der Fachwelt schlug es ein »wie eine Bombe«.[95] Mitte der 1940er Jahre

die Lobotomie hielt, löste beispielsweise kaum Reaktionen aus. Busch, Psychosurgery, S. 138.

94 Involutionsmelancholie: erstmals im Involutionsalter (40.-60. Lebensjahr) auftretende Depression. Agitierte Depression: Erscheinungsform der Depression, die sich durch motorische Unruhe und gesteigertes Mitteilungsbedürfnis auszeichnet.

95 Dax, The history of prefrontal leucotomy, S. 19 f.; Busch, Psychosurgery, S. 138; Wert-

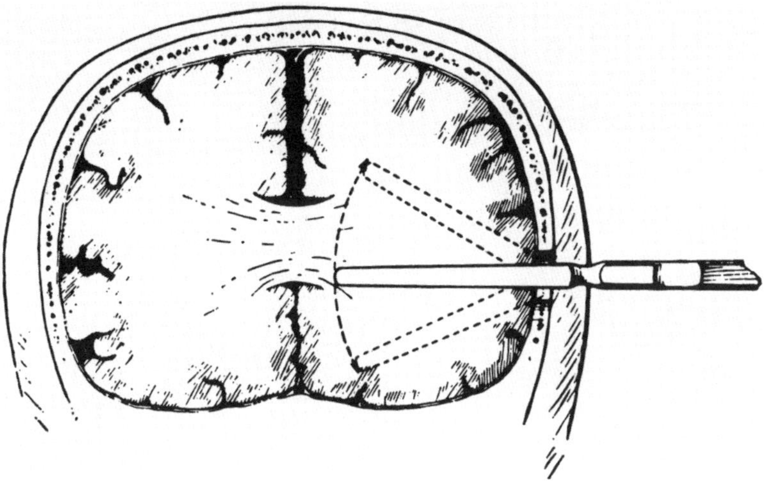

Abb. 5: Präfrontale Leukotomie: Eingriff nach Freeman und Watts

wurde die Leukotomie in zahlreichen Ländern eingeführt. Bis zum Ende des Zweiten Weltkriegs nahm die Zahl der Eingriffe noch relativ langsam zu, dann schnellte sie in die Höhe. Hatte man beispielsweise in den USA bis 1945 etwa 240 Lobotomien durchgeführt, verdoppelte sich die Zahl der Eingriffe im Folgenden von Jahr zu Jahr, so dass 1949 mindestens 5000 Operationen erfolgten.[96]

heimer, La lobotomie préfrontale, S. 531; Valenstein, Great and desperate cures, verwendet den Ausdruck »Hit us like a bomb« denn auch als Überschrift für das Kapitel zur Geschichte der Psychochirurgie in den 1940er Jahren, in dem Freemans und Watts' Buch eine wesentliche Rolle spielt.

96 Pressman, Last resort, S. 147.

# 2. Kontrolle im Stirnhirn

## Zur Genealogie eines psychiatrischen Behandlungskonzepts

Als Moniz Ende 1935 die ersten Leukotomien vornahm und kurz darauf darüber zu publizieren begann, stieß er auf harsche Kritik.[1] Ein Jahrzehnt später verbreitete sich das Verfahren in wenigen Jahren. Weshalb aber etablierte sich Ende der 1940er Jahre eine Methode, die man vor dem Zweiten Weltkrieg noch verworfen hatte? Der Schweizer Psychiater Max Müller schreibt in seinen *Erinnerungen*, in seiner Heimat hätten alle Psychiater »jahrelang« die Meinung vertreten, das Verfahren werde für sie »niemals« in Frage kommen, »die von Moniz gegebene hirnmythologische Begründung« sei »unhaltbar«. Drei Gründe hätten sie dann jedoch nach dem Ende des Zweiten Weltkriegs bewogen, die Methode trotzdem auszuprobieren.

Erstens sei das Verfahren unterdessen in den USA, in England und in Skandinavien »in großem Stil« praktiziert worden; es habe bereits »große Statistiken« gegeben, die »frappante Behandlungserfolge« verzeichneten. Zweitens hätten sich offenbar in einzelnen Fällen »Intellektuelle in verantwortungsvollen Berufen« nach dem Eingriff wieder als »voll leistungsfähig« erwiesen, woraus man schloss, die psychische »Verstümmelung durch den Eingriff in das Stirnhirn« könne nicht so gravierend sein wie befürchtet. Drittens hätten Freeman und Watts inzwischen ihr Standardwerk publiziert, »und die darin niedergelegte Auffassung, es gehe um eine Abschaltung der affektiven Hintergründe der Psychose«, sei »bedeutend einleuchtender« erschienen als Moniz' Theorie.[2] Während die meisten Ärzte die späte Verbreitung der Psychochirurgie auf den Krieg zurückführten,[3] nennt Müller also noch andere Argumente: Ihm zufolge »verschafft[e]« sich die Leukotomie im Laufe der

1 Moniz' Verfahren wurde zwar 1936/37 in Italien, Rumänien und Brasilien eingeführt. Zbigniew Kotowicz' Behauptung, Egas Moniz sei im Unterschied zu Gottlieb Burckhardt auf positive Resonanz gestoßen, lässt sich aber meines Erachtens ebenso wenig halten wie die These, dass die angeblich unterschiedliche Rezeption unter anderem mit den theoretischen Erklärungsansätzen der beiden zusammenhänge. Kotowicz, Gottlieb Burckhardt and Egas Moniz. Zu Gottlieb Burckhardt siehe Kapitel 1, S. 53 f.

2 Müller, Erinnerungen, S. 395.

3 Vgl. zum Beispiel Bleuler, Forschungen und Begriffswandlungen in der Schizophrenielehre 1941-1950, S. 422; Durand, La leucotomie préfrontale en thérapeutique psychiatrique, S. 404.

1940er Jahre »überall Eingang«,[4] weil sie Erfolg versprechende Resultate vorwies und Freeman und Watts eine »einleuchtende« Erklärung für die Wirkungsweise des Eingriffs vorlegten.

Ein Behandlungsverfahren kann sich nur durchsetzen, wenn es an zeitgenössische wissenschaftliche Konzepte anschließt.[5] *Psychosurgery* löste – so meine These – ein derart großes Echo aus, weil Freeman und Watts postulierten, dass durch die Leukotomie Verbindungen zwischen Stirnhirn und Thalamus unterbrochen würden, die die »affektive Spannung« regulierten. Da diese Metapher an verschiedene Wissensbestände anknüpfte, schien die Psychochirurgie nun in ganz unterschiedlichen Kontexten Sinn zu machen, so dass sich immer mehr Mediziner für das Verfahren zu interessieren begannen.

## Der Beginn der modernen Lokalisationslehre

Wer auf die Idee kommt, Geisteskranke einer Hirnoperation zu unterziehen, muss eine bestimmte Vorstellung von psychischen Störungen vertreten. Bei psychochirurgischen Eingriffen standen nicht die Biografie und die sozialen Beziehungen eines Patienten im Zentrum, sondern dessen Körper. Wie im letzten Kapitel gezeigt, wurde in der ersten Hälfte des 20. Jahrhunderts versucht, mit verschiedenen somatischen Behandlungsverfahren in den Krankheitsprozess einzugreifen. Bei der Leukotomie war die Therapie nun genauer lokalisiert, weil ein bestimmter Bereich des Gehirns angezielt wurde. Warum aber galt das Gehirn als Ort, wo sich psychische Störungen oder zumindest deren Symptome beeinflussen ließen?[6] Warum stieß der Standpunkt, das Hirn sei das einzige Organ psychisch Kranker, das man »mit so sicheren Operationsergebnissen angehen« könne,[7] nach dem Zweiten Weltkrieg weitum auf Zustimmung?[8] Und warum wurde ausgerechnet ins Stirnhirn eingegriffen?

Die Entwicklung psychochirurgischer Eingriffe basierte auf der Idee, dass sich psychische Funktionen bestimmten zerebralen Funktionen zuordnen

4 Müller, Prognose und Therapie der Geisteskrankheiten, S. 66.

5 Für medizinische Innovationen allgemein vgl. zum Beispiel Berg, Rationalizing medical work.

6 Vgl. – in Bezug auf die Organtransplantation – Schlich, Wissenschaftsgeschichte und Ethik in der Medizin, S. 38 f.

7 Neben Hirnoperationen wurden bei bestimmten psychischen Störungen auch Kastrationen durchgeführt. Nach Freeman und Watts konnten Kastrationen gelegentlich die »Triebhaftigkeit« der Patienten reduzieren. Freeman/Watts, Psychochirurgie, S. 19. Zur Kastration vgl. Jung, Erfolg und Scheitern der Hegar-Operation; Imboden, Problematische Männlichkeit; Huonker, Diagnose: »moralisch defekt«; Taylor, Castration.

8 Dieses Einvernehmen erstaunt umso mehr, als in anderen Bereichen ganz unterschiedliche Positionen vertreten wurden. Vgl. Schott/Tölle, Geschichte der Psychiatrie, S. 154 f.; Angel, Defining psychiatry, S. 40.

ließen, für die spezifische Hirnstrukturen zuständig seien. Die Lokalisation von Funktionen stellt einen Grundpfeiler der modernen Hirnforschung dar und spielt deshalb für das epistemische Objekt Gehirn[9] eine entscheidende Rolle. Als erwiesen galt seit dem 19. Jahrhundert, dass die sogenannt niederen Hirnfunktionen, unbewusst ablaufende Vorgänge, die die Aktivitäten zur Selbsterhaltung des Organismus kontrollieren, im verlängerten Rückenmark sowie im Klein- und Mittelhirn zu verorten waren, die sogenannt höheren Hirnfunktionen wie Sprache, Gedächtnis und Emotionalität hingegen im Großhirn. Umstritten war jedoch die Frage, ob sich die höheren Funktionen eindeutig eng umgrenzten Stellen des Gehirns zuordnen ließen. Während die Vertreter des Holismus von einer funktionalen Gleichwertigkeit aller Teile der Großhirnrinde ausgingen, die eine weitergehende Lokalisation der höheren Hirnfunktionen ausschließe, glaubten die Anhänger des Lokalisationsgedankens, dass sich auch diese Funktionen genau definierbaren Stellen des Gehirns zuschreiben ließen. Sie versuchten deshalb Klarheit darüber zu gewinnen, welche Funktionen wie und in welchem Ausmaß lokalisiert werden konnten.[10]

Das Lokalisationsparadigma wurde nie als einheitliches Lehrgebäude betrachtet,[11] sondern in verschiedenen medizinischen Disziplinen immer wieder neu definiert und überprüft. Dabei lassen sich im Wesentlichen drei Forschungsfelder unterscheiden: Die Physiologie unternahm gezielte zerebrale Läsionsexperimente und elektrische Stimulationen der Hirnrinde, die Neurologie und die Psychiatrie versuchten Funktionen zu lokalisieren, indem sie Patienten mit Hirnverletzungen oder Hirnerkrankungen untersuchten, und die Anatomie befasste sich mit der strukturellen Differenzierung funktionell isolierter Hirnareale. Diese Forschung hatte verschiedene Lokalisationskonzepte zur Folge, die aber alle davon ausgingen, dass der Lokalisation für das Verstehen der Hirnfunktionen grundlegende Bedeutung zukomme und sich einmal lokalisierte Funktionen auch steuern ließen.[12]

9 Vgl. Rheinberger/Hagner/Wahrig-Schmidt (Hg.), Objekte, Differenzen, Konjunkturen.
10 Oeser, Geschichte der Hirnforschung, S. 187, 235, 237.
11 Hagner, Homo cerebralis, S. 10, 21. Hagners Studie ist für die Geschichte des Lokalisationsgedankens in der Hirnforschung grundlegend. Vgl. auch Hagner, Zur Geschichte und Vorgeschichte der Neuropsychologie, S. 38-80; Star, The skin, the skull, and the self, S. 210 f., 215-221; Harrington, Psychiatrie und die Geschichte der Lokalisation geistiger Funktionen; Tizard, Theories of brain localization from Flourens to Lashley. Der folgende Überblick über die Geschichte des Lokalisationskonzepts im 19. und frühen 20. Jahrhundert beruht zum Teil auf Hagner, Lokalisationstheorien; Hagner, Das Lokalisationsparadigma im 19. und frühen 20. Jahrhundert. Die Geschichte der Hirnforschung im 20. Jahrhundert ist bisher noch wenig erforscht.
12 Hagner nennt noch eine weitere Gemeinsamkeit: »die symbolische Aufladung des Gehirns, die dem naturalistisch fundierten Menschenbild der Moderne nachhaltig ihren Stempel aufgedrückt« habe. Hagner, Das Lokalisationsparadigma im 19. und

Die moderne Lokalisationstheorie begann mit dem deutschen Hirnanatomen Franz Joseph Gall, der um 1800 die These vertrat, dass der Sitz verschiedener Charakterdispositionen, Neigungen und Talente in voneinander abgrenzbaren Regionen des Gehirns liege. Galls Popularität beruhte vor allem auf der Behauptung, die Wölbung der Schädelform hänge mit der Entwicklung der Hirnoberfläche beziehungsweise der darunterliegenden »Hirnorgane« zusammen. Der Anatom stellte zwischen menschlichem Verhalten, zerebraler Funktion und anatomischer Hirnstruktur eine kausale Beziehung her, weshalb man ihm vorwarf, materialistische und deterministische Ideen zu unterstützen. Gall wollte sich nicht zu diesen Kritikpunkten äußern, weil die Seele nicht Gegenstand der Naturforschung sei, verfolgte aber zweifellos das Ziel, die geistige Natur des Menschen ausschließlich auf Basis der Hirnfunktionen zu erklären.[13]

Scheinbar widerlegt wurde die Lokalisationslehre zwanzig Jahre später durch den Pariser Physiologen Pierre Flourens, der von der Existenz einer freien, unsterblichen Seele ausging. Flourens unternahm Ablationsexperimente an der Hirnrinde von Versuchstieren, die zeigten, dass sämtliche Funktionen nach und nach schwächer wurden, je mehr Hirnsubstanz man entfernte. Da keine Funktion früher ausfiel, kam Flourens zu dem Schluss, es gebe eine einheitliche Gesamtfunktion des Gehirns, die auf verschiedenen Teilfunktionen beruhe.[14]

Während die Physiologie in der Folge weitgehend antilokalisationistische Positionen vertrat, sprachen klinische Befunde immer wieder für die Möglichkeit, geistige Funktionen zu verorten. Zum Durchbruch des Lokalisationsgedankens trug vor allem die Erforschung der Aphasie bei. In einer berühmt gewordenen Fallstudie definierte der französische Chirurg, Physiologe und Neurologe Paul Broca die motorische Aphasie 1861 als Unfähigkeit, trotz intakter Zungenmotorik Wörter auszusprechen. Da Broca den Ausfall nicht als Störung des Sprachartikulationsmechanismus, sondern als intellektuelles Defizit deutete, brachte er eine spezifische geistige Funktion mit einer umschriebenen Hirnregion in Verbindung. Diese Zuordnung wurde zum Leitgedanken des Lokalisationismus. Ähnliche Fälle ließen vermuten, dass die motorische Aphasie auf der Läsion einer bestimmten Frontalwindung beruhe. Damit begann die Hirnforschung, das Gehirn als Landkarte zu be-

frühen 20. Jahrhundert, S. 40. Hagner, Lokalisation, Funktion, Cytoarchitektonik, S. 121. Siehe zu diesem Aspekt Kapitel 6, S. 183-190.

13 Zu Gall siehe Hagner, Der Geist bei der Arbeit, S. 173 f.; Hagner, Geniale Gehirne, vor allem S. 54-75; Oeser, Geschichte der Hirnforschung, S. 110-130; Düweke, Kleine Geschichte der Hirnforschung, S. 42-57; Breidbach, Die Materialisierung des Ichs, S. 65-83; Hagner, Homo cerebralis, vor allem S. 89-124.

14 Zu Flourens siehe Oeser, Geschichte der Hirnforschung, S. 130-136; Breidbach, Die Materialisierung des Ichs, S. 91-101; Hagner, Homo cerebralis, vor allem S. 114-117.

trachten, in die nach und nach Regionen für spezifische geistige Funktionen eingetragen wurden.[15]

Neben klinischen gab es um 1870 auch anatomische und experimentalphysiologische Befunde, die im klinischen Kontext entstanden. Dem Wiener Neurologen und Psychiater Theodor Meynert gelang es, in der Hirnrinde zwei Typen von Nervenfasern zu unterscheiden. Diese Entdeckung bedeutete zwar noch nicht die Lokalisation bestimmter Zentren, Meynert ging aber davon aus, dass eine Häufung der jeweiligen Fasern an bestimmten Stellen im Gehirn auf funktionelle Zentren oder Einheiten hinwies.[16] Der Berliner Arzt Eduard Hitzig hatte bei der elektrotherapeutischen Behandlung eines Patienten bemerkt, dass es zu unwillkürlichen Augenbewegungen kam, wenn man bestimmte Punkte am Kopf galvanisch reizte. Er vermutete, die Bewegungen würden durch eine Stimulation des Gehirns ausgelöst. Zusammen mit dem Anatomen Gustav Fritsch gelang es ihm, in Tierexperimenten Regionen im vorderen Teil des Gehirns zu identifizieren, deren elektrische Reizung zu isolierten Bewegungen des Tieres führte. Zur Einordnung ihrer Resultate bezogen sich die beiden Autoren auf Brocas Studien. Das Reizexperiment löste ein großes Echo aus. Neben motorischen versuchte man nun auch, sensorische Regionen und Zonen für höhere geistige Funktionen zu lokalisieren.[17]

In den letzten drei Jahrzehnten des 19. Jahrhunderts erhielt also die Hirnforschung starken Aufwind. Dieser Aufschwung muss in einem breiteren gesellschaftlichen und wissenschaftlichen Kontext gesehen werden. So boten etwa die Schussverletzungen, die viele Soldaten im Deutsch-Französischen Krieg von 1870/71 erlitten, der Forschung die Chance, umfangreiche klinische Studien über die Folgen von Hirnläsionen durchzuführen. Durch die zunehmende Ausdifferenzierung der medizinischen Disziplinen kam es in der Hirnforschung zu einem raschen, arbeitsteiligen Innovationsschub. Da sich die klinischen, anatomischen und experimentalphysiologischen Studien

15 Zu Broca siehe Oeser, Geschichte der Hirnforschung, S. 158 f.; Düweke, Kleine Geschichte der Hirnforschung, S. 58-72; Breidbach, Die Materialisierung des Ichs, S. 125-127; Hagner, Homo cerebralis, vor allem S. 235-237; Harrington, Medicine, mind, and the double brain, Kapitel 2. Im Unterschied zu Brocas Arbeiten stießen die Beiträge zu Phineas Gage, einem US-Amerikaner, der 1848 bei einem Arbeitsunfall eine Hirnläsion erlitten und danach eine schwere Persönlichkeitsveränderung gezeigt hatte, bei zeitgenössischen Wissenschaftlern kaum auf Interesse. Siehe dazu Damasio, Descartes' Irrtum, Kapitel 1 und 2.

16 Zu Meynert siehe Hagner, Geniale Gehirne, S. 197-202; Oeser, Geschichte der Hirnforschung, S. 160 f.; Hagner, Gehirnführung, S. 184-187; Hagner, Homo cerebralis, vor allem S. 268-273; Breidbach, Die Materialisierung des Ichs, vor allem S. 203-208.

17 Zu Hitzig und Fritsch siehe Oeser, Geschichte der Hirnforschung, S. 172-176; Hagner, Homo cerebralis, vor allem S. 273-279; Breidbach, Die Materialisierung des Ichs, S. 245-252; Hagner, Die elektrische Erregbarkeit des Gehirns.

gegenseitig stützten, konnte sich der Lokalisationsgedanke am Ende des 19. Jahrhunderts trotz unterschiedlicher Forschungsansätze etablieren.[18]

Um 1900 hatte sich die Meinung, der Vollzug geistiger Funktionen sei an die Materialität und bestimmte Regionen des Gehirns gebunden, weitgehend durchgesetzt. Gleichzeitig wurde an der Lokalisationslehre aber auch vermehrt Kritik laut. So fehlte beispielsweise eine Erklärung für das immer wieder beobachtete Phänomen, dass Störungen von allein zurückgingen. Waren solche Phänomene durch kompensatorische Vorgänge in anderen Hirnregionen zu erklären, oder handelte es sich um Reaktionen auf weitere, vorübergehende Störungen? Ließen sich neben Symptomen auch Funktionen lokalisieren, oder handelte es sich um zwei ganz verschiedene Phänomene?[19]

Holistische Konzepte, die von einer integralen Funktion des gesamten Gehirns ausgingen, boten den Vorteil, dass sie solche Ungereimtheiten auflösen konnten und das reduktionistische Menschenbild vermieden, das sich seit Galls Zeiten mit der Lokalisationslehre verband. Anhänger des Holismus, zu denen beispielsweise Kurt Goldstein oder John Hughlings Jackson zählten,[20] betrachteten zwar geistige Phänomene ebenfalls als ein Produkt höherer Hirnfunktionen. Sie stellten aber in Frage, dass sich das komplexe Verhältnis von Struktur und Funktion anhand anatomischer, physiologischer oder klinischer Untersuchungen einzelner Hirnregionen erschließen lasse, und kritisierten eine Reduktion der Lebenserscheinungen auf chemische und physikalische Prozesse. Eine neurologische Betrachtung des menschlichen Geistes, die diesen als Summe seiner Empfindungen und deren Verarbeitung im Gehirn verstand, hielten sie für unzureichend.[21]

Die experimentelle und klinische Lokalisationsforschung war jedoch von dieser Kritik kaum betroffen. Stattdessen trugen die offenen Fragen zu Beginn des 20. Jahrhunderts zu einer verfeinerten topografischen Segmentierung des Gehirns bei.[22] Der deutsche Psychiater Korbinian Brodmann erstellte eine Hirnkarte, die nach zytoarchitektonischen Kriterien gegliedert war. Er nahm also keine Lokalisation im Sinn einer psychophysischen Zuordnung vor, verstand aber die Anatomie als Grundlage aller funktionalen Lokalisation.[23] Cé-

18 Hagner, Lokalisation, Funktion, Cytoarchitektonik, S. 123; Hagner, Die elektrische Erregbarkeit des Gehirns, S. 101, 108-110.

19 Hagner, Der Geist bei der Arbeit, S. 115 f.

20 Zum deutschen Neurologen und Psychiater Goldstein siehe Oeser, Geschichte der Hirnforschung, S. 235-237. Zum englischen Neurologen Jackson siehe Düweke, Kleine Geschichte der Hirnforschung, S. 73-85; Hagner, Gehirnführung, S. 188 f.; Breidbach, Die Materialisierung des Ichs, vor allem S. 134-138, 301-305.

21 Hagner, Der Geist bei der Arbeit S. 179. Hagner, Lokalisation, Funktion, Cytoarchitektonik, S. 124. Zum Holismus zu Beginn des 20. Jahrhunderts allgemein vgl. Harrington, Other »ways of knowing«; Harrington, Interwar »German« psychobiology.

22 Hagner, Lokalisation, Funktion, Cytoarchitektonik, S. 124.

23 Zytoarchitektur: zelluläre Zusammensetzung. Zu Brodmann siehe Hagner, Geniale

cile und Oskar Vogt unterteilten die Hirnrinde topografisch in strukturell und funktionell unterschiedliche Regionen, die etwa mit der zytoarchitektonischen Einteilung Brodmanns übereinstimmten. Sie suchten Zusammenhänge zwischen seelischen Phänomenen und hirnanatomischen Strukturen und brachten in Berlin ein für damalige Verhältnisse riesiges interdisziplinäres Forschungsprojekt in Gang.[24] Karl Kleist, ein deutscher Psychiater und Neurologe, konstruierte eine architektonische Hirnkarte, die bis ins kleinste Detail ausgearbeitet war. Dabei ordnete er selbst komplexe psychische Funktionen und Leistungen bestimmten Feldern zu – ein Versuch, der in der psychochirurgischen Forschung zu heftigen Diskussionen führen sollte.[25]

## Der Frontallappen: Eine »stumme«, aber »spezifisch menschliche« Zone

Seit der zweiten Hälfte des 19. Jahrhunderts brachte die Hirnforschung intellektuelle Funktionen wie Voraussicht, Entscheidungsfindung und damit verbundene Handlungen mit dem Stirn- oder Frontalhirn in Zusammenhang, das aus zwei großen, symmetrisch angelegten Lappen besteht.[26] Da der Frontallappen der jüngste Teil des Gehirns ist und beim Menschen ein größeres Ausmaß erreicht als bei anderen Primaten, lag es auch aus phylogenetischer Sicht nahe, geistige Funktionen dem Stirnhirn zuzuordnen.[27] Eduard Hitzig beispielsweise sprach dem Stirnhirn eine besondere Beziehung zur Intelligenz zu und verwies dabei auf die lange Tradition dieser Ansicht. Klinische Erfahrungen mit der Aphasie ließen vermuten, dass die den Menschen besonders auszeichnende intellektuelle Fähigkeit der selbständigen Sprachbildung im

Gehirne, S. 238-241; Oeser, Geschichte der Hirnforschung, S. 224-226; Hagner, Lokalisation, Funktion, Cytoarchitektonik, S. 138-142.

24 Zu Cécile und Oskar Vogt siehe Hagner, Geniale Gehirne, S. 235-287; Oeser, Geschichte der Hirnforschung, S. 226f.; Düweke, Kleine Geschichte der Hirnforschung, S. 114-128; Hagner, Moderne Gehirne, S. 17f.; Hagner, Gehirnführung, S. 193-205; Satzinger, Die Geschichte der genetisch orientierten Hirnforschung von Cécile und Oskar Vogt; Hagner, Lokalisation, Funktion, Cytoarchitektonik, S. 135-138, 143-145.

25 Zu Kleist siehe Neumärker/Bartsch, Karl Kleist; Oeser, Geschichte der Hirnforschung, S. 232-235. Zur Debatte der psychochirurgischen Forschung über solch streng lokalisatorische Erklärungsansätze siehe S. 81-83 und Kapitel 9, S. 289f.

26 Die beiden Frontallappen werden häufig auch als »der Frontallappen« bezeichnet. Im Folgenden wird analog zu den Quellen sowohl der Kollektivsingular wie auch der Plural verwendet. Für einen Überblick über die verschiedenen Positionen zum Stirnhirn, die seit dem Ende des 19. Jahrhunderts vertreten wurden, siehe Markowitsch, Intellectual functions and the brain, S. 13-36.

27 Vgl. zum Beispiel Riechert, Psychochirurgie, S. 179; Baruk, La psychochirurgie frontale peut-elle se justifier?, S. 394f.

Stirnhirn zu lokalisieren war. Ein weiteres Indiz für die Meinung, dass der Sitz der höheren psychischen Tätigkeiten im Stirnhirn liege, sah Hitzig darin, dass bei Tierexperimenten Verletzungen und Abtragungen der Frontallappen weder zu motorischen noch zu sensorischen Störungen führten.[28]

Als im Ersten Weltkrieg zahlreiche Soldaten Verletzungen am Stirnhirn erlitten, bot sich die Chance, die Funktion der Frontallappen auch am Menschen zu untersuchen. Im Vergleich zu Erkrankungen des Stirnhirns ermöglichten Kopfschüsse oder Granatsplitterverletzungen, die Läsion und damit verbundene Störungen oder Ausfallserscheinungen mehr oder weniger genau zu orten. Im Unterschied zur früheren Lokalisationsforschung, die sich in erster Linie mit kognitiven Funktionen befasst hatte, konzentrierten sich die Studien an Kriegsverletzten vor allem auf die emotionalen und die Aufmerksamkeit betreffenden Aspekte der Persönlichkeitsveränderungen.[29]

Stark gefördert wurde das Interesse am Frontalhirn auch durch die Hirnchirurgie. Ab den 1920er Jahren erfolgten immer mehr Eingriffe, bei denen Teile des Gehirns aus neurochirurgischer Indikation zerstört oder sogar entfernt wurden. 1922 führte man die erste erfolgreiche einseitige Lobektomie durch, 1930 wurden aufgrund eines Tumors erstmals beide Stirnlappen entfernt. Aus den psychischen Veränderungen, die die Patienten nach der Operation zeigten, wurden Schlüsse über die Rolle des Stirnhirns gezogen.

Mit der Etablierung der Neurochirurgie eröffnete sich ein neues Forschungsfeld. Experimente am menschlichen Hirn begannen im Rahmen der chirurgischen Therapie der Epilepsie. Dabei standen praktische Aspekte im Vordergrund. Die elektrische Reizung verschiedener Hirnrindenareale während der Operation war kein zusätzlich durchgeführtes Experiment, sondern diente einer genaueren Lokalisation. Sie schuf die Voraussetzung für eine exaktere Kartierung des Gehirns, was effektivere und sichere neurochirurgische Eingriffe ermöglichen sollte.[30]

Mitte der 1930er Jahre galten die Frontallappen nach wie vor als derjenige Teil des Gehirns, der am stärksten mit höheren psychischen Funktionen in Verbindung stand.[31] Neuere Studien meinten damit aber nicht mehr nur Leistungen wie Intelligenz, Gedächtnis oder abstraktes Denken. Stattdessen

28 Die Ansicht, dass höhere psychische Funktionen im Stirnhirn zu lokalisieren seien, stieß allerdings auch auf Widerspruch. Ein Gegner dieser Auffassung war beispielsweise Hermann Munk. Oeser, Geschichte der Hirnforschung, S. 205-207.

29 Markowitsch, Intellectual functions and the brain, S. 29. Zu den Hirnverletzungen und Gesichtsverstümmelungen im Ersten Weltkrieg siehe Hagner, Der Geist bei der Arbeit, S. 94-123.

30 Hagner, Der Geist bei der Arbeit, S. 181; Hagner, Lokalisation, Funktion, Cytoarchitektonik, S. 142; Markowitsch, Intellectual functions and the brain, S. 34; Schindler, Zur präfrontalen Leukotomie, S. 321.

31 Durand, La leucotomie préfrontale en thérapeutique psychiatrique, S. 403; Weber-Bauler, La leucotomie frontale.

wiesen sie dem Stirnhirn, so ein Forschungsüberblick von 1939, »nun im neurophysiologischen wie psychischen Sinn […] eine besondere menschliche Funktion des Gerichtetseins, der psychomotorischen Aktivität, der Beherrschung (nicht Unterdrückung) des Triebhaften« zu.[32] Was man unter »dem spezifisch Menschlichen in den Gesamtfunktionen« und »den höheren psychischen Funktionen oder auch der Persönlichkeit« verstehen sollte, war allerdings umstritten.[33] Breit anerkannte Ergebnisse über einzelne psychische Funktionen des Stirnhirns und deren Lokalisation gab es nicht. Die »Regio praefrontalis« – der Bereich des Frontallappens, der vor dem motorischen Gebiet liegt[34] – wurde deshalb weiterhin »stumme Zone« genannt.[35]

»Einen gewissen Höhepunkt« erreichte die Diskussion an einem Symposium über das Stirnhirn, das auf dem Zweiten Internationalen Kongress für Neurologie von 1935 stattfand.[36] Neben Forschungsüberblicken wurde eine Reihe anderer Beiträge geboten, die – so Freeman und Watts – die Kenntnisse über die Funktionen des Stirnhirns stark »bereicherten«.[37] Der renommierte amerikanische Neurophysiologe John Fulton sprach zusammen mit Carlyle Jacobsen über Versuche an zwei Schimpansen, denen das Frontalhirn entfernt worden war. Die beiden Affen verhielten sich nach dem Eingriff nicht mehr aggressiv, sondern wirkten zufrieden und ließen sich selbst bei schwierigen Tests nicht aus der Ruhe bringen.

Am Kongress nahm auch Egas Moniz teil, der – so die Legende – während Fultons Referat auf die Idee kam, dass sich vielleicht auch das Verhalten von Geisteskranken chirurgisch beeinflussen ließe.[38] Wenige Monate später nahm er mit einem Neurochirurgen die ersten präfrontalen Leukotomien vor. Moniz selbst erwähnte allerdings Fultons Experiment nie. Er führte seinen Entschluss, den Eingriff am Stirnhirn vorzunehmen, auf den damaligen

32 Ruffin, Stirnhirnsymptomatologie und Stirnhirnsyndrome, S. 35. Vgl. zum Beispiel auch Wertheimer, La lobotomie préfrontale, S. 531-533.

33 Ruffin, Stirnhirnsymptomatologie und Stirnhirnsyndrome, S. 57f., 76f.

34 Ebd., S. 35.

35 Vgl. zum Beispiel Houdart, Bases anatomo-physiologiques de la psycho-chirurgie, S. 6f., 13f., 25; Zehnder, Psychochirurgie in USA, S. 185; Moniz, Tentatives opératoires, S. 232.

36 Schindler, Zur präfrontalen Leukotomie, S. 321. Zum Symposium siehe Hill, Der frontale Eingriff in das Gehirn, S. 163f.

37 Freeman/Watts, Psychochirurgie, S. 25.

38 Vgl. zum Beispiel Fulton, Functional localization in the frontal lobes and cerebellum, S. 62-66; Fulton, Frontal lobotomy and affective behavior, S. 98f. Pressman, Last resort, geht im zweiten Kapitel ausführlich auf diese Legende ein. Seines Erachtens wird der direkte Einfluss von Fultons Forschung auf Moniz überschätzt. Zu wenig beachtet werde hingegen, dass Fulton einen klaren Zusammenhang zwischen Laborforschung und Klinik aufzeigen wollte und deshalb die Lobotomie während der kritischen ersten Jahre unterstützte. Vgl. auch Pressman, John F. Fulton and the origins of psychosurgery.

Forschungsstand zurück. Aufgrund der weitverbreiteten Ansicht, dass der Frontallappen für das psychische Leben von besonderer Bedeutung sei, habe er entschieden – so Moniz 1936 –, ins Stirnhirn einzugreifen, und zwar im präfrontalen Bereich, der als »stumme Zone« gelte.[39] 13 Jahre später schrieb ein Arzt, die Frontallappen hätten sich »zum beredtesten und meist besprochenen Hirnteil« entwickelt.[40] Zu diesem Wandel trug die Psychochirurgie maßgebend bei.

## »Affektive Spannung«: Das *boundary concept* der Psychochirurgie

1936 erschien *Tentatives opératoires dans le traitement de certaines psychoses*, Moniz' erster, knapp 250 Seiten umfassender Beitrag zur Leukotomie. Moniz stellt in diesem Buch die These auf, dass die pathologischen Ideen Geisteskranker auf einer Fixierung von Nervenbahnen und Synapsen beruhten. Um »die entsprechenden Gedanken« zu beeinflussen und »in andere Kanäle« zu drängen, müsse man die »synaptischen Einrichtungen« und die »Bahnen, die von den Reizen in ihrem beständigen Verlauf gewählt« würden, verändern und die »verbindenden Fasern der in Frage kommenden Neuronen« durchschneiden.[41] Nach den theoretischen Ausführungen stellt Moniz die angewandte Operationstechnik und die Resultate der ersten 20 Eingriffe dar, bringt diese mit dem theoretischen Konzept in Verbindung und schließt mit kurzen Erläuterungen über Frontallappensymptome.

Die These der fixierten Nervenverbindungen macht zwar nur einen kleinen Teil der Studie aus. Da Moniz aber mit ihr einsteigt und sein Verfahren aus theoretischen Überlegungen herleitet, bildet sie die eigentliche Basis des Werks. In einem Artikel aus dem Jahr 1937 schreibt der Neurologe denn auch, seine Versuche seien »auf Grund theoretischer Ideen ausgeführt worden«, die vermutlich vor allem bei jenen Ärzten auf Ablehnung stoßen würden, die »mit der neurologischen Orientierung der Psychiatrie nicht einverstanden« seien.[42]

Tatsächlich fand Moniz' erste Publikation wenig Zustimmung. Seine theoretischen Vorstellungen wurden unter anderem »primitiv«, »mechanistisch«

39 Moniz, Tentatives opératoires, S. 44-46.

40 Zehnder, Psychochirurgie in USA, S. 185.

41 Moniz, Tentatives opératoires, S. 44-46. Die deutschen Zitate stammen aus: Moniz, Mein Weg zur Leukotomie, S. 583. Dieser Beitrag beruht auf Moniz' Eröffnungsvortrag auf der Ersten Internationalen Konferenz für Psychochirurgie in Lissabon vom August 1948.

42 Moniz, Psycho-Chirurgie, S. 113.

und »handgreiflich« genannt,[43] »riefen eine lebhafte Kritik hervor und trugen dazu bei, dass die von ihm berichteten praktischen Arbeiten kaum aufgegriffen wurden und zunächst keinerlei Nachahmungen fanden«.[44] Sogar der portugiesische Psychiater Henrique Barahona Fernandes, der in Moniz' Auftrag die ersten operierten Patienten untersuchte, äußerte rückblickend Verständnis für die Kritik an seinem ehemaligen Lehrer. Sein Ansatz habe viele »schon aus rein theoretischen Bedenken« daran gehindert, »den wirklichen Wert der Operation anzuerkennen und aus der experimentellen Beobachtung der postoperativen Transformationen der klinischen Syndrome und des Verhaltens der Kranken Nutzen für den wissenschaftlichen Fortschritt zu ziehen«. Zudem vertrete Moniz »eine neurologische Konzeption der Psychiatrie«, die sich im Unterschied zu anderen solchen Ansätzen mehr an die Neurohistologie und Neurophysiologie anlehne und »daher schwer von den Klinikern und den Psychopathologen anzunehmen« sei.[45]

Der Kommentar zeigt, weshalb die Reaktion auf Moniz' Werk mehrheitlich negativ ausfiel. Der Neurologe sprach sich in *Tentatives opératoires* klar und pointiert für eine somatische Psychiatrie aus und gab sich als Anhänger eines naturalistischen Reduktionismus zu erkennen. Moniz betrachtete das Gehirn als Substrat allen menschlichen Handelns. Psychisches Erleben war für ihn nicht mehr als das Resultat der Aktivität von Nervenzellen und deren Verbindungen. Weil endogene Psychosen seines Erachtens organische Ursachen hatten, konnte die Zukunft der Psychiatrie nur im somatischen Bereich liegen.[46]

Ganz anders Freeman und Watts, die ebenfalls eine somatische Position vertraten: Sie widmeten *Psychosurgery* zwar dem »Schöpfer einer operativen Therapie der Psychosen« und betonten, sie wollten Moniz' Werk fortführen,[47] stellten ihre Überlegungen und Ergebnisse aber völlig anders dar. Das Buch, das gut 300 Seiten umfasst, geht zunächst auf die Forschung zum Stirnhirn und die Anfänge der Psychochirurgie ein. Dann stellen Freeman und Watts die Operationstechnik, ihre klinischen Beobachtungen und Operationsresultate vor. Auf ihren theoretischen Ansatz kommen sie erst am Schluss, nach einem Fazit über die Funktionen des Stirnhirns, zu sprechen.

Die beiden Autoren bemühten sich, ihr Verfahren nicht zu stark anzupreisen. Sie wiesen beispielsweise darauf hin, dass der Eingriff auch misslingen

43 Haddenbrock, Diskussionsbeitrag, S. 386; Durand, La leucotomie préfrontale en thérapeutique psychiatrique, S. 403; Michel, Erfahrungen über die Wirksamkeit der präfrontalen Leukotomie, S. 256.

44 Rüsken, Über die Leukotomie, S. 336 f.

45 Barahona Fernandes, Über die präfrontale Leukotomie, S. 53. Syndrom: Gesamtheit aller Symptome einer Krankheit.

46 Moniz, Tentatives opératoires, S. 9, 11, 219. Vgl. auch Moniz, Die präfrontale Leukotomie, S. 591, 594.

47 Freeman/Watts, Psychochirurgie, S. 9 f., 33.

könne und sich nicht für alle Patienten eigne. Völlig neu war die Art und Weise, wie sie das Thema darstellten. Neben Statistiken wurden zahlreiche Fallgeschichten von Patientinnen präsentiert, deren Leidensweg dank der Lobotomie ein Ende genommen hatte. In den Beispielen finden sich auch Zitate von Patienten, deren Freunden und Angehörigen. Darüber hinaus enthält das Buch viele Röntgenbilder und Fotografien, die Patientinnen vor und nach dem Eingriff zeigen und dessen positive Wirkung vor Augen führen sollten.[48]

Der theoretische Ansatz, den Freeman und Watts in *Psychosurgery* vorstellten, basierte auf dem zeitgenössischen Wissen über die Funktion bestimmter Hirnareale. Freeman, als Neurologe der führende Kopf des Zweierteams, postulierte, dass spezifische Hirnverbindungen zwischen Frontallappen und Thalamus die Intensität von Gefühlen regulierten, die in Ideen investiert würden.[49] Bei Psychosen führe eine starke »gefühlsmäßige Betonung« wahrscheinlich zu »Ideenfixierungen«, die so weit gehen könnten, »dass normale Strebungen ganz ausgeschaltet« würden. Unterbreche man nun einen Teil der Verbindungen zwischen Thalamus und Stirnhirn, werde der »Gefühlsfaktor der Psychose [...] beseitigt, der Störung [werde] ihr ›Stachel‹ genommen«.[50]

Freeman und Watts nannten das letzte Kapitel das »subjektivste von allen«. Sie betonten, dass es nicht den Anspruch erhebe, »über die Frontallappen das letzte Wort« zu sprechen, und »auch nicht als ein Beitrag zum Tatsachenmaterial« verstanden werde dürfe, gaben sich also bescheiden und verzichteten auf kämpferische Rhetorik. Ihre Schlussfolgerung – ohne Stirnhirn gäbe es keine funktionellen Psychosen – sei, so die Autoren, »gewiss ein extremer Gesichtspunkt, vielleicht aber auch reine Selbstverständlichkeit«. Da dieses Fazit jedoch erst am Schluss des Buchs gezogen wird, wirkt es wie ein Nachtrag, der für das Verfahren an sich keine Rolle spielt.[51]

Der Umfang der Studie und die Fülle des vorgelegten Materials vermittelten in den 1940er Jahren das Gefühl, so ein Psychiater rückblickend, Freeman

48 Vgl. Regener, Visuelle Gewalt, S. 206-210; Pressman, Last resort, S. 134-139; Valenstein, Great and desperate cures, S. 169-171.

49 Freeman bezog sich dabei einerseits auf die anatomischen Studien des Neurochirurgen Earl A. Walker. Dieser hatte gezeigt, dass das präfrontale Gebiet im Affenhirn mit dem dorsomedialen Thalamus verbunden ist. Andererseits nahm er Bezug auf die Theorie des Neuroanatomen C. Judson Herrick, nach der Bewusstsein und Gefühle durch die Aktion der Frontallappen und dem mittleren Gebiet des Thalamus miteinander verbunden seien und Ideen so »dynamische Kraft« gewinnen würden. Siehe Valenstein, Great and desperate cures, S. 168.

50 Freeman/Watts, Psychochirurgie, S. 9, 370. Im Folgenden wird nach der 1949 erschienenen deutschen Übersetzung des Werks zitiert, die sich eng an das Original hält. Vgl. auch Valenstein, Great and desperate cures, S. 168.

51 Freeman/Watts, Psychochirurgie, S. 9, 362, 370. Tatsächlich stießen solche Stellen auf Kritik. In einer Rezension heißt es beispielsweise zu einen ähnlichen Satz, man könne sich angesichts dieser »drastischen Formulierung eines gewissen Unbehagens nicht erwehren«. Behrend, Rezension zu: Freemann-Watts, Psychochirurgie, S. 314.

und Watts hätten derart umfassende Arbeit geleistet, dass kaum mehr etwas zu sagen bleibe.[52] Der Ruf des Werks, schrieb ein anderer Zeitgenosse, gründe nicht in dem Umstand, dass dessen Autoren zu den Pionieren der Psychochirurgie zählten, sondern in der »einzigartig logischen und zweckdienlichen Art und Weise«, wie *Psychosurgery* gestaltet sei.[53] Auf besonders starkes Echo stieß die These, dass die Lobotomie Verbindungen zwischen Frontallappen und Thalamus unterbreche, die die »affektive Spannung« regulierten.[54] Nach 1942 erschien im deutschen, englischen und französischen Sprachraum kaum ein Beitrag zur Psychochirurgie, der nicht auf die »affektive Spannung« hinwies. In englischen Publikationen wurde vor allem der Ausdruck »mental« oder »emotional tension« verwendet, im deutschen Sprachraum war neben »affektiver Spannung« von »Gefühlsspannung« und »emotionaler Spannung« die Rede, während sich in französischen Artikeln hauptsächlich die Begriffe »tension affective«, »tension émotive«, »tension émotionelle« oder »tension nerveuse« finden. 1950 bemerkte der portugiesische Psychiater Barahona Fernandes auf dem Ersten Internationalen Kongress für Psychiatrie denn auch, Freeman und Watts komme das Verdienst zu, sich von Moniz' Ansatz abgewandt und psychische Störungen stattdessen mit dem affektiven Bereich in Verbindung gebracht zu haben.[55]

Die Idee, psychochirurgische Eingriffe mit Emotionen in Bezug zu bringen, trug aus drei Gründen maßgebend zur Akzeptanz des Verfahrens bei. Erstens ließ sich diese Vorstellung gut mit dem vorherrschenden Emotionskonzept vereinbaren. Dem bürgerlichen Ideal eines emotionalen Gleichgewichts entsprechend, verstand die Psychiatrie das Affektleben als ständigen Kampf zwischen Trieben, Emotionen und einer inneren Kontrollinstanz. Soziale Normverstöße erfolgten, so die These, wenn es Trieben und Emotionen gelang, diese Widerstandskraft zu bezwingen.[56] Gleichzeitig wurden Emotionen seit dem 19. Jahrhundert immer stärker als Objekt eines physiologischen Forschungsprogramms betrachtet. Gefühle galten nun als mess- und quantifizierbare Phänomene, die sich im und am Körper manifestierten. Sie wur-

52 Dax, The history of prefrontal leucotomy, S. 20.

53 Busch, Psychosurgery, S. 138 (Übersetzung: MM). Zur enthusiastischen Rezeption von Psychosurgery vgl. Pressman, Last resort, S. 138 f.; Valenstein, Great and desperate cures, S. 171 f.

54 Vgl. auch Valenstein, Great and desperate cures, S. 171.

55 Barahona Fernandes, Anatomo-physiologie cérébrale et fonctions psychiques, S. 36. Vgl. folgende Stellungnahme Freemans: »We early noted that it was not the ideas that were altered, but rather the emotional impact of the ideas.« Proceedings of the first postgraduate course in psychosurgery, History of development of psychosurgery, S. 412. Vgl. auch Valenstein, A history of psychosurgery, S. 507.

56 In den zeitgenössischen Publikationen zum Thema Psychochirurgie werden die Begriffe Affekt, Emotion und Gefühl bzw. Affektivität und Emotionalität in der Regel nicht definiert und meist synonym verwendet.

den im Gehirn lokalisiert und dabei oft streng von kognitiven Funktionen getrennt – analog zur soziokulturellen Vorstellung, dass der Mensch ein in Verstand und Gefühl aufgeteiltes Wesen sei.[57]

In der Psychochirurgie kam der Dichotomie zwischen Stirnhirn und Thalamus die entscheidende Rolle zu: Das Stirnhirn galt als »Integrations- und Kontrollorgan«, als »Zentrum des Denkens und Handelns«, der Thalamus als »Zentrum für das affektive Geschehen«. Die Funktionen der thalamofrontalen Verbindungen lagen zwar noch »im Dunkeln«,[58] die Physiologen waren sich jedoch einig, dass emotionale Eindrücke vom Thalamus zum Stirnhirn geleitet wurden, das von diesen Kenntnis nahm. Es schien deshalb naheliegend, die »beiden elementaren psychischen Zentren« voneinander zu trennen und so »die verstandesmäßigen von emotionellen Abläufen« zu lösen.[59] Bei der präfrontalen Leukotomie gehe man von der Idee aus – so beispielsweise eine Rezension von 1947 –, »die im Thalamus verankerten Gefühle von dem im Cortex des Praefrontale lokalisierten Denkprozess zu trennen und so geistige Spannungen zu erleichtern oder gar zu beheben«.[60]

Zweitens stellten Freeman und Watts nicht den Wirkungsmechanismus des Verfahrens in den Vordergrund, sondern dessen Wirkung. Psychochirurgische Eingriffe linderten die »affektive Spannung« – ein »klinisches Bild«,[61] das sich in verschiedenen Symptomen manifestieren konnte.[62] Da die Psych-

57 Bound Alberti, Medical history and emotion theory, S. XIX f.; Tanner, Das Rauschen der Gefühle, S. 22, 137; Hagner, Der Geist bei der Arbeit, S. 32; Germann, Psychiatrie und Strafjustiz, S. 273, 275; Hagner, Zur Geschichte und Vorgeschichte der Neuropsychologie, S. 78 f. Zur Physiologie, die sich im 19. Jahrhundert zur Leitwissenschaft entwickelte, siehe Sarasin/Tanner, Physiologie und industrielle Gesellschaft, S. 30-43; Tanner, Der »autonome« Mensch an der Schweizerischen Landesausstellung von 1939. Für ein zeitgenössisches Beispiel vgl. Papez, A proposed mechanism of emotion. Zur Geschichte wissenschaftlicher Emotionskonzepte im 20. Jahrhundert siehe beispielsweise Plamper, Geschichte und Gefühl; Tanner, Das Rauschen der Gefühle. Für die Zeit vor 1900 siehe Dixon, From passions to emotions. Als Standardwerk aus neurowissenschaftlicher Perspektive gilt Damasio, Descartes' Irrtum. Zur physiologischen Forschung über Emotionen in den 1920er Jahren siehe Dror, Techniques of the brain and the paradox of emotions.

58 Gerlag, Rezension, S. 383 f.

59 Von Braunmühl, Über Psychochirurgie, S. 25; Riechert, Psychochirurgie, S. 192; Baruk, La psychochirurgie frontale peut-elle se justifier?, S. 404 f.; Freeman/Watts, Psychochirurgie, S. 273; Wertheimer, La lobotomie préfrontale, S. 534.

60 Krayenbühl, Rezension zu: Prefrontal leucotomy in 1000 cases.

61 Heimann, Psychochirurgie, S. 691.

62 Freeman/Watts, Psychochirurgie, S. 329 f.: »Tatsächlich spielt die Gefühlsspannung als Symptom eine so wesentliche Rolle, dass man den Erfolg der Operation mehr oder weniger eindeutig am Wegfall dieser Beschwerden messen kann. Häufig dauern die Symptome, Sensationen, Vorstellungen, Gefühle und andere Phänomene, die man als die den Spannungszuständen zugehörige afferente Komponente bezeichnen kann, an. […] Doch scheint das Verbindungsglied, die Gefühlsspannung, durchbrochen zu sein.«

iatrie im Wesentlichen eine Wissenschaft der Symptome war, kam ihr diese Perspektive sehr entgegen.[63] Die Psychochirurgie knüpfte nicht nur an die »großen körperlichen Kuren« und die »Stufenfolge der Behandlung endogener Psychosen« an, wo sie als letzter Schritt galt.[64] Sie ließ sich auch in die lange Reihe der »symptomatischen Therapien« einfügen – Therapien, die eine Krankheit nicht kausal beeinflussten und deren Wirkungsmechanismus unklar war, die aber Symptome linderten oder gar zum Verschwinden brachten. Psychiater waren es also gewohnt, dass die Art und Weise, wie Therapien wirkten, umstritten war, eine Behandlung musste in erster Linie wirken.

Drittens fiel die These, dass die Lobotomie die »affektive Spannung« löse, auch deshalb auf fruchtbaren Boden, weil eine Veränderung der Affektivität als typisches Merkmal psychischer Störungen galt.[65] Eugen Bleuler zum Beispiel betrachtete die Affektivität als »ausschlaggebenden Faktor allen psychischen Geschehens«.[66] In den zahlreichen Auflagen seines Lehrbuchs, das ab 1949 von seinem Sohn Manfred überarbeitet und herausgegeben wurde, wird Affektivität als wichtigste Ursache psychischer Störungen bezeichnet. Bleuler vertrat ein mechanistisches Konzept von Affektivität: Ein Affekt besitze eine »Triebkraft«, die sich mit einer »physikalischen Energiespannung« vergleichen lasse. Könne diese »Triebkraft« nicht in Handlung umgesetzt werden, bleibe sie mit ihrer »Spannung« bestehen. Erfahre man »neue Antriebe zu dem gleichen oder ähnlichen Handeln«, verstärke sich die Spannung, »so dass sie unter Umständen schließlich explosionsartig alle Hindernisse überwindet und eventuell sogar wie ein gehemmter Reflex intensiv und extensiv über das Ziel hinausschießt«.[67]

Die Vorstellung, dass sich »affektive Spannung« aufbaue und entlade, bis wieder ein Gleichgewicht zwischen »Triebkraft« und Handeln erreicht sei, zeigt, dass in den Begriffen Affekt und Spannung nicht nur psychologische, sondern auch physiologische und physikalische Konzepte mitschwangen.[68]

63 Vgl. Schneider, Probleme der klinischen Psychiatrie, S. 5f. Vgl. dazu auch Shorter, Geschichte der Psychiatrie, S. 442.

64 Vgl. zum Beispiel von Baeyer, Vergleichende Psychopathologie; von Braunmühl, Geleitwort, in: Freeman/Watts, Psychochirurgie, S. 7. Siehe dazu Kapitel 1, S. 48-53.

65 Siehe zum Beispiel Board of Control, Pre-frontal leucotomy in 1000 cases, S. 5. Die Begriffe Affekt und Affektivität spielten in allen psychiatrischen Schulen eine zentrale Rolle. Jung, Neurophysiologie und Psychiatrie, S. 554f.

66 Müller, Erinnerungen, S. 52. Vgl. Scharfetter, Eugen Bleuler 1857-1939, S. 152.

67 Bleuler, Lehrbuch der Psychiatrie, S. 16-18.

68 Siehe zum Beispiel Jung, Neurophysiologie und Psychiatrie; Hess, Beitrag zur experimentellen Analyse des Stirnhirnes; Frey, Klinisch-Experimentelles zur Frage der Lokalisation der Gefühle. In der Psychiatrie war »Spannung« fast immer negativ konnotiert, der Ausdruck wurde und wird aber in unterschiedlichsten Bedeutungen und Kontexten verwendet. Zum Begriff Spannung (in der Psychiatrie) siehe Meier, Spannungskonzepte an der Wende vom 19. zum 20. Jahrhundert; Holzhey (Hg.), Tension/Spannung.

Freeman und Watts gelang es in *Psychosurgery*, experimentelle Hirnforschung, klinische Forschung und psychiatrische Praxis miteinander zu verbinden, wobei die »affektive Spannung« als *boundary concept* diente.[69] Mit diesem vagen Konzept, das an die Sprache und Wissensbestände unterschiedlicher Disziplinen anschloss, schien die Psychochirurgie in ganz verschiedenen Kontexten Sinn zu machen. Gleichzeitig erlaubte Freemans und Watts' These auch, sich nur über die Wirkung psychochirurgischer Eingriffe zu verständigen. Die Frage, wie »affektive Spannung« eigentlich entstand, ließ sich deshalb ebenso vernachlässigen wie die Tatsache, dass ganz unterschiedliche Konzepte von Affektivität und Affekt existierten.

## Die Entwicklung weiterer Operationstechniken in der zweiten Hälfte der 1940er Jahre

Im August 1948 fand in Lissabon die Erste Internationale Konferenz zur Psychochirurgie statt, an der über 200 Personen aus 27 Nationen teilnahmen.[70] Auf dem Kongress wurde insgesamt schon von mehreren tausend Eingriffen berichtet. Ein Neurochirurg, der in der *Deutschen Medizinischen Wochenschrift* über die Konferenz informierte, prophezeite der Psychochirurgie eine große Zukunft. Die »Art des chirurgischen Vorgehens« stehe allerdings »noch keineswegs fest«; die hohe Zahl der vorgestellten Operationstechniken – neben der präfrontalen Leukotomie wurden verschiedene andere Verfahren präsentiert – würde darauf hindeuten, »dass eben noch keine die völlig sichere und richtige« sei. Auf dem Kongress sei denn auch weniger über »die Indikation, die unmittelbaren und späteren Folgen der Operation, die Erfolge usw. gesprochen worden, als mehr über die Technik«.[71]

Auf der Konferenz wurde augenfällig, dass mit der Rezeption von *Psychosurgery* eine stürmische Phase des Ausprobierens und Weiterentwickelns angebrochen war. In zahlreichen Studien wurde versucht, die Wirkungen und Nebenwirkungen der Methode zu erfassen, zu erklären und die Operationstechnik zu verbessern. Durch die Modifikation der Verfahren wollte

69 Ilana Löwy prägte analog zum Konzept der boundary objects den Begriff des boundary concept. »Unscharfe Begriffe« stellen multifunktionale Einheiten dar, die die Interaktion zwischen verschiedenen Wissenschaftskulturen, die Konstruktion eines bestimmten Wissensbereichs erlauben und auf der sozialen Ebene gleichzeitig die Formierung von Allianzen ermöglichen. Vgl. Löwy, Unscharfe Begriffe und föderative Experimentalstrategien; Löwy, The strength of loose concepts. Zum boundary object siehe Star/Griesemer, Institutional ecology, »translations« and boundary objects, S. 393, 408-410.

70 Psychosurgery. Für ausführlichere Informationen zu den Operationstechniken siehe Meier, Quantität oder Qualität?, S. 258-264.

71 Köbcke, Erste internationale Konferenz für Psychochirurgie.

man eine möglichst große therapeutische Wirkung erzielen, gleichzeitig aber auch das Operationsrisiko und unerwünschte Nebenwirkungen vermindern. Die verschiedenen Varianten unterschieden sich in der Lage der Läsion, dem Umfang des Eingriffs und der Art und Weise, wie Hirnsubstanz zerstört wurde. Fast alle Methoden griffen jedoch in die vordersten Abschnitte des Frontallappens ein, die anatomisch und funktionell eng mit dem Hypothalamus und dem Thalamus verbunden sind. Da im Laufe der Zeit immer neue Verfahren entwickelt wurden, bemühte man sich in zeitgenössischen Publikationen regelmäßig, einen Überblick über die verschiedenen Operationstechniken zu bieten und diese in Gruppen zu gliedern.[72] Illustrationen zeigten, an welcher Stelle der Schädel aufgebohrt wurde, wie der Eingriff erfolgte und welche Hirnareale tangiert waren (Abb. 6).

Der weitaus größte Teil der durchgeführten Eingriffe umfasste Operationen ohne optische Kontrolle, die sich vorwiegend auf das Stirnhirnmark konzentrierten. Zu diesen sogenannt »blinden« Verfahren gehörten unter anderen die Originalmethode nach Moniz, die präfrontale Leukotomie nach Freeman und Watts[73] und die transorbitale Lobotomie. Nach der präfrontalen war die transorbitale Lobotomie die Variante, die weltweit am häufigsten angewandt wurde. Sie war schon 1937 entwickelt worden,[74] wurde dann aber vergessen und erst 1946 wieder aufgegriffen. Propagiert wurde sie durch Freeman, der damals ein schonenderes Verfahren suchte und schätzte, dass bei der transorbitalen Lobotomie dreimal weniger Fasern zerstört würden als bei einer Standardleukotomie. Da die Operationstechnik sehr einfach war, konnten transorbitale Lobotomien auch von Neurologen oder Psychiatern durchgeführt werden. Der Eingriff dauerte etwa zehn Minuten und wurde oft in der psychiatrischen Klinik am Krankenbett vorgenommen. Dabei wurde ein nagelähnliches Instrument, das in Amerika den Übernamen »Ice Pick« erhielt, in die Falte des oberen Augenlids gestochen, die Spitze des Werkzeugs in das Stirnhirn geschlagen und Nervengewebe der polaren frontalen Region durchtrennt (Abb. 7).[75] Als Narkose dienten meist zwei, drei Elektroschocks. Die »Leistungsfähigkeit dieser Methode« zeige sich bereits darin, schrieb 1949 ein Arzt, »dass an einem einzigen Tage schon 22 Patienten auf diese Weise

72 Für die folgende Darstellung und Gliederung der Operationstechniken vgl. zum Beispiel Adler/Saupe, Psychochirurgie, Kapitel III; Heimann, Psychochirurgie, S. 671-680; Krayenbühl/Stoll, Chirurgische Eingriffe in der Psychiatrie, S. 810f. Die Operationstechniken wurden auch nach anderen Kriterien gegliedert.

73 Zu diesen beiden Varianten der präfrontalen Leukotomie siehe Kapitel 1, S. 54f.

74 Die transorbitale Lobotomie wurde vom italienischen Psychiater Adamo M. Fiamberti entwickelt. Siehe Fiamberti, Proposta di una tecnica operatoria modificata e semplificata per gli interventi alla Moniz; Fiamberti, Considerazioni sulla Leucotomia prefrontale con il metodo transorbitario; Fiamberti, La méthode transorbitaire de la leucotomie préfrontale.

75 Rüsken, Über die Leukotomie, S. 337.

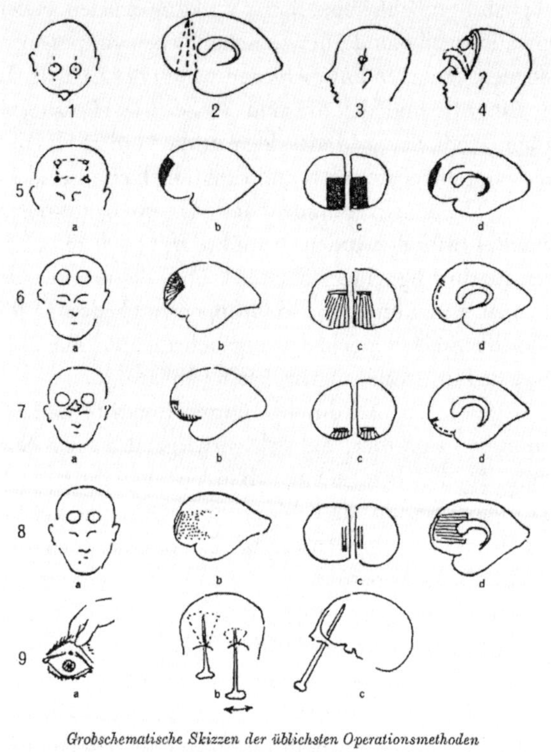


Abb. 6: Überblick über die häufigsten Operationsmethoden. Zeitschriftenartikel von 1949

lobotomiert wurden«.[76] Freemans Begeisterung für die transorbitale Lobotomie – er war ab 1950 vollends von der Methode überzeugt – führte zum Bruch mit Watts, der sich gegen das Verfahren aussprach.[77] Die transorbitale Lobotomie fand vor allem in den USA Verbreitung, wo sie zu Beginn der 1950er Jahre fast ein Drittel der Eingriffe ausmachte. Sie war auch unter Befürwortern der Psychochirurgie heftig umstritten, weil sie – so der Vorwurf – »durch die Raschheit und Einfachheit des Vorgehens zu einer ubiquitären Anwendung und zu einer wahllosen Indikationsstellung« verleitete.[78] In Europa konnte sich die transorbitale Lobotomie aber auch deshalb nicht

76 Zehnder, Psychochirurgie in USA, S. 186 f.
77 Zur transorbitalen Lobotomie und ihrer Verbreitung in den USA siehe Pressman, Last resort, S. 336-342; Valenstein, Great and desperate cures, S. 199-218.
78 Müller, Die Klinik der Leukotomie, S. 353. Siehe zu diesem Punkt auch Kapitel 4, S. 125 f.

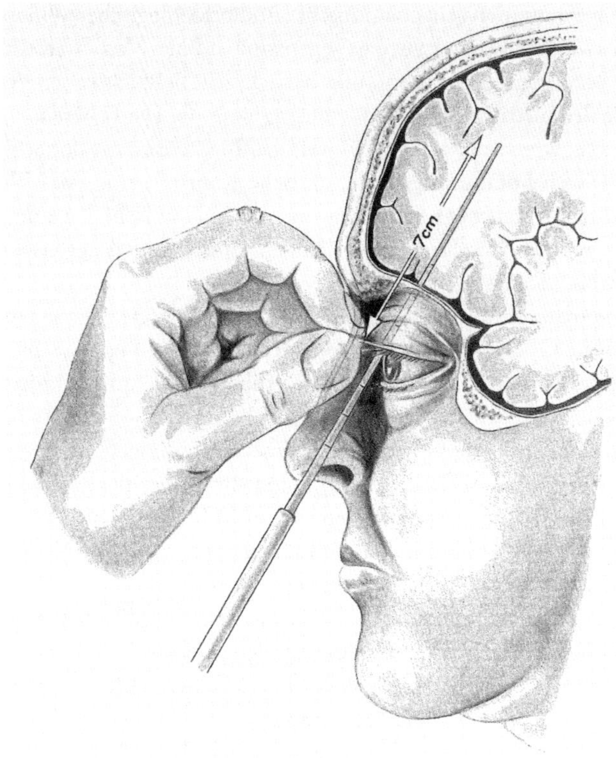


Abb. 7: Transorbitale Lobotomie nach Freeman

gegen die präfrontale Leukotomie durchsetzen, weil sie als weniger wirksam galt.[79]

Vor allem Chirurgen kritisierten, dass man bei der präfrontalen und transorbitalen Lobotomie nicht sehe, was man mache. In ihren Augen ließen sich »blinde« Methoden nicht mit dem chirurgischen Ethos vereinbaren. Ein Basler Chirurg bezeichnete die präfrontale Leukotomie zum Beispiel als »Blindgängeroperation«; »die blinde Durchtrennung« von Nervenfasern sei

79 Vgl. zum Beispiel Valenstein, Great and desperate cures, S. 217; Kalinowsky, Die klinische Bedeutung der Lobotomien und anderer Methoden der Psychochirurgie, S. 699; Stender, Über die transorbitale Leukotomie und eine neue Variante, S. 515. Stenders Artikel wird auch in Freeman, Psychosurgery, S. 1539 zitiert. Das ist insofern außergewöhnlich, als die angelsächsischen Autoren deutschsprachige bzw. kontinentaleuropäische Beiträge zur Psychochirurgie in der Regel nicht kannten.

im Grunde genommen »ein anatomischer und physiologischer Widersinn«.[80] Solche Vorwürfe führten dazu, dass sogenannt »offene« Verfahren entwickelt wurden. Bei der offenen Lobotomie nach Lyerly beispielsweise, einer Methode, die der amerikanische Neurochirurg James G. Lyerly bereits 1937 entwickelt hatte, wurde der Schädel so weit geöffnet, dass man unter Sicht des Auges operieren konnte. Durch die optische Kontrolle sollte das Blutungsrisiko verringert und mehr Sicherheit über die anatomische Lage der Läsion gewonnen werden, der Eingriff war jedoch größer und dauerte wesentlich länger als das Standardverfahren.

Der amerikanische Neurochirurg William B. Scoville gehörte zu den ersten, die selektivere Operationsmethoden entwickelten. Er schlug 1948 ein optisch kontrolliertes Verfahren vor, bei dem die orbitale Rinde unterschnitten wurde.[81] Zielten Leukotomien vorwiegend auf die Zerstörung weißer Substanz und damit auf die Unterbrechung von Faserverbindungen ab, beschränkte sich diese Variante darauf, einen bestimmten Rindenbezirk abzulösen.

Bei Rindenexzisionen wurden Bereiche der Hirnrinde entfernt. Bei der Topektomie zum Beispiel, einem Eingriff, den der französische Neurochirurg Jacques Le Beau auf der Ersten Internationalen Konferenz zur Psychochirurgie von 1948 präsentierte, wurde ein Block aus dem Stirnhirn herausgeschnitten.[82] Während die zerstörte Substanz bei den anderen Methoden im Hirn verblieb, konnte der entfernte Block bei Topektomien nach dem Eingriff gewogen, gemessen und histologisch untersucht werden. Die Methode wurde deshalb für besonders präzis gehalten, erhöhte jedoch das Risiko epileptischer Anfälle.

Neben diesen Operationstechniken, die – so ein französischer Artikel von 1949 – »täglich perfektioniert« wurden,[83] gab es eine Menge weiterer Varianten. Zahlreiche Ärzte glaubten, dass die Methoden in Zukunft immer mehr der Diagnose und »Symptomatologie des Einzelfalles« angepasst würden.[84] Zeitgenössische Beiträge zeigen, dass viele Chirurgen die eine oder andere Technik modifizierten, die Lage des Eingriffs etwas verschoben oder das Ausmaß der Schnitte und Exzisionen veränderten.[85]

80 Henschen, Paralipomena zur Leukotomiefrage, S. 1345 f.

81 Scoville, Proposed methods of cortical undercutting of certain areas of the frontal lobes.

82 Le Beau/Caetano de Barros, Bilateral removal of some frontal areas.

83 Marchand u. a., Aperçus sur la psychochirurgie des maladies mentales, S. 514.

84 Vgl. zum Beispiel Rüsken, Über die Leukotomie, S. 339 f.; Puech, Psychochirurgie, S. 116; Michel, Erfahrungen über die Wirksamkeit der präfrontalen Leukotomie, S. 275.

85 So heißt es beispielsweise in einem Erfahrungsbericht aus der Chirurgischen Klinik in Wien, wo 1946-1952 140 Patienten leukotomiert wurden, man habe die ersten Operationen nach der Standardmethode durchgeführt, sei dann zur offenen Lobotomie nach Lyerly, Poppen und Scarf übergegangen und habe schließlich das Standardver-

## Ein »Massenexperiment«: Chancen für die medizinische Forschung

Die Suche nach der optimalen Operationstechnik hing eng mit anderen wissenschaftlichen Fragen zusammen.[86] Nach der Einführung der Leukotomie setzten sich Vertreter verschiedener Disziplinen das Ziel, die anatomischen, physiologischen und psychologischen Zusammenhänge des Verfahrens zu erklären.[87] Die Psychochirurgie ermöglichte ein »Massenexperiment«,[88] das die Medizin einen großen Schritt weiterbringen sollte. Neben Erkenntnissen zur Psychopathologie erhoffte man sich unter anderem auch neue Einsichten zum Stirnhirn. »Die mit Moniz' Leukotomie begonnenen Operationen«, so der deutsche Neurologe und Psychiater Karl Kleist auf dem Ersten Internationalen Kongress für Psychiatrie von 1950, »stellen Experimente am menschlichen Gehirn dar, an deren Möglichkeit man früher nie gedacht hätte und die tiefe Einblicke in die Anatomie, Physiologie und Pathologie des Stirnhirns versprechen.«[89]

Bis zum Zweiten Weltkrieg hatte die Forschung zum Stirnhirn auf Tierexperimenten und klinischen Beobachtungen an Patienten beruht, deren Krankheiten und Verletzungen sich selten auf den Frontallappen beschränkt hatten. Die Leukotomie bot nun zum ersten Mal die Chance, Tausende von Menschen zu untersuchen, die am Stirnhirn operiert worden waren.[90]

Auf dem internationalen Kongress von 1950 wurde der psychochirurgischen Forschung zur »Anatomie-physiologie cérébrale« bereits eine Sektion gewidmet.[91] Sieben Jahre später schrieb ein deutscher Psychiater, der einen Forschungsüberblick zur »Psychopathologie des Stirnhirns« publizierte, die

fahren derart modifiziert, dass der Eingriff unter Sicht vorgenommen werden konnte. Huber, Unsere Erfahrungen bei psychochirurgischen Eingriffen, S. 122f.

86 Vgl. dazu Meier, Quantität oder Qualität?, S. 264-268.

87 Vgl. zum Beispiel Kalinowsky/Hoch, Schockbehandlungen, Psychochirurgie und andere somatische Behandlungsverfahren in der Psychiatrie, S. 213, 216; Le Beau, La chirurgie préfrontale sélective; Sargant/Slater, Die modernen psychiatrischen Behandlungsmethoden, S. 125; Marchand u.a., Aperçus sur la psychochirurgie des maladies mentales, S. 515; Fulton, Functional localization in the frontal lobes and cerebellum, S. VI, 2; Glees, Anatomische und physiologische Betrachtungen, S. 220f.

88 Heimann, Psychochirurgie, S. 670; Häfner, Psychopathologie des Stirnhirns, S. 241. Zum Begriff des Massenexperiments siehe Einleitung, S. 13.

89 Kleist, Diskussionsbemerkungen, S. 270.

90 Kalinowsky, Quantitatives Prinzip und Stirnhirnfunktion bei den psychochirurgischen Methoden, S. 435. Bei Hirnverletzungen ließ sich die genaue Ausdehnung der Schädigung schwer beurteilen, und Tumore führten nicht zu lokalisierbaren Störungen. Oeser, Geschichte der Hirnforschung, S. 234.

91 Congrès international de psychiatrie, Bd. 3, Anatomo-physiologie cérébrale et biologique, Anatomo-physiologie cérébrale à la lumière des lobotomies et topectomies. Die Beiträge des Kongresses umfassen insgesamt sechs Bände.

Operationsresultate der verschiedenen psychochirurgischen Verfahren seien für die »Kenntnisse der lokalisatorischen Probleme im Stirnhirn von wesentlichem Interesse«.[92] Da die verschiedenen Operationstechniken unterschiedliche Bereiche des Stirnhirns anzielten, konnte untersucht werden, ob sie unterschiedliche körperliche und psychische Veränderungen zur Folge hatten. Um Funktionen zu lokalisieren, wurden diese Veränderungen anschließend mit der verletzten Stelle in Bezug gebracht.[93]

Das »Massenexperiment« sollte aber der Psychochirurgie und der psychiatrischen Praxis auch direkt zugutekommen. Ein psychochirurgischer Eingriff galt nämlich insofern als »Hasard-« oder »Lotteriespiel«, als niemand voraussehen konnte, wie er sich beim einzelnen Patienten auswirken werde.[94] Empirische Studien, die die Wirkung verschiedener Verfahren untersuchten, verfolgten deshalb nicht zuletzt das Ziel, die Indikationsstellung zu verfeinern. Dass sich das Operationsergebnis im Einzelfall schwer voraussagen ließ, hing mit einer weiteren Forschungslücke zusammen. Wie viele andere Therapien machte man sich auch psychochirurgische Verfahren zunutze, ohne deren Wirkungsmechanismus zu kennen. Nach dem Zweiten Weltkrieg wurden zahlreiche Theorien entwickelt, die diesen Mechanismus zu erklären suchten. Ein französischer Psychiater kritisierte allerdings, die Hypothesen seien »plus séduisantes que solides«.[95] Auch Manfred Bleuler fand, die Ansätze stünden »auf recht schwacher theoretischer Grundlage«; es gebe keine »befriedigende theoretische Erklärung«.[96]

Das Spektrum reichte von psychoanalytischen Ansätzen bis zu streng lokalisatorischen, die psychische Eigenschaften bestimmten anatomischen Strukturen des Gehirns zuordneten.[97] So vertrat eine erste Gruppe von Wissenschaftlern die Meinung, dass lokalisierbare Funktionen existierten und der Eingriff das anatomische Substrat dieser Funktionen und damit die Funktionen selbst zerstöre. Die Wirkung des Eingriffs wurde entweder über eine direkte Ausschaltung erkrankter Hirnareale oder über die damit verbundene Persönlichkeitsveränderung erklärt. Eine zweite Gruppe ging davon aus, dass

92 Häfner, Psychopathologie des Stirnhirns, S. 234.

93 Vgl. zum Beispiel Le Beau, Sur les fonctions du lobe préfrontal, S. 3; Mayer, Prefrontal lobotomy and the courts, S. 583.

94 Siehe zum Beispiel Stampfli, Leukotomieversager bei indizierten Fällen von chronischer Schizophrenie, S. 245; Riser/Laboucarié/Barrès, Résultats éloignés de la lobotomie, S. 473; Zehnder, Psychochirurgie in USA, S. 187; Marchand u. a., Aperçus sur la psychochirurgie des maladies mentales, S. 527.

95 Porot, La leucotomie préfrontale en psychiatrie, S. 139. Vgl. auch Puech/Guilly/Lairy-Bounes, S. 128; Marchand u. a., Aperçus sur la psychochirurgie des maladies mentales, S. 531.

96 Bleuler, Leukotomie, S. 841. Vgl. auch Krayenbühl, Rückblick und Ausblick in der Hirnchirurgie, S. 1236.

97 Krayenbühl/Stoll, Chirurgische Eingriffe in der Psychiatrie, S. 828-830; Michel, Erfahrungen über die Wirksamkeit der präfrontalen Leukotomie, S. 256 f.

die Operation eine Grundfunktion störe, von der sich die anderen Symptome ableiten ließen, divergierte aber in der Frage, welche Grundfunktion gehemmt werde. Die einen glaubten zum Beispiel, das abstrakte Denken werde beeinträchtigt, während andere meinten, der Eingriff hemme das Erleben der »Ichkontinuität«. Eine dritte Gruppe interpretierte die Wirkung als Persönlichkeitsveränderung, ohne von einer Funktionsstörung auszugehen, eine vierte deutete sie psychoanalytisch, stritt sich jedoch darüber, wie sich das Verfahren auf das »Es«, das »Ich«, das »Über-Ich« und deren Zusammenspiel auswirkte.[98]

All diese Ansätze lassen sich den beiden Grundpositionen zuordnen, die damals in der Hirnforschung vertreten wurden: dem Lokalisationismus und dem Holismus. Je nachdem, für welche Position man sich aussprach, wurde postuliert, dass die Wirkung psychochirurgischer Eingriffe mit dem Ort oder mit dem Ausmaß der Operation in Verbindung stehe.[99] Die Vertreter des »qualitativen Prinzips« behaupteten, der Erfolg des Eingriffs hänge von der Stelle ab, an der dieser durchgeführt werde. Sie gingen davon aus, dass sich bestimmte psychopathologische Syndrome klar definierbaren Bereichen im Gehirn zuordnen ließen. So schien es beispielsweise für den Neurologen Rolf Hassler »nicht vorstellbar, dass [...] verschiedenartige psychische Störungen [...] ohne Unterschied durch Unterbrechung der gleichen Bahnverbindungen günstig beeinflusst werden sollten«. Wie andere Vertreter des »qualitativen Prinzips« kam er deshalb zu dem Schluss, dass die Operationstechniken nach Diagnosen zu differenzieren seien und möglichst präzis bestimmte Stellen anzielen sollten.[100]

Die Anhänger des »quantitativen Prinzips«, die das Gehirn eher als Einheit betrachteten, glaubten dagegen, dass weniger der Ort als das Ausmaß des Eingriffs, die Menge der zerstörten Hirnsubstanz, entscheidend sei. In ihren Augen führten verschiedene Eingriffsstellen nur zu quantitativ, nicht zu qualitativ unterscheidbaren Ergebnissen. Topektomien und Unterschneidungen[101] hätten – so diese Ärzte – keine Resultate ergeben, die auf lokalisierbare spezifische Stirnhirnfunktionen schließen ließen. Auch die Erfahrungen mit verschiedenen Varianten der Leukotomie hätten das »quantitative Prinzip« bestätigt. Die transorbitale Lobotomie habe geringe Persönlichkeitsveränderungen zur Folge, sei jedoch nur bei leichteren Fällen angezeigt. Mit

98 Vgl. Dehnen, Psychopathologische Erfahrungen bei ein- und beidseitigen psychochirurgischen Eingriffen, S. 406-410; Wertheimer/Angel, Réflexions sur la signification de la lobotomie, S. 539-542. Wie die Operationstechniken wurden auch die Erklärungsansätze für die Wirkungsweise psychochirurgischer Eingriffe nach unterschiedlichen Kriterien gegliedert.

99 Vgl. Pakesch, Skull measurements in leucotomy, S. 161 f.

100 Hassler, Über die anatomischen Grundlagen der Leukotomie, S. 363. Dieselbe Position vertrat zum Beispiel Puech, Psychochirurgie, S. 117.

101 Vgl. S. 78.

der radikalen Leukotomie könnten hingegen auch bei langjährigen, schwer kranken Patienten therapeutische Erfolge erzielt werden. Hier erreiche die Persönlichkeitsveränderung allerdings ein Ausmaß, das »ein Leben in der Gemeinschaft« ausschließe.[102] Für Vertreter des »quantitativen Prinzips« hingen die Menge der zerstörten Hirnsubstanz, die therapeutische Wirkung und der Grad der Persönlichkeitsveränderung also direkt miteinander zusammen. Die Hoffnung, dass sich durch präzise Operationstechniken eine optimale Wirkung erreichen, Persönlichkeitsveränderungen aber vermeiden ließen, war ihres Erachtens illusorisch; sie verfolgten das Ziel, das Ausmaß des Eingriffs an den jeweiligen Grad der psychischen Störung anzupassen.[103]

Da man den Ort und Umfang einer Läsion auf Röntgenbildern nur abschätzen konnte, spielten auch Sektionen eine wichtige Rolle. Dabei wurden die Verletzungen, die bei der Autopsie zutage traten,[104] mit den psychischen und somatischen Veränderungen in Verbindung gebracht, die die Patienten nach der Operation gezeigt hatten. Die Studien ergaben allerdings verwirrende Resultate. So stieß man auf Fälle, bei denen der Eingriff die erhofften Folgen gezeigt hatte, im Nachhinein jedoch festgestellt wurde, dass sich die Läsion nicht dort befand, wo man sie vermutet hatte. Umgekehrt gab es auch Beispiele, wo das Gehirn stark verletzt, aber keine Wirkung bemerkt worden war.[105]

Der Neuropathologe Alfred Meyer, der mit seinen Schülern die ersten umfangreichen anatomischen Studien an Leukotomiepatienten vornahm, kam zwar zu dem Schluss, dass zwischen dem Ausmaß der Läsion, der klinischen Besserung und der postoperativen Persönlichkeitsveränderung klare Zusammenhänge bestünden.[106] Die Untersuchungen zeigten allerdings, dass eine Operationstechnik zu sehr variablen Schnitten führen konnte. Auch Patienten, die vom gleichen Chirurgen operiert worden waren, wiesen unterschiedliche Läsionen auf, ja selbst rechts- und linksseitige Schnitte wichen voneinander ab.[107] Belegten diese Resultate für die einen das »quantitative Prinzip«, bewiesen sie für Anhänger des »qualitativen Prinzips«, dass man

102 Dehnen, Psychopathologische Erfahrungen bei ein- und beidseitigen psychochirurgischen Eingriffen, S. 404. Vgl. zum Beispiel auch Sperling, Über die intra-frontale Eigenblutinjektion als Variante der Leukotomie.

103 Vgl. Heimann, Psychochirurgie, S. 705; Haddenbrock, Über den Beitrag der Leukotomie-Erfahrungen zur Förderung allgemeinmedizinischer Probleme, S. 74.

104 Durch die Operation kam es an der Eingriffsstelle zu einer primären, im Thalamus zu einer sekundären Degeneration von Hirnsubstanz.

105 Krayenbühl/Stoll, Chirurgische Eingriffe in der Psychiatrie, S. 826f.

106 Vgl. zum Beispiel Beck/McLardy/Meyer, Anatomical comments on psychosurgical procedures; Meyer/McLardy, Clinico-anatomical studies of frontal lobe function based on leucotomy material; Meyer/Beck/McLardy, Prefrontal leucotomy.

107 Poeck/Pilleri/Risso, Katamnestische Untersuchungen nach frontaler Leukotomie, S. 79; Dehnen, Psychopathologische Erfahrungen bei ein- und beidseitigen psychochirurgischen Eingriffen, S. 357; Häfner, Psychopathologie des Stirnhirns 1939 bis

die Forschung fortsetzen und die Operationstechnik optimieren müsse. So forderte etwa ein Basler Chirurg eine »optisch kontrollierbare und gleichzeitig fasersystemlich dosierbare Lobotomie«; die Idee, psychische Störungen operativ zu behandeln sei richtig, »die Form der chirurgischen Lösung aber zu grob zerstörend«.[108]

Im ersten umfangreichen Artikel, der 1947 im deutschsprachigen Raum zur Psychochirurgie erschien, wird betont, dass man die Leukotomie selbst in Ländern, wo sie schon lange Zeit angewandt werde, »immer noch als im Versuchsstadium begriffen« betrachte. Inzwischen habe sich die Methode verbreitet, man habe Erfahrung gewonnen, die Operationstechnik verbessert und »den verschiedenen Fällen angepasst«, die theoretischen Grundlagen seien jedoch »kaum weniger hypothetisch als zu Beginn«.[109] Ende der 1940er Jahre war also »der Kampf zwischen einer holistischen Auffassung und der Anschauung, dass sich das Großhirn in histologisch und funktionell verschiedene Felder gliedern [lasse], in vollem Gange«.[110] Auf die Frage, wie der Wirkungsmechanismus psychochirurgischer Eingriffe funktioniere, gab es trotz Hunderter von Studien keine Antwort, die von einer Mehrheit der Fachleute akzeptiert wurde.[111]

Umso wichtiger war, dass man sich auf einen gemeinsamen Nenner berufen konnte. So meinte ein Schweizer Psychiater 1948, der Wirkungsmechanismus des Verfahrens werde wohl so lange unklar bleiben, wie die »hirnfunktionellen Kenntnisse beschränkt« seien. Er unterstrich jedoch gleichzeitig, die verschiedenen Theorien seien sich einig, dass durch die Operation »vor allem die emotionellen Kräfte im psychischen Geschehen […] eine eingreifende Veränderung erfahren« würden.[112] Psychochirurgische Eingriffe lösten – so lautete also der Konsens – die »affektive Spannung«, die mit psychischen Störungen verbunden war, und nahmen ihnen so den »Stachel«.[113] Einig war man sich zunächst auch darin, dass im Stirnhirn operiert werden müsse. Ob man die »Spannung« dabei auf direkte oder indirekte Weise zu beeinflussen glaubte, spielte eine untergeordnete Rolle – der Eingriff musste das »Kont-

1955, S. 223; Kalinowsky, Schockbehandlung, Lobotomie und andere somatische Behandlungen in den Vereinigten Staaten, S. 542.

108 Henschen, Paralipomena zur Leukotomiefrage, S. 1345 f., Henschen, Kritische Reflexionen zur Leukotomie, S. 551 f.

109 Hoch, Die präfrontale Leukotomie, S. 197.

110 Glees, Anatomische und physiologische Betrachtungen, S. 223.

111 Grünthal, Über die anatomischen, physiologischen und pathologischen Grundlagen der frontalen Leukotomie, S. 223.

112 Michel, Erfahrungen über die Wirksamkeit der präfrontalen Leukotomie, S. 257. Vgl. auch Pötzl, Leukotomie und Vegetativum, S. 321.

113 Die These wurde auch durch die Ergebnisse quantitativer Studien bestätigt, nach denen psychochirurgische Eingriffe für die »Behandlung starker emotionaler Spannungen besonders gute Ergebnisse« zeigten. Häfner, Psychopathologie des Stirnhirns 1939 bis 1955, S. 223.

rollorgan« des Gehirns anzielen. Freemans und Watts' These ließ sich wirklich mit jeder theoretischen Position und Operationstechnik vereinbaren. Dank ihr konnte sich nach dem Zweiten Weltkrieg ein Konsens entwickeln, der dazu führte, dass die Psychochirurgie in der Fachwelt schnell auf wachsendes Interesse stieß.

# 3. Rückeroberung

## Die Verbreitung der Leukotomie in Europa

*Psychosurgery*, das Buch, das Freeman und Watts 1942 publizierten, trug entscheidend zur Verbreitung der Leukotomie bei. Fast alle Länder, in denen Hirnoperationen vorgenommen wurden, führten das Verfahren in der zweiten Hälfte der 1940er Jahre ein.[1] Die Leukotomie konnte sich allerdings nur durchsetzen, weil auch rein praktisch tätige Ärzte, Behörden und Politiker von ihr erfuhren, sie für sinnvoll hielten und unterstützten. Wie aber kam es dazu, dass die Methode in kurzer Zeit bis in abgeschiedene Gegenden vordrang und von Chirurgen angewandt wurde, die keine Ahnung von der Forschung zur Psychochirurgie hatten?

Im Unterschied zu den »großen somatischen Kuren«, die ebenfalls in der Zwischenkriegszeit entwickelt wurden, geriet die Leukotomie in Europa während des Kriegs fast überall in Vergessenheit. Nach 1945 begannen sich jedoch die Grenzen zu öffnen, Ärzte konnten wieder Kontakt mit ausländischen Kollegen knüpfen und Bücher aus Amerika beschaffen, die schon vor Jahren erschienen waren. Auf diese Weise hörte die europäische Psychiatrie erneut von der Leukotomie.

Wie sich die Psychochirurgie in den einzelnen Ländern verbreitete, wie viele Operationen durchgeführt und welche Verfahren angewandt wurden, lässt sich nicht genau rekonstruieren. Folgt man jedoch dem Weg, den die Leukotomie im deutsch- und französischsprachigen Raum Europas ging, wird deutlich, wie eng globale, nationale und regionale Wissenskulturen zusammenhingen.[2] Die lokalen Praktiken wurden zwar durch international zirkulierendes Wissen beeinflusst. Sie bildeten sich aber unter ganz unter-

1 Collins/Stam, A transnational perspective on psychosurgery. Valenstein, Great and desperate cures, S. 178. Der Referent, der 1948 die Erste Internationale Konferenz für Psychochirurgie eröffnete, behauptete, mittlerweile würden fast in allen Ländern Europas, Amerikas und Asiens psychochirurgische Eingriffe durchgeführt. Flores, Ad[d]ress to the conference, S. 12.

2 Für eine Analyse dieser Zusammenhänge plädieren Löwy, The social history of medicine, S. 465 f.; Delvecchio Good, Cultural studies of biomedicine, S. 461-463. Vgl. auch Burke, Kultureller Austausch. Aus einer ähnlichen Perspektive wird die Geschichte der psychochirurgischen Forschung in Kapitel 8 analysiert. Für einen ersten internationalen Vergleich zu den »großen körperlichen Kuren«, die in der Zwischenkriegszeit eingeführt wurden, siehe Schmuhl/Roelcke (Hg.), »Heroische Therapien«.

schiedlichen politischen, wirtschaftlichen und gesellschaftlichen Bedingungen aus, erwiesen sich als äußerst eigenständig und wirkten wieder stark auf die Wissensproduktion der einzelnen Länder zurück.

## Psychochirurgie in Frankreich, Belgien, Deutschland und Österreich

Abgesehen von Italien,[3] Rumänien, Kuba und Brasilien,[4] führten alle Länder die Leukotomie erst ein, als man von ihrer Weiterentwicklung in den USA erfuhr. In Europa machte Großbritannien den Anfang, wo die ersten präfrontalen Leukotomien im Herbst 1941 vorgenommen wurden. Danach verbreitete sich die Methode schnell. Im April 1943 veranstaltete die Royal Medico-Psychological Association ein Symposium zur Leukotomie, 1946 tauschten Engländer und Amerikaner in London an einem Treffen der Royal Society of Medicine Erfahrungen über die Psychochirurgie aus, wobei Freeman den Einsatz der Lobotomie bei unstillbaren Schmerzen vorstellte. Ein Jahr später veröffentlichte das Board of Control bereits die Ergebnisse aus 43 Kliniken, die zusammen über 1000 Eingriffe durchgeführt hatten.[5]

Kurz vor dem Ende des Zweiten Weltkriegs führte man die Leukotomie in Skandinavien ein. Bis 1946 wurde sie nur in einzelnen Kliniken angewandt, dann verbreitete sich die Methode, und die Zahl der Eingriffe nahm schnell zu. Laut einer Schätzung wurden in Skandinavien über 10.000 Operationen durchgeführt – zusammen mit den USA, wo etwa 40.000, und Großbritannien, wo etwa 17.000 Eingriffe erfolgten, gehören Norwegen, Schweden und Dänemark zu den Ländern, wo die Leukotomie am häufigsten angewandt wurde.[6]

3 Gemäß Fiamberti erfolgten in Italien bis 1952 etwa 1000 psychochirurgische Eingriffe. Davon waren zwei Drittel transorbitale Lobotomien. Bei einer Umfrage unter den 170 privaten und staatlichen Institutionen, die psychisch Kranke aufnahmen, gaben 34 der 121 antwortenden Anstalten an, sie würden psychochirurgische Eingriffe durchführen. Ein großer Teil der Operationen konzentrierte sich auf einzelne Kliniken, etwa die Hälfte der transorbitalen Lobotomien wurde von Fiamberti selbst durchgeführt. Fiamberti, La psichochirurgia negli istituti psichiatrici italiani, S. 27 f. Siehe auch Kotowicz, Psychosurgery in Italy, 1936-1939.

4 Collins/Stam, A transnational perspective on psychosurgery, S. 340-342; Valenstein, History of psychosurgery, S. 505.

5 Hill, Der frontale Eingriff in das Gehirn, S. 113 f; Board of Control, Prefrontal leucotomy in 1000 cases.

6 Ögren, Psychosurgery in Sweden 1944-1958, S. 17 f., 28, 35-37; Ögren/Sandlund, Psychosurgery in Sweden 1944-1964; Tranøy/Blomberg, Lobotomy in Norwegian psychiatry, S. 108; Odegaard, Leucotomy in Norway from a psychiatrists point of view. Nach Kalinowsky, Neuere Entwicklungen in der amerikanischen Psychiatrie einschließlich der Psychochirurgie, S. 673, schätzte man, dass in den USA bis Mitte der 1950er Jahre

In Kontinentaleuropa, Afrika, Asien und Australien fasste das Verfahren erst nach dem Zweiten Weltkrieg Fuß.[7] Zeitgenössischen Publikationen zufolge wurde die Psychochirurgie beispielsweise 1946 in den Niederlanden, 1947 in Ungarn und Griechenland eingeführt.[8] In der Sowjetunion nahmen Ende der 1940er Jahre große klinische Zentren psychochirurgische Eingriffe vor. 1950 verbot das Gesundheitsministerium die präfrontale Leukotomie jedoch mit der Begründung, das Verfahren widerspreche den antilokalisationistischen Prinzipien der Pawlow'schen Lehre, es werde ohne theoretische Grundlagen und ausreichende klinische Erfahrungen angewandt.[9]

In Frankreich wurde Moniz' Methode zunächst scharf kritisiert. Ein Arzt, der 1940 vor der Société Médico-Psychologique, der ältesten Standesorganisation der französischen Psychiatrie, von einer präfrontalen Leukotomie berichtete, stieß offenbar auf starken Widerstand.[10] Danach kam die Methode für einige Jahre nicht mehr zur Sprache.[11] Im Oktober 1945 eröffnete der Neurochirurg Pierre Puech, Dekan der Medizinischen Fakultät von Paris, dann allerdings seinen Kollegen, er habe auf einer Reise in den USA die Leukotomie kennengelernt und inzwischen selbst ein paar Eingriffe durchgeführt. Er betonte, dass am Hôpital Sainte-Anne erst wenige Leukotomien erfolgt seien

50.000 und in Großbritannien 10.000 Eingriffe durchgeführt worden waren. Zur Problematik dieser Schätzungen siehe S. 108 f.

7 Collins/Stam, A transnational perspective on psychosurgery, S. 343-346.

8 Zu den Niederlanden siehe Hill, Der frontale Eingriff in das Gehirn, S. 110. Zu Griechenland siehe Constantinides/Stroussopoulos, Prefrontal leucotomy. Zu Ungarn siehe Vargha/Gábor, Erfahrungen mit der Leukotomie an 50 Geisteskranken; Juba, Über die Erfahrung der präfrontalen Leukotomie in 95 Fällen; Sattler, Ergebnisse der Präfrontallobotomie mittels eines neuen Verfahrens; Horanyi, On prefrontal leucotomy; De Lehoczky, Psychosurgery in Hungary. Vargha/Gábor, Erfahrungen mit der Leukotomie an 50 Geisteskranken, S. 252, schätzten, dass in Ungarn bis 1953 etwa 300 Eingriffe vorgenommen worden waren.

9 Lichterman, On the history of psychosurgery in Russia, S. 2 f.; Hill, Der frontale Eingriff in das Gehirn, S. 110. Das Dekret des Gesundheitsministeriums findet sich in französischer Übersetzung in den Annales Médico-Psychologiques 109, Bd. 2, S. 264. Das Verbot stellt eine Ausnahme dar, in der ersten Phase der Psychochirurgie wurde das Verfahren sonst nirgends rechtlich geregelt. Weitere Reglementierungen entstanden erst ab 1975. Siehe dazu Adler/Saupe, Psychochirurgie, S. 246. Zur französischen Debatte um die Frage einer Reglementierung siehe Kapitel 4, S. 130 f.

10 Ferdière, Résultats immédiats de la leucotomie préfrontale dans un cas de schizophrénie avec stupeur catatonique. Vgl. Durand, La leucotomie préfrontale en thérapeutique psychiatrique, S. 404.

11 Das muss jedoch nicht heißen, dass während des Krieges keine Operationen mehr erfolgten. Gemäß von Bueltzingsloewen, L'hécatombe des fous, S. 364-366, wurden während des Krieges trotzdem einzelne Eingriffe vorgenommen. Sie stellt die Hypothese auf, dass diese Operationen der Verbreitung der Leukotomie nach 1945 den Weg bereitet hätten. Gemäß Puech/Guilly/Lairy-Bounes, Introduction à la psychochirurgie, S. 82, blieb es allerdings bis 1944 bei diesem einen Versuch.

und die zu operierenden Patienten sorgfältig ausgewählt werden müssten, sprach sich aber klar dafür aus, die Methode häufiger anzuwenden.[12]

Trotz dieses Votums scheint sich das Verfahren in Frankreich zunächst nur langsam verbreitet zu haben. Im Herbst 1947 stellten drei Ärzte aus Marseille ihre ersten Erfahrungen mit der Leukotomie vor. Sie erwähnten dabei, dass in Frankreich bisher erst zwei Beiträge zur Psychochirurgie erschienen seien und die Methode noch kaum angewandt werde.[13] Ein halbes Jahr später publizierten die *Annales Médico-Psychologiques*, die wichtigste psychiatrische Fachzeitschrift Frankreichs, einen ausführlichen Überblick über die präfrontale Leukotomie. Autor des Artikels war der Neurochirurg Pierre Wertheimer, ein Professor aus Lyon, der sich persönlich bei Freeman und Watts von der Methode überzeugt und danach entschieden hatte, sie in seiner Heimat bekannt zu machen – er fand, man dürfte das Verfahren in Frankreich nicht länger ignorieren.[14]

Wertheimers Artikel stieß offenbar auf Resonanz. An den Versammlungen der Société Médico-Psychologique und anderer medizinischer Fachorganisationen[15] fanden ab 1948 regelmäßig Fallpräsentationen statt, in denen belgische und französische Ärzte über Eingriffe an ihrer Klinik berichteten. Die *Annales Médico-Psychologiques* und die *Revue Neurologique* publizierten immer mehr Beiträge zur Psychochirurgie. 1950 erschienen in den beiden Zeitschriften über dreißig Artikel zum Thema. Im Juli 1950 veranstalteten die Psychiater und Neurologen des französischsprachigen Raums einen Kongress, auf dem die Leukotomie eine wichtige Rolle spielte. Unter anderem stellten zwei Ärzte eine Umfrage aus Frankreich vor, laut der bisher 27 Kliniken psychochirurgische Eingriffe durchgeführt und insgesamt 140 schizophrene Patienten operiert hatten. Aus Sicht der beiden Referenten sprachen die Resultate eindeutig für das neue Verfahren.[16] Im selben Jahr erschien ein Artikel,

12 Puech/Morice/Brun, La psychochirurgie, S. 164, 168.

13 Alliez/Paillas/Carriat, Quatre observations de leucotomie préfrontale, S. 420 f.

14 Wertheimer, La lobotomie préfrontale, S. 531. Zum Stellenwert internationaler Kontakte für die französische Psychochirurgie siehe auch Le Beau, Psycho-chirurgie et fonctions mentales, S. 3 f.

15 In den *Annales Médico-Psychologiques* wurden die Sitzungsprotokolle folgender Standesorganisationen und Kongresse veröffentlicht: Société Médico-Psychologique, Société Française de Neurologie, Société de Médecine Légale en France, Société Belge de Neurologie, Société de Médecine Mentale de Belgique, Congrès des Médecins Aliénistes et Neurologistes de France et des Pays de Langue Française. In der Revue Neurologique erschienen die Sitzungsprotokolle folgender Gesellschaften: Société Française de Neurologie, Société de Neurologie de Paris, Société de Neurochirurgie de Langue Française.

16 Feuillet/Thiébaux, Une enquête sur le traitement psycho-chirurgical de la schizophrénie. Die beiden Referenten erkundigten sich bei 253 Kollegen über ihre Erfahrungen mit psychochirurgischen Eingriffen. Knapp die Hälfte der 51 Anstaltsdirektoren, die auf die Umfrage antworteten, gab an, in ihrer Klinik würden keine Operationen

in dem es heißt, dass inzwischen viele französische Anstalten Leukotomien durchführten. In dem Beitrag werden die Resultate der ersten 15 Eingriffe präsentiert, die an Patienten der psychiatrischen Anstalt von Saint-Venant, einer Gemeinde in Nordfrankreich, durchgeführt wurden, wobei erwähnt wird, man habe nach diesen Versuchen einen »petit service de psychochirurgie« in der Klinik eingerichtet.[17] Zur Sprache kamen zwischen 1948 und 1955 auch Eingriffe in Clermont-Ferrand (Auvergne), Bégard (Bretagne), La Charité-sur-Loire (Burgund), Le Mans, Lyon, Marseille, Montpellier, Nancy, Nantes, Nizza, Paris, Rennes, Straßburg und Toulouse. In Belgien wurden 1947 zum ersten Mal Erfahrungen mit der Leukotomie vorgestellt,[18] hier führte man offenbar in Brügge, Brüssel und Leuven psychochirurgische Eingriffe durch.[19]

Im Sommer 1952 referierten Ärzte der Klinik Sainte-Anne vor der Société Médico-Psychologique über die Resultate von 247 Eingriffen, die zwischen 1948 und 1951 stattgefunden hatten. Die operierten Patienten stammten aus Paris und verschiedenen Anstalten der Umgebung.[20] In den meisten Berichten bleibt allerdings unklar, aus welchen Kliniken die präsentierten Fälle kamen, wie viele Patienten operiert wurden und wann die Eingriffe erfolgten.[21] Oft kommt nur ein einziger Fall zur Sprache, der für besonders interessant gehalten wurde, manche Beiträge beziehen sich auf ein paar, andere auf einige Dutzend Fälle. Schon im Frühling 1952 war an einer Sitzung der Société Médico-Psychologique kritisiert worden, die Fallzahlen der Berichte seien viel zu klein, um aussagekräftige Ergebnisse zu gewinnen.[22]

Während die Leukotomie in Frankreich von Chirurgen eingeführt wurde, die das Verfahren im Ausland kennengelernt hatten, mussten deutsche und österreichische Ärzte auf Publikationen zurückgreifen. Persönliche Begeg-

durchgeführt. Im selben Jahr erschienen in Frankreich ein ausführlicher Aufsatz und zwei Monografien, die einen Überblick über die Psychochirurgie boten: Feuillet, Le traitement psycho-chirurgical de la schizophrénie. Delay, Méthodes biologiques en clinique psychiatrique. Puech/Guilly/Lairy-Bounes, Introduction à la psychochirurgie.

17 Durand, La leucotomie préfrontale en thérapeutique psychiatrique (2e note), S. 472, 490.

18 De Greeff, Quelques observations de leucotomie préfrontale.

19 Zur Psychochirurgie in Belgien, vor allem in zwei Kliniken von Brüssel, siehe Majerus, Parmis les fous, S. 233-236; Missa, Naissance de la psychiatrie biologique, S. 217-244.

20 David u.a., Résultats globaux de 247 interventions de psychochirurgie sur des malades internés.

21 Der letzte Punkt fällt umso schwerer ins Gewicht, als mehrere Kliniken wiederholt über ihre Erfahrungen mit der Psychochirurgie berichteten. Zählt man die angeführten Zahlen zusammen, wird deshalb möglicherweise ein Teil der Eingriffe mehrfach berücksichtigt.

22 Riser/Laboucarié/Barrès, Résultats éloignés de la lobotomie, S. 472.

nungen mit ausländischen Experten setzten hier offenbar erst später ein.[23] 1946 erschien in der *Medizinischen Klinik* ein erster Artikel, der kurz über die Psychochirurgie informierte. Im nächsten Jahr folgte ein Beitrag zur Entwicklung des Verfahrens, in dem auch von einer »glücklich« operierten Patientin aus Haar die Rede ist.[24] Anton von Braunmühl, der Leiter dieser Anstalt, war der erste Psychiater Deutschlands, der Leukotomien durchführen ließ. Dabei stützte er sich auf »das einschlägige ausländische Schrifttum«, das ihm jemand besorgt hatte, vor allem auf *Psychosurgery*, in dem das Standardverfahren minutiös beschrieben wird.[25]

Von Braunmühl forderte seine Standesgenossen auf, »den Anschluss an diese modernste Arbeits- und Forschungsrichtung in der Psychiatrie zu gewinnen«.[26] Wer seinem Aufruf Folge leisten wollte, musste allerdings etliche Hürden überwinden. Als Walter von Baeyer im Herbst 1948 auf der Tagung Deutscher Psychiater und Neurologen über die Leukotomie sprechen sollte, schrieb er einem Schweizer Kollegen im Frühjahr, er beginne nun, sich in die Literatur einzuarbeiten, habe aber Schwierigkeiten, ausländische Bücher und Zeitschriften zu beschaffen.[27] Von Baeyer betont in seinem Beitrag denn auch, *Psychosurgery* und »einige andere ausländische Arbeiten« hätten ihm zwar »einigen Einblick« verschafft, seine Kenntnisse über die Leukotomie und »die große ausländische Shockliteratur« wiesen jedoch »zeitbedingte[] Lücken« auf.[28]

Da sich ausländische Studien kaum beschaffen ließen und nur ein Teil der Ärzte Fremdsprachen beherrschte, spielten Rezensionen eine wichtige

23 Das erste Treffen mit ausländischen Vertretern der Psychochirurgie fand 1948 statt. Die deutsche Psychiatrie war nach dem Krieg international geächtet und isoliert. Der Schweizer Max Müller schreibt in seiner Autobiografie, er sei wohl »der einzige neutrale deutsch sprechende Psychiater«, der in den ersten Nachkriegsjahren nach Deutschland gefahren sei. Er referierte dort mehrmals über die Leukotomie, zum ersten Mal im September 1948 auf der Tagung Deutscher Psychiater und Neurologen in Marburg. Auf dem Ersten Internationalen Kongress für Psychiatrie in Paris von 1950 waren Deutsche zwar als Beobachter, aber nicht als Referenten zugelassen. Müller, Erinnerungen, S. 370, 410.

24 Von Braunmühl/Lieser, Über die präfrontale Leukotomie, S. 270; Lindner, »Psychochirurgie«.

25 Von Braunmühl/Lieser, Über die präfrontale Leukotomie, S. 270: »Durch besonderes Entgegenkommen eines Mannes, dem hier nochmals gedankt sei, wurde uns das einschlägige ausländische Schrifttum zugänglich, […]. Herr Prof. Freeman selbst unterstützte uns mit Sonderdrucken seiner letzten, mit Watts durchgeführten Studien.« Auch in Ungarn wurden offenbar die ersten psychochirurgischen Eingriffe auf der Basis von Freemans und Watts' Buch vorgenommen. De Lehoczky, Psychosurgery in Hungary, S. 309.

26 Von Braunmühl/Lieser, Über die präfrontale Leukotomie, S. 271.

27 Burgerblibliothek Bern, Familienarchiv Müller, 9, Schreiben Walter von Baeyers an Max Müller, 11. 4. 1948.

28 Von Baeyer, Vergleichende Psychopathologie, S. 95 f.

Rolle. Vor allem deutsche und österreichische Beiträge zur Psychochirurgie zeigen, dass die Autoren ausländische Publikationen oft nur aus Literaturberichten kannten.[29] In deutschsprachigen Fachorganen wurden Bücher und Zeitschriftenartikel aus England, den USA und der Schweiz besprochen. Bis Rezensionen von ausländischen Werken erschienen, verging viel Zeit, bei Publikationen aus dem angelsächsischen Raum dauerte es meist mehrere Jahre.[30]

Wie sich die Leukotomie in Deutschland und Österreich verbreitete, kann anhand zeitgenössischer Beiträge nur schwer rekonstruiert werden. Die deutschen Autoren gingen vor allem auf theoretische und grundsätzliche Fragen der Psychochirurgie ein,[31] Erfahrungsberichte wurden kaum publiziert.[32] In der Anstalt Haar bei München, wo von Braunmühl im September 1946 die ersten Leukotomien Deutschlands durchführte, fanden bis Januar 1958 insgesamt 131 Eingriffe an 111 Patienten statt – die Hälfte davon nach 1953, als bereits Neuroleptika zur Verfügung standen. In Haar operierte man zunächst nach der Standardmethode. Als Freeman »überaus optimistische[] Berichte« über die transorbitale Lobotomie publizierte, ging man 1949 zu diesem Verfahren über. Bis 1952 wandte man die Standardmethode nur noch an, wenn der transorbitale Eingriff erfolglos geblieben war. Da die Resultate jedoch auf

29 Vgl. zum Beispiel Ritter, Unsere Erfahrungen mit präfrontaler Leukotomie, S. 78; Haddenbrock, Radikaltherapie durch Defrontalisation? Dass englischsprachige Studien in Kontinentaleuropa allgemein kaum rezipiert wurden, bemerkte auch der Londoner Psychiater Aubrey Lewis: »Indeed apart from the physiologists there were few people I met in any country who were as well acquainted with English and American work as they were with German. Knowledge of French literature was very variable, and on the whole poor except of course in France and Belgium.« Lewis, Report on my visits to psychiatric centres in Europe in 1937, S. 94. Siehe auch Fulton, Physiologie des Nervensystems, Vorwort zur deutschen Ausgabe.

30 In deutsch- und französischsprachigen Periodika erschienen die ersten Rezensionen zur Psychochirurgie im Jahr 1947. Die meisten Literaturberichte publizierte im deutschen Sprachraum *Der Nervenarzt*, wo um 1950 jährlich 6-8 Artikel erschienen, während in den anderen medizinischen Zeitschriften pro Jahr 1-2 Rezensionen publiziert wurden. In der ersten Hälfte der 1950er Jahre nahm die Häufigkeit der Rezensionen rasch ab. In den *Annales Médico-Psychologiques*, die 1949-1955 jährlich 4-17 Rezensionen veröffentlichten, stellten die Jahre 1953 und 1954 mit 12 bzw. 17 Rezensionen die Spitzenreiter dar. Die Rezensionen stammten von einer relativ kleinen Gruppe von Personen, die Bücher oder Aufsätze zusammenfassten. Auf einen Kommentar wurde in der Regel verzichtet. Im französischen Sprachraum kamen neben Studien aus England, den USA und der Schweiz auch Beiträge aus Südeuropa – in erster Linie aus Italien –, nicht aber aus Deutschland zur Sprache.

31 Siehe dazu Kapitel 4.

32 Auch Kallnowsky, Neuere Entwicklungen in der amerikanischen Psychiatrie einschließlich der Psychochirurgie, S. 673, weist darauf hin, dass »Berichte aus deutschen Kliniken […] erstaunlich selten« seien. Er schließt daraus, dass in Deutschland »die prinzipielle Ablehnung« der Psychochirurgie wohl weiterhin dominiere.

Dauer nicht befriedigten, entschied man 1954, wieder zur Standardmethode zurückzukehren.[33]

Medizinische Fachzeitschriften zeigen, dass die Leukotomie zwischen 1947 und 1950 an verschiedenen Kliniken eingeführt wurde. »Gestützt auf die[] Erfahrungen der Weltliteratur«, wurden im Frühjahr 1947 die ersten psychochirurgischen Eingriffe in Wien vorgenommen. Bis 1952 wurden hier 140 Patienten operiert, die meist aus der Psychiatrischen-Neurologischen Klinik von Wien stammten.[34] An der Neurochirurgischen Universitätsklinik Berlin wurde die Leukotomie 1948 eingeführt. Am Anfang wurde nach der Standardmethode operiert, später wandte man auch die transorbitale Lobotomie an. 1950 führte ein Neurochirurg Versuche mit intrafrontalen Eigenblutinjektionen durch.[35] In einem Artikel aus dem Jahr 1950 heißt es, in Berlin seien inzwischen über 100 Eingriffe erfolgt; aus welchen Kliniken die operierten Patienten stammten, bleibt allerdings unklar.[36] Im Herbst 1948 führten Kurt Beringer und Traugott Riechert die ersten Leukotomien der Universitätsklinik Freiburg im Breisgau durch. In den folgenden Jahren begannen die beiden, präzisere Verfahren zu entwickeln.[37] Um die thalamofrontalen Bahnen »an ihrer Ursprungsstätte« zu treffen, nahmen sie ab 1950 stereotaktische Elektrokoagulationen im Thalamus und im Stirnhirnmark vor.[38] Freiburg blieb lange die einzige deutschsprachige Klinik, die sich nicht darauf beschränkte, die bekannten Operationstechniken zu modifizieren.

1950 erschien im *Archiv für Psychiatrie und Nervenkrankheiten* ein Artikel zur transorbitalen Lobotomie, in dem es heißt, bisher seien in der Nerven-

33 Bischof, Katamnestische Untersuchungen über 86 Leukotomien, S. 249.

34 109 Operationen wurden aus psychiatrischer Indikation vorgenommen, 31 wegen unstillbarer Schmerzen. Huber, Unsere Erfahrungen bei psychochirurgischen Eingriffen, S. 122. Siehe auch Schindler, Zur präfrontalen Leukotomie, S. 322 f.; Kauders/Schönbauer, Über präfrontale Lobotomie.

35 Bei der intrafrontalen Eigenblutinjektion entnahm man den Patienten Blut und spritzte es in derselben Richtung wie bei der transorbitalen Lobotomie ins Stirnhirn. Sperling, Über die intrafrontale Eigenblutinjektion als Variante der Leukotomie. Stender, Über die transorbitale Leukotomie und eine neue Variante, S. 515 f.

36 Bartsch, Erfahrungen mit der Leukotomie bei schwersten chronischen Schmerzzuständen; Rüsken, Über die Leukotomie, S. 340 f.

37 Siehe dazu Kapitel 2, S. 77 f.

38 Riechert, Psychochirurgie, S. 193. Bis 1954 wurden 139 gezielte Hirnoperationen vorgenommen. Die Eingriffe erfolgten nicht nur bei Psychosen, sondern auch bei Schmerzen, Hyperkinesen, Parkinson und bestimmten Formen der Epilepsie. Hassler/Riechert, Indikationen und Lokalisationsmethode der gezielten Hirnoperationen. Siehe auch Henschen/Klingler/Riechert, Kraniocerebrale Korrelationstopographie thalamofrontaler Bahnen und gezielte Hirnoperationen; Riechert, Die psychochirurgischen Eingriffe mit besonderer Berücksichtigung der gezielten Hirnoperationen; Hassler, Einige anatomische Hinweise auf eine mögliche Differenzierung der operativen Behandlungsmethode der Psychosen; Beringer, Zur Frage der Leukotomie, S. 854 f.

klinik der Universität Innsbruck 15 Patienten nach dieser Methode operiert worden. Seit wann und wie viele psychochirurgische Eingriffe insgesamt durchgeführt wurden, geht jedoch aus dem Beitrag nicht hervor. Ähnliche Informationen finden sich in Berichten aus Leipzig und Frankfurt.[39] Obwohl die meisten dieser Artikel aus Universitätskliniken stammten, gab es auch einzelne Berichte von Heil- und Pflegeanstalten – in Deutschland und Österreich verbreitete sich die Leukotomie ebenfalls bis in abgeschiedene Gegenden.[40]

Vergleicht man die Beiträge, die im deutsch- und französischsprachigen Raum zur Psychochirurgie erschienen, treten neben Parallelen auch Unterschiede zutage. So verbreitete sich die Leukotomie offenbar in allen Ländern etwa gleichzeitig. Sie wurde nach dem Krieg durch einzelne Psychiater und Chirurgen eingeführt und gegen Ende der 1940er Jahre immer breiter bekannt. Das Verfahren wurde nicht nur in Universitätskliniken oder großen Städten angewandt und breitete sich auch nicht geradlinig von einem Zentrum in die Peripherie aus, sondern fasste auf verschiedenen Wegen, in den unterschiedlichsten Anstalten und sogar in Randregionen Fuß.[41]

Wissen zur Psychochirurgie etablierte sich über Netzwerke, die keine festen Hierarchien kannten und auch über informelle Kontakte entstehen konnten. Neben ausländischen Publikationen spielten eigene Standesorgane eine immer wichtigere Rolle. Auf lokaler, regionaler und nationaler Ebene wurden Referate gehalten, grundsätzliche Fragen diskutiert[42] und Erfahrungen ausgetauscht, die man anschließend in Zeitschriften publizierte. Weil im

39 Zu Innsbruck: Dal Bianco, Transorbitale Leukotomie. Dal Bianco, Zur Problematik der Indikationsstellung transorbitaler Leukotomie. Zu Leipzig: Merrem, Die frontale Lobotomie in der Praxis. Zu Frankfurt a. M.: Frowein/Klar, Über vegetative Erscheinungen bei der präfrontalen Leukotomie, S. 246. Die Eingriffe wurden offenbar in der Chirurgischen Universitätsklinik Heidelberg vorgenommen.

40 1950-1955 wurden einige Arbeiten über die Resultate psychochirurgischer Eingriffe verfasst, die man an Patienten deutscher und österreichischer Heil- und Pflegeanstalten durchgeführt hatte. Zu Zwiefalten (Baden-Württemberg): Merkel, Erfahrungen über die praefrontale Leukotomie bei 25 Fällen des Psychiatrischen Landeskrankenhauses Zwiefalten; Reihnert, Leukotomie bei schwerer Psychopathie. Zu Weißenau (Baden-Württemberg): Källbling, Ergebnisse der Psychochirurgie in 82 Fällen der Heilanstalt Weißenau; Ederle, Erfahrung mit der präfrontalen Leukotomie bei Psychosen; Bippus, Ergebnisse der präfrontalen Leukotomie bei zwölf Fällen der Heilanstalt Weißenau/Württemberg; Ederle, Ein Schizophrener vor und nach der präfrontalen Leukotomie. Zu Bernburg (Sachsen-Anhalt): Ritter, Unsere Erfahrungen mit präfrontaler Leukotomie. Zu Bad Ischl (Oberösterreich): Krüger/Lenz, Psychochirurgie.

41 Vgl. beispielsweise für die Sowjetische Besatzungszone bzw. spätere DDR Hanrath, Anstaltspsychiatrie in Westfalen und Brandenburg, S. 223-227. Auf ähnliche Weise scheinen sich in der Zwischenkriegszeit die »großen somatischen Kuren« verbreitet zu haben. Siehe dazu Schmuhl/Roelcke (Hg.), »Heroische Therapien«.

42 Siehe dazu Kapitel 4.

französischsprachigen Raum weit mehr solcher Berichte erschienen, war hier der Wissenstransfer wohl intensiver.[43] In Frankreich und in der Schweiz fanden auch schon früh persönliche Begegnungen mit ausländischen Experten statt. Deutsche Mediziner bemühten sich zwar ebenfalls um solche Kontakte. Klagen über die mangelnde Erfahrung und die Probleme, sich einen Überblick über den Forschungsstand zu verschaffen, zeigen jedoch, dass man in Deutschland – so ein Schweizer Psychiater – »den großen Hunger nach Kontakt mit der Außenwelt, nach ›frischer Luft‹ und nach fachlicher Information« kaum stillen konnte.[44]

Starke Unterschiede lassen sich bei der Operationstechnik ausmachen. In Frankreich und Belgien wurde neben der präfrontalen Leukotomie eine ganze Reihe weiterer Verfahren angewandt.[45] Besonders beliebt war die Topektomie – eine technisch anspruchsvolle Methode, die der Pariser Neurochirurg Jacques Le Beau eingeführt hatte.[46] In Deutschland, Österreich und der Schweiz wurden fast ausschließlich das Standardverfahren und die transorbitale Lobotomie angewandt. Einzelne Kliniken versuchten zwar, präzisere

43 Während beispielsweise die Versammlungen der Schweizerischen Psychiatrischen Gesellschaft nur zweimal pro Jahr stattfanden, traf sich die Société Médico-Psychologique, abgesehen von einer Sommerpause, jeden Monat. In Frankreich wurden auch Bücher zur Psychochirurgie verfasst. Vgl. Le Beau, Psycho-chirurgie et fonctions mentales; Puech/Guilly/Lairy-Bounes, Introduction à la psychochirurgie; Delay, Méthodes biologiques en clinique psychiatrique, Teil II.

44 Müller, Erinnerungen, S. 370. Zu den Bemühungen deutscher Ärzte, Kontakte mit ausländischen Vertretern der Psychochirurgie zu knüpfen bzw. Informationen über deren Erfahrungen zu beschaffen, siehe Burgerbibliothek Bern, Familienarchiv Müller, 9, Korrespondenz zwischen Max Müller und Kurt Beringer, 11.-14. 3. 1949; Schreiben Caspar Kulenkampffs an Max Müller, 10. 5. 1949.

45 Zu Belgien siehe Missa, Naissance de la psychiatrie biologique, S. 221 f. Obwohl man unterschiedliche Operationstechniken anwandte, ist davon auszugehen, dass auch im französischsprachigen Raum vor allem präfrontale Leukotomien durchgeführt wurden. So berichtete 1950 ein Arzt aus Rennes vor der Société Française de Neurologie, die Psychiater seien mit der präfrontalen Leukotomie zufrieden und zeigten sich anderen Techniken gegenüber wenig aufgeschlossen. Ferey, A propos d'une technique nouvelle, S. 35. Vgl. auch Henschen, Paralipomena zur Leukotomiefrage, S. 1344; Cossa, L'évolution de la thérapeutique neuro-psychiatrique au cours des quarante dernières années, S. 5.

46 Jacques Le Beau lernte die Technik im März 1947 beim amerikanischen Neurochirurgen J. Lawrence Pool in New York kennen, wandte sie danach selbst an und führte andere französische Chirurgen, beispielsweise Pierre Wertheimer, in die Methode ein. Puech/Guilly/Lairy-Bounes, Introduction à la psychochirurgie, S. 83. Wertheimer/Mansuy, Réflexions sur la topectomie préfrontale, S. 866. Le Beau, Sur la résection bilatérale de certaines aires préfrontales, S. 481. Darüber hinaus wandten einzelne Neurochirurgen auch ein Verfahren an, das nicht im Frontallappen, sondern im Thalamus eingriff. Puech/Guilly/Lairy-Bounes, Introduction à la psychochirurgie, S. 122 f. Das Verfahren war auf dem Ersten Internationalen Kongress für Psychochirurgie von 1948 von drei Amerikanern präsentiert worden: Wycis/Freed/Spiegel, Thalamotomy in mental disorders. Zur Topektomie siehe Kapitel 2, S. 78.

Operationsmethoden zu entwickeln, mit einer Ausnahme beschränkten sich aber alle darauf, die bekannten Methoden der Leukotomie zu modifizieren.

Wie viele Patienten insgesamt operiert wurden, lässt sich kaum abschätzen.[47] Aufgrund der Zahlen, die in wissenschaftlichen Beiträgen genannt werden, kommt man für Deutschland und Österreich auf eine Mindestzahl von 500 Operationen, für Frankreich und Belgien auf wesentlich mehr.[48] Niemand weiß allerdings, wie hoch die Zahl der psychochirurgischen Eingriffe ist, über die nie publiziert wurde.[49] So nahm laut einem Psychiater allein schon der Berliner Neurochirurg Werner Böhlke fast 400 Operationen vor.[50] Die Eingriffe, die in zeitgenössischen Fachartikeln zur Sprache kommen, bilden also nur die Spitze eines Eisbergs, dessen Dimensionen noch relativ unklar sind. Dies gilt auch für die Schweiz.

## »Verstopfung«: Schweizer Anstaltspsychiatrie nach dem Zweiten Weltkrieg

Im 19. Jahrhundert wurde in fast allen Kantonen der Schweiz eine staatliche psychiatrische Anstalt eröffnet. Ausnahmen stellten nur sehr große und kleine Kantone dar. So besaß der Kanton Bern um die Mitte des 20. Jahrhunderts

47 Die Feststellung, dass sich aus der Literatur unmöglich auf die Zahl der durchgeführten psychochirurgischen Eingriffe schließen lässt, gilt auch für andere Sprachräume und die Zeit nach 1970. Vgl. Valenstein, History of psychosurgery, S. 511; Adler/Saupe, Psychochirurgie, S. 203 f.

48 In den meisten Artikeln geht es um die ersten Erfahrungen, die in einer Klinik gemacht wurden, umfassende katamnestische Studien aus späteren Jahren gibt es kaum. Eine Ausnahme stellt ein »Erfahrungsbericht« aus der Universitätsnervenklinik München dar, wo zwischen 1949 und 1959 17 Patienten operiert wurden. Die Autorin erklärt die geringe Zahl der Eingriffe zum einen mit »der allgemein in Europa üblichen Zurückhaltung gegenüber psychochirurgischen Eingriffen«, zum anderen mit dem »Charakter einer Universitätsnervenklinik«, die nur in Ausnahmefällen chronisch Kranke behandle. Niebert, Erfolg und Misserfolg der Leukotomie, S. 18.

49 In der 1949 eröffneten Neurochirurgischen Abteilung der Bremer Nervenklinik wurden zwischen 1951 und 1961 mindestens 48 Frauen und Männer einer Leukotomie unterzogen. Die meisten Eingriffe erfolgten 1954 (14 Operationen) und 1955 (17 Operationen). Engelbrecht, Bremer Psychiatriegeschichte 1945-1977, S. 163. Ende 1952 wurde dem Chefarzt des Landeskrankenhauses in Wunstorf (Niedersachsen) ein »Leukotomiegerät nach Dr. Boehlke«, einem Oberarzt an der Psychiatrischen und Nervenklinik der Städtischen Krankenanstalt II in Braunschweig, zugestellt. Diesen Hinweis verdanke ich Christine Wolters, die im Hauptstaatsarchiv Hannover auf Korrespondenz zu dieser Lieferung gestoßen ist. Die beiden Beispiele belegen, dass auch in Deutschland psychochirurgische Eingriffe vorgenommen wurden, ohne darüber zu publizieren.

50 Diese Angabe stammt vom Berliner Psychiater Detlev Cabanis, der offenbar Anfang der 1970er Jahre von Egmont R. Koch zur psychochirurgischen Praxis in Deutschland befragt wurde. Koch, Chirurgie der Seele, S. 21.

drei, die Kantone Zürich und Graubünden je zwei Kliniken. Die Kantone der Innerschweiz, Glarus und Appenzell Innerrhoden brachten ihre Patienten in den Kliniken anderer Kantone unter. Die Größe der 23 staatlichen Anstalten variierte stark: Die meisten Betten besaß die Rheinau im Kanton Zürich, die über 1000 Personen aufnehmen konnte. Alle anderen Anstalten verfügten über 250-1000 Betten, die meisten waren für einige hundert Patienten eingerichtet. Eine Eigenart der Schweizer Psychiatrie war die große Zahl von Privatkliniken, in denen oft auch Patienten lebten, die von der öffentlichen Hand unterstützt wurden. Die meisten Privatkliniken konnten weniger als hundert Patienten aufnehmen, die größeren zählten zwischen 150 und 200 Betten.[51]

Unter den staatlichen Anstalten waren fünf Universitätskliniken, die neben der Behandlung von Patienten auch zu Lehre und Forschung verpflichtet waren: in der Deutschschweiz die Waldau bei Bern, die Friedmatt in Basel und das Burghölzli in Zürich, in der Romandie die Kliniken Bel-Air bei Genf und Cery bei Lausanne. Die Leiter dieser fünf Kliniken waren Professoren und standen – wie alle Chefärzte öffentlicher Anstalten – auch der Verwaltung vor. Im Unterschied zu Deutschland und Österreich gab es zwischen den Universitätskliniken und den übrigen Anstalten keine scharfen Gegensätze. So spielte es kaum eine Rolle, ob klinische Studien an einer Universitätsklinik oder einer anderen Anstalt durchgeführt wurden, und für Assistenzärzte einer Universitätsklinik galt eine Stelle als Direktor oder Oberarzt einer Heil- und Pflegeanstalt nicht als beruflicher Abstieg.[52]

Der föderalistischen Struktur der Eidgenossenschaft entsprechend, war die Anstaltspsychiatrie in der Schweiz kantonal organisiert. Die Entwicklung und Kontrolle der Kliniken lagen in den Händen der kantonalen Gesundheitsdirektionen. Obwohl die Anstaltspsychiatrie auf nationaler Ebene nicht koordiniert wurde, die Kliniken lokale Eigenheiten aufwiesen und es auch zu Meinungsverschiedenheiten kam, »sprach man« in der Schweizer Psychiatrie – so ein Arzt – überall »dieselbe Sprache; Richtungsfehden, wie sie in Deutschland und Österreich an der Tagesordnung waren und Forschung wie Anstaltsführung vielfach lähmten, waren undenkbar«.[53]

Diese »einheitliche Doktrin«[54] beruhte vor allem auf dem Einfluss der Zürcher Psychiatrie, die bis weit ins 20. Jahrhundert hinein wegweisend war. Das

51 Vgl. Ellenberger, La psychiatrie suisse, S. 332-334, 350; Clark, Psychiatry in Switzerland; Bersot, Que fait-on en Suisse pour les malades nerveux et mentaux?, S. 20, 55. StAZH, PUK, Nr. 114, Unterlagen des II. Internationalen Kongresses für Psychiatrie in Zürich, 1957, Anstaltsbesichtigungen.

52 Müller, Erinnerungen, S. 301. Ellenberger, La psychiatrie suisse, S. 344 f.

53 Müller, Erinnerungen, S. 301. Der Schweizer Psychiater Max Müller (1894-1980) äußert sich in seiner Autobiografie recht unverblümt über Standesgenossen und die Psychiatrie seiner Zeit.

54 Ebd. Siehe auch Müller, Neue Wege in der Organisation des psychiatrischen Spitals, S. 53.

Burghölzli war 1870 eröffnet worden und hatte unter Auguste Forel und Eugen Bleuler einen ausgezeichneten, internationalen Ruf erworben. Der Zürcher Lehrstuhl war »der bedeutendste und traditionsreichste der Schweiz«, die Klinik diente über mehrere Generationen hinweg als Kaderschmiede der Schweizer Anstaltspsychiatrie. Fast alle Oberärzte und Klinikdirektoren, die in anderen Kantonen arbeiteten, hatten zumindest einen Teil der Ausbildung am Burghölzli absolviert. Über solche Verbindungen verbreiteten sich Praktiken und Institutionen der Zürcher Psychiatrie in der ganzen Schweiz, etwa die Polikliniken oder die »Gemeinsamen Untersuchungen«, in denen Diagnosen und Therapien besprochen wurden. Zum Einfluss der »Zürcher Schule« trug auch Eugen Bleulers *Lehrbuch der Psychiatrie* maßgebend bei. Es erschien ab 1916 in mehreren Auflagen, wurde nach Bleulers Tod von dessen Sohn Manfred weitergeführt und galt lang als wichtigstes Referenzwerk der Schweizer Psychiatrie.[55]

Das Burghölzli sollte vor allem akute Patienten aufnehmen, die man für heilbar hielt. Die zweite staatliche Anstalt des Kantons Zürich hingegen, die 1867 eröffnete Rheinau, war als ländliche Pflege- und Versorgungsanstalt konzipiert worden. Beide Kliniken hatten allerdings schon kurz nach ihrer Gründung mit Kapazitätsproblemen zu kämpfen, die Nachfrage überstieg das vorhandene Platzangebot bereits in den 1870er Jahren. Da die Rheinau dem Burghölzli nur einen Teil der chronisch Kranken abnehmen konnte, mussten immer mehr »unheilbare« Patienten in Zürich bleiben. Daran änderte sich auch später nichts: In den Jahresberichten der Universitätsklinik wurde bis weit in die zweite Hälfte des 20. Jahrhunderts hinein über fehlende Betten geklagt.[56]

Die anhaltende »Überfüllung« führte nach der Jahrhundertwende in beiden Anstalten zu verschiedenen Aus- und Umbauten. Gleichzeitig wurde damit begonnen, das psychiatrische Versorgungssystem des Kantons Zürich durch nicht psychiatrische, private und außerkantonale Institutionen zu ergänzen. Um 1909 gab es über zwanzig Privatkliniken, die mit den öffentlichen Anstalten rege Patienten austauschten.[57] Bis zum Ende des Zweiten Weltkriegs hatte sich diese Zahl wegen der harten Konkurrenz zwar auf sechs reduziert, die verbliebenen Anstalten, die engen Kontakt mit den staatlichen Kliniken pflegten, besaßen aber insgesamt über 1000 Betten.[58] Darüber hinaus wurden

55 Vgl. Müller, Erinnerungen, S. 23, 43, 301; Bleuler, Geschichte des Burghölzlis, S. 418; Ellenberger, La psychiatrie suisse, S. 322, 325, 327, 332, 337. Zur »Zürcher Schule« siehe Meier/Bernet/Dubach/Germann, Zwang zur Ordnung, S. 63-70.

56 Bleuler, Geschichte des Burghölzlis, S. 384f.; Jahresberichte Burghölzli und Rheinau 1870-1970. Zu diesem und dem folgenden Absatz siehe Meier/Bernet/Dubach/Germann, Zwang zur Ordnung, S. 49-54, 71; Steiner, Anstaltslos, S. 10-12.

57 Vgl. Roth, Geschichte der Krankenanstalten, S. 386-388.

58 74 Jahre privates psychiatrisches Krankenhaus Schlössli Oetwil am See, S. 26. Zu diesen Anstalten gehörten das Schlössli in Oetwil am See und dessen Zweiganstalt

Kantonsbürger seit 1897 immer öfter in außerkantonalen Anstalten platziert. Aufgrund solcher Pflegeverträge waren in den 1930er Jahren immer 350-450 Patienten aus dem Burghölzli in anderen Kantonen untergebracht.[59]

Mit dem Ausbruch des Zweiten Weltkriegs gingen die Aufnahmezahlen in den meisten psychiatrischen Kliniken der Schweiz zurück. Bleuler führte diese Abnahme 1940 unter anderem auf »die aufgeregten Zeiten« zurück, die Angehörigen seien »mit der Einweisung gewisser Fälle zurückhaltender«. Er unterstrich jedoch, dass auf den »Abteilungen für Unruhige« nach wie vor Platzmangel herrsche, weil die Rheinau und andere Anstalten dem Burghölzli immer weniger Plätze für Schwerkranke zur Verfügung stellen könnten.[60] In den folgenden Jahren nahm die Überbelegung dieser Stationen weiter zu, so dass man sich regelmäßig mit »Bodenbetten« behelfen musste (Abb. 8). Die Leiter der beiden kantonalen Kliniken forderten wiederholt eine dritte Anstalt. Im Jahresbericht von 1944 schrieb Bleuler, es sei eine »dringende Aufgabe der Zukunft«, die »jahrzehntealte[] Bettennot für chronische, schwer kranke Patienten« zu beheben, für die der Kanton Zürich bedeutend weniger Plätze bereitstelle als andere Kantone der Schweiz.[61]

In der Rheinau und im Burghölzli war die Überbelegung war zwar besonders hoch, weil im Kanton Zürich pro Kopf deutlich weniger Betten zur Verfügung standen als im schweizerischen Durchschnitt.[62] Trotzdem klagten fast alle psychiatrischen Kliniken in den 1940er Jahren über dieselben Probleme.[63] Anders als früher kämpfte man nun aber nicht mehr gegen eine »allgemeine Überfüllung«; Platzmangel gab es inzwischen nur noch auf den »unruhigen« Stationen.[64] Diese Situation führte – so Bleuler 1948 in einem Brief an den

Bergheim, das Sanatorium Hohenegg, das Sanatorium Kilchberg, die Anstalt Obere Halden sowie die Anstalt für Epileptische in Zürich.

59 StAZH, PUK, Nr. 82, 1942-1950, Schreiben Manfred Bleulers an die Gesundheitsdirektion des Kantons Zürich, 22. 1. 1944.

60 Jahresbericht Burghölzli 1940, S. 8. Die Zahl der Aufnahmen ging im Berichtsjahr von 992 (inkl. Stephansburg 1046) auf 871 (inkl. Stephansburg 992) zurück. Die Zahl der Verpflegungstage sank dagegen nur um 687, d. h. es wurden durchschnittlich pro Tag zwei Patienten weniger behandelt als im Jahr zuvor.

61 Jahresbericht Burghölzli 1944, S. 5. Zur Überbelegung siehe GD Kt. ZH, 12.08.5, Protokolle der Aufsichtskommission der Heil- und Pflegeanstalt Burghölzli; GD Kt. ZH, 13.08.5, Protokolle der Aufsichtskommissionen der Heilanstalt Burghölzli und der Heil- und Pflegeanstalt Rheinau; StAZH, PUK, Nr. 82, 1942-1950. Der letztgenannte Bestand enthält zahlreiche Schreiben, in denen Bleuler die Gesundheitsdirektion auf die akuten Probleme der Anstalt hinweist und sich mit verschiedenen Personen und Institutionen über mögliche Maßnahmen gegen die Überbelegung austauscht.

62 Steiner, Anstaltslos, S. 41 f. Vgl. Bersot, Destins de la psychiatrie suisse, S. 68.

63 Vgl. die Jahresberichte der staatlichen psychiatrischen Kliniken der Schweiz sowie die von der Schweizerischen Gesellschaft für Psychiatrie im Schweizer Archiv für Neurologie und Psychiatrie veröffentlichten Jahresberichte über das schweizerische Irrenwesen.

64 StAZH, PUK, Nr. 82, 1942-1950, Schreiben Manfred Bleulers an die Gesundheitsdirektion des Kantons Zürich, 12. 5. 1942.

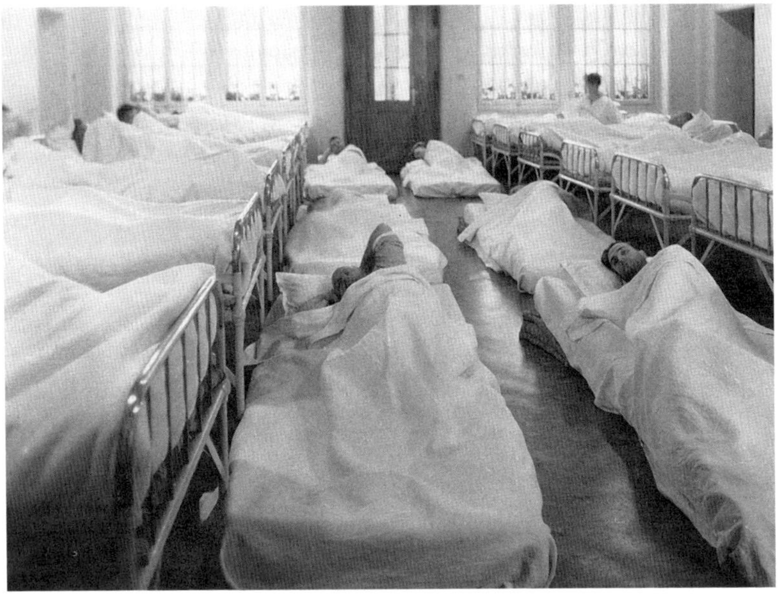

Abb. 8: Abteilung D, die Abteilung für »unruhige Männer«, mit Bodenbetten, undatiert, um 1945

Regierungsrat – zu einer »Verstopfung« der Anstalt durch »chronische Pflegefälle«. Da die »unheilbaren« Patienten langfristig Betten belegten, war die Aufnahme »akute[r], heilbare[r] und besserungsfähige[r]« Kranker blockiert.[65]

In Bleulers Augen wirkte sich die zunehmende »Verstopfung« nicht nur ungünstig auf die Qualität der Pflege und Behandlung aus, sondern beeinträchtigte auch die Ausbildung der Studenten, der Assistenzärzte und des Pflegepersonals.[66] Aus therapeutischer Sicht war die wachsende Zahl »Unheilbarer« ebenfalls ein schlechtes Zeichen. Seit der zweiten Hälfte des 19. Jahrhunderts wurden Patienten in zwei Prognosegruppen aufgeteilt. Die Unterscheidung zwischen »heilbar« und »unheilbar« widerspiegelte das therapeutische Selbstverständnis der Psychiatrie, machte aber gleichzeitig die Grenzen ihres Heilungsanspruchs deutlich.[67] Mit der Einführung der soma-

65 Ebd., Schreiben Manfred Bleulers an die Direktoren des Gesundheits- und des Erziehungswesens des Kantons Zürich, 23. 9. 1948. Jahresbericht Burghölzli 1948, S. 5. Die Metapher der Verstopfung wird auch im Jahresbericht Burghölzli 1945, S. 5, sowie in Bleuler, Geschichte des Burghölzlis, S. 385, verwendet.

66 GD Kt. ZH, 12.08.5, Protokolle der Aufsichtskommission der Heil- und Pflegeanstalt Burghölzli. Bleuler, Geschichte des Burghölzlis, S. 385.

67 Braun, Heilung mit Defekt, S. 13 f. Walter, Fürsorgepflicht und Heilungsanspruch, S. 74.

tischen Kuren wuchs auch die Hoffnung, immer mehr Patienten heilen zu können. Dieser Optimismus hatte jedoch den paradoxen Effekt, dass die Geduld gegenüber Kranken abnahm, bei denen keine Behandlung anschlug.[68] Das Verdikt der »Unheilbarkeit« erschien im Lichte des therapeutischen Fortschritts umso härter.

Hatte es 1936 in der Schweiz noch geheißen, die Überbelegung der psychiatrischen Anstalten lasse nach und werde bald ein Ende nehmen,[69] verstärkten sich also die Klagen über die »Verstopfung« der Kliniken zehn Jahre später wieder. Die große Zahl »unheilbarer« Patienten entwickelte sich nach dem Kriegsende zu einem so schwerwiegenden Problem, dass die Anstaltsdirektoren energisch eine Lösung forderten. Angesichts der düsteren Wirtschaftsprognosen wollten aber weder Behörden noch Politiker in das Gesundheitswesen investieren. Für die Anstaltspsychiatrie hatte diese Strategie gewichtige Folgen. Bereits in der Wirtschaftskrise der Zwischenkriegszeit hatte, wie ein Arzt rückblickend schrieb, eine »extreme Sparpolitik« eingesetzt. »Dann kam der Krieg, der ohnehin jeden Gedanken, baulich etwas zu unternehmen, illusorisch erscheinen ließ. Und auch von 1945 an waren die Behörden noch jahrelang äußerst zurückhaltend in der Bewilligung größerer Kredite, da sie von der Meinung ausgingen, die sofort einsetzende Vollbeschäftigung in der Wirtschaft sei unvermeidlich vorübergehend.«[70] Obwohl die befürchtete Wirtschaftskrise ausblieb, sah man in der Schweiz weiter von Investitionen ab, so dass die öffentliche Infrastruktur nach dem Krieg kaum ausgebaut wurde.[71]

Im Kanton Zürich stieß die Forderung nach einer dritten psychiatrischen Anstalt auf wenig Gegenliebe. Ende 1943 erklärte der zuständige Regierungsrat, man wolle nach Möglichkeit auf einen Neubau verzichten und das Platzproblem durch einen Ausbau der bestehenden Anstalten lösen. Nach zahlreichen Bittschriften der beiden Klinikdirektoren änderte er jedoch 1945 seine Meinung. Im folgenden Jahr beschloss die Regierung, eine dritte Anstalt zu bauen. Das Projekt scheiterte aber 1950 am Widerstand des Parlaments, das dessen Notwendigkeit bezweifelte. Die Mehrheit der Abgeordneten fand, man müsse auch die Kosten des Vorhabens berücksichtigen und prüfen, ob es nicht billiger komme, Patienten in privaten und außerkantonalen Anstalten

68 Vgl. Pressman, Last resort, S. 279 f. Zu den Folgen, die die Einführung der somatischen Kuren nach sich zogen, siehe Kapitel 1, S. 51 f.

69 Bersot, Que fait-on en Suisse pour les malades nerveux et mentaux?, S. 58.

70 Müller, Erinnerungen, S. 419.

71 Für einen Überblick über die Geschichte der Schweiz in der Nachkriegszeit siehe Halbeisen/Müller/Veyrassat (Hg.), Wirtschaftsgeschichte der Schweiz im 20. Jahrhundert; Leimgruber/Lengwiler, Transformationen des Sozialstaats im Zweiten Weltkrieg; Leimgruber/Fischer (Hg.), »Goldene Jahre«; König, Politik und Gesellschaft im 20. Jahrhundert, S. 58-73; Tanner, Die Schweiz in den 1950er Jahren; Gilg/Hablützel, Beschleunigter Wandel und neue Krisen (seit 1945).

unterzubringen statt eine dritte Klinik zu errichten.[72] Ein Jahr später überwies das Parlament eine Motion, die den Regierungsrat dazu verpflichtete, die Vorarbeiten für den Neubau einzustellen. Das Projekt wurde gestoppt;[73] als erste Maßnahme gegen die »Überfüllung« schloss die Regierung mit dem Kanton Graubünden einen Vertrag zur »Übernahme von zürcherischen Geisteskranken« ab.[74]

Dass die Gesundheitsdirektion ausgerechnet mit Graubünden handelseinig wurde, war kein Zufall. Um die Wirtschaft des Kantons stand es nach dem Zweiten Weltkrieg schlecht, nur die Kantone Wallis und Appenzell Innerrhoden wiesen eine noch tiefere Wirtschaftsleistung auf. Die Hotellerie lag danieder, die Landwirtschaft kämpfte mit Schwierigkeiten, Handwerk, Gewerbe und Industrie waren vergleichsweise schwach entwickelt. Zudem war der Kanton stark verschuldet.[75] Da die Defizite der Anstalten Realta und Waldhaus, der beiden psychiatrischen Kliniken Graubündens, seit 1939 Jahr um Jahr stiegen, entschied die Regierung, mehr Patienten aus anderen Kantonen aufzunehmen.[76] Um »durch eine stärkere Besetzung der Anstalt eine Verbesserung des Rechnungsergebnisses herbeizuführen«,[77] schloss man »Pensionsverträge« mit den Kantonen Zürich und Basel-Stadt ab. Als der Vertrag mit Basel auslief, wurde das Angebot für Zürich erhöht. Ende 1952 lebten in der Anstalt Waldhaus über 100 »Burghölzlipatienten« – man hatte den Bettenbestand fast um die Hälfte aufgestockt, ohne zusätzliches Personal einzustellen.[78]

72 Protokoll des Kantonsrats des Kantons Zürich, Nr. 839, 118. Sitzung vom 13. 2. 1950, S. 2174-2180. Zur Kantonsratsdiskussion von 1950/51 siehe Steiner, Anstaltslos, S. 72-100. Gegen das Projekt gab es auch eine lokale Opposition, die sich aus anderen Gründen formierte. Siehe dazu ebd., S. 44-64.

73 Eine dritte kantonale psychiatrische Klinik wurde erst 1979 eröffnet.

74 Nach dem Vertrag mit dem Kanton Graubünden, der bis Ende 1963 lief, wurden weitere Verträge abgeschlossen, so dass die Zahl der »Burghölzlipatienten«, die in Privatkliniken oder in Anstalten anderer Kantone lebten, stetig zunahm. Neue Zürcher Zeitung, Abendausgabe Nr. 1265, 1. 6. 1953. Mitte 1953 gab es fast 500 »auswärtige Burghölzlipatienten«. Zur Zusammenarbeit zwischen dem Burghölzli und den zahlreichen Anstalten, die Patienten aus dem Kanton Zürich übernahmen, siehe StAZH, PUK, Nr. 82, 1942-1950, 1951-1952, 1953-1954.

75 Fritzsche/Romer, Graubünden, S. 332 f., 341-358.

76 StAZH, PUK, Nr. 82, Schreiben Oskar Pfisters, Direktor der Anstalt Realta, an Manfred Bleuler, 22. 8. 1950. Eine Erhöhung der Verpflegungstaxen wurde ausgeschlossen, weil viele Patienten bedürftig waren und ein großer Teil aus Gemeinden stammte, die vom Kanton finanziell unterstützt wurden. Höhere Taxen hätten deshalb für die Gemeinden und den Kanton eine zusätzliche Belastung bedeutet. StAGR, CB III 572/4, Protokoll vom 31. 1. 1950. Zur Armut im Kanton Graubünden vgl. Bollier, Der Bevölkerungswandel.

77 Jahresbericht Waldhaus und Realta 1950, S. 2.

78 Den Kliniken des Kantons Graubünden standen weniger Ressourcen zur Verfügung als anderen Anstalten. In den Sitzungen der Aufsichtskommission betonten beide An-

Solche Verhältnisse kannte man schon länger. 1947 klagte Fred Singeisen, der Direktor des Waldhauses, die Bedingungen auf der »unruhigen« Abteilung der »Frauenseite« seien »katastrophal«. Statt 42 waren damals 53 Patientinnen auf der Station untergebracht, darunter 13 »Burghölzlipatientinnen«. Da auch ein »enorme[r] Mangel an Pflegerinnen« herrschte, sah sich Singeisen »gezwungen«, einige Patientinnen nach Zürich zurückzuverlegen. Das Burghölzli konnte aber die Patientinnen nicht übernehmen, weil keine freien Betten zur Verfügung standen. Aufgrund der beschränkten Ressourcen schien es deshalb nur eine Lösung zu geben: Unter diesen Umständen sehe er – so Singeisen – einzig »den Ausweg, [...] Patienten zur Leukotomie vorzuschlagen«.[79]

Eine »Erleichterung« oder »Entlastung«[80] brachten psychochirurgische Eingriffe zum einen, weil sie die »Verstopfung« verminderten, die auf den »unruhigen« Abteilungen psychiatrischer Anstalten herrschte. Bleuler schrieb im Jahresbericht von 1948, es sei gelungen, »die Aufnahmefähigkeit wenigstens für akute, heilbare und besserungsfähige Kranke [...] wieder herzustellen und über den weitaus größten Teil des Jahres aufrecht zu erhalten«. Zu diesem Erfolg beigetragen habe »die an Bedeutung gewinnende Zusammenarbeit mit der neurochirurgischen Klinik des Kantonsspitals«.[81] Zum anderen ließen sich dank der Leukotomie auch die Ausgaben senken.[82] In den Augen der Ärzte, der Behörden und der Angehörigen zahlten sich psychochirurgische Eingriffe selbst dann aus, wenn die Patienten nach der Operation auf der »unruhigen« Abteilung bleiben mussten, aber leichter zu betreuen waren.

staltsdirektoren wiederholt, dass die Zahl der Patienten, die ein Arzt betreuen müsse, weit höher sei als in anderen Kantonen. Darüber hinaus wurden ab 1946 »Extraleistungen«, worunter auch körperliche Kuren, Leukotomien und Neuroleptika fielen, besonders verrechnet. StAGR, CB III, 572/3, Protokoll vom 14.10.1942, S. 6; 572/4, Protokoll vom 3.10.1946.

79 StAZH, Z 99.230, »Leukotomie«, Korrespondenz zwischen dem Direktor der Heil- und Pflegeanstalt Waldhaus und Manfred Bleuler, 18.-22.9.1947.

80 GD ZH, 12.08.5, Protokoll der Aufsichtskommission der Heil- und Pflegeanstalt Burghölzli, Sitzung vom 28.6.1948, S. 3, und vom 20.6.1949, S. 7f.

81 Jahresbericht Burghölzli 1948, S. 5. Vgl. auch StAZH, PUK, Nr. 82, 1942-1950, Schreiben Manfred Bleulers an die Direktoren des Gesundheits- und des Erziehungswesens des Kantons Zürich, 23.9.1948.

82 Im Unterschied zu Großbritannien und den USA kam dem Argument, Patienten würden dank der Lobotomie wieder erwerbsfähig, in der Schweiz keine große Bedeutung zu. In Ländern, in denen vor allem chronisch Kranke operiert wurden, zielte man bei psychochirurgischen Eingriffen vor allem auf eine »Anstaltsbesserung« ab. Trotzdem findet sich das Argument der Arbeitsfähigkeit auch in Quellen aus Kontinentaleuropa. Siehe zum Beispiel Raz, Psychosurgery, industry and personal responsibility; Pressman, Last resort, S. 209f.; Fulton, Functional localization in the frontal lobes and cerebellum, S. 2, 88f.; Board of Control, Pre-frontal leucotomy in 1000 cases. Zum Zusammenhang von Heilung und Arbeitsfähigkeit siehe Walter, Fürsorgepflicht und Heilungsanspruch, S. 94.

Die Kosten des Eingriffs beliefen sich auf 100 bis 300 Franken[83] – zu jener Zeit ein beachtlicher Aufwand,[84] der sich jedoch, so die Hoffnung, langfristig auszahlte. Weil »im Falle eines Erfolgs die Pflege auf lange Sicht ausserordentlich erleichtert und verbilligt« werde, verrechne man, wie Bleuler der Mutter einer Patientin schrieb, den Eingriff im Burghölzli nicht separat.[85] Und eine andere Klinik gab dem Beistand eines Patienten zu bedenken, dass »mit der Einsparung von Schlaf- und Beruhigungsmitteln zu rechnen« sei, wenn die Leukotomie glücke, die Gemeinde also letztlich weniger zahlen müsse.[86]

»Unheilbare« Patienten stellten eine schwere finanzielle Belastung dar, gerade bei psychischen Störungen, die sich kaum auf die Lebenserwartung auswirkten.[87] Die Psychochirurgie bot die Chance, diese Belastung zu vermindern.[88] Nach dem Krieg hatten sich somatische Behandlungsansätze in der Psychiatrie weitgehend durchgesetzt. Dank ihrer »Schnelligkeit, Bequemlichkeit und Sicherheit« seien sie, so ein englisches Standardwerk, der Psychotherapie bei »schwereren Zuständen [...] deutlich überlegen«.[89] Psychochirurgische Eingriffe ließen sich rasch und mit relativ kleinem Aufwand durchführen, die Chance, dass sich die Operation auch bei »hoffnungslosen Fällen« positiv auswirkte, schien hoch. Warum also nicht versuchen, die große Zahl »unheilbarer« Patienten zu verringern, die weiterhin die psychiatrischen Kliniken »verstopften«?

83 In Zürich kostete der Eingriff etwa 200 bis 300, in Fribourg 150 und in Thusis 100 Franken. Gemäß der Verordnung über die Kostgelder in den kantonalen Heil- und Pflegeanstalten des Kantons Bern von 1962 stellte die Leukotomie eine »besondere ärztliche Leistung« dar, für die die Berner Fürsorge- und Strafvollzugsbehörden der Psychiatrischen Universitätsklinik Waldau 50 Franken vergüten mussten, wenn Patienten operiert wurden, die auf ihre Kosten in der Klinik untergebracht waren. Verordnung über die Kostgelder in den kantonalen Heil- und Pflegeanstalten des Kantons Bern vom 5. 1. 1962, S. 7. Siehe http://retro.seals.ch/digbib/view?pid=gdv-001:1962:-::315.

84 200-300 Franken entsprachen in der Schweiz nach dem Zweiten Weltkrieg etwa einem halben durchschnittlichen Monatsgehalt männlicher Hilfsangestellter. Ritzmann-Blickenstorfer, Historische Statistik der Schweiz, S. 465.

85 StAZH, Z 100, KA-Nr. 32294, Schreiben Manfred Bleulers an die Mutter der Patientin, 11. 3. 1947.

86 Psychiatrische Klinik Realta/Beverin, KA-Nr. 3464, Schreiben des Assistenzarztes an den Beistand des Patienten, 13. 10. 1950.

87 Ziehen, Die Sorge um die Unheilbar-Psychotischen, S. 105. Ziehen bringt seine Feststellung nicht mit finanziellen Überlegungen in Verbindung.

88 Das Argument, dass chronisch Kranke hohe Kosten verursachten, wird auch von Befürwortern der aktuellen Psychochirurgie ins Feld geführt. Vgl. zum Beispiel Feldman/Goodrich, Psychosurgery, S. 647.

89 Sargant/Slater, Die modernen psychiatrischen Behandlungsmethoden, S. 144 f. Die Einführung entwickelte sich zu einem Standardwerk, wurde über drei Jahrzehnte hinweg immer neu aufgelegt und auch ins Deutsche übersetzt. Zu Sargants und Slaters Argumentation siehe Schluss, S. 311 f.

Das Beispiel der Schweiz zeigt allerdings, dass sich der Siegeszug der Leukotomie nicht einfach auf die schwierigen Bedingungen zurückführen lässt, mit denen psychiatrische Anstalten kämpften.[90] Chronisch Kranke, Personal- und Platznot kannte man dort schon lange. In kriegsversehrten Ländern mussten zudem die psychiatrischen Kliniken nach 1945 noch weit größere Probleme bewältigen.[91] Für den Siegeszug der Leukotomie entscheidend war deshalb, dass die Anstaltspsychiatrie ihre Lage nach dem Ende des Zweiten Weltkriegs erneut problematisierte.

## Näherliegende Optionen: Der Weg der Leukotomie durch die Schweiz

Bis Ende 1946 waren im Operationssaal des Burghölzlis drei Patientinnen leukotomiert worden. Da die Zahl der Eingriffe im folgenden Jahr rasch zunahm, entschieden Bleuler und Krayenbühl Mitte 1947, die Eingriffe in der Neurochirurgischen Klinik des Kantonsspitals durchzuführen. Im Juni hielten sie ihr erstes Referat über die Leukotomie, kurz darauf erschienen in der *Schweizerischen Medizinischen Wochenschrift* und der *Irrenpflege* zwei Beiträge zur Psychochirurgie. Anschließend breitete sich die Methode in der Schweiz schnell aus. Noch im selben Jahr ließ auch Max Müller, der Direktor der Anstalt Münsingen, die ersten Operationen durchführen. Danach folgten die Universitätsklinik bei Lausanne, die Anstalt Marsens im Kanton Fribourg und die Psychiatrische Klinik Rosegg in Solothurn (Abb. 9), die von einem ehemaligen Oberarzt des Burghölzlis geleitet wurde.

Die Patienten der Anstalt Münsingen wurden zuerst in Bern operiert. Nach einigen Monaten schlug Müller jedoch dem Chirurgen vor, die Eingriffe in der psychiatrischen Anstalt durchzuführen. Im Juli 1947 beantragte

90 Diese Argumente wurden nicht nur von zeitgenössischen Ärzten und Behörden angeführt, sondern finden sich auch in historischen Studien. Für die USA siehe beispielsweise Pressman, Last resort, S. 148-156; Valenstein, Great and desperate cures, S. 174, 198; für Frankreich siehe Ferdière, Résultats immédiats de la leucotomie préfrontale dans un cas de schizophrénie avec stupeur catatonique, S. 82.

91 Die Situation unterschied sich allerdings von Klinik zu Klinik stark. Zur französischen und zur deutschen Anstaltspsychiatrie nach dem Krieg siehe von Bueltzingsloewen, L'hécatombe des fous, S. 403-407; Engelbrecht, Bremer Psychiatriegeschichte 1945-1977; Hanrath, Zwischen »Euthanasie« und Psychiatriereform. Die deutsche Psychiatrie hatte während des Nationalsozialismus die Ermordung von über 216.000 Geisteskranken unterstützt. Ob die Leukotomie deshalb in Deutschland weniger stark Fuß fasste als in anderen Ländern Kontinentaleuropas, muss beim derzeitigen Stand der Forschung offenbleiben. Engelbrecht, Bremer Psychiatriegeschichte 1945-1977, S. 166, vertritt die These, dass in Deutschland mehr Operationen erfolgten, als bisher vermutet wurde. Zur Frage, wie die nationalsozialistische »Euthanasie« die deutsche Psychochirurgie beeinflusste, siehe Kapitel 4, S. 312 f.

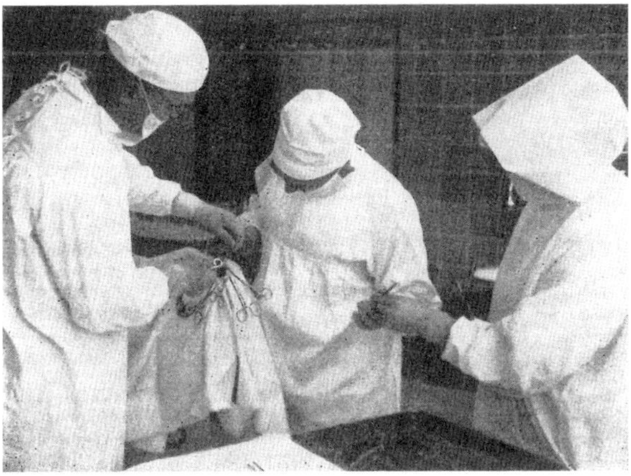

Abb. 9: Leukotomie in Solothurn, um 1949.
Die Abbildung erschien 1950 im Jahresbericht des Kantonalen Fürsorgevereins für Gemütskranke Solothurn.

er einen Kredit, um die notwendigen Geräte zu kaufen. Er schrieb der Regierung, man könne die neue Methode, die »in den angelsächsischen und skandinavischen Ländern bereits in ausgedehntem Masse« verbreitet sei, in Münsingen nur dann weiter anwenden, wenn die Patienten nicht mehr nach Bern gebracht werden müssten. Müller betonte, dass es sich um eine »relativ hohe, aber einmalige Anschaffung« handle, die in kurzer Zeit amortisiert sein werde, weil man die Operationen »wenn möglich noch in ausgedehnterem Masse« fortsetzen wolle.[92]

Der Direktor der Psychiatrischen Anstalt Wil schlug einen anderen Weg ein. Er erkundigte sich im Frühjahr 1947 bei Bleuler, ob es möglich sei, in Zürich auch Patienten aus Wil zu operieren. Im Mai leukotomierte Krayenbühl den ersten Patienten aus dem Kanton St. Gallen. Dem Eingriff wohnten auch zwei Psychiater aus Wil bei, die das Verfahren kennenlernen wollten.[93] In den nächsten Monaten nahm die Zahl der Kliniken, die Patienten zur Leukotomie nach Zürich brachten, rasch zu. Neben Wil begannen 1947 sechs weitere Anstalten – die Rheinau, eine nahegelegene Privatklinik und vier Kliniken aus der Nord-, der Ost- und der Zentralschweiz – in Zürich psychochirurgische Eingriffe durchführen zu lassen.

92 StABE, BB 2.1.71, Nr. 1371/1947, Antrag Max Müllers an die Kantonale Sanitätsdirektion, 25.7.1947. Laut Müller, Erinnerungen, S. 395, hatte der Chirurg, der die Leukotomien vornahm, die Operationstechnik in Stockholm erlernt.

93 StAZH, Z 100, KA-Nr. 41510, Schreiben des ersten Sekundärarztes der Anstalt Wil an Manfred Bleuler, 14.5.1947. Auch andere Psychiater baten Bleuler, dem Eingriff beiwohnen zu dürfen. Siehe beispielsweise ebd., KA-Nr. 32819, Schreiben von Urs M. Strub, Chefarzt des Sanatoriums Kilchberg, an Manfred Bleuler, 8.9.1948.

Erhielt Bleuler eine Anfrage, sprach er sich stets mit Krayenbühl ab und teilte dann den Anstalten den Operationstermin mit. Die Patientinnen kamen in der Regel einen Tag vor dem Eingriff nach Zürich und wurden nach der Operation etwa zwei Wochen im Burghölzli gepflegt. War auf lange Sicht kein Bett frei, nahm Bleuler manchmal nur Leukotomiepatienten auf, wenn die überweisende Klinik in dieser Zeit einen Patienten des Burghölzlis übernahm.[94] Im Herbst 1947 entwarf er einen Vertrag, den jeder Anstaltsleiter unterzeichnen musste, der Patienten zur Leukotomie nach Zürich überwies. Darin wurde vereinbart, dass »die wissenschaftliche Verwertung der Fälle« allen beteiligten Kliniken offen stehe und man sich gegenseitig die Akten zur Verfügung stelle. Darüber hinaus wurde festgehalten, unter welchen Bedingungen das Burghölzli die Patientinnen aufnahm. Neben einer schriftlichen Einwilligungserklärung der Angehörigen musste die überweisende Anstalt garantieren, dass keine »körperlichen Komplikationen« vorlagen und die Patienten zurückgenommen würden, wenn kein Risiko mehr bestehe.[95]

1948 dehnte sich der Radius der psychiatrischen Anstalten, die psychochirurgische Eingriffe durchführten, weiter aus. Fünf neue Kliniken begannen, Patienten zur Leukotomie nach Zürich zu schicken. Darunter war auch die einzige Anstalt, die in der italienischsprachigen Südschweiz lag. Gleichzeitig gingen allerdings zwei Kliniken dazu über, ihre Patienten in einem nähergelegenen Spital zu operieren. Fred Singeisen, der Leiter der Anstalt Waldhaus, vereinbarte im Sommer 1947 neue Operationstermine in Zürich. Ende September informierte er jedoch Bleuler, er habe inzwischen in der Neurochirurgischen Klinik angefragt, ob Krayenbühl bereit wäre, »in der nächsten Zeit nach Chur zu kommen, um eine Anzahl Leukotomien hier auszuführen«. Einen Monat später schrieb er, Krayenbühl sei vor Kurzem nach Chur gereist und habe mit dem Chirurgen des Kantonsspitals zwei Patientinnen operiert. Da die Leukotomien nun vor Ort durchgeführt werden könnten, habe sich der Aufwand erheblich verringert: »Wir sind natürlich sehr froh, dass sich für die Zukunft diese Lösung ergeben hat, durch die sich die umständlichen Hin- und Hertransporte der Patienten nach Zürich erübrigen.«[96]

94 Siehe zum Beispiel StAZH, Z 99.231, »Wissenschaftliches, Dissertationen«, Schreiben Manfred Bleulers an den Direktor der Heil- und Pflegeanstalt St. Urban, 26.8.1947; Z 99.258, »Leukotomie«, Schreiben Manfred Bleulers an den Direktor der Heil- und Pflegeanstalt Herisau, 5.2.1952.

95 StAZH, Z 99.320, »Leukotomie«, Vereinbarung zwischen Manfred Bleuler und den Anstaltsdirektoren, die Patienten ins Burghölzli überwiesen, um sie in der Neurochirurgischen Klinik Zürich leukotomieren zu lassen.

96 StAZH, Z 99.232 »Leukotomien«, Schreiben Fred Singeisens an Manfred Bleuler, 26.9. und 24.10.1947.

Drei Monate nach Krayenbühls Besuch wurde im Kanton Graubünden die erste Patientin der Anstalt Realta operiert.[97] Durchgeführt wurde der Eingriff vom Chirurgen des Regionalspitals Thusis, der die Methode wohl in Chur oder – wie der Chirurg des Kantonsspitals Thurgau[98] – in Zürich erlernt hatte. Die Anstalten Waldhaus, Realta und Münsterlingen waren keine Einzelfälle. Zwischen 1948 und 1950 wurde die Leukotomie in drei weiteren Kliniken eingeführt, die ihre Patienten in einem nahegelegenen Spital operierten. Auf diese Weise drang die Psychochirurgie bis in abgeschiedene Berggebiete vor.

Bleuler und Krayenbühl spielten in diesem Prozess eine wichtige Rolle, weil sie – wie Experten anderer Länder[99] – zwischen globalen, nationalen und regionalen Wissenskulturen und Praktiken vermittelten. Die beiden pflegten Kontakte mit ausländischen Kapazitäten, brachten Forschungsprojekte in Gang, hielten Vorträge und publizierten zur Leukotomie.[100] Da sie auch Patienten anderer Anstalten operierten, entwickelte sich Zürich zu einem Zentrum der Schweizer Psychochirurgie. Bleuler wurde von Laien und Ärzten um Rat gefragt, die sich für das Verfahren interessierten,[101] und Krayenbühl führte Chirurgen aus anderen Kantonen in die Operationstechnik ein.

Hatte man in der Schweiz bis Ende 1946 drei Patientinnen leukotomiert, wurde die Methode also ein Jahr später schon in fünf Kliniken angewandt. Ende 1948 wurden in 19 Kliniken psychochirurgische Eingriffe durchgeführt, zwei Jahre später hatten fast alle psychiatrischen Anstalten das Verfahren übernommen.[102] Immer mehr Kliniken begannen, mit nahe gelegenen Kantons- und Regionalspitälern zusammenzuarbeiten; 1950 wurde an elf Orten der Schweiz operiert. Entsprechend schnell wuchs die Zahl psychochirurgischer Eingriffe. Während 1947 etwa 85 Leukotomien erfolgten, fanden von

97 Psychiatrische Klinik Realta/Beverin, KA-Nr. 9808. Vgl. auch Jahresbericht Spital Thusis 1948, S. 14.

98 Gespräch mit Roland Kuhn, 25.1.2005. Roland Kuhn (1911-2005), war 1939-1971 Oberarzt und stellvertretender Direktor, 1971-1980 Direktor der Psychiatrischen Anstalt Münsterlingen. Zur psychochirurgischen Praxis in Münsterlingen siehe Häberlin, Beitrag zur Indikationsstellung der Leukotomie.

99 Für Frankreich und Deutschland siehe S. 81-84, 88 f. Für Norwegen siehe Tranøy, Lobotomy in Norwegian psychiatry, S. 107 f.

100 Vgl. dazu Kapitel 1, S. 33, 36, 47 f.; Kapitel 8.

101 In den Krankenakten und der Direktionskorrespondenz des Burghölzlis finden sich zahlreiche Anfragen von Kliniken und Privatpersonen, die Manfred Bleuler um Informationen zur Psychochirurgie baten oder ihm einen bestimmten Fall schilderten und fragten, ob er bei diesem Patienten eine Leukotomie empfehlen würde.

102 Vgl. Anhang, S. 318-320. Da Privatkliniken keine Jahresberichte publizierten, gibt es keine Rechenschaftsberichte, die Hinweise auf psychochirurgische Eingriffe enthalten könnten. Im Kanton Zürich ließen drei von sechs Privatanstalten Leukotomien vornehmen.

1948 bis 1951 jährlich 120-190 Eingriffe statt. Ab 1953 sank die Zahl stark, in den 1960er Jahren wurden jährlich noch 2-30 Operationen durchgeführt.[103]

Vergleicht man die einzelnen Kliniken, lassen sich allerdings große Unterschiede feststellen.[104] Die einen Anstalten führten relativ wenig Eingriffe durch, andere weit mehr. Einige Kliniken gaben das Verfahren nach ein paar Jahren wieder auf, manche wandten es während Jahrzehnten an.[105] Dass die Zahl der psychochirurgischen Eingriffe von Anstalt zu Anstalt derart schwanken konnte, zeigt, dass regionale Strukturmerkmale keine Rolle spielten. Ob die Klinik in einem armen oder einem reichen Kanton, an der Peripherie oder in der Nähe einer Universitätsklinik lag, ob sie zum deutschen, zum französischen oder zum italienischen Sprachraum gehörte, wirkte sich nicht auf die Gesamtzahl der Operationen aus, die in einer bestimmten Gegend vorgenommen wurden. Warum sich die psychochirurgische Praxis der einzelnen Anstalten so stark unterschied, lässt sich deshalb nur klären, wenn man den Analysemaßstab verkleinert und die verschiedenen Akteure ins Visier nimmt.[106]

Den Jahresberichten der staatlichen Kliniken zufolge fanden in der Schweiz zwischen 1946 und 1971 über 1200 psychochirurgische Eingriffe statt.[107] Da für mehrere Anstalten lückenhafte oder gar keine Angaben vorliegen, wird

103 Diese Zahlen beruhen auf den Angaben in den Jahresberichten der (halb)staatlichen psychiatrischen und verschiedener chirurgischer Kliniken der Schweiz, in denen Leukotomien durchgeführt wurden. Die Jahresberichte der psychiatrischen Kliniken unterscheiden sich in Umfang und Inhalt stark. Während einige Kliniken recht ausführlich auf die Behandlung der Patienten eingehen und angeben, wie viele somatische Kuren durchgeführt wurden, enthalten andere keine medizinischen Informationen. Im untersuchten Sample wurden zwischen 1953 und 1971 nur noch 32 psychochirurgische Eingriffe, d. h. 10,9 % aller Operationen durchgeführt (Zahl der gültigen Fälle: 293). Siehe dazu Kapitel 9.

104 Die Zahl der Leukotomiefälle mit der Zahl der hospitalisierten Psychiatriepatienten oder der Bevölkerungsgröße eines Landes zu vergleichen, macht meines Erachtens keinen Sinn.

105 Die jährliche Zahl der Eingriffe ging im Laufe der Zeit immer stärker zurück. Den Jahresberichten der psychiatrischen und chirurgischen Kliniken zufolge liegt der Median der Eingriffe im Jahre 1951.

106 Vgl. Kapitel 5.

107 In den untersuchten Kliniken waren 87,7 % der durchgeführten psychochirurgischen Eingriffe bilaterale präfrontale Leukotomien. Daneben finden sich 9 einseitige präfrontale Leukotomien, 5 offene Leukotomien, 5 transorbitale Lobotomien, 5 Leukotomien mit Ultraschall sowie 5 stereotaktische Operationen (Zahl der gültigen Fälle: 292). Die Jahresberichte der Kliniken enthalten kaum Informationen über die Operationstechnik. Aus den zur Verfügung stehenden Hinweisen kann jedoch geschlossen werden, dass – mit Ausnahme von François Ody, der transorbital operierte (siehe Kapitel 6, S. 185) – in der ganzen Schweiz fast ausschließlich präfrontale Leukotomien durchgeführt wurden, wobei man neben der Standardmethode zuweilen auch etwas modifizierte Verfahren anwandte.

die eigentliche Zahl um einiges höher sein.[108] Addiert man jedoch die Zahlen, die sich in wissenschaftlichen Artikeln finden, entsteht der Eindruck, dass in der Schweiz etwa 550 Eingriffe vorgenommen wurden. Eine Auswertung der zeitgenössischen Fachliteratur fördert also für die Schweiz nicht einmal die Hälfte der durchgeführten Operationen zutage. In den anderen deutsch- und französischsprachigen Ländern Europas dürfte der Anteil der Eingriffe, die in Fachorganen nie zur Sprache kamen, noch höher liegen.[109] Um das Ausmaß der psychochirurgischen Praxis abzuschätzen, eignen sich zeitgenössische Fachartikel somit nur bedingt. Höchst ergiebig sind die Beiträge hingegen, wenn man untersuchen will, wie sich Wissenschaftler zu den grundsätzlichen Fragen stellten, die das Behandlungsverfahren aufwarf.

108 In den Jahresberichten der Psychiatrischen Anstalt Waldhaus und des Kantonsspitals Graubünden finden sich beispielsweise meist keine Informationen zur Zahl der durchgeführten Leukotomien. Der Direktor des Waldhauses erwähnte aber 1952 in einem Brief, der Eingriff sei schon bei über 50 Patienten der Anstalt durchgeführt worden. Psychiatrische Klinik Waldhaus, KA-Nr. 7859, Schreiben Gottlob Pflugfelders an die Angehörigen der Patientin, 11.7.1952.

109 Im Unterschied zu den anderen deutsch- und französischsprachigen Ländern Europas führte man in der Schweiz zu Beginn der 1950er und 1960er Jahre katamnestische Studien durch, die wohl einen relativ großen Teil aller durchgeführten Eingriffe berücksichtigten. Der Anteil der Operationen, über die in Fachzeitschriften berichtet wurde, dürfte deshalb in der Schweiz höher liegen als im übrigen deutsch- und französischsprachigen Raum. Risso/Poeck/Creutzfeld, Katamnestische Untersuchungen nach frontaler Leukotomie. Remy, Etude catamnestique d'une serie de lobotomies en Suisse Romande. Stoffel, Zürcher Erfahrungen mit der präfrontalen Leukotomie.

# 4. »Das kleinere Übel«
## Die wissenschaftliche Debatte zur Psychochirurgie

Als die Leukotomie nach dem Zweiten Weltkrieg ihren Siegeszug antrat, meldeten sich immer mehr Fachleute zu Wort. In kurzer Zeit wurden, wie es in einem Forschungsüberblick von 1963 heißt, »unzählige« wissenschaftliche Artikel zur Psychochirurgie publiziert. Bis Anfang der 1950er Jahre stieg die Zahl der Beiträge stark an; dann ging sie allmählich zurück.[1] Gemäß Freeman wurden bis 1959 weltweit zwischen 3000 und 4000 Beiträge veröffentlicht,[2] wovon der größte Teil aus Europa und den USA stammte.

In einigen Punkten herrschte schon Konsens, als die wissenschaftliche Debatte einsetzte. Psychochirurgische Eingriffe konnten, so die überwiegende Mehrheit, psychische Störungen nicht heilen. Sie dämpften Symptome, die auf einer starken »affektiven Spannung« beruhten, veränderten aber die Persönlichkeit und hatten mitunter auch schwere körperliche Folgen. Selbst die eifrigsten Anhänger der Leukotomie räumten ein, die Patienten müssten für den Eingriff »einen Preis zahlen«. In der zweiten Hälfte der 1940er und zu Beginn der 1950er Jahre wurde deshalb vor allem darüber diskutiert, ob dieser »Preis« gerechtfertigt sei. In zahlreichen Studien wurden Operationsresultate präsentiert und abgewogen, ob die negativen Effekte der Leukotomie »das kleinere Übel« seien als die Symptome, die die Patienten vor dem Eingriff gezeigt hatten.[3] In diesen Voten spiegelten sich Deutungsmuster, die wieder auf die Debatte zurückwirkten: nationale Selbst- und Fremdbilder, Vorstellungen von psychischen Störungen, Persönlichkeit und sozialer Anpassung.

1 Heimann, Psychochirurgie, S. 661. Gemäß Rylander, The renaissance of psychosurgery, S. 7, erreichte die Zahl der Publikationen 1951 und 1952, als jährlich fast 300 Artikel erschienen, einen Höhepunkt.

2 Freeman, Psychosurgery, S. 1535.

3 Wie die meisten anderen Therapien habe auch die Psychochirurgie – so ein Arzt, der Ende der 1940er, Anfang der 1950er Jahre an der Universität Zürich studierte – unerwünschte Nebenwirkungen zur Folge. Es gehe in der Medizin stets darum, »das kleinere Übel« zu wählen. Gespräch mit Friedrich M. Pupato, 14. 4. 2005.

## Soziale Anpassung: Erfolgskriterien und Erfolgsraten

Seit der Publikation von *Psychosurgery* galt die »affektive Spannung« als maßgebendes Kriterium, um die Indikation zur Leukotomie zu stellen und die Wirkung der Operation zu beurteilen. In wissenschaftlichen Publikationen wurde ein Eingriff dann als Erfolg bewertet, wenn er die »affektive Spannung« des Patienten löste. So bezeichnete ein französischer Psychiater die »baisse de la tension émotionnelle exagérée« als Hauptergebnis des Eingriffs, und ein deutscher Neurochirurg schrieb, das »wichtigste Resultat der Leukotomie« sei »das völlige und bleibende Verschwinden der affektiven Spannung mit all ihren Folgen«.[4]

Schon Moniz, Freeman und Watts hatten darauf hingewiesen, dass psychochirurgische Eingriffe einen positiven Effekt auf das soziale Verhalten der Patienten hätten.[5] »Affektive Spannung« führte zu Verhaltensweisen, die soziale Spannungen nach sich zogen. Die Operation sollte deshalb eine »Lockerung« oder »Entspannung« des Affekthaushalts auslösen, »asozialem« Verhalten entgegenwirken[6] und so zu einem – wie es je nach Sprachraum hieß – »social adjustment«, einer »Sozialisierung« oder einer »réadaption sociale« führen, die nicht nur den Patienten, sondern auch deren Umfeld zugutekam.[7] Als Egas Moniz 1949 zusammen mit dem Physiologen Walter Rudolf Hess[8] gemeinsam den Nobelpreis für Medizin erhielt, nannte der schwedische Neurochirurg, der die Laudatio hielt, die Leukotomie denn auch »eine der wichtigsten Entdeckungen [...] auf dem Gebiet der psychiatrischen

4 Porot, La leucotomie préfrontale en psychiatrie, S. 139; Köbcke, Psychochirurgie, S. 516.

5 Freeman/Watts, Psychochirurgie, S. 172-184, vor allem S. 174; Moniz, Tentatives opératoires, S. 53 f.

6 Gemäß Barahona-Fernandes, Voraussetzungen und Ergebnisse der Leukotomie, S. 113, verminderte die Leukotomie auch »die affektive Spannung zwischen dem Kranken selbst und der Umgebung«. Zeitgenössische Autoren bezeichneten das Verhalten psychisch Kranker bzw. die Patienten selbst oft als »asozial«. Siehe zum Beispiel, Gesetzesmäßigkeiten im Gemeinschaftsleben schwer Geisteskranker, S. 278; Müller, Prognose und Therapie der Geisteskrankheiten, S. 35; Bleuler, Die psychiatrische Anstalt im Wandel der Anschauungen, S. 15.

7 Siehe beispielsweise Anglade u. a., Une expérience de cinq années de lobotomies à l'hôpital psychiatrique de la Sarthe, S. 421; Müller, Die Klinik der Leukotomie, S. 340; Knight Aldrich, Problems of social adjustment following lobotomy. Zur Bedeutung der Konzepte »maladjustment« und »(social) adjustment« für die US-amerikanische Psychochirurgie siehe Raz, Psychosurgery, industry and personal responsability; Pressman, Last resort, S. 222.

8 Walter Rudolf Hess (1881-1973) war 1917-1951 Professor für Physiologie an der Universität Zürich und erhielt 1949 den Nobelpreis für »seine Entdeckung der funktionellen Organisation des Zwischenhirns als Koordinator der Aktivitäten der inneren Organe«. Zu Hess siehe Kapitel 8, S. 235 f., 259 f.

Therapie«, dank der »eine große Anzahl schwer kranker und leidender Menschen wieder hergestellt und sozial rehabilitiert werden« könne.[9]

Ähnliche Aussagen finden sich in Europa und Amerika über lange Zeit hinweg. So wurden 1950 an einer Versammlung der psychiatrischen Gesellschaft von Straßburg zwei Patienten vorgestellt, die dank der Lobotomie »toute leur valeur sociale, auparavant très amoindrie« zurückgewonnen hätten.[10] In einem Artikel aus Heidelberg, der im selben Jahr erschien, heißt es kurz und prägnant, »die soziale Brauchbarkeit« sei »Ziel und Ruhm der präfrontalen Leukotomie«.[11] Der Zürcher Neurochirurg Hugo Krayenbühl wies noch 1963 auf die Verbindung zwischen »affektiver Spannung« und sozialem Verhalten hin: »In schweren Fällen bringt der psychochirurgische Erfolg nicht Heilung, aber eine wohltuende affektive Entspannung des Zustandsbildes. [...] Dadurch können die früher erregten Kranken wieder sozial werden, die Pflegebedürftigkeit innerhalb der Anstalt wird geringer, die Kranken können in die Fürsorge der Angehörigen entlassen und auch mehr oder weniger wieder erwerbsfähig werden.«[12] In der Psychochirurgie beruhte die Beurteilung des Operationserfolgs also auf »soziale[n] Faktoren«.[13] Entscheidend war, ob die Patienten weniger Pflege benötigten oder die Klinik vielleicht sogar verlassen und wieder arbeiten konnten. Im ersten Fall sprach man von einer »sozialen« oder »Anstaltsbesserung«, im zweiten von einer »sozialen Heilung«.

Der Begriff der »sozialen Heilung«, der seit dem Anfang des 20. Jahrhunderts verwendet wurde, war in der deutsch- und französischsprachigen Psychiatrie eine wichtige Referenzkategorie.[14] Wie der Jahresbericht einer schweizerischen Anstalt zeigt, wurde klar zwischen »sozialen« und »medizinischen Heilungen« unterschieden: Als »medizinisch geheilt« galten Patienten,

9 Olivecrona, Laudatio, S. 124.

10 Hamel u. a., Deux cas de syndrome hypocondriaque grave traités par lobotomie préfrontale.

11 Bräutigam/Czernigewycz, Hirnathropischer Prozess und Leukotomie, S. 93. Obwohl solche Begriffe auch im Nationalsozialismus eine Rolle gespielt hatten, schien deren Verwendung nach dem Krieg offenbar weder in Deutschland noch anderswo problematisch.

12 Krayenbühl, Die neurochirurgischen Behandlungsmöglichkeiten psychischer Störungen, S. 1646.

13 Krayenbühl/Stoll, Chirurgische Eingriffe in der Psychiatrie, S. 820.

14 Im Französischen sprach man von »guérison« oder »récupération sociale«, die man wie im Deutschen von einer bloßen »amélioration sociale« oder »clinique« abgrenzte. Zur Verwendung und Häufigkeit des Begriffs in den Jahresberichten der schweizerischen psychiatrischen Kliniken siehe Meier, »Soziale Heilung« als Ziel psychochirurgischer Eingriffe, S. 416 f. Vgl. auch Meier, Psychochirurgie, S. 247 f.; Germann, Arbeit, Ruhe und Ordnung, S. 298-300. Die amerikanische Psychiatrie wurde in der ersten Hälfte des 20. Jahrhunderts stark durch Adolf Meyers Psychobiologie beeinflusst, die das asoziale Verhalten psychisch Kranker zu einem zentralen Ziel psychiatrischer Therapie erklärte. Siehe dazu Pressman, Last resort, Kapitel 1.

wenn »von den krankhaften zur Einweisung führenden Erscheinungen gar nichts mehr festzustellen« war; von »sozialer Heilung« wurde gesprochen, »wenn die Kranken bei genauer Untersuchung noch gewisse Restsymptome ihrer Krankheit aufw[ie]sen, jedoch arbeitsfähig und angepasst in ihr früheres Milieu zurückkehren« konnten.[15] Bei einer »sozialen Heilung« ging es also um soziale Anpassung. »Sozial geheilte« Patienten waren imstande, sich an die Regeln des gesellschaftlichen Zusammenlebens zu halten.[16]

In wissenschaftlichen Studien diente der Grad der »Sozialisierung« als Maßstab, um die Resultate psychochirurgischer Eingriffe zu beurteilen. Die zahlreich publizierten »Erfolgsstatistiken«[17] waren in Kategorien unterteilt, die von »unverändert« bis zur »sozialen Heilung« reichten. Dabei konnten die Zahl und Bezeichnung der Kategorien zwar variieren,[18] die Erläuterungen zu den Tabellen zeigen aber klar, dass das entscheidende Kriterium, nach dem die Operationsresultate bewertet wurden, stets die soziale Anpassung war.

Ein großer Teil der Wissenschaftler vertrat die Ansicht, dass aus den Statistiken ein deutlicher Trend für die Erfolgschancen psychochirurgischer Eingriffe hervorgehe. Ungefähr je ein Drittel der Operationen führte, so die Faustregel, zu »sozialen Heilungen« und »Anstaltsbesserungen«, der Rest zeigte keinen positiven Effekt. Freeman wies 1959 darauf hin, dass diese Erfolgsrate schon bei Moniz nachzulesen und trotz unterschiedlicher Operationstechniken über zwei Jahrzehnte hinweg konstant geblieben sei.[19] Obwohl sich die eingängige Formel großer Beliebtheit erfreute, konnte man jedoch schon Ende der 1940er Jahre kaum übersehen, dass die Erfolgsquoten einzelner Studien stark voneinander abwichen.

Solche Widersprüche missfielen auch Ärzten, die zu den Befürwortern der Leukotomie zählten. Ihre Kritik zielte zum einen auf methodische Fragen ab. In einem Handbuchartikel etwa heißt es, es sei schwierig, die »überaus zahlreichen Erfolgsstatistiken« zu beurteilen, weil die Diagnosen, Indikationsstellungen und Kriterien, nach denen Erfolg oder Misserfolg bewertet würden, in den verschiedenen Studien nicht übereinstimmten.[20] Andere gingen weiter. Sie vermissten die »Berücksichtigung wesentlicher Faktoren, zum Beispiel der Dauer der Erkrankung und Hospitalisierung, der ursprünglichen

15 Jahresbericht Waldhaus und Realta 1955, S. 11.

16 Im englischen Ausdruck »social adjustment« fielen »soziale Heilung« und soziale Anpassung denn auch zusammen.

17 Siehe zum Beispiel Heimann, Psychochirurgie, S. 691; Häfner, Psychopathologie des Stirnhirns 1939 bis 1955, S. 222; Rorschach, Zürcher Erfahrungen an leukotomierten Schizophrenen, S. 357.

18 Für einen Überblick siehe Adler/Saupe, Psychochirurgie, wo die Ergebnisse vieler quantitativer Studien aufgeführt sind.

19 Freeman, Psychosurgery, S. 1521, 1527. Für einen Überblick über die internationalen Erfolgsraten siehe beispielsweise Condrau, Die präfrontale Leukotomie, S. 783.

20 Heimann, Psychochirurgie, S. 691.

Persönlichkeitsstruktur«, aber auch Vergleiche zwischen »operativ und konservativ behandelte[n] Fälle[n]«.[21] Angesichts dieser Probleme fand ein großer Teil der Autoren, man dürfe den »Erfolgsstatistiken« keinen hohen Wert beimessen. Ein französischer Anhänger der Psychochirurgie kritisierte zwar, dass einzelne Falldarstellungen nicht ausreichten, um die Wirksamkeit der Operation zu beweisen, bezweifelte jedoch auch die Aussagekraft quantitativer Analysen: »En vérité, il ne faut accorder à cette démonstration mathématique qu'un crédit limité.«[22]

Besonders skeptisch reagierten deutsch- und französischsprachige Mediziner auf die Erfolgsquoten, die in angelsächsischen Studien präsentiert wurden. Ein Schweizer Chirurg beispielsweise kommentierte Freemans Berichte über »die amerikanischen Erfahrungen« mit offener Ironie: »›30-50 % der sonst unheilbaren Geisteskranken werden nach der Operation aus der Anstalt entlassen; 20-30 % werden von der unerträglichen Qual, die ihrem gewalttätigen Wesen zugrunde liegt, befreit.‹ Das ist viel, ist ein großes Wort und ein eigentliches ärztliches Erlebnis. Wenn man mit anderen Zahlen vergleicht [...], so gibt es offenbar ›glückliche und weniger glückliche Lobotomisten‹!«[23]

Die deutsch- und französischsprachigen Ärzte kritisierten, dass angelsächsische Studien zu früh durchgeführt würden und deshalb einen großen Teil der Rückfälle nicht berücksichtigten.[24] Darüber hinaus betonten sie, dass die Indikationsstellung in den USA und in England nach weit weniger strengen Kriterien erfolge als in Kontinentaleuropa, wo die Leukotomie nur bei »schwersten Fällen« angewandt werde. Wegen dieser »negative[n] Auslese« könne man hier weniger, aber umso wertvollere Erfolge vorweisen.[25] Die Devise, nur »unheilbare« Patienten zu operieren, wurde mit dem Argument begründet, dass psychochirugische Eingriffe neben den erwünschten eben auch unerwünschte Effekte zur Folge hätten.

21 Von Baeyer, Rezension.

22 Wertheimer, La lobotomie préfrontale, S. 545. Siehe beispielsweise auch Benedetti/Kind/Mielke, Forschungen zur Schizophrenielehre 1951 bis 1955, S. 126; Le Beau, The surgical uncertainties of prefrontal topectomy and leucotomy, S. 480; Marchand u. a., Aperçus sur la psychochirurgie des maladies mentales, S. 533.

23 Henschen, Paralipomena zur Lobotomiefrage, S. 1344.

24 David u. a., Résultats d'une enquête sur 78 interventions de psychochirurgie, S. 45. Bleuler, Lehrbuch der Psychiatrie, S. 146.

25 Siehe zum Beispiel Bischof, Katamnestische Untersuchungen über 86 Leukotomien, S. 250; David u. a., Résultats d'une enquête sur 78 interventions de psychochirurgie, S. 4; Müller, Über die präfrontale Leukotomie, S. 98.

In der Psychochirurgie wurden »soziale Heilungen« oder »Anstaltsbesserungen« immer durch bestimmte »Nebenerscheinungen« – so die zeitgenössischen Begriffe – »erkauft« oder »erzwungen«, die sich trotz aller Forschungsbemühungen nicht vermeiden ließen. Zu den »Schattenseiten der Psychochirurgie«[26] zählten die vergleichsweise hohe Sterberate, die zwischen zwei und fünf Prozent lag,[27] sowie verschiedene körperliche »Komplikationen«, unter denen epileptischen Anfällen das größte Gewicht zugemessen wurde.[28] Die somatischen Nebenwirkungen nahmen in der Debatte zur Psychochirurgie jedoch wenig Raum ein, in erster Linie wurden die psychischen Veränderungen thematisiert, die ein Eingriff zur Folge hatte. In der Psychiatrie galt die Leukotomie als erstes Behandlungsverfahren, das die Persönlichkeit von Patienten »gewaltsam« und dauerhaft veränderte.[29] Dass psychochirurgische Eingriffe einen Wandel der Persönlichkeit zur Folge hatten, wurde in der Regel nicht bestritten; zur Diskussion stand, wie sich die Veränderungen erfassen ließen, welches Ausmaß sie hatten und wie sie zu beurteilen waren.

Im Alltag traten die Persönlichkeitsveränderungen offenbar deutlich zutage. Sie wurden in zahlreichen Studien erörtert, konnten aber durch Tests nur schwer objektiviert und quantifiziert werden.[30] Die experimentellpsychologischen Untersuchungen führten nicht nur zu widersprüchlichen Ergebnissen, sie kamen auch zu anderen Schlüssen als die beschreibende Psychopathologie. Deren Vertreter entwarfen ein »bunte[s], aber im großen und ganzen recht einheitliche[s] Durchschnittsbild vom Leukotomierten«,[31]

26 Röttgen, Der Neurochirurg und sein Arbeitsgebiet, S. 226.

27 Vgl. zum Beispiel Heimann, Psychochirurgie, S. 686; Durand, La leucotomie préfrontale en thérapeutique psychiatrique, S. 413; Zehnder, Psychochirurgie in USA, S. 188. Die in zeitgenössischen Studien publizierten Sterberaten waren bei psychochirurgischen Eingriffen einiges höher als bei anderen somatischen Behandlungsverfahren in der Psychiatrie. Sie weisen im Laufe des Untersuchungszeitraums eine abnehmende Tendenz auf, differieren aber stark, was unter anderem auf die unterschiedlichen Operationstechniken zurückzuführen ist.

28 Die epileptischen Anfälle wurden durch Operationsnarben verursacht. Zu den somatischen Folgen psychochirurgischer Eingriffe siehe beispielsweise Heimann, Psychochirurgie, S. 686-689.

29 Die Leukotomie nahm deshalb eine Sonderstellung unter den psychiatrischen Therapien ein. Vgl. zum Beispiel Benedetti/Kind/Mielke, Forschungen zur Schizophrenielehre 1951 bis 1955, S. 126; Pahmer, Les méthodes de choc, S. 58.

30 Kalinowsky/Hoch, Schockbehandlungen, Psychochirurgie und andere somatische Behandlungsverfahren in der Psychiatrie, S. 233. Bertagna, Modifications psychologiques après des interventions de psycho-chirurgie, S. 34. Hoch, Die Persönlichkeitsveränderungen nach präfrontaler Leukotomie, S. 121. Siehe zu diesem Punkt Pressman, Last resort, S. 387-389.

31 Heimann, Psychochirurgie, S. 703.

betonten jedoch häufig, wie schwierig es sei, die Veränderungen in ein paar Worten zusammenzufassen.[32]

Der vorherrschenden Meinung zufolge beeinträchtigten psychochirurgische Eingriffe die Intelligenz und das Gedächtnis kaum, sie veränderten vor allem die Emotionalität und die »höheren geistigen Funktionen der Synthese, Abstraktion und [...] der schöpferischen Phantasie«.[33] In klinischen Falldarstellungen heißt es oft, psychochirurgische Eingriffe hätten Heiterkeit, Selbstüberschätzung und Gefühlsindifferenz zur Folge und würden den Antrieb, die Initiative sowie die Anteil- und Rücksichtnahme verringern. Offensichtlich, schloss eine Studie nach einer langen Liste von Merkmalen, die das sogenannte »Leukotomiesyndrom« kennzeichneten, werde die Persönlichkeit der Patienten durch den Eingriff »einfacher und primitiver, unkompliziert-geschlossener«.[34]

Neben den Ausdrücken »Primitivisierung«, »Entdifferenzierung« und »Amputation der Persönlichkeit« finden sich in den zeitgenössischen Publikationen auch Wendungen wie »verflachte« Persönlichkeit, »Nivellierung der Persönlichkeit« oder »Senkung des Persönlichkeitsniveaus«[35] – topografische Metaphern, die den Persönlichkeitswandel möglichst anschaulich beschreiben sollten. Andere Fachleute bildeten Analogien. Ein deutscher Psychiater beispielsweise sprach von einer »seelische[n] Wandlung«, die »der aufgeschlossenen, zugewandten Haltung der Kinder, der Alten in der Involution, ja den primitiven Völkern« entspreche.[36] Leukotomierte erinnerten Ärzte also an soziale Gruppen, denen man wenig Persönlichkeit zusprach. Am häufigsten wurden sie mit Kindern verglichen – nicht zuletzt weil man glaubte, die Patienten müssten nach dem Eingriff nochmals »erzogen« werden. Schon Freeman und Watts hatten die Wirkung der Lobotomie als »chirurgisch induzierte Kindheit« bezeichnet.[37] Um einen möglichst großen Erfolg zu erzielen, sollte deshalb nach der Operation eine »psychiatrische Behandlung im Sinne einer Umerziehung und Neubildung der Persönlichkeit« einsetzen.[38]

32 Siehe beispielsweise Bertagna, Modifications psychologiques après des interventions de psycho-chirurgie, S. 29; Hoch, Die Persönlichkeitsveränderungen nach präfrontaler Leukotomie, S. 127.

33 Ebd.

34 Stoll, Leukotomie-Erfahrungen der Psychiatrischen Universitätsklinik Zürich, S. 196.

35 Siehe zum Beispiel Ody, Unter der weißen Lampe, S. 286; von Braunmühl, Über Psychochirurgie, S. 32; Baruk/Trotot/Wolfin, Psychochirurgie et neurochirurgie, S. 196; Müller, Die Klinik der Leukotomie, S. 345; Prick, La leucotomie et ses suites postopératoires, S. 26; Sarrazin, Amputation der Persönlichkeit, S. 3; Michel, Erfahrungen über die Wirksamkeit der Leukotomie bei chronischen Schizophrenen, S. 264.

36 Von Braunmühl, Über Psychochirurgie, S. 32. Involution: Rückbildung.

37 Ewald/Freeman/Watts, Psychosurgery, S. 210: »Prefrontal lobotomy has the effect of a surgically induced childhood.«

38 Katz, Rezension, S. 46. Siehe zum Beispiel auch Puech/Guilly/Lairy-Bounes, Introduction à la psychochirurgie, S. 148 f.; Freeman/Watts, Psychochirurgie, S. 7; Hoch,

Dabei blieb letztlich offen, ob man eine völlig neue Persönlichkeit schaffen wollte oder hoffte, die frühere Persönlichkeit wiederherzustellen und positiv zu beeinflussen.

Persönlichkeitsveränderungen galten in der Debatte zur Psychochirurgie also nicht nur als Nachteil. Auf dem Umschlag von *Psychosurgery* wurde gar Persönlichkeitswandel nach Maß versprochen: »This work reveals how personality can be cut to measure«.[39] In Kontinentaleuropa war man zwar gegenüber solch »hochfliegenden« Absichten kritisch eingestellt.[40] Auch hier betonten einzelne Befürworter der Leukotomie aber, dass eine Persönlichkeitsveränderung an sich nicht negativ zu bewerten, sondern das eigentliche Ziel des Eingriffs sei. So gab ein französischer Neurologe zu bedenken: »Certes, la personnalité du malade est modifiée, mais n'est-ce pas précisément ce que l'on cherche à obtenir: le retour d'une personnalité morbide à une personnalité normale?«[41] Andere führten an, dem Persönlichkeitswandel werde zu viel Gewicht beigemessen, die Veränderungen seien geringer, als viele behaupteten. Zudem stelle sich die Frage des Persönlichkeitswandels nicht nur bei der Leukotomie, die Persönlichkeit verändere sich auch bei anderen psychiatrischen Behandlungsverfahren.[42]

Die meisten Autoren verwendeten den Ausdruck Persönlichkeitsveränderung allerdings nur, um die unerwünschten Effekte psychochirurgischer Eingriffe zu beschreiben. Die schärfsten Gegner des deutschen, englischen und französischen Sprachraums kritisierten, die Lobotomie bringe »Roboter«, »Zombies«, »vegetative Wesen« oder »menschliches Gemüse« hervor, manchmal hieß es gar, Psychochirurgie sei eine »partielle« oder »verfeinerte Form von Euthanasie«.[43] Solch drastische Begriffe sollten deutlich machen, dass

Die präfrontale Leukotomie, S. 195. Zu den Zusammenhängen zwischen Psychochirurgie und Psychotherapie bzw. somatischen und psychotherapeutischen Ansätzen, die sich aus zeitgenössischer Sicht keineswegs gegenseitig ausschlossen, siehe Kapitel 9, S. 271-274, 286 f.

39 Der Satz stammt vom Schutzumschlag der ersten Ausgabe aus dem Jahr 1942. Pressman, Last resort, S. 336.

40 Ziehen, Die Sorge um die Unheilbar-Psychotischen, S. 936 f.

41 Lhermitte, Réflexions sur la lobotomie préfrontale, S. 547. Siehe auch Feuillet, La psycho-chirurgie ouvre une porte de salut, S. 67; Hoch, Die Persönlichkeitsveränderungen nach präfrontaler Leukotomie, S. 120.

42 Talairach, Réflexions anatomo-physiologiques concernant la psychochirurgie, S. 554. Müller, Die Klinik der Leukotomie, S. 343. Durand, La leucotomie préfrontale en thérapeutique psychiatrique (2e note), S. 473. Hoch, Die präfrontale Leukotomie, S. 197.

43 Freeman, Psychosurgery, S. 1526; Bental, Vergleich über den Verlauf von Psychosen bei lobotomierten und nicht lobotomierten Geschwistern, S. 2; Baruk, La psychochirurgie frontale peut-elle se justifier?, S. 419; Editorial Board, Lobotomy, S. 463. Proceedings of the first postgraduate course in psychosurgery, S. 428; Sarrazin, Amputation der Persönlichkeit, S. 3.

operierte Patienten unter starker Apathie, einer »Vergröberung und Verarmung« der Emotionalität[44] und einer grundsätzlichen »Senkung des Persönlichkeitsniveaus« litten. Wegen dieser »Nivellierung« gleiche – wie zwei Anhänger der Psychochirurgie schrieben – das Verhalten eines Leukotomierten mehr demjenigen anderer Operierter als demjenigen, das der Patient früher gezeigt habe.[45]

Obwohl nur selten solch harte Kritik laut wurde, verstand die überwiegende Mehrheit der Ärzte Persönlichkeitsveränderungen als Nachteil. Während die einen auf die Forschung bauten und hofften, dass sich dieses »Opfer« in Zukunft einmal erübrigen werde, hielten es andere für unvermeidbar, weil sie davon ausgingen, dass die therapeutische Wirkung direkt mit dem Persönlichkeitswandel zusammenhing. Welche Position aber auch immer vertreten wurde – körperliche »Komplikationen« und Persönlichkeitsveränderungen galten als Nebeneffekte. Mit der Annahme einer intendierten, therapeutischen war somit die Vorstellung einer »unerwünschten« Wirkung verbunden, die sogar diejenigen, die eine gegenseitige Bedingtheit erwünschter und unerwünschter Wirkungen postulierten, als »Nebenerscheinung« verstanden.[46]

Völlig vage blieb der Begriff der Persönlichkeit – ein Begriff, der aus dem theologischen und philosophischen Kontext stammt und den Begriff Charakter nach dem Zweiten Weltkrieg zunehmend verdrängte.[47] In der wissenschaftlichen Debatte zur Psychochirurgie stritt man über Persönlichkeitsveränderungen, ohne zu klären, was Persönlichkeit bedeutete. An diesem Sachverhalt

44 Dehnen, Psychopathologische Erfahrungen bei ein- und beidseitigen psychochirurgischen Eingriffen, S. 378.

45 Kalinowsky/Hoch, Schockbehandlungen, Psychochirurgie und andere somatische Behandlungsverfahren in der Psychiatrie, S. 231.

46 Anhänger des »qualitativen Prinzips« vertraten die Meinung, dass der Erfolg des Eingriffs vor allem von der Art und vom Ort des Eingriffs abhänge. Je präziser und selektiver die Operation, so ihre Hoffnung, desto geringer die Nebenwirkungen. Für Vertreter des »quantitativen Prinzips« hingen dagegen erwünschte wie unerwünschte Effekte in erster Linie von der Menge der zerstörten Hirnsubstanz ab. Aus ihrer Sicht ließen sich die Nebenwirkungen nicht reduzieren, ohne gleichzeitig die intendierten Effekte zu schmälern. Siehe dazu Kapitel 2, S. 81-83.

47 Der Begriff der Persönlichkeit wurde Ende des 19. Jahrhunderts in die Psychologie eingeführt und vor allem in der psychologischen Persönlichkeitsforschung verwendet. Er verbreitete sich ab der Zwischenkriegszeit auch in andere Bereiche und gewann nach 1945 weiter an Bedeutung. Zur Begriffsgeschichte siehe Ritter/Gründer (Hg.), Historisches Lexikon der Philosophie, Bd. 7, Sp. 345-354. Zur Geschichte des Persönlichkeitskonzepts in der Psychiatrie und der Psychologie siehe Meier, Stufen des Selbst; Lombardo/Foschi, The concept of personality; Pauleikhoff, Das Menschenbild im Wandel der Zeit, S. 178-192. Als bekanntes Beispiel für die psychologische Persönlichkeitsforschung siehe Allport, Persönlichkeit, der im zweiten Kapitel 50 Definitionen des Begriffs Persönlichkeit aus Theologie, Philosophie, Rechtswissenschaft, Soziologie und Psychologie aufführt.

stieß sich kaum jemand;[48] Persönlichkeit war ein Schlüsselbegriff,[49] der sich von selbst zu verstehen schien.[50] Trotz – oder gerade wegen – des unscharfen Begriffs hatten jedoch die Ärzte, die sich zur Leukotomie äußerten, ganz bestimmte Vorstellungen davon, was Persönlichkeit ausmache.

Die meisten Fachleute waren sich einig, dass die »sozialen« Effekte psychochirurgischer Eingriffe schwerer wogen als die Persönlichkeitsveränderungen. In den deutsch- und französischsprachigen Ländern Europas hieß es zudem, ein Wandel der Persönlichkeit falle nicht ins Gewicht, wenn schwer kranke, »unheilbare« Patienten operiert würden, deren Persönlichkeit bereits »abgebaut« oder gar »zerstört« sei. Erstens – so das Argument – lasse sich der präoperative Defektzustand kaum vom Defekt unterscheiden, der durch die Leukotomie gesetzt werde. Zweitens seien sich die operierten Patienten der Persönlichkeitsveränderung gar nicht bewusst. Falls ihr Leben nach dem Eingriff »tatsächlich ärmer« wäre, würden sie diesen Verlust zumindest nicht bemerken.[51] Drittens fielen bei chronisch Kranken selbst die kleinsten Verbesserungen ins Gewicht, weshalb man allfällige Nebenwirkungen vernachlässigen könne.[52]

Der deutsche Psychiater Anton von Braunmühl beispielsweise warf den Gegnern der Leukotomie vor, sie würden die Realität verkennen: »Man vergisst, dass hierzulande wenigstens die für die Leukotomie infrage kommenden Patienten, durch Jahr und Tag geängstigt und von Wahnideen eingenommen ein schreckliches Dasein führen, ja über all das gar nicht mehr verfügen, was die Leukotomiegegner wähnen, ja sich noch vorgaukeln.«[53] Auch Charles Feuillet, Chefarzt des Centre Psychothérapeutique in Nancy, wies Bedenken wegen eventueller Persönlichkeitsveränderungen zurück: »On entend souvent exprimer la crainte de voir la psycho-chirurgie ›altérer la personnalité‹ des malades […]. Mais quoi? On ne peut altérer que ce qui demeure, et dépouiller que qui possède. Il est pour le moins hasardeux de parler

48 Dass der Begriff Persönlichkeit verwendet wurde, ohne ihn zu definieren, wird nur in ein paar wenigen Beiträgen erwähnt. Siehe Wertheimer, Justification et résultats d'une psychochirurgie, S. 350; Hoch, Die Persönlichkeitsveränderungen nach präfrontaler Leukotomie, S. 141; Board of Control, Pre-frontal leucotomy in 1000 cases, S. 19.

49 Hutton, What is meant by personality?, S. 153.

50 Die wenigen Autoren, die sich zum Persönlichkeitsbegriff äußerten, verwiesen auf Definitionen aus Philosophie und Psychologie, integrierten sie aber nicht in ihre Argumentation. Freeman/Watts, Psychochirurgie, S. 55.

51 Condrau, Die präfrontale Leukotomie, S. 141 f.; Hoch, Die präfrontale Leukotomie, S. 197.

52 Siehe zum Beispiel Röttgen, Der Neurochirurg und sein Arbeitsgebiet, S. 226; Cossa, La psycho-chirurgie permet de guérir des malades, S. 39; Tuor-Winkler, Zur Frage der Beeinflussung der Schizophrenie durch die präfrontale Leukotomie nach Moniz, S. 17.

53 Von Braunmühl, Über Psychochirurgie, S. 30.

de la ›personnalité‹ d'un grand malade mental comme de ›quelque chose‹ qui se serait conservé intact, derrière la maladie, […].«[54]

Die beiden Ärzte führten Argumente an, die sich in der wissenschaftlichen Debatte zur Leukotomie oft finden: Zum einen kritisierten die Befürworter der Psychochirurgie, ihre Gegner wüssten nicht, wovon sie sprächen. Sie verbaten sich Stellungnahmen von Kollegen, die nie in der Anstaltspsychiatrie gearbeitet und keinen einzigen Leukotomiepatienten untersucht hätten.[55] Zum anderen fanden sie, man müsse »weltanschauliche Gesichtspunkte« aus dem Spiel lassen, wenn es um die »Therapie schwerster schizophrener Endzustände« gehe, deren »Persönlichkeit und Gemütsleben« zweifellos »zerstört« seien. Solche Patienten seien »ihrer Menschlichkeit dauernd beraubt«, sie besäßen keinen »Rest des gesunden Menschseins« mehr, der durch einen psychochirurgischen Eingriff »vernichtet« werden könnte. Im Gegenteil, die Leukotomie ermögliche »wenigstens einzelnen [dieser Patienten] wieder ein menschlicheres Dasein«.[56] Befürworter der Leukotomie stellten also die gegnerische Kritik auf den Kopf. Psychochirurgische Eingriffe würden – so ihr Argument – die Persönlichkeit von Patienten nicht gewaltsam verändern, weil diese gar keine Persönlichkeit mehr besäßen. Psychisch Kranke hätten daher nach der Operation nicht »weniger«, sondern »mehr« Persönlichkeit.

In der Debatte zur Psychochirurgie war Persönlichkeit also eine konkrete, variable, direkt beeinflussbare Größe, deren Ausmaß und Qualität sich nur durch Experten fassen und beurteilen ließ. Zur Diskussion stand immer die Persönlichkeit des Patienten; die Persönlichkeit des Arztes wurde nie thematisiert. Persönlichkeit umfasste in den Augen medizinischer Fachleute spezifisch menschliche, aber nicht näher definierte Eigenschaften,[57] über die Patienten mit fortschreitender Psychose immer weniger verfügten. Aus dieser Perspektive hatten psychische Störungen Handlungsmacht; sie konnten Persönlichkeit zerstören und Patienten, wie ein französischer Psychiater schrieb, auf ein »sehr tiefes menschliches Niveau« bringen.[58]

Vor allem chronisch Schizophrene galten als ›unmenschliche Menschen‹; als Menschen, die ihre Menschlichkeit verloren hatten.[59] Sie wurden in der

54 Feuillet, La psycho-chirurgie ouvre une porte de salut, S. 67.

55 Vgl. zum Beispiel auch Riechert, Psychochirurgie, S. 194 f.

56 Müller, Die Klinik der Leukotomie, S. 355. Hassler, Über die anatomischen Grundlagen der Leukotomie, S. 361. Trapp, Persönlichkeitsveränderung durch Leukotomie?, S. 392.

57 Die Psychiater Christian Müller und Klaus Ernst, die um 1950 als Assistenzärzte im Burghölzli gearbeitet hatten, vertraten in einem Interview beide die Meinung, der Persönlichkeitsbegriff in der Psychiatrie sei sehr vage und allgemein. Gespräch mit Klaus Ernst, 27. 4. 2005, und Christian Müller, 18. 5. 2005.

58 Feuillet, La psycho-chirurgie ouvre une porte de salut, S. 68. Vgl. auch Barrett, The psychiatric team and the social definition of schizophrenia, S. 143, 147, 149.

59 Ein dänischer Neurochirurg bezeichnete Personen, die unter schweren Psychosen litten, beispielsweise als »Dämonen«. Busch, Psychosurgery, S. 175.

Nachkriegszeit zwar nicht mit Tieren verglichen und insofern diskursiv nicht ganz aus der menschlichen Gemeinschaft ausgeschlossen, standen aber auf einer tieferen Entwicklungsstufe als andere Erwachsene desselben Kulturkreises.[60] In diesem Punkt ähnelten sie Kindern. Im Unterschied zu »Defektzuständen«, die – so die Annahme – auf eine niedrigere Entwicklungsstufe zurückgefallen waren, konnten Kinder ihre Persönlichkeit allerdings noch entfalten.

Wie Individuen durchliefen auch Kulturen verschiedene, hierarchisch gegliederte Persönlichkeitsstadien, erreichten aber nicht alle dasselbe Niveau. Wie und wie weit sich die Persönlichkeit ausbildete, hing von der Anlage und der Umwelt ab, in der ein Mensch lebte. ›Wilde‹ hatten deshalb, so die These, weniger Persönlichkeit als ›Zivilisierte‹, Künstler und Vertreter intellektuell anspruchsvoller Berufe benötigten mehr Persönlichkeit als Hausfrauen oder Handwerker.[61] Eine voll entwickelte Persönlichkeit schließlich besaß nur, wer von den »höhern, wahrhaft menschlichen Geistesfähigkeiten [...] Gebrauch« machte, was – wie einzelne Autoren zu bedenken gaben – wohl lediglich für einen kleinen Teil der Menschheit zutreffe.[62]

Trotz einzelner Bemühungen, zu einem wertfreien Persönlichkeitsbegriff zu kommen,[63] lagen also dem Persönlichkeitskonzept der Medizin und der Psychiatrie bildungsbürgerliche Maßstäbe zugrunde. Es beruhte auf den Kategorien Fortschritt, Logik, Vernunft, Selbstbeherrschung und der Vorstellung, Persönlichkeit müsse in Äußerungen und Verhaltensweisen zum Ausdruck kommen, die andere nachvollziehen könnten. Obwohl im Begriff eine Ganzheit persönlicher Eigenschaften anklang, die einen Menschen zu einem unverwechselbaren Individuum machte, war Persönlichkeit ein hierarchisch aufgebautes Objekt, das bestimmte Merkmale, Grenzen und eine gewisse Dynamik aufwies. Im Unterschied zum Charakter, der vererbt und statisch war, konnte und sollte sich Persönlichkeit in eine bestimmte Richtung entwickeln. Psychische Störungen konnten diese Entwicklung beeinträchtigen und zu einem »Defekt-« oder gar zu einem »Endzustand« führen. Persönlichkeit konnte also erkranken, schwinden und sich auch ganz auflösen; »Regredierte«, die in einer scheinbar unzugänglichen Welt lebten, hatten keine Persönlichkeit mehr.

60 Schizophrene wurden seit dem 19. Jahrhundert mit Kindern und sogenannten Primitiven verglichen. Siehe dazu Heinz/Kluge, Anthropological and evolutionary concepts of mental disorders; Kaufmann, Kunst, Psychiatrie und »schizophrenes Weltgefühl« in der Weimarer Republik, S. 62 f.; Heinz, Anthropologische und evolutionäre Modelle in der Schizophrenieforschung.

61 Vgl. zum Beispiel Sargant/Slater, Physical methods of treatment in psychiatry, S. 1319.

62 Müller, Die Klinik der Leukotomie, S. 345; Hoch, Die präfrontale Leukotomie, S. 197.

63 Schneider, Psychiatrische Vorlesungen für Ärzte, S. 27-31.

## Amerika als Chiffre: Indikationen dies- und jenseits des Atlantiks

Wogen Ärzte in wissenschaftlichen Artikeln Vor- und Nachteile der Leukotomie gegeneinander ab, kamen sie fast immer zu dem Schluss, psychochirurgische Eingriffe seien zu befürworten. Sie unterstrichen jedoch, dass die Methode nur »bei vorsichtiger Indikation ohne Belastung des ärztlichen Gewissens in Betracht« komme.[64] Im deutsch- und französischsprachigen Raum Europas beharrte man auf einer »strengen und begrenzten Indikationsstellung«; vor einer »kritiklosen Anwendung der Methode« war – so der Konsens – »energisch zu warnen«.[65] In Beiträgen, die auf die psychochirurgische Praxis einer Klinik oder eines Landes eingingen, wurde regelmäßig erwähnt, dass die Indikationsstellung mit großer Zurückhaltung erfolge. Gleichzeitig grenzte man sich von der »ungemein weit[en]« Indikationsstellung ab, die in England und Amerika üblich sei.[66] Die Kritik an der psychochirurgischen Praxis der beiden Länder fiel allerdings sehr unterschiedlich aus. Während nämlich England meist im Sammelbegriff der »angelsächsischen Länder« erwähnt wurde, richtete sich ein großer Teil der Vorwürfe nur gegen die USA.

Die Forderung nach einer strengen Indikationsstellung war nicht neu. Schon Moniz hatte betont, der Eingriff müsse bestimmten Gruppen von Patienten vorbehalten bleiben, und in *Psychosurgery* heißt es bereits im Vorwort, dass Lobotomien einer sorgfältigen Indikationsstellung bedürften.[67] In den 1940er Jahren vertraten deshalb fast alle Ärzte die Meinung, psychochirurgische Eingriffe dürften nur unter drei Bedingungen erfolgen: Erstens müsse eine starke »affektive Spannung« vorliegen, zweitens müsse die Störung bereits so lange andauern, dass eine Spontanremission ausgeschlossen werden könne, und drittens müssten alle anderen zur Verfügung stehenden Therapien ausgeschöpft sein.[68]

Im angelsächsischen Raum wurde die Indikationsstellung nach dem Zweiten Weltkrieg allerdings zunehmend erweitert. Freeman hatte sich nach der Publikation von *Psychosurgery* zum Ziel gesetzt, eine einfache Operationstechnik zu entwickeln, die das Ausmaß der Persönlichkeitsveränderungen reduzieren und möglichst breit angewandt werden sollte. 1946 führte er die

64 Stoll, Leukotomie-Erfahrungen der Psychiatrischen Universitätsklinik Zürich, S. 197. Vgl. auch Cossa, L'évolution de la thérapeutique neuro-psychiatrique, S. 5.

65 Siehe zum Beispiel Michel, Erfahrungen über die Wirksamkeit der präfrontalen Leukotomie, S. 278 (Zitat); Cossa, L'évolution de la thérapeutique neuropsychiatrique, S. 5; von Baeyer, Vergleichende Psychopathologie, S. 111; Puech, Psychochirurgie, S. 116.

66 Siehe beispielsweise Ellenberger, La psychiatrie suisse, S. 642; Reiter, Methoden der Psychochirurgie, S. 17 f.; Kauders/Schönbauer, Über präfrontale Leukotomie, S. 606.

67 Freeman/Watts, Psychochirurgie, S. 9 f. Moniz, Tentatives opératoires, S. 218.

68 Siehe beispielsweise Porot, La leucotomie préfrontale en psychiatrie, S. 124.

erste transorbitale Lobotomie durch, vier Jahre später war er völlig von dieser Technik überzeugt und demonstrierte sie im ganzen Land. Nach eigenen Angaben nahmen Freeman und Watts 1936-1948 zusammen 625 Eingriffe vor; bis 1957 operierte Freeman weitere 2400 Patienten. Obwohl sich Neurochirurgen gegen das neue Verfahren aussprachen und weitere, technisch anspruchsvollere, selektivere Methoden entwickelt wurden, waren in den frühen 1950er Jahren etwa ein Drittel der psychochirurgischen Eingriffe, die in den USA durchgeführt wurden, transorbitale Lobotomien.[69]

Zudem propagierte Freeman, die Erfolgsaussichten seien bei jeder Operationstechnik höher, wenn die Krankheit noch nicht weit fortgeschritten sei. Es mache deshalb keinen Sinn, den Eingriff zu lange hinauszuzögern. Seines Erachtens sollten nicht chronisch Kranke operiert werden, sondern Patienten mit schlechter Prognose. 1956 schrieb ein deutscher Psychiater denn auch, in den USA und in England werde relativ bald operiert, »entsprechend der Einsicht und Erfahrung, dass schwere Defektzustände, also schwer chronisch Kranke mit elementarem Abbau seelischer Funktionen auch mittels einer Leukotomie nicht mehr in Ordnung zu bringen« seien.[70]

Im angelsächsischen Raum wurden also nach dem Zweiten Weltkrieg Verfahren entwickelt, die die Persönlichkeitsdefekte psychochirurgischer Eingriffe verringern sollten. Gleichzeitig operierte man nun auch Patienten mit neurotischen Störungen, psychosomatischen Beschwerden und Diagnosen wie Kriminalität oder Alkoholismus; die Frage, wie lange die Störung bereits andauerte, verlor an Gewicht.[71]

In den deutsch- und französischsprachigen Ländern Europas hingegen vertrat die überwiegende Mehrheit der Ärzte auch in den 1950er Jahren noch die Meinung, man dürfe erst operieren, wenn »die Möglichkeiten konservativer Behandlungsmethoden erschöpft« seien.[72] Hier blieb die Leukotomie die »letzte Chance« für chronisch Kranke, die unter schweren psychischen Störungen litten. Präzisere Operationstechniken fanden deshalb wenig Anklang, der weitaus größte Teil der Eingriffe erfolgte weiterhin an Schizophrenen, bei

69 El Hay, The lobotomist, S. 179 f. Pressman, Last resort, S. 337-342. Valenstein, Great and desperate cures, S. 228-239. Zur transorbitalen Lobotomie und weiteren Operationstechniken siehe Kapitel 2, S. 74-78.

70 Von Braunmühl, Über die operative Therapie der Geisteskrankheiten, S. 42. Siehe auch Sargant/Slater, Physical methods of treatment in psychiatry, S. 1318.

71 Flores, Ad[d]ress to the conference, S. 12. Siehe auch Freeman, Psychosurgery, S. 1528-1532; Kalinowsky, Die neueren Entwicklungen in der amerikanischen Psychiatrie, S. 673 f.; Sargant/Slater, Physical methods of treatment in psychiatry, S. 1319; Zehnder, Psychochirurgie in USA, S. 188.

72 Rüsken, Über die Leukotomie, S. 338. Für einen frühzeitigen Eingriff sprachen sich nur wenige deutsch- und französischsprachige Ärzte aus.

denen Persönlichkeitsveränderungen – so das Argument – keine Rolle mehr spielten.[73]

Im deutsch- und französischsprachigen Raum wurden diese Unterschiede zwischen den angelsächsischen und den kontinentaleuropäischen Ländern[74] auf gegensätzliche Wesensmerkmale zurückgeführt. So schrieben 1951 zwei Ärzte aus Wien: »In Amerika ist es leicht, die Leukotomie zu vertreten, die Mentalität des Amerikaners ist grundsätzlich verschieden von der des Europäers.«[75] Mit dieser Bemerkung zielten die beiden Autoren nicht nur auf die US-amerikanische Psychochirurgie ab, die mehr oder weniger unterschwellig kritisiert wird. Sie reproduzierten auch ein weitverbreitetes Amerikabild: das Bild eines Europa kulturell unterlegenen Landes, im dem ökonomischer Nutzen mehr galt als die Integrität der Persönlichkeit.[76]

In Kontinentaleuropa war das Diagnosespektrum der Leukotomiepatienten zwar weniger breit als in den USA, aber auch hier gab es Eingriffe bei Diagnosen wie Psychopathie oder Hypochondrie.[77] Zudem wurden in den staatlichen Anstalten der USA ebenfalls in erster Linie Schizophrene operiert.[78] Deutsch- und französischsprachige Ärzte kritisierten, die transorbitale Lobotomie verleite zu einer »wahllosen Indikationsstellung«;[79] dass sich die Methode in Europa nicht durchsetzte, beweist aber nicht, dass andere Verfahren zurückhaltend angewandt wurden. Ob die Indikationsstellung in Kontinentaleuropa tatsächlich vorsichtiger erfolgte als in den angelsächsischen

73 Heimann, Psychochirurgie, S. 664; Cossa, La psycho-chirurgie permet de guérir des malades, S. 39. Rüsken, Über die Leukotomie, S. 339-341; Porot, La leucotomie préfrontale en psychiatrie, S. 139.

74 Die Unterschiede zwischen dem angelsächsischen und dem kontinentaleuropäischen Raum fanden bisher kaum Beachtung und müssten in qualitativer und quantitativer Hinsicht genauer untersucht werden. In eine solche Analyse sollte man auch Norwegen, Schweden und Dänemark einbeziehen, weil sie zusammen mit den USA und Großbritannien zu den Ländern gezählt werden, in denen die Psychochirurgie am breitesten angewandt wurde. Siehe Kapitel 3, S. 86. Der Medizinhistoriker Klaus Bergdolt vertritt die These, die angelsächsischen Länder seien in der Regel aufgrund ihrer utilitaristischen Tradition großzügiger mit medizinethischen Problemen umgegangen. Bergdolt, Das Gewissen der Medizin, S. 17, 288.

75 Krüger/Lenz, Psychochirurgie, S. 63, 67. Vgl. auch Hühnerfeld, Der Griff in den Geist.

76 Siehe dazu Klautke, Unbegrenzte Möglichkeiten, S. 269-314; Kaelble, Europäer über Europa, vor allem S. 138-183.

77 Hamel u. a., Deux cas de syndrome hypocondriaque grave traités par lobotomie préfrontale. Siehe auch Kapitel 5, S. 145 f.

78 Pressman, Last resort, S. 160 f. Freeman, Psychosurgery, S. 1528; Kalinowsky, Neuere Entwicklungen in der amerikanischen Psychiatrie einschließlich der Psychochirurgie, S. 673 f.

79 Siehe zum Beispiel Müller, Die Klinik der Leukotomie, S. 353 (Zitat); Bertagna, Modifications psychologiques après des interventions de psycho-chirurgie, S. 47.

Ländern, müsste also von Fall zu Fall überprüft werden.[80] Für das Ausmaß der psychochirurgischen Praxis entscheidend waren nämlich weniger die Indikationsrichtlinien als die Art und Weise, wie man diese interpretierte.[81]

Obwohl 1948 der erste internationale Kongress für Psychochirurgie stattfand und Moniz ein Jahr später den Nobelpreis für Medizin und Physiologie erhielt, blieb die Leukotomie ein umstrittenes Verfahren. Die Formel der strengen Indikationsstellung, die im deutsch- und französischsprachigen Raum Europas gebetsmühlenartig wiederholt wurde, sollte allfälligen Gegnern den Wind aus den Segeln nehmen. Gleichzeitig diente die pauschale Kritik an der amerikanischen Lobotomiepraxis dazu, sich von den USA abzugrenzen. Amerika war in der kontinentaleuropäischen Debatte zur Psychochirurgie aber auch der Ort, wo seit Jahren ein zukunftsträchtiges Behandlungsverfahren entwickelt, angewandt und erforscht wurde. Bis zum Zweiten Weltkrieg hatte die europäische, vor allem die deutschsprachige Psychiatrie eine Führungsrolle eingenommen. Die »modernste Arbeits- und Forschungsrichtung« der Psychiatrie, wie die Leukotomie 1947 in einem deutschen Beitrag genannt wurde,[82] führte nun schmerzlich vor Augen, dass die USA inzwischen einen ›Vorsprung‹ erlangt hatten.[83]

Die deutsch- und französischsprachigen Ärzte entwarfen in ihren Artikeln also nicht nur Fremdbilder, sondern klärten auch, ob und auf welche Weise man sich in Europa eine »amerikanische« Methode[84] zu eigen machen sollte.[85] Die Kritik an der »weiten« Indikationsstellung Amerikas diente nicht zuletzt der eigenen Selbstverständigung. Sie war Teil eines Prozesses, in dem die europäische Nachkriegsgesellschaft sich über ihre Lage und den Weg in die Zukunft zu verständigen suchte. Von Amerika zu sprechen hieß deshalb in erster Linie, »genuin europäische Probleme zu analysieren«.[86]

80 Vgl. beispielsweise den ambivalenten Kommentar in einer Sitzung der Société Française de Neurochirurgie de Langue Française: »Duplay vous l'a dit, nous nous montrons très stricts dans les indications. Mais nous en faisons: nous en faisons beaucoup et, dans l'ensemble, nous sommes très heureux de posséder avec la psychochirurgie une arme nettement efficace.« Duplay u. a., Chocs, narcose et leucotomie, S. 535.

81 Siehe Kapitel 5.

82 Von Braunmühl/Lieser, Über die präfrontale Leukotomie, S. 271.

83 Siehe dazu Kapitel 8, S. 234.

84 Der ärztliche Direktor der Schweizerischen Anstalt für Epileptische in Zürich beispielsweise nannte die Leukotomie eine »amerikanische[] Methode«. StAZH, Z 100, KA-Nr. 29872, Schreiben Friedrich Brauns an Manfred Bleuler, 29.8.1947.

85 Siehe zum Beispiel Beringer, Zur Frage der Leukotomie, S. 853. Im deutschsprachigen Raum Europas scheint die Abgrenzung gegenüber den USA deutlicher gewesen zu sein als im französischsprachigen. Vgl. auch die Debatte um die »amerikanische Methode« des »Social Casework« in der Sozialarbeit, die nach dem Zweiten Weltkrieg in Europa breit diskutiert wurde. Siehe Matter, Rezeptionsprozesse und Geschlechterhierarchien; Schnegg/Matter/Sutter, Partnerschaftlichkeit statt Paternalismus?.

86 Tanner/Linke, Einleitung, S. 1 f. (Zitat), 16-19, 30. Zur Geschichte des Deutungsmus-

## Gegner der Psychochirurgie: Dispute in Deutschland, Frankreich und der Schweiz

Eine sorgfältige Indikationsstellung vorausgesetzt, hielt die überwiegende Mehrheit der Ärzte psychochirurgische Eingriffe für legitim. Trotz diesem grenzüberschreitenden Konsens gab es jedoch in allen Ländern Mediziner, die sich kategorisch gegen die Leukotomie aussprachen.[87] Sie stießen bei ihren Standesgenossen häufig auf wenig Gegenliebe, in manchen Ländern kam es gar zu harten Disputen. Die Art und Weise, wie die Kritik geäußert wurde, variierte allerdings ebenso wie die Reaktionen, die danach folgten. Diese Unterschiede lassen sich zum einen darauf zurückführen, dass nach dem Krieg überall etwas andere Bedingungen herrschten, zum anderen wurden die Form und Intensität der Auseinandersetzung vom Status der Kritiker, deren Vorgehen und der Diskussionskultur der jeweiligen *scientific community* beeinflusst.

In Deutschland drehte sich die Kontroverse vor allem um theoretische Fragen, persönliche Erfahrungen mit der Leukotomie spielten kaum eine Rolle. Den Anfang machte Siegfried Haddenbrock, ein junger Psychiater aus Göttingen, der 1949 in der *Medizinischen Klinik* einen »flammenden Protest«[88] gegen die Methode publizierte. Haddenbrock bezeichnete die Psychochirurgie in seinem Beitrag als »Defrontalisation«; ein Ausdruck, der die Anhänger des Verfahrens außerordentlich ärgerte. Er kritisierte, die Leukotomie stelle weder eine kausale noch eine palliative Behandlung dar, »sondern eine Radikaltherapie, die in ihrem […] auf die Persönlichkeit des Kranken gerichteten Umfang in der übrigen Heilkunde« beispiellos sei und auf wissenschaftlicher Ebene nichts »prinzipiell Neues« bringe. Haddenbrock hielt psychochirurgische Eingriffe deshalb auch bei chronisch Schizophrenen für unzulässig. Er gab zu bedenken, dass die Leukotomie den »Rest ihres noch gesunden Menschseins« zerstöre, und verwahrte sich gegen die Ansicht, dass Patienten, die unter schweren psychischen Störungen litten, keine Persönlichkeit mehr hätten.[89]

ters »Amerikanisierung« siehe beispielsweise Gassert, Was meint Amerikanisierung?; Maase, Diagnose Amerikanisierung.

87 In Deutschland bezog vor allem Siegfried Haddenbrock gegen die Psychochirurgie Stellung, in Frankreich Henri Baruk, in Belgien Jacques Ley, in der Schweiz Ferdinand Morel und in Italien Tommaso Senise. Tommaso Senise trug heftige Meinungsverschiedenheiten mit Adamo M. Fiamberti aus, dem Direktor der Neuropsychiatrischen Klinik von Varese, der die später von Freeman übernommene transorbitale Lobotomie entwickelt hatte. Brulhart, Du mal de Saint-Antoine à Belle-Idée, S. 271, Anm. 166. Zur Kritik in den USA siehe Pressman, Last resort, S. 318; Valenstein, Great and desperate cures, S. 182–188; Proceedings of the first postgraduate course in psychosurgery.

88 Müller, Erinnerungen, S. 378.

89 Haddenbrock, Radikaltherapie durch Defrontalisation?, S. 70, 73 (Zitat). Siehe auch

Im Sommer 1949 fand eine Versammlung der südwestdeutschen Psychiater und Neurologen statt, an der auch ein Gast aus der Schweiz teilnahm. Max Müller, Direktor der Psychiatrischen Anstalt Münsingen bei Bern, sollte über die Leukotomie sprechen. Der Vortrag habe – so Müller in seiner Autobiografie – bereits in einer »aufs höchste überhitzte[n] Atmosphäre« stattgefunden; auf der einen Seite Kritiker der Psychochirurgie, die die »Verstümmelung« grundsätzlich verurteilten, auf der anderen Ärzte, »die ebenso fanatisch für diese neue Möglichkeit der Schizophrenietherapie Partei ergriffen«.[90] Müller führt die heftige Debatte auf den Nationalsozialismus und einen spezifisch deutschen Nationalcharakter zurück: »Die gerechtfertigte Ächtung vergangener Untaten drohte bei diesen Leuten in ein entgegengesetztes, affektbeladenes Extrem umzuschlagen, nach deutscher Art untermauert durch ideologische, jedenfalls theoretische Exkurse aller Art. Eine sachliche Diskussion des sicher vorhandenen Problems, wie sie in der übrigen Welt stattfand, z. B. auch in Skandinavien, schien in Deutschland unmöglich zu sein.«[91]

Als wenige Monate später die deutschen Neurochirurgen ihre erste Tagung durchführten, erhielten die »Polemiken« neuen Auftrieb.[92] Dieses Mal trat Walter Freeman als Referent auf. Der Amerikaner stellte in seinem Vortrag die transorbitale Lobotomie vor, gab sich aber zurückhaltend, als man ihn aufforderte, sich zur Indikationsstellung zu äußern. Anschließend ergriff Karl Kleist, Professor für Psychiatrie und Direktor der Nervenklinik in Frankfurt a. M., das Wort. Er stelle »mit Befriedigung« fest – so Kleist –, »dass auch Herr Freeman eine chirurgische Therapie von Psychosen und bei Krankheiten mit ungünstiger Prognose [erst] nach Erschöpfung aller anderen Behandlungsmöglichkeiten für angezeigt« halte. Gerade die deutschen Ärzte hätten nämlich »nach den bitteren, ihrem Ansehen so abträglich gewordenen Erfahrungen mit der übertriebenen Sterilisierung und der sogenannten Euthanasie allen Grund, hier äußerst vorsichtig zu sein […].«[93] Kleist forderte also seine Kollegen auf, besonders stark auf eine strenge Indikationsstellung zu achten, weil die Verbrechen des Nationalsozialismus dem Ruf der deutschen Ärzte schon genug geschadet hätten.

Haddenbrock, Stirnhirn und Persönlichkeit; Haddenbrock, Diskussionsbeitrag; Haddenbrock, Über den Beitrag der Leukotomie-Erfahrungen zur Förderung allgemeinmedizinischer Probleme. Ende der 1950er Jahre räumte Haddenbrock ein, er habe seine kritische Position »etwas korrigieren müssen«. Haddenbrock, Hirn-Seele-Problem und Leib-Seele-Problem, S. 361 f.

90 Müller, Erinnerungen, S. 379.

91 Ebd, S. 378.

92 Ebd., S. 378 f. (Zitat); El Hay, The lobotomist, S. 223 f.; Hill, S. 54, 174. Valenstein, Great and desperate cures, S. 217 f.; Freemans Teilnahme an der Tagung erfolgte auf eine Einladung des Freiburger Neurochirurgen Traugott Riechert. Zu Riechert siehe Kapitel 3, S. 92.

93 Kleist, Aussprache zu W. Freeman, Washington, S. 247 f.

Die verschiedenen Positionen schlugen sich auch in Publikationen nieder. Haddenbrocks grundsätzliche Bedenken stießen allerdings in den Fachorganen auf wenig Zustimmung. Die meisten Autoren sprachen sich gegen eine prinzipielle Ablehnung der Leukotomie aus, betonten aber, dass die Indikation in Deutschland sehr zurückhaltend gestellt werde; operiert würden nur »unheilbare« Patienten, bei denen nichts mehr zu verlieren sei.[94] Einzelne Psychiater kritisierten zwar, man sei »aus dem Extrem der Euthanasie in das andere« gefallen und bringe die Psychochirurgie völlig ungerechtfertigt »in Verruf«. Aber auch sie stellten das Gebot der strengen Indikationsstellung nicht in Frage.[95]

Während Haddenbrock Ende der 1940er Jahre erst am Anfang seiner Karriere stand, war Frankreich mit einem weit prominenteren Gegner der Leukotomie konfrontiert. Henri Baruk, Chefarzt einer bekannten Nervenheilanstalt in Paris, vertrat eine »psychiatrie morale«, die sich auf moralische und philosophisch-religiöse Werte berief. Er sprach sich gegen Insulin- und Schockkuren aus, hatte 1928 ein Buch über die psychischen Folgen bei Tumoren des Frontallappens publiziert[96] und lehrte seit 1946 an der Medizinischen Fakultät der Universität von Paris Neuropsychiatrie.[97] In seinen Beiträgen zur Leukotomie konnte er sich deshalb auch auf eigene klinische Erfahrungen und Experimente an Affen berufen, die er in den 1930er Jahren zusammen mit Pierre Puech durchgeführt hatte.

Baruk wies über Jahre hinweg auf die Gefahren der Psychochirurgie hin. Unermüdlich gab er zu bedenken, dass man viel zu wenig über den Verlauf psychischer Störungen wisse, um eine endgültige Prognose zu stellen: »On ne peut jamais […] porter un jugement définitif sur l'incurabilité.« Bei Psycho-

94 Ewald, Neurologie und Psychiatrie, S. 477. Röttgen, Der Neurochirurg und sein Arbeitsgebiet, S. 220. Köbcke, Probleme der Psychochirurgie, S. 326. Kurt Beringer schrieb 1949, in der deutschen Öffentlichkeit herrsche eine »gewisse allergische Sensibilisierung gegen den Eingriff«. Vult Ziehen erwähnte 1954, dass Psychiater, die Leukotomien durchführten, »wegen Verbrechens gegen die Menschlichkeit bei der Staatsanwaltschaft angezeigt« worden seien. In der wissenschaftlichen Debatte der 1940er und 1950er Jahre finden sich jedoch keine weiteren Hinweise, die auf eine kritische Position der Bevölkerung gegenüber der Leukotomie hindeuten würden. Die öffentliche Meinung zur Psychochirurgie ist in Deutschland wie in den meisten anderen Ländern noch nicht erforscht. Beringer, Zur Frage der Leukotomie, S. 853; Ziehen, Die Sorge um die Unheilbar-Psychotischen, S. 938. Zur Frage, wie die Psychochirurgie in den Medien dargestellt wurde, siehe Kapitel 6, S. 181-195.

95 Ziehen, Die Sorge um die Unheilbar-Psychotischen, S. 938 f. Auch Anton von Braunmühl kritisierte, die deutschen Ärzte hätten »über den Gewaltmethoden einer sogenannten Euthanasie […] augenscheinlich verlernt«, selbständig zu entscheiden, »was gut und böse, was sittlich erlaubt [sei] oder nicht«. Von Braunmühl, Über Psychochirurgie, S. 90.

96 Baruk, Les troubles mentaux dans les tumeurs des lobes frontaux.

97 Zu Baruk siehe Lechat, Centenaire du Professeur Henri Baruk; Baruk, Menschen wie wir.

sen bestehe zwar die Tendenz zu einer Dissoziation der Persönlichkeit. Wie Spontanremissionen zeigten, werde die Persönlichkeit aber nicht zerstört. Zudem sei bei genauer Beobachtung zu erkennen, dass auch psychisch Kranke, die wie tot oder erloschen schienen, eine empfindende Persönlichkeit besäßen. Nach Baruk ließen sich deshalb psychochirurgische Eingriffe auch bei chronisch Schizophrenen nicht verantworten.[98] Die Psychochirurgie sei aus moralischer und wissenschaftlicher Sicht zu verurteilen. Die Probleme, die das Verfahren angeblich löse, würden nicht durch »unheilbare« Patienten verursacht, sondern durch die unbefriedigenden Bedingungen, mit denen die Psychiatrie kämpfe.[99]

Baruks Kritik richtete sich also nicht nur gegen zentrale Argumente, die Befürworter der Leukotomie vorbrachten, sie rüttelte auch an den Grundfesten des psychiatrischen Selbstverständnisses. Seine scharfzüngigen Beiträge stießen in der Fachwelt auf harten Widerstand, hatten aber zur Folge, dass man in Frankreich jahrelang rege über Psychochirurgie debattierte.[100] 1951 fand in der Société Médico-Psychologique sogar ein Anlass statt, der medizinisch-rechtliche Fragen des Verfahrens klären sollte. Auf drei Referate[101] folgte eine Diskussion, in der auch über eine rechtliche Reglementierung gesprochen wurde. Die Mehrheit lehnte zwar Richtlinien ab, weil zurzeit noch alles im Fluss sei, beschloss jedoch, eine Kommission einzuberufen, die sich mit den ethischen Problemen der Psychochirurgie auseinandersetzen und all-

98 Baruk, La Psychochirurgie frontale peut-elle se justifier?, S. 392-394, 419 f. Siehe auch Baruk/Launay, Les méfaits de la psychochirurgie dans la débilité mentale et les troubles caractériels; Baruk, Cette thérapeutique doit disparaître; Baruk, Contribution à l'étude de certaines suites de la psychochirurgie frontale; Baruk, Les problèmes médico-légaux et moraux posés par la psycho-chirurgie; Baruk, La condamnation de la psychochirurgie actuelle. Baruks Stellungnahmen finden sich in den Sitzungsprotokollen der Société Française de Neurologie und der Société Médico-Psychologique, die in der *Revue Neurologique* und den *Annales Médico-Psychologiques* veröffentlicht wurden.

99 Baruk, La condamnation de la psychochirurgie actuelle, S. 424 f.

100 In einer Sitzung der Société Médico-Psychologique wurde Baruks Widerstand gegen die Psychochirurgie beispielsweise als kompromisslos bezeichnet. Baruk weigere sich, die Fakten und Argumente der Befürworter zur Kenntnis zu nehmen, und richte mit seinen Streitschriften, vor allem mit denjenigen, die sich an ein breites Publikum wandten, viel Schaden an. Auch in dieser Diskussion hatte jedoch Baruk das letzte Wort: Er konterte den Vorwurf mit der Bemerkung, die Psychochirurgie werde nicht durch Kritik und wissenschaftliche Debatten in Verruf gebracht, sondern durch Propaganda und Missbrauch. Brousseau, Intervention consécutive à la communication de MM. H. Baruk et J. Le Beau, S. 231 f. Siehe auch Baruk, Menschen wie wir, S. 271 f.

101 Baruk, Les problèmes médico-légaux et moraux posés par la psycho-chirurgie; Daumézon, Le problème général d'intervention sur les malades incapables de donner leur consentement; Abély, Le consentement à l'acte psycho-chirurgical; Abély, Le consentement des malades internés à l'intervention psycho-chirurgicale.

fällige Schlüsse daraus ziehen sollte.[102] Im Sommer 1953 schloss man dann aber ein Stillhalteabkommen. Baruk verpflichtete sich, die Lobotomie unter gewissen Bedingungen zu akzeptieren und nicht mehr für ein generelles Verbot der Psychochirurgie einzutreten. Im Gegenzug dazu entschied man, Richtlinien zur Durchführung psychochirugischer Eingriffe zu formulieren, die jeglichen Missbrauch verhindern sollten.[103]

Im Unterschied zu Frankreich wurde in der *scientific community* der Schweiz kaum über die Leukotomie gestritten. Die Psychochirurgie fand zwar auch hier reges Interesse. Ab 1947 konnte man sich auf Veranstaltungen und in Fachzeitschriften über das Verfahren informieren. Zahlreiche Artikel, Rezensionen, Tagungsberichte und Literaturhinweise machten auf die neue Methode aufmerksam.[104] Die größte Konferenz zur Leukotomie, an der auch Gäste aus dem Ausland teilnahmen, wurde von der Schweizerischen Gesellschaft für Psychiatrie organisiert. Sie fand im Herbst 1949 statt; zu einem Zeitpunkt, als die meisten psychiatrischen Kliniken der Schweiz die Leukotomie bereits eingeführt hatten und die Zahl der Eingriffe stark zunahm.

Die Tagung begann mit zwei »Hauptreferaten«, die auf die »Klinik der Leukotomie« und die »anatomischen, physiologischen und pathologischen Grundlagen« des Verfahrens eingingen.[105] Darauf folgten »Mitteilungen« aus vier Anstalten, in denen psychochirurgische Eingriffe durchgeführt wurden.[106] In der anschließenden »Diskussion« meldeten sich mehrere Ärzte zu

102 Société Médico-Psychologique, Séance consacrée aux problèmes médico-légaux posés par la psycho-chirurgie.

103 Société Française de Neurologie, procès-verbal de la séance du 2.7.1953, S.154. Trotz dieser Vereinbarung kam es offenbar nie zu einer solchen Regelung.

104 Grundlage der ersten schweizerischen Publikation über die Leukotomie bildeten die Referate Manfred Bleulers und Hugo Krayenbühls vor der Zürcher Ärztegesellschaft im Juni 1947. Ab 1948 wurde auch in anderen medizinischen Gesellschaften über die Psychochirurgie informiert. 1951 hielt der deutsche katholische Theologe Georg Trapp im Studienkreis der katholischen Ärzte Zürichs ein Referat über die Leukotomie, und im folgenden Jahr fand in Münsterlingen eine Tagung zu den Themen Leukotomie und Elektroenzephalografie statt, an der auch Ärzte aus Deutschland teilnahmen. In den deutschsprachigen Publikationen wurden vor allem Werke aus dem angelsächsischen Raum rezipiert, die Romandie war eher in die französischsprachige scientific community integriert. Kuhn, Geschichte und Entwicklung der Psychiatrischen Klinik, S.124; Steck, Leucotomie préfrontale. Société Médicale de Genève, Procès-verbal de la séance du 11.3.1948, S.693; Bleuler, Leukotomie, psychiatrische Gesichtspunkte; Krayenbühl, Die Technik der präfrontalen Leukotomie. StAZH, Z 99.254, »Wissenschaftliches, Dissertationen«, Einladung des Studienkreises katholischer Ärzte Zürich an Manfred Bleuler, 20.4.1951.

105 Müller, Die Klinik der Leukotomie; Grünthal, Über die anatomischen, physiologischen und pathologischen Grundlagen der frontalen Leukotomie.

106 Die Berichte stammten aus dem Burghölzli im Kanton Zürich, den Anstalten Waldau und Münsingen im Kanton Bern sowie der Klinik Bel-Air bei Genf.

Wort, die von ihren eigenen Erfahrungen mit der Leukotomie berichteten.[107] Zu kontroversen Stellungnahmen kam es nicht. Während in Frankreich und Deutschland an solchen Anlässen heftig gestritten wurde, herrschte also hier Eintracht. Man war sich einig, dass noch viele Fragen offen seien und die Indikation vorsichtig gestellt werden müsse. Grundsätzliche Bedenken wurden nicht geäußert.[108]

Trotzdem gab es auch in der Schweiz Ärzte, die sich gegen die Psychochirurgie wandten.[109] Als klarer Gegner der Leukotomie galt Ferdinand Morel, der 1947 das Präsidium der Schweizerischen Gesellschaft für Psychiatrie übernahm. Morel war Direktor der Klinik Bel-Air und lehrte an der Universität Genf, beteiligte sich aber im Unterschied zu seinem französischen Kollegen Baruk kaum an der wissenschaftlichen Debatte zur Psychochirurgie.[110] Die vier Beiträge, in denen er gegen die Leukotomie Stellung bezog, wurden in regionalen Fachzeitschriften veröffentlicht, die sich nur an französischsprachige Ärzte wandten. Morel wies vor allem auf die Gefahr des Missbrauchs hin, er sprach sich nicht derart kategorisch gegen das Verfahren aus wie Baruk und Haddenbrock und schlug auch einen weit gemäßigteren Ton an.[111]

Morels Position war in der Fachwelt bekannt, führte aber nicht zu Konflikten. Der Psychiater sorgte zwar dafür, dass in Genf möglichst wenig Leu-

107 Die einzige Ausnahme war ein Votum von Mieczyslaw Minkowski, dem Leiter des Hirnanatomischen Instituts der Universität Zürich, der das Thema in »einen weiteren historischen Rahmen« stellte.

108 Schweizerische Gesellschaft für Psychiatrie, Protokoll der 112. Sitzung vom 19./20.11.1949 in Bern, S. 194-213.

109 In der Schweiz gab es auch Gegner der Psychochirurgie, die nicht öffentlich Stellung bezogen. Die ärztlichen Direktoren des Sanatoriums Kilchberg und der Schweizerischen Anstalt für Epileptische in Zürich kritisierten beispielsweise die Leukotomie in Briefen. StAZH, Z 100, KA-Nr. 47978, Schreiben Urs Strubs an Manfred Bleuler, 4.4.1955; KA-Nr. 29872, Schreiben Friedrich Brauns an Manfred Bleuler, 29.8.1947.

110 Bovier, De l'asile à la cité, S. 49 f.; Benedetti/Kind/Mielke, Forschungen zur Schizophrenielehre 1951 bis 1955, S. 126; Anglade u. a., Une expérience de cinq années de lobotomies à l'hôpital psychiatrique de la Sarthe, S. 427. Dass sich Ferdinand Morel zu einem Gegner der Leukotomie entwickelte, ist insofern bemerkenswert, als er 1936 zusammen mit dem Chirurgen François Ody einen psychochirurgischen Eingriff bei einem jungen schizophrenen Patienten durchgeführt hatte. Siehe dazu Müller, Erinnerungen, S. 170; Morel, A propos du traitement chirurgical de la démence précoce. Zu Ody siehe Kapitel 6, S. 185.

111 Morel kritisierte, die Leukotomie stelle »un geste d'impuissance thérapeutique« dar, sie wirke rein symptomatisch und beeinträchtige auch die Persönlichkeit psychisch Kranker. Diesen Wandel als Besserung zu bezeichnen, hielt er für ebenso problematisch wie die Prämisse, eine palliative Maßnahme komme dem Patienten auf jeden Fall zugute. Morel, La leucotomie ne guérit jamais une schizophrénie; Morel, Que valent les indications psychiatriques de la leucotomie préfrontale?; Morel, Maladie ou anomalie réactionnelle en neuro-psychiatrie, S. 338; Morel, De la méthode en psychiatrie, S. 11. Die beiden früheren Artikel gehen nur am Rand auf die Psychochirurgie ein.

kotomien durchgeführt wurden,[112] sah jedoch davon ab, seine Kollegen vor den Kopf zu stoßen und gegen die Durchführung psychochirurgischer Eingriffe in der Schweiz zu protestieren. Damit hielt er sich an die Gepflogenheiten der kantonal organisierten Anstaltspsychiatrie, der programmatische Auseinandersetzungen fremd waren.[113] Darüber hinaus ließ sich sein Postulat, psychochirurgische Eingriffe möglichst zu vermeiden, auch ohne Weiteres mit dem Argument vereinbaren, dass man in der Schweiz nur »unheilbare« Patienten operiere, bei denen alle anderen Therapien gescheitert seien.

Einer von Morels Beiträgen erschien in *Médecine et Hygiène*, einer Fachzeitschrift aus Genf, die 1952 einer Reihe von Experten Fragen zur Leukotomie stellte.[114] Zehn der zwölf publizierten Voten stammten aus dem französischsprachigen Raum, knapp die Hälfte davon aus der Romandie. Der deutsche und englische Sprachraum wurden durch Freeman und eine Ärztin aus Basel vertreten, die zwei Forschungsüberblicke zur Psychochirurgie publiziert hatte.[115] Die Debatte war also grenzüberschreitend angelegt, wandte sich aber an ein regionales, breiteres Fachpublikum.

112 StAZH, Z 99.259, »Wissenschaftliches, Dissertationen«, Korrespondenz zwischen dem Genfer Neurochirurgen Aloys Werner und Manfred Bleuler, 19.–22.4.1952.

113 StAZH, Z 99.227, »Wissenschaftliches, Dissertationen«, Schreiben Manfred Bleulers an einen Psychiater der Universität von Kalifornien, San Francisco, 7.10.1946. Zur »einheitlichen Doktrin«, die in der schweizerischen Anstaltspsychiatrie herrschte, siehe Kapitel 3, S. 96f.

114 Die Redaktion begründete ihre Initiative mit dem Argument, psychochirurgische Eingriffe würden bisweilen zu schweren Persönlichkeitsveränderungen führen und Psychiater wie Juristen vor schwerwiegende Probleme stellen. Médecine et Hygiène, Nr. 211, 1.2.1952, S. 37.

115 An der Umfrage beteiligten sich folgende Personen: Dr. med. Henri Baruk, Psychiater, Chefarzt der Maison Nationale de Santé de Charenton, Paris; Dr. med. Henri Bersot, Psychiater, Sekretär der Ligue Européenne d'Hygiène Mentale, Le Landeron; PD Dr. med. Jean-David Buffat, Neurochirurg, Lausanne; Dr. med. Paul Cossa, Neurologe, Nizza; Dr. med. Charles Feuillet, Psychiater, Chefarzt des Centre Psychothérapeutique von Nancy; Prof. Dr. med. Walter Freeman, Direktor des Departements für Neurologie und Neurochirurgie an der George Washington University in Washington D.C.; Dr. med. Erna Hoch, Assistenzärztin der Psychiatrischen Universitätsklinik Basel; Prof. Dr. med. Jean Lhermitte, Neurologe und Psychiater, Mitglied der Académie de Médecine von Paris; Prof. Dr. med. Ferdinand Morel, Psychiater, Direktor der Psychiatrischen Universitätsklinik Genf; Prof. Dr. med. François Naville, Direktor des Institut de Médecine Légale in Genf; Dr. med. Maurice Porot, Psychiater, Algier; Dr. med. G. Schneider, Psychiater, stellvertretender Direktor der Psychiatrischen Universitätsklinik Lausanne; Prof. Dr. med. Pierre Wertheimer, Chirurg, und Dr. med. Joseph Angel, Arzt für Innere Medizin, Lyon. Die Antworten von Walter Freeman und Erna Hoch wurden in französischer Übersetzung publiziert. Für zwei Artikel zeichneten je zwei Autoren verantwortlich, insgesamt wurden also zwölf Stellungnahmen von vierzehn Autoren publiziert. Die Experten gingen sehr unterschiedlich mit den Fragen um. Die einen beantworteten jede in ein paar Sätzen, andere legten Schwerpunkte, und ein weiterer Teil äußerte sich nur zu bestimmten Aspekten.

In der Artikelserie[116] kamen Argumente zur Sprache, die man 1952 schon lange kannte. Interessant ist jedoch das Fazit, das die Zeitschrift in einem Kommentar zog. Zunächst wurde ein quantitativer Überblick geboten: Von zwölf Autoren sprächen sich, so die Redaktion, sechs für und zwei – Morel und Baruk – gegen die Leukotomie aus.[117] Ein Drittel unterstütze sie mit gewissen Vorbehalten. Insgesamt sei man demnach dem Verfahren eher günstig gesinnt. Einmütigkeit herrsche bei der Indikationsstellung. Mangels therapeutischer Alternativen sei die Leukotomie zurzeit die einzige Möglichkeit, Patienten, die ein »erbärmliches« Leben führten, »une porte de salut« zu öffnen. Trotz der ungelösten Probleme dürfe die Psychochirurgie deshalb nicht grundsätzlich verworfen werden: »[...], en attendant les progrès de la thérapeutique médicale en psychiatrie, il ne serait pas sage d'opposer un refus doctrinaire systématique à l'application de la leucotomie préfrontale.«[118]

Die Umfrage war im deutsch- und französischsprachigen Raum Europas ein Einzelfall.[119] Sie bot auf wenigen Seiten ein breites Spektrum von Antworten zu kontrovers diskutierten Fragen und erlaubte, die Argumente Freemans, der als fanatischer Anhänger der Lobotomie bezeichnet werden muss, mit den Stellungnahmen überzeugter Gegner zu vergleichen. Diese Unterschiede wurden allerdings im Fazit wieder mehr oder weniger verwischt. Die Redaktion betonte diejenigen Punkte, in denen Konsens herrschte, und schloss mit Argumenten, die Befürworter der Leukotomie seit Jahren vorbrachten.

Neu hingegen war an der Artikelserie, dass sie auch medizinisch-rechtliche Fragen aufgriff. Damit folgte sie einem Trend, der sich zu Beginn der 1950er Jahre im ganzen deutsch- und französischsprachigen Raum abzeichnete. Nachdem sich die Leukotomie in der Medizin durchgesetzt hatte, begannen nun auch andere Disziplinen, sich für die Psychochirurgie zu interessieren.

Dass sich Juristen, Theologen und Philosophen mit dem Verfahren befassten, hing mit Fragen zusammen, die auch unter Ärzten diskutiert wurden. Psychochirurgische Eingriffe galten als Operationen, die – so die zeitgenössischen Begriffe – »intakte« oder »gesunde« Hirnsubstanz zerstörten, obwohl keine unmittelbar lebensbedrohende Situation vorlag. Aus ethischer Sicht stellte sich deshalb die Frage, ob beziehungsweise unter welchen Umstän-

116 Médecine et Hygiène, Nr. 211, 1.2.1952; Nr. 212, 15.2.1952; Nr. 213, 1.3.1952.

117 Prof. Dr. med. François Naville, Direktor des Institut de Médecine Légale in Genf, ging in seinem Artikel ausschließlich auf juristische Aspekte ein, weshalb seine Antwort nicht in diese Evaluation einbezogen wurde.

118 Médecine et Hygiène, Nr. 213, 1.3.1952, S. 100.

119 Mit der Umfrage in *Médecine et Hygiène* verglichen werden kann die Veröffentlichung der Kellogg Lecture, die im Januar 1949 während eines Kurses über Psychochirurgie in Washington D.C. stattfand. An dieser Veranstaltung präsentierten sechs bekannte Ärzte während je sechs Minuten ihre Position zur Psychochirurgie, worauf eine Diskussion folgte. Proceedings of the first postgraduate course in psychosurgery, S. 423-431.

den ein solcher Eingriff vertretbar sei. Darüber hinaus gab es auch rechtliche Aspekte zu klären, wenn man von einer Reglementierung der Indikationsstellung absah.[120]

Am einfachsten fiel die Frage, wer für den Eingriff verantwortlich sei. Die meisten Experten vertraten die Ansicht, dass letztlich nicht der Chirurg, sondern der Psychiater über die Durchführung der Operation entscheide. Die Verantwortung trügen jedoch beide gemeinsam – der Psychiater für die Indikationsstellung, der Chirurg für den Eingriff.[121]

Mehr Kopfzerbrechen bereitete die Frage, ob man Leukotomierte rechtlich zur Verantwortung ziehen könne, wenn sie vor oder nach dem Eingriff gegen das Gesetz verstießen.[122] Fachleute fanden allerdings, das Problem sei weitgehend theoretischer Natur. In der forensischen Praxis müsse man die Frage, wie üblich, von Fall zu Fall beurteilen; je nach Art und Ausmaß »des psychotischen oder operationsbedingten Defektes mit seinen Auswirkungen auf das Rechtsgeschäft oder den Tatbestand«.[123]

Am schwersten wog im Klinikalltag die Frage, wer der Operation zustimmen müsse.[124] Da psychochirurgische Eingriffe meist bei Patienten durchgeführt wurden, die als urteilsunfähig galten, drehte sich die Debatte in erster Linie um das Problem, wer an Stelle des Patienten über die Durchführung des Eingriffs entscheiden solle. Dabei war man sich zwar einig, dass die Angehörigen oder der Vormund heranzuziehen seien. Sprächen sich diese gegen die Operation aus, müsse – so die einen – auf den Eingriff verzichtet werden. Andere hingegen fanden, dass ein Arzt das Recht und die Pflicht haben sollte, das geeignetste Behandlungsverfahren anzuwenden, weil nur er die Kompetenz besitze, eine therapeutische Indikation zu stellen.[125]

120 Eine rechtliche Reglementierung der Indikationsstellung wurde von den meisten Ärzten abgelehnt. Siehe Médecine et Hygiène (Hg.), Pour ou contre la leucotomie préfrontale?; Société Médico-Psychologique, Séance consacrée aux problèmes médico-légaux posés par la psycho-chirurgie; Editorial Board, Lobotomy.

121 Krayenbühl/Stoll, Chirurgische Eingriffe in der Psychiatrie (Psychochirurgie), S. 828; Médecine et Hygiène (Hg.), Pour ou contre la leucotomie préfrontale?

122 Eine wichtige Rolle spielte in dieser Debatte der Aufsehen erregende Fall eines kriminellen Psychopathen. Der Mann war 1948 in Pittsburgh, Pennsylvania auf eigenen Wunsch hin lobotomiert worden, »um ihn von seiner kriminellen Veranlagung zu heilen«. In einem zweiten Gerichtsentscheid wurde dann aber verfügt, dass der Angeklagte seine Strafe trotz Eingriff verbüße müsse. Mayer, Prefrontal lobotomy and the courts, S. 576-582, Zitat: S. 576.

123 Krayenbühl/Stoll, Chirurgische Eingriffe in der Psychiatrie (Psychochirurgie), S. 829.

124 Aus juristischer Sicht kamen bei psychochirurgischen Eingriffen dieselben rechtlichen Grundsätze zur Anwendung wie bei anderen medizinischen Behandlungsverfahren. Nach diesen reichte die medizinische Indikation allein nicht aus; eine Therapie durfte nur dann durchgeführt werden, wenn der Patient in sie einwilligte. Ausnahmen waren lediglich in Notfällen und bei urteilsunfähigen Patienten zulässig.

125 Krayenbühl/Stoll, Chirurgische Eingriffe in der Psychiatrie (Psychochirurgie), S. 828. Naville, Psycho-chirurgie et problèmes juridiques. Abély, Le consentement

Kamen rechtliche Aspekte aufs Ganze gesehen eher am Rand zur Sprache, befassten sich Theologen mit ethischen Fragen, die auch Ärzte für wichtig hielten. Unter Katholiken wurden zwar einige Probleme diskutiert, die für die säkulare Debatte kaum eine Rolle spielten.[126] Daneben gab es jedoch Stellungnahmen, die breite Beachtung fanden.

Großes Gewicht hatte ein Vortrag, den Papst Pius XII. 1952 auf dem Ersten Internationalen Kongress für die Histopathologie des Nervensystems hielt. Pius XII. sprach in dieser Rede über die moralischen Grenzen medizinischer Forschung und Therapie. Dabei vertrat er die Position, dass ein Patient nur Nutznießer, nicht Besitzer seines Körpers und seiner Seele sei und deshalb nicht uneingeschränkt über seinen Körper verfügen dürfe. Er könne zwar im Interesse des Ganzen Teile seines Körpers zerstören oder verstümmeln lassen, wenn es keinen anderen Weg gebe. Solche medizinischen Maßnahmen dürften aber seine »Freiheit, das heißt die menschliche Persönlichkeit« nicht stark und dauerhaft beeinträchtigen, da man ihn sonst zu einem »lebenden Automaten« oder einem Wesen degradiere, das nur auf erworbene Reflexe reagiere. Dieser Vorbehalt betreffe auch den Arzt, der neue Verfahren im »Interesse des Patienten« anwende und erforsche.[127]

Für Wissenschaftler, die sich mit Psychochirurgie befassten, lag auf der Hand, dass Pius XII. in dieser Ansprache auf die Leukotomie anspielte. Sie interpretierten die Stellungnahme als zurückhaltende Zustimmung, räume der Papst doch ein, es sei legitim, einen Teil im Interesse des Ganzen zu »opfern«.[128] Sein Urteil, es widerspreche dem »natürlichen moralischen Gesetz«, aus Menschen »lebende Automaten« zu machen, fand ebenso wenig

à l'acte psycho-chirurgical. Daumézon, Le problème général d'intervention sur les malades incapables de donner leur consentement. Zur Einwilligung in chirurgische Eingriffe allgemein siehe Pfeiffner, Die Einwilligung zu chirurgischen Operationen nach dem schweizerischen Zivilgesetzbuch. Zur Frage, wie man im Klinikalltag mit Stellungnahmen von Angehörigen oder Vormunden der Patienten umging, siehe Kapitel 6, S. 198-202.

126 So wurde beispielsweise die Frage, ob man psychochirurgische Eingriffe bei Schmerzpatienten befürworten dürfe, obwohl Leiden aus christlicher Sicht auch positiv zu werten sei, nur unter theologisch Interessierten diskutiert. Prick, La leucotomie et ses suites post-opératoires, S. 27f. Siehe auch Tesson, Leucotomie et morale; Bertagna, Modifications psychologiques après des interventions de psycho-chirurgie.

127 Papst Pius XII., Les limites morales des méthodes médicales de recherche et de traitement, S. 1. Für das spanische Original der Rede siehe Los límites morales de los métodos médicos, Discurso a los participantes en el I congreso internacional de histopatología del sistema nervioso, Domingo 14 de septiembre de 1952, http://www.vatican.va/holy_father/pius_xii/speeches/1952/documents/hf_p-xii_spe_19520914_istopatologia_sp.html (Download vom 11. 6. 2008).

128 Freeman, Psychosurgery, S. 1526; Krayenbühl/Stoll, Chirurgische Eingriffe in der Psychiatrie (Psychochirurgie), S. 829f.; Klein, La psycho-chirurgie porte-t-elle atteinte à la personnalité et à l'integrité de l'homme?; Trapp, Die Verantwortung der Medizin, S. 226.

Resonanz wie die Mahnung, man dürfe die Rechte des Individuums im Interesse der Gemeinschaft nur so weit einschränken, wie die aufgezeigten moralischen Grenzen berücksichtigt würden.[129]

Bereits vor dieser Rede vertrat man die Meinung, die Leukotomie widerspreche der katholischen Moral nicht, sofern eine strenge Indikationsstellung gewährleistet sei. 1948 antwortete beispielsweise das Diözesanseminar Fribourg auf eine Anfrage des Regierungsrats, psychochirurgische Eingriffe seien aus theologischer Sicht statthaft, wenn sie bei »unheilbar« Kranken durchgeführt würden, bei denen andere Therapien keinen Erfolg gezeigt hätten.[130] Auch in wissenschaftlichen Beiträgen hieß es, die Legitimität eines Eingriffs hänge vom Zustand des Patienten ab.[131]

Nimmt man die Zahl der Publikationen als Nennwert, machten sich katholische Kreise weit mehr Gedanken über die Leukotomie als protestantische und jüdische. Ein Artikel des *Figaro Littéraire* von 1954, in dem ein Rabbi, ein katholischer und ein protestantischer Theologe zur Psychochirurgie Stellung nahmen, zeigt allerdings, dass die Positionen kaum voneinander abwichen. Trotz gewisser Bedenken sprach sich niemand gegen die Leukotomie aus. Man könne und dürfe, so auch die Meinung des Philosophen in der nächsten Ausgabe, den wissenschaftlichen Fortschritt nicht bremsen.[132]

Juristen, Theologen und Philosophen brachten also ein paar neue Fragen und Argumente in die Debatte ein, kritisierten die Psychochirurgie aber nicht grundsätzlich. Die heftigsten Gegner der Leukotomie kamen aus der Psychiatrie. Da sie Ausnahmeerscheinungen blieben, lässt sich von einem breiten

129 Der erste Punkt wurde zwar von einzelnen Autoren erwähnt, aber nicht als grundsätzliche Zurückweisung der Psychochirurgie, sondern als »Wertnorm für die Indikationsstellung der Leukotomie« interpretiert. Krayenbühl/Stoll, Chirurgische Eingriffe in der Psychiatrie (Psychochirurgie), S. 830; Trapp, Die Verantwortung der Medizin, S. 226 (Zitat). Der katholische Neurologe Jean Lhermitte betonte, Papst Pius XII. habe in seiner Rede nur Eingriffe verurteilt, die die Persönlichkeit auf einen »regressiven Automatismus« reduzierten, was bei der Leukotomie nicht der Fall sei. Guth, Trois hommes de science s'interrogent sur les questions morales ou métaphysiques posées par la psycho-chirurgie.

130 Des Weiteren müssten die Angehörigen oder der Vormund des Patienten über die Risiken des Eingriffs informiert werden und in die Operation einwilligen. StAFR, Santé publique, DSPa, 191, Marsens, Leucotomie, Schreiben des Leiters des Diözesanseminars Fribourg an den Regierungsrat des Kantons Fribourg, 26. 8. 1948. Vgl. auch Groner, Zur Frage der »Psychochirurgie«; Ginthör, Die Psychochirurgie und ihre sittliche Bewertung; Schöllgen, Der Einbruch der Technik in den Kern der menschlichen Persönlichkeit, S. 246-249.

131 Tesson, Leucotomie et morale, S. 52. Siehe auch Guth, La leucotomie inquiète-t-elle les théologiens catholiques, protestants et israélites?; Prick, La leucotomie et ses suites post-opératoires, S. 26 f.

132 Guth, La leucotomie inquiète-t-elle les théologiens catholiques, protestants et israélites? Guth, Trois hommes de science s'interrogent sur les questions morales ou métaphysiques posées par la psycho-chirurgie.

wissenschaftlichen Konsens sprechen, der weit über die medizinische Disziplin hinausreichte. Der Standpunkt, psychochirurgische Eingriffe seien bei einer strengen Indikationsstellung durchaus gerechtfertigt, wurde sogar von Theologen akzeptiert. Auch in ihren Augen lag der Ball letztlich beim Psychiater, der entschied, ob die Indikationskriterien erfüllt seien. Oder wie ein belgischer Arzt erklärte, der in einem Referat auf die Position der katholischen Kirche einging: »Le problème reste médical.«[133]

Dass die Indikationsstellung eine »rein medizinische« Angelegenheit war,[134] verstand sich für Ärzte von selbst. Viele kritisierten nicht nur die »populären Darstellungen in der Presse«, sondern distanzierten sich auch von den »zahlreichen außerfachlichen Abhandlungen«, in denen Juristen, Theologen und Philosophen »die komplizierte Materie vereinfacht« darstellten.[135] Die Frage, wer einem psychochirurgischen Eingriff unterzogen werden sollte, galt als äußerst komplex. Da sich die Folgen der Operation im Einzelfall kaum abschätzen ließen,[136] musste die Indikation – so der Konsens – bei jedem Patienten genau abgeklärt werden. Die Entscheidung, für wen eine Leukotomie in Betracht kam, konnte deshalb letztlich erst in der klinischen Praxis fallen.

133 Rouvroy, Le scrupule psycho-chirurgical.
134 Röttgen, Der Neurochirurg und sein Arbeitsgebiet, S. 221.
135 Siehe zum Beispiel Müller, Die Klinik der Leukotomie, S. 338.
136 Siehe beispielsweise Bental, Vergleich über den Verlauf von Psychosen bei lobotomierten und nicht lobotomierten Geschwistern, S. 23; Stampfli, Leukotomieversager bei indizierten Fällen von chronischer Schizophrenie, S. 245; Rondepierre u. a., Réflexions à propos de cinquante interventions de psychochirurgie, S. 479; Marchand u. a., Aperçus sur la psychochirurgie des maladies mentales, S. 531.

# 5. Leukotomiefälle

## Patienten der »unruhigen« Abteilung

Der französische Neurochirurg Pierre Wertheimer, der zahlreiche Beiträge zur Psychochirurgie verfasste, zeichnete 1948 in einem Überblicksartikel ein »tableau de tension émotive«. Darin beschreibt er, wie sich »affektive Spannung« in der klinischen Praxis zeige: »Ils [les états de tension nerveuse] se traduisent par l'irritabilité, la colère, la peur, l'insomnie, du point de vue moteur par l'instabilité, l'agressivité, le besoin de destruction et par un comportement impulsif.«[1] »Affektive Spannung« übersetzte sich allerdings nicht von allein in klinische Symptome. Die Übersetzung nahmen die Ärzte vor, die bestimmte Symptome auf ein Übermaß an »affektiver Spannung« zurückführten.[2]

»Affektive Spannung« galt zwar in Publikationen als wichtigstes Kriterium für die Indikation eines psychochirurgischen Eingriffs,[3] spielte aber im Klinikalltag kaum eine Rolle.[4] Stattdessen war dort von »Spannung«, »Spannungszuständen«, »Gespanntheit« oder »Geladenheit« die Rede. Spannung war in der psychiatrischen Praxis ein Schlüsselbegriff, der unmittelbar Folgen hatte. »Gespannte« Patienten wirkten belastend, sie führten zu angespannten Situationen, weil befürchtet wurde, dass sich die Spannung jederzeit »entladen« könnte. Die Ärzte und das Pflegepersonal versuchten deshalb, solchen »Entladungen« entgegenzuwirken, und fassten zu diesem Zweck manchmal auch eine Leukotomie ins Auge.

1 Wertheimer, La lobotomie préfrontale, S. 542.

2 Auch Michel Foucault weist darauf hin, dass Ärzte aus dem »Rauschen« von Krankheiten Elemente einer Botschaft herausfiltern und übersetzen, »d. h. die Elemente der Botschaft in Korrelation zu den Elementen einer schon definierten Krankheit« setzen. Foucault, Botschaft oder Rauschen?, S. 143.

3 Zur Indikationsstellung siehe Kapitel 4, S. 123-126.

4 Die Anstaltspsychiater verwendeten den Begriff manchmal, wenn sie in Briefen an Fachkollegen und – weit seltener – in Krankengeschichten eine Leukotomie begründeten oder Bilanz über deren Folgen zogen.

## Fallproduktion: Zur Analyse psychiatrischer Krankenakten

Im Herbst 1944 verfasste Manfred Bleuler für »unerfahrene[] Collegen« eine vierseitige »Anleitung zur Führung einer psychiatrischen Krankengeschichte«, in der er auflistet, welche Informationen eine Krankengeschichte enthalten sollte. Eine Krankengeschichte verfolge das Ziel – so der Klinikdirektor –, »ein vollständiges Bild durch den Längsschnitt und Querschnitt der Persönlichkeit« eines Patienten zu vermitteln. Der Weg zu diesem Ziel sei allerdings, wie er abschließend einräumt, »denkbar verschieden« und stets an die »Besonderheit des Falles« anzupassen.[5]

Die Psychiatrische Universitätsklinik Zürich versuchte mit solch internen Reglementen, Richtlinien für die Aktenführung festzulegen und so die Verwendbarkeit und Gedächtnisfunktion der Dokumente zu optimieren. Trotz einer großen Zahl von Patienten und häufig wechselnder Ärzte sollte eine möglichst reibungslose, kontinuierliche Arbeit und Betreuung gewährleistet werden. Darüber hinaus dienten Krankenakten auch als Grundlage für wissenschaftliche Studien, Berichte und Gutachten, die Gerichte, Behörden und andere Institutionen anforderten.[6]

Wie das Merkblatt des Burghölzlis zeigt, gehen psychiatrische Krankenakten aus einer bestimmten medizinisch-administrativen Praxis hervor. Sie sind von den Aufgaben und Ordnungsprinzipien der Institution geprägt und geben vor allem das wieder, was das Klinikpersonal für wichtig hielt. Bleulers Anleitung zufolge waren beispielsweise alle neuen »Befunde« und »besondere Vorkommnisse« festzuhalten – eine Richtlinie, die offenbar einer weitverbreiteten Gewohnheit entsprach.[7] Alltägliche Ereignisse, die das Klinikpersonal selbstverständlich fand, wurden hingegen selten dokumentiert.[8]

5 StAZH, PUK, Nr. 85, 15.7.1944-31.12.1946, Anleitung zur Führung einer psychiatrischen Krankengeschichte, o. D. [September 1944].

6 Vgl. Hoff, Lehrbuch der Psychiatrie, S. 21 f. Zur Bedeutung klinischer Schreibpraktiken siehe Engstrom, Die Ökonomie klinischer Inskription.

7 Vgl. folgende Bemerkung in der Krankengeschichte einer Patientin aus dem Kanton Graubünden: »Wie es auch sonst etwa zu gehen pflegt, werden Einträge meistens gemacht, wenn etwas nicht stimmt.« Psychiatrische Klinik Realta/Beverin, KA-Nr. 3864, S. 9, Eintrag vom 28.7.1952. Vgl. auch Hoffman-Richter/Finzen, Die Krankengeschichte als Quelle, S. 286; von Burg, Die schriftliche Arbeitssprache der Medizin, S. 141.

8 In der Forschung diskutiert man seit den 1980er Jahren über die Möglichkeiten und Grenzen, die eine Analyse von Krankenakten mit sich bringt. Zur (psychiatrischen) Krankenakte (als (historische) Quelle) vgl. Ledebur, Das Wissen der Anstaltspsychiatrie in der Moderne, Kapitel 4; Hess/Ledebur, Taking and keeping; Hess, Formalisierte Beobachtung; Bernet, »Eintragen und Ausfüllen«; Fuchs u. a. (Hg.), Lebensgeschichten von Opfern der nationalsozialistischen »Euthanasie«, S. 82-84; Warner, The uses of patient records by historians; Beddies/Dörries (Hg.), Die Patienten der

Die Entscheidung, ob und auf welche Weise sich etwas in einer Krankengeschichte niederschlug, lag also zwar beim einzelnen Arzt, wurde aber stark durch Richtlinien, implizite Regeln und bürokratische Routine beeinflusst.

In der Schweiz wurde mehr Wert auf ausführliche Krankengeschichten gelegt als in anderen europäischen Ländern.[9] Trotzdem konnte ihr Umfang auch hier erheblich variieren.[10] Die dicksten Dossiers füllen mehrere Mappen aus Halbkarton, während andere nur ein paar Seiten enthalten. Neben der eigentlichen Krankengeschichte finden sich in der Mappe, die als Dossier oder Krankenakte bezeichnet wird,[11] zahlreiche andere Dokumente: Briefe, Gutachten, Pflegejournale, Laborbefunde, Fieberkurven, Tabellen über den Verlauf von Kuren, Selbstzeugnisse der Patienten sowie Assoziations- und Intelligenztests.[12]

Die Krankengeschichte beginnt mit einem Aufnahmeformular, in das Informationen zur Biografie, Anamnese und körperliche Merkmale eingetragen wurden. Danach folgen lose Einlageblätter, die Angaben zum Krankheitsverlauf, zu Untersuchungen, Diagnosen und Therapien enthalten. Ab den 1920er Jahren wurden die Notizen in einer knappen, kondensierten Sprache verfasst, die an ein Protokoll erinnert; die Ärzte ließen in ihren Einträgen Artikel und Satzteile weg, benutzten Abkürzungen und mischten Fach- und Alltagssprache. Oft wurden Wörter aus der Alltagssprache in einer fachsprachlichen Bedeutung verwendet, die sich nur in der klinischen Praxis erlernen ließ.[13]

Wittenauer Heilstätten in Berlin, S. 26 f., 206, mit Hinweisen auf ältere Literatur; Andrews, Case notes, case histories, and the patient's experience; Müller, Wer hat die Geisteskranken von den Ketten befreit?, S. 207-221; Hoffmann-Richter/Finzen, Die Krankengeschichte als Quelle; Hoffmann-Richter, Das Verschwinden der Biographie in der Krankengeschichte; Risse/Warner, Patient records in medical history; Craig, The role of records and of record-keeping in the development of the modern hospital; Erikson/Gilbertson, Case records in the mental hospital; Garfinkel, ›Good‹ organizational reasons for ›bad‹ clinic records.

9 Lewis, Report on my visits to psychiatric centres in Europe in 1937, S. 62. Ellenberger, La psychiatrie suisse, S. 338 f.

10 Die Krankengeschichten aus dem Burghölzli sind in der Regel umfassender als diejenigen aus den anderen untersuchten Kliniken, was darauf zurückzuführen ist, dass es sich um eine Universitätsklinik handelt, wo geforscht und gelehrt wurde und die Ärzte häufig wechselten.

11 Obwohl die Krankengeschichte nur ein Teil des Dossiers bzw. der Krankenakte ist, wurde in der klinischen Praxis in der Regel beides als Krankengeschichte bezeichnet.

12 Für eine ausführlichere äußere und innere Quellenkritik siehe Meier/Bernet/Dubach/Germann, Zwang zur Ordnung, S. 89-92.

13 Vgl. Schuster, Zur Entwicklung der psychiatrischen Fachsprache, vor allem S. 189, 191; von Burg, Die schriftliche Arbeitssprache der Medizin, S. 70 f.; Wöller/Müller/Lehmann, Soziale Bewertungsdimensionen in der psychiatrischen Fachsprache. Zur psychiatrischen Schreibpraxis im 19. und frühen 20. Jahrhundert allgemein siehe Schuster, Auf dem Weg zur Fachsprache.

Patientendossiers sind also heterogene, vielstimmige, sich gegenseitig ergänzende, manchmal auch lückenhafte und widersprüchliche Akten. Sie dokumentieren auf der einen Seite den Verlauf eines Klinikaufenthalts, auf der anderen Seite enthalten sie Beschreibungen, Analysen und Interpretationen. Die Psychiater hielten in ihren Notizen Aussagen und Verhaltensweisen der Patienten fest, versuchten aus diesen Symptomen[14] Schlüsse für die Diagnose, die Behandlung und die weitere Entwicklung der Krankheit zu ziehen und beurteilten die Wirkung durchgeführter Therapien. Krankenakten bieten deshalb die Möglichkeit, eine historische Praxis zu rekonstruieren; zu analysieren, wie Patienten wahrgenommen und behandelt wurden und worauf diese Deutungs- und Handlungsmuster beruhten.

Krankenakten repräsentieren aber einen Fall nicht nur, sie haben auch eine performative Macht.[15] In den Kapiteln, die auf Patientendossiers beruhen, wird deshalb herausgearbeitet, wie die Produktion und Verwendung der Akten die klinische Praxis und Forschung[16] prägten und wie sich diese wieder darauf auswirkten, wie die Dossiers geführt, aufbewahrt und genutzt wurden.[17] Dabei muss berücksichtigt werden, dass Fälle in der Geschichtswissenschaft ebenfalls eine wichtige Denkfigur sind. Auch die Historikerin, die sich mit Fällen und Fallkonstruktion auseinandersetzt, ist daher zwangsläufig »ein Teil dieses Prozesses der Fallproduktion«.[18]

Um zu klären, wer aus welchen Gründen leukotomiert wurde, untersuche ich die 300 Patientendossiers, die dieser Studie zugrunde liegen,[19] aus verschiedenen Perspektiven. Zum einen frage ich nach der Semantik der Problematisierung. Ich arbeite im Gesamtkorpus der Krankenakten die Schlüsselbegriffe heraus, die im Klinikalltag eine Rolle spielten. Eine solche Analyse kann zeigen, welche Deutungs- und Handlungsmuster den Umgang mit psychisch Kranken prägten. Untersucht man, in welchem Kontext die

14 Für Psychiater konnte eigentlich alles, was Patienten taten oder ließen, ein Symptom sein. Als Symptome galten also alle Befunde, die Ärzte als Krankheitszeichen interpretierten. Vgl. Braslow, Timeless desperation and timely measures, S. 255.

15 Diese Feststellung gilt für administrative Dokumente allgemein. Vgl. Studer, Biografische Erfassungslogiken, S. 141 f.; Tanner, Akteure, Akten und Archive, S. 154. Zur performativen Macht (medizinischer) Akten siehe Berg, Praktiken des Lesens und Schreibens; Meier, Aktenführung und Stigmatisierung am Beispiel des »Hilfswerks für die Kinder der Landstrasse«; Imboden/Ritter, Eugenik in Psychiatrie- und Verwaltungsakten; Vismann, Akten; Berg/Bowker, The multiple bodies of the medical record; Barrett, The psychiatric team and the social definition of schizophrenia, Kapitel 5.

16 Zur klinischen Forschung siehe Kapitel 8.

17 Vgl. Meier, Ordnungsversuche und Grenzziehungen, vor allem S. 72 f.

18 Brändli/Lüthi/Spuhler, »Fälle« in der Geschichte von Medizin, Psychiatrie und Psychologie, S. 10.

19 Für Informationen zur Auswahl der untersuchten Kliniken und zum Sample der Krankenakten siehe Einleitung, S. 28-30.

Schlüsselbegriffe verwendet wurden, kristallisieren sich verschiedene Typen von Leukotomiepatienten heraus.[20] Die qualitative Analyse wird durch eine quantitative ergänzt, die nach zählbaren Regelmäßigkeiten fragt, also beispielsweise erschließt, welche Diagnosen Leukotomiepatienten hatten und welche Symptome sie zeigten.[21] Darüber hinaus bringt ein quantitativer Vergleich auch Unterschiede zwischen einzelnen Kliniken zum Vorschein, die auf regionale Eigenheiten hinweisen können.[22]

Zum anderen nehme ich Einzelfälle in den Blick.[23] Dabei befasse ich mich nicht nur mit inhaltlichen, sondern auch mit medialen Aspekten der Problematisierung.[24] Neben dem Kürzel des Arztes, der den Eintrag vornahm, bilden die Dimensionen Zeit und Raum den Rahmen des Formulars,[25] in dem Krankengeschichten fortgeschrieben wurden. Die Datierung des Eintrags und die Information, wo sich ein Patient befand, gliedern den Text, wirken sich aber gleichzeitig – so die These – auch auf dessen Inhalt aus. Um die Dynamik eines Falls zu rekonstruieren, untersuche ich deshalb, wann, in welchem Abstand und in welcher Reihenfolge Einträge vorgenommen wurden. Diese zeitliche Dimension wird mit der räumlichen verknüpft, indem

20 Zum Verfahren der Fallkontrastierung und der Konstruktion empirisch begründeter Typologien siehe Kelle/Kluge, Vom Einzelfall zum Typus, Kapitel 3 und 5.

21 Vgl. Risse/Warner, Patient records in medical history, S. 195 f., die bei der Arbeit mit Krankenakten für eine Verbindung von Makro- und Mikroanalyse plädieren.

22 Siehe dazu auch Kapitel 3, S. 104-108.

23 Die Auswahl der Einzelfälle erfolgte mit der Absicht, wichtige Merkmale von Leukotomiepatienten möglichst umfassend zu berücksichtigen. Angestrebt wurde somit eine maximale Variation der Fälle. Vgl. Kelle/Kluge, Vom Einzelfall zum Typus, Kapitel 3 und 5. Der Begriff Fall ist vieldeutig. Jean-Claude Passeron und Jacques Revel verzichten auf eine einheitliche Definition des Begriffs, die sie für unmöglich halten, und ziehen es stattdessen vor, sich Gedanken über die Art und Weise zu machen, wie in Fällen gedacht wird. Ein Fall werfe Fragen und Probleme auf, die nach einer Lösung suchten. Was ein Fall sei, hänge also von der Fragestellung ab. Passeron/Revel, Penser par cas, S. 9 f. Zum Thema Fall, Fallstudien und Fallanalyse siehe zum Beispiel Düwell/Pethes (Hg.), Fall, Fallgeschichte, Fallstudie; Bergmann/Dausendschön-Gay/Oberzaucher (Hg.), »Der Fall«; Brändli/Lüthi/Spuhler (Hg.), Zum Fall machen, zum Fall werden; Süßman/Scholz/Engel (Hg.), Fallstudien; Schaffner, Fall und Fallgeschichte, Germann/Meier (Hg.), Fallgeschichten; Passeron/Revel (Hg.), Penser par cas; Büttner/Kretzschmar/Stahlschmidt, Der archivische Umgang mit großen Fallaktenserien; Gomm/Hammersly/Foster, Case study method; Klausnitzer, Fallstudien als Instrument der interdisziplinären Wissenschaftsforschung; Kraimer (Hg.), Die Fallrekonstruktion; Kelle/Kluge, Vom Einzelfall zum Typus; Foucault, Die Geburt der Klinik, S. 102-120; Barrett, The psychiatric team and the social definition of schizophrenia; Ragin/Becker (Hg.), What is a case?; Foucault, Überwachen und Strafen, S. 246 f.

24 Vgl. zur Bedeutung epistemischer und administrativer Werkzeuge allgemein Becker/Clark (Hg.), Little tools of knowledge.

25 Zur psychiatrischen Krankengeschichte als Formular siehe Hess/Mendelsohn, Medical recording and paper technology; Bernet, »Eintragen und Ausfüllen«.

ich analysiere, wo sich eine Patientin zu einem bestimmten Zeitpunkt aufhielt – wann sie hospitalisiert, entlassen und wieder eingewiesen und wann sie in eine andere Anstalt oder Abteilung verlegt wurde.[26]

Zeit und Raum führen zu drei weiteren Punkten, die sich auf die Falldynamik auswirken. Erstens muss berücksichtigt werden, dass sich ein Fall aus einer Vielzahl von Einzelteilen zusammensetzt. Ein kohärentes Bild entsteht erst, wenn ein Arzt bestimmte Elemente miteinander in Zusammenhang bringt. Zweitens stellt sich die Frage der Kontingenz; es ist zu erwägen, ob die Geschichte auch anders hätte weiter- oder zu Ende gehen können. Aus diesem Grund scheint es mir wichtig, verschiedene Fälle miteinander zu vergleichen. Drittens sind Krankenakten Personendossiers und fokussieren auf den Einzelfall. Ein Patient war in einer Klinik aber nicht allein auf der Station. Ein Fall steht also nicht nur in einem institutionellen Kontext, sondern kann auch durch andere Fälle beeinflusst werden.[27] Nimmt man eine solche Perspektive ein, kommen die einzelne Abteilung und deren Personal in den Blick, das eine ganze Gruppe von Patienten betreute.

Psychiatrische Krankenakten lassen sich also aus unterschiedlichen Perspektiven untersuchen. Jeder Ansatz kann für sich allein verwendet werden. Die Einnahme verschiedener Beobachtungs- und Analysestandpunkte ergibt jedoch ein vielschichtigeres Bild – gerade auch, weil die verschiedenen Perspektiven zu Ergebnissen führen können, die sich nicht immer vereinbaren lassen.

Dies gilt auch für eine Perspektive, die bisher ausgeklammert blieb: die Perspektive der Patienten. Flurin Condrau hat in einem Forschungsüberblick gezeigt, dass die Geschichte der Patienten noch kaum methodisch reflektiert wurde. Während die einen – so seine Kritik – den Patienten als medizinisches Konstrukt bezeichneten, suchten ihn andere in Selbstzeugnissen, was meist in deskriptiven Fallstudien ende. Um diesem methodologischen Dilemma zu entgehen, plädiert Condrau für »sorgfältig kontextualisierte Analysen von ›Patienten‹«. Ein solcher Ansatz definiere Bereiche, die unterschiedliche Facetten eines Patienten repräsentierten, gehe aber nicht davon aus, dass die Summe dieser Felder ›den‹ Patienten enthülle.[28]

26 Zur Kategorie des Raums im Kontext von Krankheit und Gesundheit siehe Eschenbruch/Hänel/Unterkircher (Hg.), Medikale Räume.

27 Vgl. Meier, Fallkonstituierungen; Nellen/Suter, Psychopathographien des Alltagslebens, S. 57.

28 Condrau, The patient's view meets the clinical gaze, S. 536 (Übersetzung MM). Zur patient's view (in der Psychiatrie) siehe unter anderen Gillis, The history of the patient history since 1850; Davies, Patients' narratives and patients' voices; Suzuki, Framing psychiatric subjectivity; Ernst, Patientengeschichte; Beveridge, Life in the asylum; Wolff, Perspektiven der Patientengeschichtsschreibung; Stollberg, Haben messende Verfahren die Lebenswelt der Patienten kolonisiert?; Lachmund/Stollberg, Patientenwelten; Elkeles, Die schweigsame Welt von Arzt und Patient.

Tatsächlich haben die verschiedenen Facetten, die Krankenakten von Patienten zeigen, oft wenig miteinander gemein. Ein Pflegebericht bietet beispielsweise einen ganz anderen Blick auf eine Patientin als ein Selbstzeugnis, ein Gutachten, ein Brief ihrer Eltern oder eine Notiz, in der eine Aussage der Patientin protokolliert wird.[29] Ich frage deshalb im Folgenden nicht nach einer Patientenperspektive, sondern untersuche, wie Patienten in unterschiedlichen Kontexten dargestellt werden. Auf diese Weise kommen »die Reibungsflächen zwischen einzelnen Diskursen und die Konfliktpunkte« zum Vorschein, »die sich zwischen Akteuren mit asymmetrischer Machtverteilung ergeben« konnten.[30]

## Merkmale von Leukotomiepatienten

»Spannungen« traten bei vielen psychischen Störungen auf. Der vorherrschenden Lehrmeinung zufolge konnten deshalb Patienten mit ganz unterschiedlichen Diagnosen leukotomiert werden. Trotzdem operierte man in allen Ländern, in denen psychochirurgische Eingriffe durchgeführt wurden, in erster Linie Patienten mit der Diagnose Schizophrenie.[31] In den Kliniken, die für diese Studie berücksichtigt wurden, litten über 90 Prozent der leukotomierten Patienten unter einer Krankheit aus dem schizophrenen Formenkreis.[32] Zwei Patienten waren an einer Zwangsneurose erkrankt. Acht Patienten wurden wegen Depressionen operiert, fünf davon litten unter agitierten oder Involutionsdepressionen – Diagnosen, bei denen bereits Moniz einen

29 Vgl. Berg/Mol, Differences in medicine, S. 7.

30 Tanner, Ordnungsstörungen, S. 297.

31 Dies geht aus historischen und zeitgenössischen Studien klar hervor. Vgl. zum Beispiel Zalashik/Davidovitch, Lobotomy operations in Israel, S. 97; Pressman, Last resort, S. 120-128; Braslow, Mentall ills and bodily cures, S. 140-142; Freeman, Psychosurgery, S. 1528. Vgl. Kapitel 1, S. 56; Kapitel 4, S. 124-126. Zur Geschichte der Diagnose Schizophrenie siehe Bernet, Schizophrenie; für einen Überblick siehe Berrios/Porter (Hg.), A history of clinical psychiatry, S. 336-359.

32 88,9 % der Patienten (Zahl der gültigen Fälle: 314) litten unter einer Krankheit aus dem schizophrenen Formenkreis, weitere 2,2 % hatten neben dieser noch eine andere Diagnose. 1 % der Fälle besaß zwei Diagnosen, aber keine aus dem schizophrenen Formenkreis, bei 0,3 % fehlt eine Diagnose. Die restlichen Leukotomiepatienten litten unter folgenden Störungen: Manisch-depressive Krankheiten (2,5 %), Angeborene Geistesschwäche und Epilepsie (2,5 %), Psychopathie (1,3 %), Organische Psychosen (0,6 %), Neurotische Krankheiten (0,6 %). Zwischen einzelnen Anstalten, Kliniken verschiedener Regionen sowie staatlichen und privaten Anstalten gibt es kaum Unterschiede. Zu den Diagnosekategorien siehe Meier/Bernet/Dubach/Germann, Zwang zur Ordnung, S. 98 f., 309-311. Diese und alle folgenden Angaben beruhen auf einer quantitativen Auswertung der untersuchten Krankenakten. Siehe dazu Einleitung, S. 29 f.

Eingriff empfohlen hatte.[33] Sechs weitere Patienten hatten Diagnosen, die in die Kategorie angeborene Geistesschwäche fallen, vier wurden als Psychopathen, zwei als Epileptiker bezeichnet.

Dass vor allem schizophrene Patienten leukotomiert wurden, lässt sich nicht einfach mit der Diagnose erklären. In den psychiatrischen Kliniken der Schweiz litt nach dem Zweiten Weltkrieg nur etwa ein Drittel der Patienten unter einer Störung aus dem schizophrenen Formenkreis.[34] Zudem sollte die Indikation für psychochirurgische Eingriffe nicht aufgrund der Diagnose gestellt werden, sondern aufgrund von Symptomen, die auf einer hohen »affektiven Spannung« beruhten. In der klinischen Praxis waren das Symptome, die in erster Linie Patienten mit der Diagnose Schizophrenie zeigten. Psychiater verfügten also über ein Instrumentarium, das ihnen ermöglichte, Symptome mit einem bestimmten Behandlungsverfahren in Verbindung zu bringen.[35] Zu klären ist deshalb, welche Symptome Leukotomiepatienten zeigten und unter welchen Umständen diese als Indikation für einen psychochirurgischen Eingriff galten.

Die meisten Patienten, die leukotomiert wurden, waren schwer erregt, unruhig und aggressiv. Den Krankenakten zufolge litten gut 90 Prozent der operierten Patienten unter Erregungszuständen, die auf »Spannungszustände« zurückgeführt wurden.[36] An der Spitze der erwähnten Symptome standen Unruhe und Aggressivität. Neben Patienten, die gegenüber anderen tätlich wurden, gab es auch solche, die sich selbst verletzten. Im Burghölzli wurde beispielsweise eine Patientin leukotomiert, die sich von ihrer Umgebung verfolgt und gequält fühlte und deshalb mehrere Selbstmordversuche unternommen hatte.[37] Ein Mann, der unter paranoider Schizophrenie litt, wurde operiert, weil er sich Zähne ausgerissen, einen Finger gebrochen und versucht hatte, sich die Augen einzudrücken.[38]

Psychochirurgische Eingriffe wurden aber auch bei ganz anderen Symptomen durchgeführt. Im Burghölzli begründete man einen Leukotomievorschlag beispielsweise mit dem Argument, dass sich die Patientin »jeder Behandlungsmassnahme als vollkommen unzugänglich erwiesen« habe und ihre »furchtbare Unsauberkeit namentlich beim Essen« ständig zunehme. Die chronisch schizophrene Patientin, die seit 14 Jahren in der Anstalt lebte, nahm von ihrer Umgebung keine Notiz. Sie interessierte sich nur noch für

33 Moniz, Tentatives opératoires, S. 218.

34 In den staatlichen Kliniken des Kantons Zürich litten beispielsweise zwischen 1945 und 1970 nur 30 Prozent der Patienten an einer Störung aus dem schizophrenen Formenkreis. Jahresberichte des Burghölzlis und der Rheinau 1945-1970.

35 Vgl. Braslow, Mental ills and bodily cures, S. 135.

36 91,1 % der leukotomierten Patienten, deren Akten Aufschluss über die präoperativen Symptome geben, zeigten Erregungszustände (Zahl der gültigen Fälle: 292).

37 StAZH, Z 100, KA-Nr. 37313, S. 34 f., Eintrag vom 21.6.1952.

38 StAZH, Z 100, KA-Nr. 39288.

Nahrungsmittel, aß »gierig, wie ein Tier«, und bediente sich bei Mahlzeiten aus anderen Tellern, was zu schweren Problemen führte.[39]

Meist zeigten Leukotomiepatienten eine ganze Reihe von Symptomen. So teilte Manfred Bleuler Ende 1946 dem Vater eines Patienten mit, sein Sohn habe bisher »immer noch einigermassen gehalten werden« können, weil Elektroschocks seinen Zustand jeweils vorübergehend gebessert hätten. Nun müsse jedoch eine andere Lösung gefunden werden. Da der Patient in letzter Zeit »wieder furchtbar aufgeregt« sei, sich nicht ankleiden lasse und eine »unwiderstehliche Neigung zum Exhibitionieren« zeige, dränge sich eine Leukotomie auf.[40]

Das Spektrum der Symptome, die man als Indikation für einen psychochirurgischen Eingriff verstand, war also breit. Es reichte von Selbst- und Fremdgefährdung, Nahrungsverweigerung, Drohen, Schreien oder Unrast bis zu Onanie, Exhibitionismus, körperlicher »Unreinlichkeit«, »Arbeitsverweigerung«, »Negativismus« und dem Zerreißen von Textilien.[41] Symptome an sich führten jedoch noch nicht zu einem Leukotomievorschlag. Entscheidend war, ob man die Probleme, die Patienten mit solchen Symptomen bereiteten, für schwerwiegend hielt und wie lange sie andauerten. Verhielt sich eine Patientin trotz Therapien und anderer Maßnahmen während einer gewissen Zeitspanne nicht wie erwartet, wurde sie als »schwierig« bezeichnet.[42] »Schwierig« war ein Begriff, der in wissenschaftlichen Beiträgen kaum auftaucht, in der klinischen Praxis aber eine zentrale Rolle spielte.[43] Er war ein Signal, das die Wahrnehmungs-, Deutungs- und Handlungsmuster des Klinikpersonals entscheidend prägte.

Galt ein »schwieriger« Patient als »untragbar«, wurde er in einem ersten Schritt auf eine andere Station versetzt.[44] Solche Verlegungen schienen nur sinnvoll, weil die Abteilungen einer psychiatrischen Anstalt weniger nach

39 StAZH, Z 100, KA-Nr. 27927, S. 12, Eintrag vom 6. 10. 1944; Leukotomievorschlag Manfred Bleulers an die Schwester der Patientin, 19. 11. 1946.

40 StAZH, Z 100, KA-Nr. 37287, Schreiben Manfred Bleulers an den Vater des Patienten, 2. 11. 1946.

41 Zwischen einzelnen Diagnosen lassen sich bezüglich Art der Symptome keine Unterschiede feststellen. So weigerten sich zum Beispiel sowohl schizophrene als auch depressive Patienten, Nahrung zu sich zu nehmen. Die Symptome konnten also auf unterschiedlichen Ursachen beruhen, aber dieselben Folgen haben.

42 Ähnliche Kategorisierungen gibt es auch in anderen medizinischen Disziplinen. Vgl. Dingwall/Murray, Categorization in accident departments.

43 Zur Sprache kommt der Begriff nur in einigen Publikationen, die den klinischen Alltag thematisieren oder von Gegnern der Psychochirurgie stammen. Siehe zum Beispiel Baruk, La psychochirurgie frontale: peut-elle se justifier?, S. 412; Glaus, Aktivere Krankenbehandlung nach Simon, S. 17, 22 f., 26 f.; Board of Control, Pre-frontal leucotomy in 1000 cases, S. 13.

44 Vgl. zum Konzept der Abteilungsversetzungen auch Pressman, Last resort, S. 219 f.; Merguet, Psychiatrische Anstaltsorganisation, S. 82.

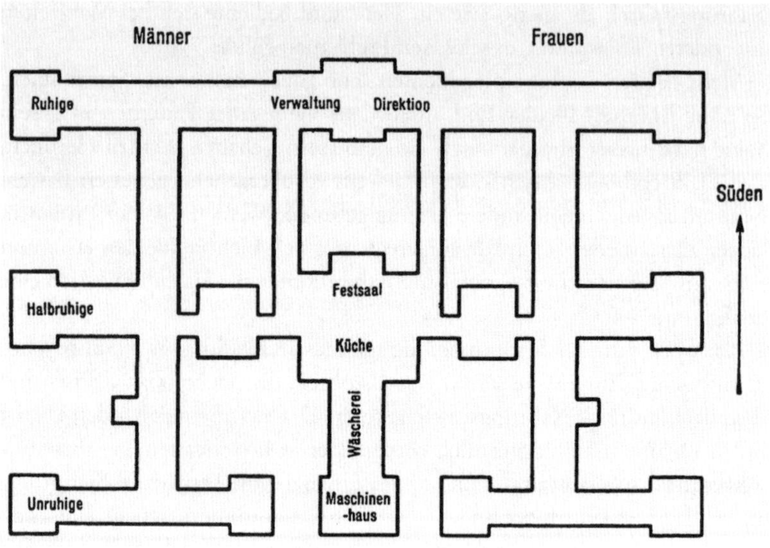


Abb. 10: Burghölzli, Grundrissplan, 1878

diagnostischen Kriterien als nach dem Verhalten der Patienten gegliedert waren. Im Burghölzli lässt sich diese räumliche Ordnung gut erkennen (Abb. 10 und 11): Die Klinik wies einen Männer- und einen Frauentrakt auf, die symmetrisch angelegt waren. Die gegen Süden gerichtete, repräsentative Gebäudeseite umfasste drei Stockwerke mit Abteilungen für »ruhige« Patienten (Stationen A und E). Die beiden Seitenflügel Richtung Norden waren mehrfach gestaffelt. In den zweistöckigen Mittelgebäuden lagen die »halbruhigen« Abteilungen (Stationen B und F). Im nördlich, am weitesten vom Haupteingang entfernt gelegenen, einstöckigen Trakt waren die Abteilungen für »unruhige« Patienten untergebracht (Stationen D und H), wozu auch Aufnahme- und Beobachtungsstationen (Abteilungen K und J) und Isolierzimmer gehörten.[45] Psychiatrische Anstalten zeichneten sich also nicht in erster Linie durch räumliche Homogenität aus – nach Goffman ein typisches Merkmal »totaler Institutionen«[46]–, sondern durch einzelne, relativ

45 Darüber hinaus gab es zwei Stationen für körperlich stark pflegebedürftige Patienten (Abteilungen C und G). In der Mitte der Längsseite, oberhalb des Haupteingangs, lag die Wohnung des Direktors. Im Längsbau und in verschiedenen Zentralbauten befanden sich Verwaltungs- und Gesellschaftsräume.

46 Goffman, Asyle, S. 17.

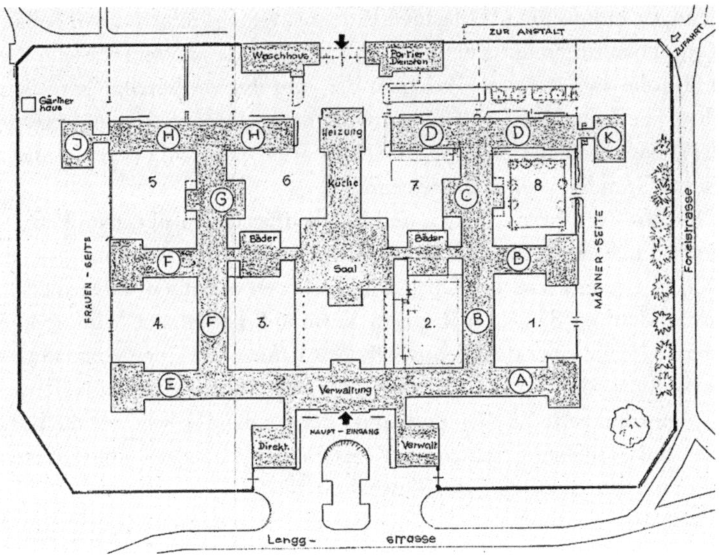


Abb. 11: Plan Kantonale Heilanstalt Burghölzli Zürich, Massstab 1 : 1000, 1948

geschlossene Abteilungen,[47] in denen sich der Alltag, die Pflichten und die Handlungsspielräume der Patienten stark unterschieden.[48]

Früher oder später wurde ein »schwieriger« Patient auf jeder Abteilung »unhaltbar«. Befand er sich auf einer Station für »ruhige« oder »halbruhige« Patienten, wurde er in eine »schlechtere« Abteilung verlegt, wo man weniger hohe Erwartungen an ihn stellte. Die Versetzung ging oft mit dem Beginn einer Therapie einher. Lebte eine »schwierige« Patientin bereits auf der »Unruhigenstation«, unterzog man sie meist einer Schlaf-, Insulin- oder Elektroschockkur. Nützten diese Therapien nichts, wurde die Patientin isoliert, fixiert oder sediert. Diese Maßnahmen konnten jedoch nur für eine bestimmte

47 Meier/Bernet/Dubach/Germann, Zwang zur Ordnung, S. 57, 60. Psychiatrische Universitätsklinik Zürich (Hg.), Burghölzli-Museum, S. 4, 8-10. Psychiatrische Universitätsklinik Zürich (Hg.), Hundert Jahre Kantonale Psychiatrische Universitätsklinik Burghölzli, S. 20-24. Bleuler, Geschichte des Burghölzlis, S. 382-384. Gespräche mit Robert Fehr, 7.12.2006, Albert Wäckerli, 8.12.2006, Annemarie Schneebeli, 15.12.2006, und Marta Rutschmann, 12.1.2007. Die ehemaligen Pfleger und Pflegerinnen hatten Ende der 1940er, Anfang der 1950er Jahre im Burghölzli die Lehre absolviert und danach bis zu ihrer Pensionierung dort gearbeitet. Sie sagten alle, man habe auf den Abteilungen »wie in einer Familie« zusammengelebt. Vgl. dazu auch Cantini/Pedroletti, Histoires infirmières; Braunschweig, »Wir waren wie eine Familie«.

48 Vgl. zum Beispiel Bleuler, Die Zukunft unseres psychiatrischen Anstaltswesens, S. 359.

Zeit angewandt werden.[49] Machten Patienten weiter Probleme, wurde häufig ein psychochirurgischer Eingriff vorgeschlagen.[50] Leukotomiepatienten waren also die »schwierigen« Patienten der »unruhigen« Abteilungen, die auf andere Therapien nicht ansprachen; vor allem schwer erregte und gewalttätige Patienten, aber auch solche, die stark störten oder dem Pflegepersonal aus anderen Gründen viel Arbeit bereiteten.[51]

Obschon es in Krankenakten und Fachbeiträgen oft heißt, man hoffe, Patienten durch einen psychochirurgischen Eingriff zu sozialisieren, war man davon überzeugt, dass die Operation auch den Patienten selbst diene. So schrieb Manfred Bleuler 1952 einem Vormund, bei seinem Mündel könne nicht »zwischen einer therapeutischen Massnahme und einer Massnahme gegen die Aggression« unterschieden werden: »Die Aggression ist ja offensichtlich eine krankhafte Erscheinung, unter der niemand so sehr wie die Kranke leidet, sodass meines Erachtens eine Behandlung der Aggressionstendenz die vordringlichste therapeutische Massnahme ist.«[52]

Psychiater glaubten also, im Interesse der Patienten zu handeln. Psychochirurgische Eingriffe sollten allerdings in erster Linie Symptome dämpfen, deren Ursachen spielten keine Rolle. Alter, Zivilstand und soziale Herkunft fielen deshalb bei der Indikationsstellung kaum ins Gewicht.[53] In den untersuchten Kliniken wurden die meisten Eingriffe bei Patienten durchgeführt,

49 StAZH, PUK, Nr. 83, Über die Behandlung der chronisch Kranken auf den Abteilungen H und J, 25. 2. 1954.

50 Dieser Schluss wird durch die Analyse der Akten von zehn Patienten und Patientinnen des Burghölzlis und der Rheinau bestätigt, die sich in verschiedener Hinsicht mit den Leukotomiepatienten vergleichen lassen, bei denen aber nie ein psychochirurgischer Eingriff erwogen wurde, weil sie nicht als »schwierig« galten. Die Vergleichsgruppe wurde aus einer Zufallsstichprobe der Krankenakten des Burghölzlis und der Rheinau zusammengestellt und nach folgenden Kriterien ausgewählt: Krankenaufenthalt zwischen 1946 und 1954; mindestens ein Krankenaufenthalt von sechs Monaten oder drei Hospitalisationen innerhalb von drei Jahren; Diagnose aus dem schizophrenen Formenkreis, manisch-depressive Krankheit oder Zwangsneurose; Aufenthalt auf einer »unruhigen« Abteilung der Klinik. Zur Zufallsstichprobe siehe Meier/Bernet/Dubach/Germann, Zwang zur Ordnung, S. 92 f.; Meier/Hürlimann/Bernet, Zwangsmassnahmen in der Zürcher Psychiatrie, Kapitel 9.

51 In manchen Fällen wurde der Eingriff sogar explizit damit begründet, dass der Patient zu den »schwierigsten« der Anstalt zähle. In 26 Fällen wurden die leukotomierten Patienten als die »schwierigsten« bzw. »eine(r) der schwierigsten Patienten« der Abteilung, der Anstalt und in einem Fall sogar des ganzen Kantons bezeichnet.

52 Der Vormund hatte eine zweite Leukotomie abgelehnt, weil er fand, es handle sich »nicht um eine therapeutische Massnahme, sondern um ein Mittel, sich der Aggression der Patientin zu erwehren«. StAZH, Z 100, KA-Nr. 44555, Schreiben des Vormunds der Patientin an Manfred Bleuler, 16. 6. 1952; Antwort Manfred Bleulers an den Vormund, 17. 6. 1952.

53 Anders verhält es sich bei der Kategorie Geschlecht, auf die Kapitel 7 eingeht.

die 35-44 Jahre zählten.[54] Zwei Drittel der Leukotomiepatienten stammten aus der Mittel-, gut ein Viertel aus der Unter- und knapp 6 Prozent aus der Oberschicht.[55] Fast drei Viertel waren zum Zeitpunkt des Eingriffs ledig, knapp ein Fünftel verheiratet und ein Zehntel geschieden.[56]

In einzelnen Fällen wirkten sich jedoch Alter und Schichtzugehörigkeit trotzdem aus. So zögerte man in Zürich zunächst, eine Patientin mit der Diagnose Altersmelancholie zu lobotomieren, weil sie bereits 77 Jahre zählte.[57] Umgekehrt lehnte Bleuler auch Eingriffe bei Kindern ab. Durch ausländische Berichte ermutigt, wurden Ende der 1940er Jahre zwar sechs Kinder leukotomiert, die unter »erethischem Schwachsinn« litten und als »kaum tragbare Belastung« galten.[58] Da die Versuche erfolglos blieben, sah man aber von weiteren Operationen ab.[59]

54 Der Durchschnitt des Alters zur Zeit des Eingriffs beträgt 39,6 Jahre, der Median liegt bei 38,5 Jahren (Zahl der gültigen Fälle: 300).

55 66.3 % der Leukotomiepatienten, die sich einer Schicht zuordnen ließen, stammten aus der Mittelschicht, 28,2 % aus der Unterschicht und 5,5 % aus der Oberschicht (Zahl der gültigen Fälle: 273). Wird die Mittelschicht in drei Gruppen aufgeteilt, zeigt sich eine Tendenz nach unten (obere Mittelschicht: 9,9 %, Mittelschicht: 36,6 %, untere Mittelschicht: 19,8 %). Die Ergebnisse in den Privatkliniken des Kantons Zürich (Unterschicht: 25,6 %, Mittelschicht: 56,4 %, Oberschicht: 17,9 %) sowie in den Kliniken des Kantons Graubünden und der Rheinau (Unterschicht: 36,4 bzw. 36,8 %, Mittelschicht: 59,1 bzw. 57,1 %, Oberschicht: 4,5 bzw. 5,3 %) weichen ziemlich stark von diesen Durchschnittswerten ab. Die Resultate lassen sich damit erklären, dass in den Privatkliniken überdurchschnittlich viele Patienten aus der Oberschicht, in der Rheinau und in den Kliniken des Kantons Graubünden überdurchschnittlich viele Patienten aus der Unterschicht hospitalisiert waren. Der relativ hohe Anteil von Angehörigen der Mittelschicht unter den Leukotomiepatienten könnte damit zusammenhängen, dass die Diagnose Schizophrenie in der Mittelschicht häufiger vorkam als in der Unter- und in der Oberschicht. Vgl. Meier/Bernet/Dubach/Germann, Zwang zur Ordnung, S. 95-97; Meier, Psychochirurgie im Kanton Graubünden, S. 232-235, 248; Meier/Hürlimann/Bernet, Zwangsmassnahmen in der Zürcher Psychiatrie, S. 72. Es gibt also keine Hinweise darauf, dass psychochirurgische Eingriffe schichtspezifisch waren. Für eine genaue Überprüfung dieser Aussage müsste jedoch die Schichtverteilung der Leukotomiepatienten mit derjenigen der gesamten Klinikpopulation und allenfalls auch mit derjenigen aller Personen verglichen werden, die im Krankheitsfall mit großer Wahrscheinlichkeit in die entsprechende Anstalt eingewiesen worden wären.

56 73,6 % der Leukotomiepatienten, deren Akten Aussagen über den Zivilstand enthielten, waren zum Zeitpunkt des Eingriffs ledig, 16,7 % verheiratet, 8,9 % geschieden und 0,7 % verwitwet (Zahl der gültigen Fälle: 269).

57 StAZH, Z 100, KA-Nr. 41198, Schreiben Manfred Bleulers an Hugo Krayenbühl, 14. 5. 1948. StAZH, Z 99.232, »Leukotomie«, Korrespondenz zwischen Manfred Bleuler und Hugo Krayenbühl, 21.-27. 10. 1947.

58 Condrau/Klingler, Präfrontale Leukotomie bei erethischer Idiotie, S. 134. Mentenopoulos, La leucotomie préfrontale chez les oligophrènes éréthiques. Die Kinder kamen aus verschiedenen Gegenden der Schweiz und waren zum Zeitpunkt des Eingriffs 4-14 Jahre alt. Probleme bereiteten vor allem die »Erziehungsunfähigkeit« und die »psychomotorische Erregung«. Vgl. Kapitel 8, S. 246.

59 Als eine Ärztin aus Deutschland Bleuler 1958 die Frage stellte, ob er bei einem vierjäh-

Dass auch die soziale Herkunft eine Rolle spielen konnte, zeigt sich bei drei Patientinnen, die aus wohlhabenden Familien stammten. Im einen Fall erklärte der Anstaltsdirektor, dass sich der Klinikaufenthalt der Patientin »wesentlich besser und freundlicher gestalten« ließe, wenn diese keine »aggressiven Tendenzen« mehr zeigte. Er schlug deshalb den Angehörigen eine Leukotomie vor – »mit der Hoffnung, dass die Pat.[ientin] nachher eher einen Genuss von der ihr gebotenen 1. Kl.[asse] Pension« habe.[60] Eine zweite Patientin litt unter Erregungszuständen, die sich in lautem Schreien äußerten. Als die Nachbarn immer häufiger über Ruhestörung klagten, fand der Chefarzt, die Patientin passe »in ihrem jetzigen Zustand nicht mehr in das Milieu eines privaten Sanatoriums«. Er bat den Vater der Patientin, seine Tochter in eine andere Klinik zu versetzen; sie werde »den Unterschied zwischen einer privaten und staatlichen Anstalt in ihrer gegenwärtigen Verfassung nicht wahrnehmen«. Der Vater entschied sich stattdessen für eine Leukotomie.[61] Die dritte Patientin lebte in einer Privatklinik, weil sie unter »angeborener Intelligenzschwäche« litt. Sie hatte »Tobsuchtsanfälle«, biss, kratzte, spuckte, zog ständig ihre Kleider aus und war laut Krankengeschichte »weder pädagogisch noch therapeutisch besonders beeinflussbar«. Als sie sich auch im Freien zu entkleiden begann, wurde der Mutter mitgeteilt, andere Patientinnen und deren Angehörige nähmen »den aller grössten Anstoss« am Verhalten ihrer Tochter. Nun bleibe nur noch die Möglichkeit, die Patientin in eine andere Anstalt zu versetzen oder lobotomieren zu lassen.[62]

Die Verwandten der drei Patientinnen entschieden sich alle für die Leukotomie. Auch im Burghölzli stimmten Familien aus der Oberschicht Lobotomievorschlägen immer zu.[63] Höhere soziale Schichten willigten also offenbar auch aus Statusgründen in psychochirurgische Eingriffe ein. Gleichzeitig

rigen Jungen eine Lobotomie empfehlen würde, antwortete der Anstaltsdirektor, er lehne psychochirurgische Eingriffe bei Kindern grundsätzlich ab. StAZH, PUK, 107, Nr. 4, »Verschiedenes«, Korrespondenz zwischen Manfred Bleuler und einer Ärztin aus Ansbach, 20.5.1958, 23.5.1958.

60 StAZH, Z 100, KA-Nr. 31536, Schreiben Gerhard Maiers, Leiter der Anstalt Littenheid, an Manfred Bleuler, 28.12.1948.

61 Von wem der Vorschlag für den Eingriff stammte, geht aus der Akte nicht hervor. StAZH, Sanatorium Kilchberg, KA-Nr. 8878/107, Schreiben Urs M. Strubs, Chefarzt des Sanatoriums Kilchberg, an den Vater der Patientin, 9.8.1948; Schreiben Urs M. Strubs an Manfred Bleuler, 8.9.1948.

62 Privatklinik Schlössli, KA-Nr. 2733, Schreiben des behandelnden Arztes an die Mutter der Patientin, 1.9.1952.

63 Im Burghölzli wurden 28 Leukotomievorschläge abgelehnt. 21 dieser Vorschläge betrafen Patienten aus der Mittelschicht, sieben Patienten aus der Unterschicht. Dies entspricht 11,6 % aller Leukotomievorschläge, die Patienten aus der Mittelschicht, und 9,1 % der Leukotomievorschläge, die Patienten aus der Unterschicht betrafen. Den 15 Leukotomievorschlägen, die Patienten aus der Oberschicht betrafen, wurde allen zugestimmt (Zahl der gültigen Fälle: 245).

zeigen die Beispiele jedoch, dass auf der »unruhigen« Abteilung, die auch »hinterste«, »unterste« oder »schlechteste« Abteilung genannt wurde, soziale Unterschiede keine Rolle mehr spielten. Hier kamen alle Verpflegungsklassen zusammen,[64] hier nahm man auf soziale Herkunft kaum noch Rücksicht, hier war – so eine Patientin – die »Hölle«.[65] Das Los, sich zu einem »schwierigen« Patienten der »unruhigen« Station zu entwickeln und schließlich leukotomiert zu werden, konnte somit alle treffen – Alter, Zivilstand und Schichtzugehörigkeit ungeachtet.

## Gertrud Brunner: Vom »freundlichen Fräulein« zur »schwierigen« Patientin

Gertrud Brunner kam 1904 als drittes von fünf Kindern zur Welt.[66] Laut Krankengeschichte wuchs sie in »geordneten kleinbürgerlichen Verhältnissen« auf, besuchte nach der Schule zunächst kaufmännische Kurse und schließlich das Konservatorium. Sie bestritt ihren Unterhalt mit Klavier- und Gesangsstunden und lebte lange mit ihrer Mutter und zwei Geschwistern zusammen.

Als die Mutter starb, kam es zu Konflikten. Gertrud Brunner besaß eine Katze, die sie sehr liebte, 1951 auf Wunsch ihrer Schwester aber weggab. Bald danach glaubte sie, dass ihr »Tigerchen« zurückgekehrt sei. Sie hörte die Katze jede Nacht schreien, begann nach ihr zu rufen und fütterte sie. Da sich die Nachbarn zunehmend beschwerten, wies man sie im Herbst 1952 in eine private psychiatrische Anstalt ein. Dort wurde eine paranoide Schizophrenie diagnostiziert. Nach drei Monaten konnte Gertrud Brunner die Klinik verlassen. Kurz darauf verschlechterte sich ihr Zustand aber wieder, die Schwester berichtete, Gertrud Brunner sei laut und manchmal auch aggressiv, die Schüler blieben aus. Gertrud Brunner wurde erneut hospitalisiert und kam nach zwei Monaten in ein religiös ausgerichtetes Heim. Da sie dort in der Nacht unruhig war, wies sie der Arzt ins Burghölzli ein.

64 In der Schweiz gab es in vielen psychiatrischen Anstalten verschiedene Verpflegungsklassen mit unterschiedlich hohen Tagessätzen. Im Burghölzli existierten drei Verpflegungsklassen, deren Patienten in verschiedenen Stockwerken untergebracht waren. »Halbruhige« Patienten erster Klasse mussten mit den »unruhigeren« Patienten zweiter Klasse einen Gebäudeflügel teilen. »Unruhige« Patienten kamen – unabhängig von der Verpflegungsklasse – alle auf die Abteilungen D und K (für Männer) bzw. H und J (für Frauen). Nur dort gab es Isolierzimmer. Vgl. Meier/Bernet/Dubach/Germann, Zwang zur Ordnung, S. 57, 60; Steinebrunner, Zwei Zürcher Krankenhausplanungen, S. 92 f.

65 GD Kt. ZH, 12.05.17, Nr. 144, Beschwerde einer Patientin des Burghölzlis an den Vorsteher des Gesundheitsdepartements, 2.5.1970.

66 StAZH, Z 100, KA-Nr. 48129.

In Zürich erhielt Gertrud Brunner Largacti, das erste Neuroleptikum, das auf den Markt kam. Das Medikament musste jedoch wegen einer Gelbsucht abgesetzt werden. Als sich der Zustand der Patientin verschlechterte, führte man eine Insulin- und dann eine weitere Largactilkur durch. Diese Behandlung schien anzuschlagen. Gertrud Brunner wurde in die Stefansburg versetzt; eine offene Station, die auf dem Klinikgelände, aber außerhalb des Anstaltskomplexes lag und für Patienten bestimmt war, die kurz vor der Entlassung standen. Dort nahm man die Patientin in eine psychotherapeutische Gruppe auf und führte eine dritte Largactilkur durch.

Nach sieben Monaten wurde Gertrud Brunner nach Hause entlassen. Sie half ihrer Schwester im Haushalt und gab hin und wieder Musikstunden, wurde jedoch immer unruhiger. Eines Abends ging sie zur Kirche und wartete darauf, von den Kirchgängern gelyncht zu werden. Sie wurde mit Gewalt nach Hause geschleppt und erneut ins Burghölzli eingewiesen. Nach einem Klinikaufenthalt von vier Monaten, während dem Gertrud Brunner wieder Neuroleptika erhielt und an einer Gruppenpsychotherapie teilnahm, kehrte sie zu ihrer Schwester zurück, wurde aber nach drei Wochen abermals hospitalisiert.

Bei der dritten Aufnahme kam Gertrud Brunner auf die Station J, den »Wachsaal« der »unruhigen« Abteilung. Sie war »sehr erregt«, halluzinierte laut, wollte die »Wahnkatze« füttern und äußerte die Absicht, sich selbst zu opfern. Im »Résumé« der »Gemeinsamen Untersuchung«,[67] die zwei Wochen nach dem Eintritt stattfand, heißt es, die Patientin sei trotz Medikamenten »oft sehr unruhig«, es gebe aber auch »immer wieder helle Momente«, in denen sie »das freundliche und hilfsbereite Fräulein« sei. Die Ärzte diagnostizierten eine »neue kataton-paranoide Verschlimmerung bei chronischer Schizophrenie« und entschieden, die Patientin müsse weiterhin auf der Abteilung J bleiben und mit Serpasil, einem anderen Neuroleptikum, behandelt werden.[68]

Da die Medikamente keine Wirkung zeigten, wurde Gertrud Brunner während zwei Wochen einer Dämmerkur unterzogen. Dabei war die Patientin »die ganze Zeit, sowie sie nur erwachte, selbstgefährlich, liess sich immer wieder aus dem Bett aufs Gesicht fallen«. In der Absicht, eine Elektroschockkur durchzuführen, wurde die Dämmerkur schließlich beendet. Wider Erwarten besserte sich darauf der Zustand der Patientin; sie sei – so der Stationsarzt – »kaum mehr wiederzuerkennen«. Man verlegte Gertrud Brunner deshalb in eine »halbruhige« Abteilung, ohne eine Kur durchzuführen. Bereits zwei Tage später vermerkte der Arzt: »Hält sich dort weiter erstaunlich gut, braucht nicht einmal Schlafmittel. Körperlich rasche Erholung der noch vor wenigen Tagen wie eine Ruine anmutenden Frau. Ist recht freundlich,

67 Zur »Gemeinsamen Untersuchung« siehe Kapitel 3, S. 97.
68 StAZH, Z 100, KA-Nr. 48129, S. 33, Eintrag vom 11. 12. 1954.

umsichtig, voller Freude über ihre Fortschritte, die sie selber gut merkt. Isst tüchtig, guter, freundlicher, unauffälliger Rapport. Macht bereits wieder Zukunftspläne, denkt an zuhause.«[69]

»Im Hinblick auf die ausserordentlichen Fortschritte« wurde die Patientin in die Stefansburg verlegt. Dort ging es gemäß Krankengeschichte »anfänglich ganz gut«, bis nach zwei Wochen ein Rückfall eintrat: »Pat.[ientin] spielte viel Klavier, wirkte geordnet und dankbar, wenn auch etwas steif und gehemmt. Gestern abend nun plötzlich vermehrt unruhig, fühlt sich hypnotisiert, deswegen stark beunruhigt, depressiv, verzweifelt, affektiv wieder völlig verschlossen und unzugänglich.«[70] Als dieser Zustand am folgenden Morgen andauerte, wurde die Patientin auf die »halbruhige« Abteilung zurückverlegt. Nachdem sie sich dort einige Tage »ausgezeichnet gehalten« hatte, kam sie »wegen der guten Besserung« in die Stefansburg, musste jedoch nach zwei Wochen erneut in die »halbruhige« Abteilung versetzt werden, weil sie »akut wieder recht paranoisch« wirkte, »aus allen Röhren« schimpfte und »sehr aufgebracht« war.[71]

Drei Tage später entschied man am Rapport, Gertrud Brunner mit Largactil zu behandeln. Zwei Wochen darauf heißt es in der Krankengeschichte, der Zustand habe sich während der Kur zunächst gebessert: »Wurde wenigstens etwas ruhiger, nicht mehr so stark vordergründig depressiv, die destruktiven Tendenzen liessen dabei jedoch an Hartnäckigkeit nicht nach. […] In den letzten Tagen Zunahme der Erregung, wurde aggressiver gegen die Mit-Pat.[ientinnen], legte sich unters Bett, warf Stühle umher, drohte, wenn man sie nicht entlassen werde, mit Zerstörung der ganzen Abteilung etc.«[72] Gertrud Brunner wurde auf die Station J versetzt. Da sie dort »bald ruhiger« wurde, durfte sie tagsüber in der Abteilung H arbeiten. Man verzichtete auf die vorgesehene Insulinkur und versetzte die Patientin nach knapp zwei Wochen auf die »halbruhige« Abteilung, verlegte sie aber bereits nach zwei Tagen in die Station J zurück, weil sie – wie es im entsprechenden Eintrag heißt – schimpfte, »unablässig« herausdrängte und dabei »laute Querelen« machte. Wieder im »Wachsaal« versuchte sich Gertrud Brunner zu erdrosseln und versetzte dabei »die anderen Pat.[ientinnen] in Angst und Schrecken«.[73] Man beschloss, eine Elektroschockkur durchzuführen, und bat die Schwester der Patientin um ihr Einverständnis. Nach einigen Schocks stellte der Abteilungsarzt eine »deutliche Besserung« fest. Da diese anhielt, wurde Gertrud Brunner zwei Wochen später wieder auf die »halbruhige«, zwei Tage darauf sogar in die »ruhige« Abteilung versetzt, wo sie allerdings »schwer zu hal-

69 Ebd., S. 34, Einträge vom 1.1. und 3.1.1955.
70 Ebd., Einträge vom 7.1. und 18.1.1955.
71 Ebd., Eintrag vom 11.2.1955.
72 Ebd., S. 35, Eintrag vom 28.2.1955.
73 Ebd., Einträge vom 7.3. und 8.3.1955.

ten« war und nach zehn Tagen erneut zurückverlegt werden musste, weil sie »durch ihr rechthaberisches und lautes Benehmen zu sehr störte«.[74]

Zwischen April und Dezember 1955 »pendelte« die Patientin – so der Ausdruck, der für häufige Abteilungswechsel verwendet wurde – noch drei Mal zwischen der »unruhigen« und der »halbruhigen« Abteilung. Im Sommer lebte sie sogar während zwei Wochen auf der »ruhigen« Station, so dass sie anschließend für etwa zwei Monate wieder in die Stefansburg versetzt wurde. Im Herbst musste sie jedoch in die »halbruhige« Abteilung zurückkehren, am 29. Dezember wurde sie wegen »Drohungen gegen eine junge schizophrene Mitpatientin und wegen den alten Todeswünschen sich selber gegenüber« in die Station J verlegt. Am Abend erfolgte ein »schwerer Zwischenfall«, dessen Beschreibung in der Krankengeschichte fast eine halbe Seite einnimmt: »Pat.[ientin] stürzte sich auf die erwähnte Mitpatientin, [...], riss sie an den Haaren unter wilden Drohungen und wollte sie erwürgen. Warf die herbeieilenden Schwestern weg, wilde Rauferei, tobte, und zwar auf gefährliche Art, die Schwestern glauben, dass sie die Mitpatientin getötet hätte, wenn sie unbeobachtet gewesen wäre.«

Der Psychiater, der den Vorfall in der Krankengeschichte vermerkte, hielt fest, dass Gertrud Brunner unter Beruhigungsmitteln stand, als sie die Mitpatientin angriff. Die sofortigen Sedationsversuche seien »ohne erkennbare Wirkung« geblieben, bis man die Patientin isoliert habe. Dem Abteilungsarzt zufolge war Gertrud Brunner »schwer erregt«, als er mit ihr über das Ereignis sprach; sie habe auch ihn geschlagen und »dauernd die fürchterlichsten Drohungen und Verwünschungen gegen die Mitpatientin« ausgestoßen. Obwohl Gertrud Brunner früher nach Elektroschocks schwere organische Ausfälle gezeigt hatte, entschied man, sie erneut einer Schockkur zu unterziehen, weil »der gegenwärtige Zustand für sie und die Mitpatientinnen [...] lebensgefährlich« schien.[75]

In den folgenden vier Monaten lebte Gertrud Brunner ausschließlich auf der Abteilung J. Zu Beginn des Jahres 1956 vermerkte man zwar in der Krankengeschichte, die Patientin habe sich nach »Blockschock wesentlich beruhigt«, sei »sehr nett«, könne wieder aufstehen, mache sich »willig behilflich« und bereite »gegenwärtig keine Mühe mehr«, fügte aber sogleich hinzu, »immerhin« habe sie sich »heute im H sehr aufgeregt« und gebeten, »morgen wieder im J arbeiten zu dürfen, sie halte den Lärm und die vielen Leute nicht aus«.[76]

74 Ebd., S. 35f., Einträge vom 12.3. und 13.4.1955. Abteilungsärzte, die für alle Patienten einer Station verantwortlich waren, gab es im Burghölzli bis in die 1970er Jahre hinein. Psychiatrische Universitätsklinik, Aus der Geschichte der Psychiatrischen Universitätsklinik Zürich, S. 10.

75 StAZH, Z 100, KA-Nr. 48129, S. 39, Eintrag vom 29.12.1955.

76 Ebd., S. 40, Einträge vom 1.1. und 5.1.1956.

Die Einträge der folgenden Monate bezeugen, dass die Patientin den Ärzten und dem Pflegepersonal große Schwierigkeiten bereitete. In einem Eintrag heißt es, Gertrud Brunner zeige »eine unerhörte Eifersucht mit gefährlichster Bedrohung einzelner Mitpatientinnen«, in einem anderen wird von »tägliche[n] Erregungszustände[n]« berichtet, in denen die Patientin »häufig gegen die Schwestern etwas aggressiv« werde. Im März hielt man fest, Gertrud Brunner müsse bei jedem Elektroschock auf der Abteilung »wegen aggressiven Verhaltens« isoliert werden, im April, sie müsse »oft gefüttert« werden. Immer wieder vermerkten die Ärzte, die Patientin halluziniere, sei »ausserordentlich laut« und kooperiere nicht. Der Versuch, sie in eine andere Anstalt zu versetzen, scheiterte, die Elektroschocks blieben ohne nachhaltige Wirkung.[77]

Im Eintrag vom 19. April 1956 heißt es: »Da Pat.[ientin] eine andere Pat.[ientin] bedroht, stundenlang vor sich hin schimpft und mit ihren Stimmen redet, wird eine Dämmerkur eingeleitet.«[78] Gleich unterhalb der von Hand verfassten Notiz wurde ein Blatt mit der Überschrift »Zusammenfassung« in die Krankengeschichte geklebt. Von den Verweisen auf die »Résumés« der ersten beiden Krankenaufenthalte abgesehen, rekapituliert der Zettel die Therapien, den Zustand, und das Verhalten der Patientin seit Ende 1954. Erwähnt werden einige der zahlreichen Abteilungswechsel und deren Gründe, der »schwerste[] Zwischenfall« im Dezember 1955 und der Zustand, in dem sich Gertrud Brunner seit Anfang Jahr befand: »Seither tägliche Erregungszustände, Pat.[ientin] wird oft durchgedämmert, sobald wach, aggressiv, halluziniert dauernd. AZ [Allgemeinzustand] stark reduziert. Seit Ende März total 13 ES [Elektroschocks], Erfolg sehr gering, Pat.[ientin] schwer dement geworden, dauernd halluzinierend, laut, hat schwerste Destruktionswünsche, ist eine dauernde Gefahr für ihre Umgebung, ganz unberechenbar. Daneben sehr fleissig. Braucht Tag und Nacht Beruhigungsmittel, muss viel isoliert werden wegen Aggressionen.«[79]

Unterhalb dieses Zettels folgt der Vermerk, man habe der Schwester der Patientin eine Leukotomie vorgeschlagen. Diese wünschte in einem Gespräch mit dem Anstaltsdirektor weitere Informationen, zögerte, erklärte laut Krankengeschichte, sie sei »eher gegen die Leukotomie, weil sie finde, man müsse die Kranke sterben lassen«, und wollte noch mit dem Pfarrer sprechen, willigte aber einen Monat später in den Eingriff ein.[80] Manfred Bleuler bemühte sich gleich um einen Operationstermin. Zwei Wochen später wurde Gertrud Brunner einer doppelseitigen präfrontalen Leukotomie unterzogen.

77 Ebd., Einträge 20.1.-12.4.1956.

78 Ebd., S. 41, Eintrag vom 19.4.1956.

79 Ebd. Das »Résumé« ist weder datiert noch mit einem Kürzel gekennzeichnet, das auf dessen Verfasser verweist.

80 Ebd., S. 41f., Einträge vom 4.5. und 8.5.1956.

## Falldynamik: Die Dimensionen Raum und Zeit

Auf der einen Seite ist Gertrud Brunners Fall einzigartig – zu einzigartig, um für andere Fälle zu stehen: Es gibt keinen zweiten identischen Fall. Gerade umfangreiche Fallgeschichten haben zudem oft eine Intensität, die der Literaturwissenschaftler Robert Stockhammer »die Wucht des Singulären« nannte.[81] Gertrud Brunner zählte zu den letzten Patienten des Burghölzlis, die leukotomiert wurden. Sie erhielt Neuroleptika und besuchte zeitweise eine Psychotherapie. Ihr Fall unterscheidet sich also in verschiedener Hinsicht von anderen Leukotomiefällen.[82]

Auf der anderen Seite ist Gertrud Brunner aber ein typischer Fall. Sie litt unter Schizophrenie und zeigte dieselben Symptome wie viele andere Patienten. Charakteristisch ist auch die Dynamik des Falls, die sich dank der reichhaltigen Akte gut rekonstruieren lässt. Gertrud Brunner entwickelte sich in den Augen des Klinikpersonals vom »freundlichen, hilfsbereiten Fräulein« zu einer mitunter »sehr erregten«, später zu einer »schwierigen« Patientin, die »eine dauernde Gefahr für ihre Umgebung« darstellte. Nach einem Wiedereintritt oder einem »Zwischenfall« veränderte sich also die Art und Weise, wie Gertrud Brunner wahrgenommen und behandelt wurde. Dieser Wandel führte dazu, dass ihre Geschichte an gewissen Punkten in einer bestimmten Richtung weiterging und sich die Handlungsspielräume der Akteure entsprechend einschränkten.[83] Auf sprachlicher Ebene lassen sich solche Brüche in der Krankengeschichte dadurch erkennen, dass neue Schlüsselwörter auftauchen und schon zuvor benützte verstärkt verwendet werden.

Wurde bei Gertrud Brunner zunächst die Diagnose »paranoide Schizophrenie« gestellt, sprach man nach ihrer dritten Einweisung von »chronischer Schizophrenie«. Auch der Vermerk, Gertrud Brunner sei »sehr erregt«, findet sich erst zu Beginn des dritten Klinikaufenthalts. In früheren Einträgen kommt zwar gelegentlich der Ausdruck »beruhigt« oder »gelöst« vor, die Begriffe »gespannt« und »erregt«, die man ab 1955 häufig antrifft, wurden aber nur einmal verwendet.[84] Da Gertrud Brunner bei ihrem dritten Klinikeintritt als »wachsaalbedürftig« galt, wurde sie Ende 1954 erstmals der »hintersten« Abteilung zugeteilt. Die »Frauenseite« hatte zwei Aufnahmestationen, eine für »ruhigere« und eine für »unruhigere« Kranke. Neue Patientinnen kamen deshalb oft auf die Abteilung J, Gertrud Brunner blieb jedoch einen ganzen

81 Vgl. Stockhammer, Geschichte in Geschichten, S. 392.

82 Gertrud Brunners Fall zeigt, wie sich die psychiatrische Praxis und die Bedingungen, unter denen psychochirurgische Eingriffe durchgeführt und beurteilt wurden, in der ersten Hälfte der 1950er Jahre veränderten. Siehe zu diesem Punkt Kapitel 9.

83 Vgl. Braslow, Mental ills and bodily cures, S. 150.

84 StAZH, Z 100, KA-Nr. 48129, S. 18, Eintrag vom 10. 4. 1954: »Auf F2 noch häufig gespannt und unter dem Einflusse ihrer Stimmen ängstlich erregt.«

Monat dort. Obwohl es in der Zusammenfassung der »Gemeinsamen Untersuchung« heißt, es gebe neben den Erregungszuständen »immer wieder helle Momente«, in denen die Patientin »das freundliche und hilfsbereite Fräulein« sei, deuten also mehrere Faktoren darauf hin, dass die Ärzte den dritten Klinikeintritt als Wende wahrnahmen und den Verlauf und Schweregrad der Krankheit nun pessimistischer beurteilten.[85]

Zwischen Gertrud Brunners dritten Einweisung und der Leukotomie lagen eineinhalb Jahre. Im ersten Jahr hielt sich die Patientin sechsmal auf einer »unruhigen«, neunmal auf einer »halbruhigen«, zweimal auf einer »ruhigen« Station und dreimal in der Stefansburg auf. Daneben gab es zahlreiche weniger einschneidende Versetzungen, zum Beispiel Wechsel von der »unruhigen« Abteilung in den »unruhigen Wachsaal«. Die meisten Verlegungen erfolgten im Verlauf von ein bis zwei Wochen; der kürzeste Aufenthalt auf einer Station dauerte einige Stunden, der längste drei Monate. Als »Fortschritt« vermerkte man in der Krankengeschichte jeweils, wenn Gertrud Brunner »ruhig«, »zugänglich« und »gelockert« war, Rückfälle zeigten sich durch »erregtes«, »gespanntes« und »gereiztes« Verhalten, »Unruhe« und »Zerfahrenheit«.

Ein halbes Jahr nach ihrem dritten Klinikeintritt durfte Gertrud Brunner erstmals mit ihrer Schwester ausgehen, etwas später verbrachte sie die Wochenenden regelmäßig zu Hause. Diese Phase wurde im Oktober 1955 durch einen plötzlichen Erregungszustand unterbrochen, der sich zunächst nicht von früheren zu unterscheiden schien. Zwei Wochen nach Ausbruch dieses »Schubs« heißt es jedoch in der Krankengeschichte, die Patientin sei trotz Serpasilkur »recht schwierig«, kurz darauf wird erneut vermerkt, Gertrud Brunner mache in der Nacht »noch sehr Schwierigkeiten«. Zehn Tage später vermerkte der Abteilungsarzt: »Erregung und Verzweiflung nimmt trotz Serpasilkur zu, wird gefährlich.«[86] Fünf Wochen nach diesem Eintrag griff Gertrud Brunner eine Mitpatientin an. Die ausführliche Darstellung des Ereignisses, die sich stark von den üblichen, distanzierten Notizen unterscheidet, die Kaskade von aneinandergereihten Sätzen, die hohe Frequenz von Steigerungspartikeln, Superlativen und Tippfehlern, die Markierung des Ausdrucks »schwerer Zwischenfall« sowie die in Krankengeschichten äußerst seltene Verwendung der Ich-Form zeigen, dass der Abteilungsarzt dem Vorfall nicht nur großes Gewicht beimaß, sondern auch tief betroffen war.

Während der weitere Verlauf von Gertrud Brunners Krankengeschichte bis zu diesem Punkt trotz Diagnose »chronische Schizophrenie« relativ offen geblieben war, veränderte der »schwere Zwischenfall«, der in der »Zusammenfassung« einige Monate später zum »schwersten Zwischenfall« wurde,

85 Zu dieser doppelten Bedeutung des Begriffs »chronisch« vgl. Barrett, The psychiatric team and the social definition of schizophrenia, S. 173.

86 StAZH, Z 100, KA-Nr. 48129, S. 38, Eintrag vom 24. 11. 1955.

die Ausgangslage völlig: Gertrud Brunners Zustand galt nun als »lebensgefährlich«, die Patientin als »aggressiv«[87] – eine Einschätzung, die man in den Einträgen der folgenden Monate wiederholt bestätigte, so dass in der »Zusammenfassung« schließlich festgehalten wurde, Gertrud Brunner sei »eine dauernde Gefahr für ihre Umgebung«. Die Patientin verbrachte deshalb das letzte halbe Jahr vor der Leukotomie nur auf der Abteilung J. Der Raum, in dem sich die Patientin bewegte, schränkte sich also während ihres dritten Krankenaufenthalts im Burghölzli zunehmend ein: Im Oktober 1955 schwand die Aussicht auf Urlaub oder Entlassung, ab Ende 1955 die Chance, auf eine »bessere« Station versetzt zu werden, 1956 wurde Gertrud Brunner »wegen Aggressionen« selbst auf der »unruhigen« Abteilung oft isoliert.

Diese Einschränkung des Bewegungsradius führte dazu, dass es 1956 in der Krankengeschichte relativ wenig Einträge gab. Hatten die Ärzte 1955 oft im Abstand von einigen Tagen, zuweilen sogar täglich Beobachtungen und Bemerkungen zum Zustand und Verhalten der Patientin vermerkt (Abb. 12), dauerte es nun jeweils mindestens eine Woche, bis ein neuer Eintrag erfolgte. Im Gegensatz zu früheren Notizen benutzten die Ärzte zudem Begriffe wie »oft«, »täglich« oder »dauernd«, berichteten also nicht mehr von genau datierten Ereignissen oder Zeitspannen.

Eine Lektüre der Krankengeschichte hinterlässt deshalb den Eindruck, der Zustand und das Verhalten der Patientin hätten sich in den sechs Monaten vor der Leukotomie kaum verändert. Die fortlaufende Datierung der Einträge und die Regel, Abteilungsversetzungen stets zu vermerken, beeinflussten also auch den Verlauf der Krankengeschichte: Die Art und Weise, wie Gertrud Brunners Krankengeschichte verfasst wurde, wirkte sich darauf aus, wie die Ärzte, die sie lasen, die Patientin wahrnahmen, beschrieben und behandelten.[88]

Eine wichtige Rolle spielten in diesem Zusammenhang die »Résumés«, die immer dann erstellt wurden, wenn es Bilanz zu ziehen galt. Angesichts ihres Arbeitspensums konnten Anstaltsärzte die Dossiers ihrer Patienten kaum alle vollständig lesen. Die Zusammenfassungen, die beim Durchblättern einer Krankengeschichte gleich ins Auge fallen, weil sie sich formal klar von anderen Einträgen abheben, ermöglichten ihnen deshalb, sich in Kürze über die Diagnosestellung, den Krankheitsverlauf und die Behandlung einer Patientin zu informieren.[89] Je umfangreicher die Akte war, desto eher griff man auf

87 Christa und Thomas Fengler weisen in ihrer ethnomethodologischen Studie darauf hin, dass bereits eine einzige für bedrohlich gehaltene Handlung reiche, um einen Patienten in Zukunft als gefährlich einzustufen. Fengler/Fengler, Alltag in der Anstalt, S. 70 f.

88 Vgl. Berg, Praktiken des Lesens und Schreibens, vor allem S. 64, 82; Barrett, The psychiatric team and the social definition of schizophrenia, Kapitel 5.

89 Die Bedeutung der »Résumés« zeigt sich auch darin, dass in anderen Einträgen auf sie

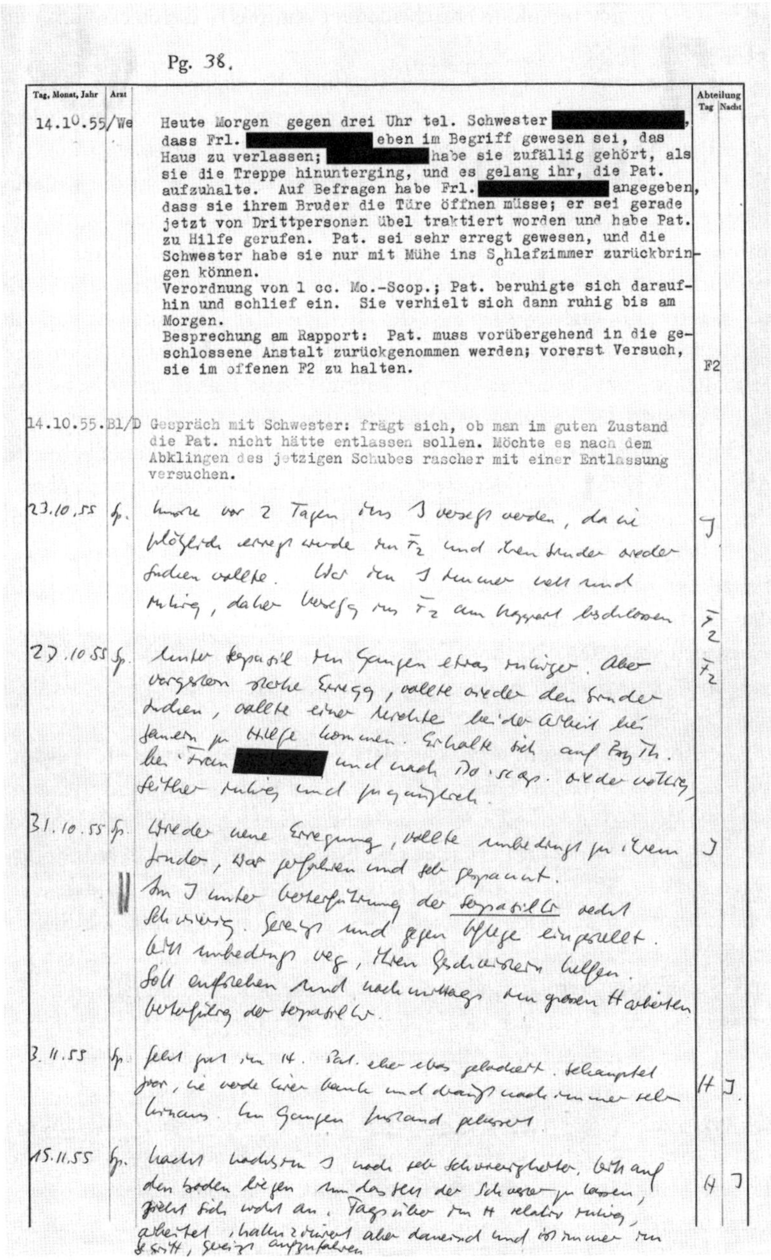

Pg. 38.

| Tag, Monat, Jahr | Arzt | | Abteilung Tag | Nacht |
|---|---|---|---|---|
| 14.10.55 | We | Heute Morgen gegen drei Uhr tel. Schwester [redacted], dass Frl. [redacted] eben im Begriff gewesen sei, das Haus zu verlassen; [redacted] habe sie zufällig gehört, als sie die Treppe hinunterging, und es gelang ihr, die Pat. aufzuhalte. Auf Befragen habe Frl. [redacted] angegeben, dass sie ihrem Bruder die Türe öffnen müsse; er sei gerade jetzt von Drittpersonen übel traktiert worden und habe Pat. zu Hilfe gerufen. Pat. sei sehr erregt gewesen, und die Schwester habe sie nur mit Mühe ins Schlafzimmer zurückbringen können. Verordnung von 1 cc. Mo.-Scop.; Pat. beruhigte sich daraufhin und schlief ein. Sie verhielt sich dann ruhig bis am Morgen. Besprechung am Rapport: Pat. muss vorübergehend in die geschlossene Anstalt zurückgenommen werden; vorerst Versuch, sie im offenen F2 zu halten. | F2 | |
| 14.10.55 | Bl/D | Gespräch mit Schwester: frägt sich, ob man im guten Zustand die Pat. nicht hätte entlassen sollen. Möchte es nach dem Abklingen des jetzigen Schubes rascher mit einer Entlassung versuchen. | | |
| 23.10.55 | Sp. | Musste vor 2 Tagen ins J versetzt werden, da sie plötzlich erregt wurde im F2 und ihren Bruder wieder suchen wollte. War im J immer voll und ruhig, daher Versetzg ins F2 am Rapport beschlossen | J F2 | |
| 27.10.55 | Sp. | Unter Largactil im Ganzen etwas ruhiger. Aber vorgestern starke Erregg, wollte wieder den Bruder suchen, wollte einer Verwandte bei der Arbeit bei [illegible] zu Hilfe kommen. Erholte sich auf [illegible] bei Frau [redacted] und nach Do.scop. wieder völlig, seither ruhig und zugänglich. | F2 | |
| 31.10.55 | Sp. | Wieder neue Erregung, wollte unbedingt zu ihrem Bruder, war gefährlich und sehr gespannt. Im J unter Weiterführung der Largactilkur recht schwierig. Gereizt und gegen Pflege eingestellt. Will unbedingt weg, ihren Geschwistern helfen. Soll aufstehen und nachmittags im grossen H arbeiten. Weiterführg der Largactilkur. | J | |
| 3.11.55 | Sp. | Geht gut im H. Pat. eher etwas [illegible]. Behauptet zwar, sie werde hier krank und drängt nach immer sehr hinaus. Im Ganzen Zustand gebessert. | H | J |
| 15.11.55 | Sp. | Nachts [illegible] im J noch sehr schwierig, will auf den Boden liegen um das Bett der Schwester zu lassen, zieht sich wohl an. Tagsüber im H relativ ruhig, arbeitet, halluziniert aber dauernd und ist immer im Begriff, Streit anzufangen | H | J |

Abb. 12: Krankengeschichte von Gertrud Brunner, Mitte Oktober bis Mitte November 1955

»Résumés« zurück und desto entscheidender war, was in diesen erwähnt und weggelassen wurde.

Die Zusammenfassung in Gertrud Brunners Krankengeschichte, die kurz vor dem Leukotomievorschlag verfasst wurde, enthält kaum noch Elemente, die auf das »freundliche, hilfsbereite Fräulein« von einst verwiesen (Abb. 13). Ein »freundlicher guter Rapport« bei der ersten Versetzung auf die »halbruhige« Abteilung, eine »nur leichte Besserung« aufgrund von Neuroleptika im Februar, eine »Besserung« nach Elektroschocks im März und Oktober 1955, wo auch vermerkt wird, die Patientin spiele wieder Klavier, stellen die einzigen positiv konnotierten Elemente des »Résumé« dar. Ansonsten ist nur von gescheiterten Therapieversuchen, negativ bewerteten Zustandsbildern und Verhaltensweisen die Rede: Gertrud Brunner hatte sich zu einer »schwierigen« Patientin der »unruhigen« Abteilung entwickelt.

Darüber hinaus wird die Zeit seit dem »schwersten Zwischenfall« formal und inhaltlich als Einheit dargestellt, die sich klar von früheren »schlechten« Phasen unterscheidet. Dass Elektroschocks und Beruhigungsmittel kaum noch wirkten, führte man nicht auf die Behandlung, sondern auf den Schweregrad der Krankheit zurück.[90] Der Schluss des »Résumé« erweckt deshalb den Eindruck, Gertrud Brunners Gesundheitszustand habe vor ein paar Monaten den absoluten Tiefpunkt erreicht und lasse sich nicht mehr beeinflussen. In diesem Kontext mutet der zweitletzte Satz »Daneben sehr fleissig.« geradezu paradox an.

Die Zusammenfassung weist also darauf hin, dass die Ärzte im Frühjahr 1956 das Gefühl hatten, Gertrud Brunners Zustand sei trotz aller Behandlungsversuche schon so lange derart schlecht, dass er für die Patientin und deren Umgebung untragbar geworden sei. Ihres Erachtens gab es nun nur noch einen Ausweg. War die Entscheidung für die Leukotomie erst einmal gefallen, änderte sich der Blick auf die Krankengeschichte endgültig. Als Bleuler in der Neurochirurgischen Klinik um einen Operationstermin bat, schrieb er, Gertrud Brunners Zustand habe sich seit der dritten Hospitalisation »im grossen ganzen […] immer verschlimmert«.[91] Der Eingriff schien jetzt folgerichtig und unausweichlich, Alternativen erwog man keine mehr.

Die Analyse von Gertrud Brunners Krankengeschichte zeigt somit, dass die Dynamik ihres Falls stark durch die Dimensionen Zeit und Raum geprägt wurde. Wie die Gesellschaft und die Medizin allgemein strebe – so Robert Barrett in einer ethnografischen Studie – auch die Psychiatrie nach Fortschritt. Diese Ideologie wirke sich auf die Beurteilung und Behandlung

verwiesen wird. Zur Funktion der Zusammenfassungen siehe auch Berg, Praktiken des Lesens und Schreibens, S. 75, 81 f.

90 Vgl. Pressman, Last resort, S. 20.

91 StAZH, Z 100, KA-Nr. 48129, Schreiben Manfred Bleulers an Hugo Krayenbühl, 12. 6. 1956.

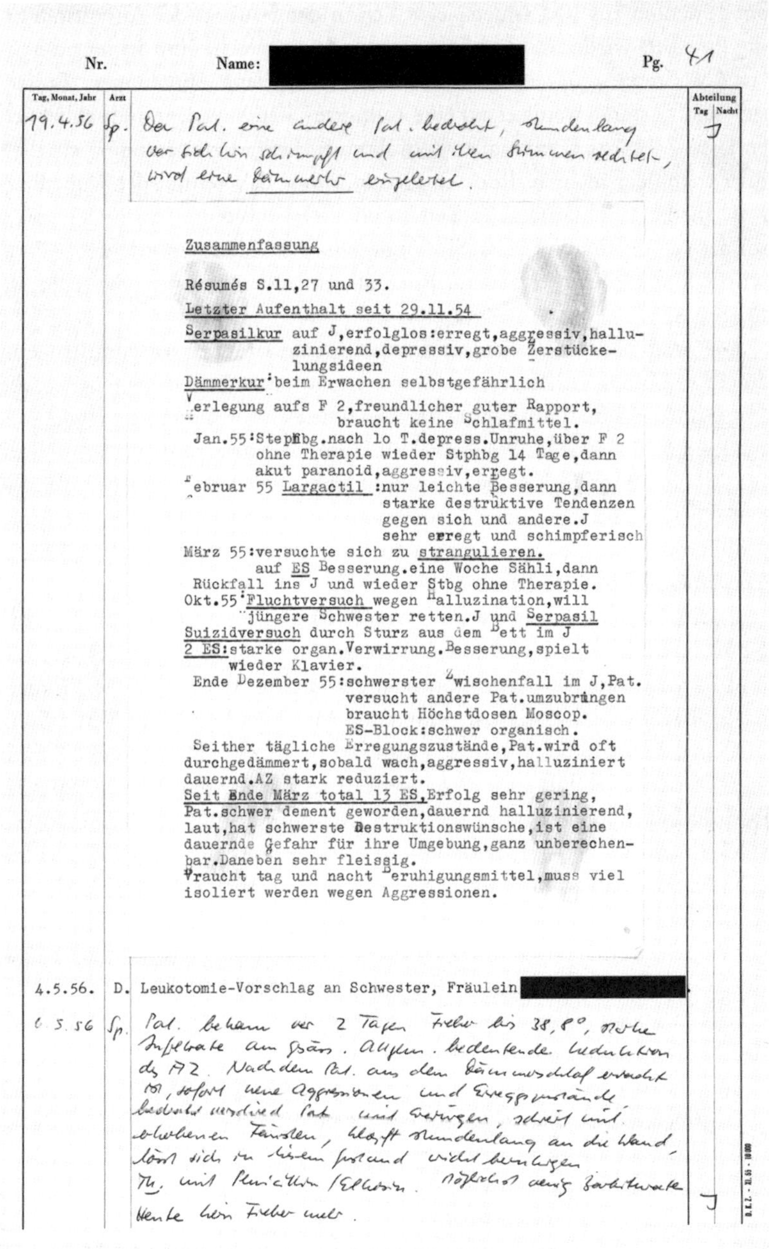

Nr. Name: [redacted] Pg. 41

| Tag, Monat, Jahr | Arzt | | Abteilung Tag / Nacht |
|---|---|---|---|
| 19.4.56 | Sp. | Da Pat. eine andere Pat. bedroht, stundenlang vor sich hin schimpft und mit ihren Stimmen rechtet, wird eine Dämmerkur eingeleitet. | J |

Zusammenfassung

Résumés S.11,27 und 33.
Letzter Aufenthalt seit 29.11.54
Serpasilkur auf J,erfolglos:erregt,aggressiv,halluzinierend,depressiv,grobe Zerstückelungsideen
Dämmerkur:beim Erwachen selbstgefährlich
Verlegung aufs F 2,freundlicher guter Rapport, braucht keine Schlafmittel.
Jan.55:Stphbg.nach 10 T.depress.Unruhe,über F 2 ohne Therapie wieder Stphbg 14 Tage,dann akut paranoid,aggressiv,erregt.
Februar 55 Largactil :nur leichte Besserung,dann starke destruktive Tendenzen gegen sich und andere.J sehr erregt und schimpferisch
März 55:versuchte sich zu strangulieren.
auf ES Besserung.eine Woche Sähli,dann Rückfall ins J und wieder Stbg ohne Therapie.
Okt.55:Fluchtversuch wegen Halluzination,will jüngere Schwester retten.J und Serpasil
Suizidversuch durch Sturz aus dem Bett im J
2 ES:starke organ.Verwirrung.Besserung,spielt wieder Klavier.
Ende Dezember 55:schwerster Zwischenfall im J,Pat. versucht andere Pat.umzubringen braucht Höchstdosen Moscop. ES-Block:schwer organisch.
Seither tägliche Erregungszustände,Pat.wird oft durchgedämmert,sobald wach,aggressiv,halluziniert dauernd.AZ stark reduziert.
Seit Ende März total 13 ES,Erfolg sehr gering,
Pat.schwer dement geworden,dauernd halluzinierend, laut,hat schwerste Destruktionswünsche,ist eine dauernde Gefahr für ihre Umgebung,ganz unberechenbar.Daneben sehr fleissig.
Braucht tag und nacht Beruhigungsmittel,muss viel isoliert werden wegen Aggressionen.

| Tag, Monat, Jahr | Arzt | | Abteilung Tag / Nacht |
|---|---|---|---|
| 4.5.56. | D. | Leukotomie-Vorschlag an Schwester, Fräulein [redacted]. | |
| 6.5.56 | Sp. | Pat. bekam vor 2 Tagen Fieber bis 38,8°, starke Infiltrate am Gesäss. Allgem. bedeutende Verschlechterung des AZ. Nachdem Pat. aus dem Dämmerschlaf erwacht ist, sofort wieder Aggressionen und Erregungszustände, bedroht verschied. Pat. mit Erwürgen, schreit mit erhobenen Fäusten, klopft stundenlang an die Wand, lässt sich in keinem Zustand nicht beruhigen. Th. mit Penicillin / Elkosin. Möglichst wenig Barbiturate. Heute kein Fieber mehr. | J |

Abb. 13: Krankengeschichte von Gertrud Brunner, Zusammenfassung, Frühling 1956

der Patienten aus und widerspiegle sich in der Struktur des Anstaltsraums, die ihrerseits wieder der Struktur eines Falls entspreche. Ein Patient durchlaufe während seines Klinikaufenthalts verschiedene Abteilungen. Bessere sich sein Zustand, werde er auf eine »ruhigere« Station verlegt und schließlich entlassen; lasse sich trotz aller Bemühungen keine Veränderung feststellen oder träten gar mehrere Rückschläge ein, drohe das Verdikt der Unheilbarkeit. In der Psychiatrie gelte Zeit somit nie als absolutes chronologisches, sondern als qualitatives Mass. Sie könne ganz Verschiedenes bedeuten – Fortschritt und Heilung, Stillstand, Rückfall, Ungewissheit oder eine schlechte Prognose.[92]

Die Ärzte hatten also den Eindruck, Gertrud Brunner sei schon lange in einem verheerenden Zustand und eine Leukotomie die einzige Chance, die festgefahrene Situation zu durchbrechen. Dieses Deutungsmuster findet sich in vielen Krankenakten. Friedrich Müller zum Beispiel wurde 1942 zum dritten Mal ins Burghölzli eingewiesen und lebte zunächst auf einer »halbruhigen«, später auf einer »unruhigen« Station. Er war laut Krankengeschichte »vollkommen verblödet«, bereitete aber keine besonderen Schwierigkeiten. Von einem Vorfall im Jahr 1949 abgesehen, als Friedrich Müller beim Essen mit dem Messergriff auf die Finger eines Mitpatienten schlug, sind in der Krankengeschichte keine Tätlichkeiten erwähnt; im Gegenteil, es wird ab und zu vermerkt, der Patient sei nicht gewalttätig. Ende 1954, vier Monate nach dem letzten Eintrag, ist zum ersten Mal – und gleich in Verbindung mit einer Leukotomie – von Aggressionen die Rede: »Der Patient ist nach wie vor schwer zerfahren und zeitweise aus völliger Ruhe heraus aggressiv, was die Indication zur bevorstehenden Leukotomie gibt, da alle Kuren (ES [Elektroschock], Serpasil, Schlafkuren) nichts geholfen haben.«[93] Bleuler begründete die Leukotomie mit dem Argument, Friedrich Müller sei lange »ein recht ruhiger, der Pflege keine besondere Mühe bereitender Patient« gewesen. »In der letzten Zeit« seien nun aber »häufig starke Erregungszustände« aufgetreten, »in denen der Kranke durch sein Dreinschlagen sich selbst und seine Umgebung ausserordentlich« gefährde. Eine Beruhigung sei »trotz aller Behandlungsversuche« nicht erreicht worden.[94] Obwohl Friedrich Müller lange keine Schwierigkeiten bereitet hatte, wurden die Erregungszustände nicht als vorübergehende Phase, sondern als Wende verstanden. Aus dieser Sicht schien die Lage ausweglos, wenn man nicht zur Leukotomie griff.

Wie wichtig die Falldynamik war, zeigen auch Beispiele, die den üblichen Indikationskriterien zuwiderliefen. So fand man im Burghölzli 1951, bei

92 Vgl. Barrett, The psychiatric team and the social definition of schizophrenia, S. 29-33, 39, 177.

93 StAZH, Z 100, KA-Nr. 27662, S. 21, Eintrag vom 14.12.1954.

94 Ebd., Schreiben Manfred Bleulers an Hugo Krayenbühl, 25.11.1954. Die Erregungszustände sind nicht in der Krankengeschichte vermerkt.

einem Patienten sei die Indikation zur Lobotomie »einstweilen« nicht gegeben, weil die Aggressionen »aus völliger Ruhe heraus« erfolgten, »ohne dass sichtbare Verstimmungen oder Spannungen vorangegangen wären«. Als sich der Zustand verschlimmerte und der Patient dauernd isoliert wurde, »weil er sonst unverzüglich wieder angriff«, führte man den Eingriff einige Monate später trotzdem durch.[95] Einige Patienten, die leukotomiert wurden, waren erst seit kurzem erkrankt oder vor dem Eingriff kaum anderen Behandlungen unterzogen worden. Lisa Rossi zum Beispiel, die in einem »akuten katatonen Schub« in die Anstalt Realta kam, wurde bereits fünf Monate nach Ausbruch der Psychose leukotomiert. In der Klinik war sie laut Krankengeschichte »zeitweise stark erregt«, sang, schrie, tobte, spuckte, rannte herum, zerriss Decken und Hemden und wurde deshalb fast dauernd isoliert. Im Überweisungszeugnis an den Chirurgen heißt es, eine Insulin- und Elektroschockkur seien ohne Erfolg geblieben, im Gegenteil, »die Erregung und Aggression« der Patientin nähmen »immer noch« zu.[96] Bei einer siebzehnjährigen Patientin aus dem Burghölzli schlug man drei Monate nach dem Klinikeintritt eine Leukotomie vor, ohne über eine Diagnose zu verfügen. Die junge Frau war laut Krankengeschichte »für die Schwestern eine wahre Plage« und »selbst für die unruhigste Abteilung fast untragbar«, weil sie schimpfte, »frech«, »trotzig« und »unbelehrbar« war.[97]

Obwohl man sich in Publikationen stets gegen eine breite Indikationsstellung aussprach,[98] wurden also auch in der Schweiz nicht nur Patienten operiert, die als »unheilbar« galten. Patienten, die im ersten Jahr nach ihrem Klinikeintritt leukotomiert wurden, stellen zwar Ausnahmen dar. Fast ein Viertel der Eingriffe wurde aber innerhalb von drei Jahren nach der ersten Hospitalisation durchgeführt, etwa 30 Prozent vier bis sieben Jahre und

95 StAZH, Z 100, KA-Nr. 26243, S. 14, Eintrag vom 30. 1. 1951; Gutachten zuhanden der Vormundschaftsbehörde, 1. 4. 1953, S. 6. Vgl. auch StAZH, Z 100, KA-Nr. 34775, 46081. Beim einen Fall kam man zu dem Schluss, die Patientin eigne sich wegen ihrer »affektlosen Kälte« nicht für eine Leukotomie, im anderen befand man, eine Lobotomie komme nicht in Frage, weil die Patientin »affektiv schon weitgehend verödet« sei. Trotzdem schlugen die Ärzte später einen psychochirurgischen Eingriff vor. Die Operationen wurden allerdings nicht durchgeführt, im einen Fall weil sich die Angehörigen gegen eine Leukotomie aussprachen, im anderen weil der Neurochirurg die Vornahme des Eingriffs wegen dem hohen Blutdruck der Patientin ablehnte. Vgl. dazu S. 171-173.

96 Psychiatrische Klinik Realta/Beverin, KA-Nr. 4131, S. 9, Eintrag vom 5. 5. 1950; Überweisungszeugnis Oskar Pfisters, Leiter der Anstalt Realta, an den operierenden Chirurgen, 6. 6. 1950.

97 StAZH, Z 100, KA-Nr. 41743, S. 12 f., Einträge 29.8.–20. 10. 1947; Schreiben Manfred Bleulers an die Vormundin der Patientin, 1. 10. 1947. Die Vormundin willigte nicht in die Leukotomie ein.

98 Siehe Kapitel 4, S. 123-126.

knapp die Hälfte acht und mehr Jahre nach dem ersten Klinikeintritt.[99] Zwischen den einzelnen Kliniken gab es allerdings durchaus Unterschiede. So wurden etwa Patienten im Kanton Graubünden tendenziell früher operiert als im Kanton Zürich.[100] Die Entwicklung von Leukotomiefällen hing also offenbar auch von Faktoren ab, die sich von Klinik zu Klinik unterschieden.

## Kontingenzen der Falldynamik

Die Dynamik von Leukotomiefällen glich sich oft. In vielen gut dokumentierten Fällen lässt sich beispielsweise zeigen, dass ein bestimmtes Ereignis zu einem psychochirurgischen Eingriff führte. Lina Nast etwa entwickelte sich zu einer »schwierigen« Patientin, weil sie sich nicht in die Anstaltsordnung einfügte, aggressiv und unruhig war. Sie machte Probleme und benötigte viel Betreuung, vor allem, wenn sie künstlich ernährt werden musste. Als sie schließlich unvermutet einen Arzt angriff, schlug man den Angehörigen und dem Vormund eine Leukotomie vor.[101] Eine andere Patientin, die ebenfalls unter schweren Erregungszuständen litt, wurde operiert, als sie zu beißen begann.[102] Psychochirurgische Eingriffe konnten also durch eine bestimmte Handlung eines Patienten ausgelöst werden. Eine Lobotomie konnte aber auch erwogen werden, wenn es nicht gelang, die Patientin in eine andere An-

99 24,9 % der Fälle, in denen sich der Zeitpunkt der ersten Hospitalisation aus den Akten erschließen lässt, wurden in den ersten drei Jahren nach dem ersten Klinikeintritt leukotomiert, 28,7 % vier bis sieben Jahre, 17,6 % acht bis elf Jahre, 10,3 % zwölf bis fünfzehn Jahre, 7,7 % 16 bis19 Jahre und 10,7 % 20 und mehr Jahre nach der ersten Hospitalisation. Der Median liegt bei sieben Jahren (Zahl der gültigen Fälle: 261). Die staatlichen Kliniken der Kantone Zürich und Graubünden weisen ebenfalls einen Median von sieben Jahren auf, bei den Privatkliniken des Kantons Zürich liegt er bei neun Jahren. Bei einzelnen Kliniken weicht der Median stark vom Durchschnittswert ab, die Resultate sind aber wegen der kleinen Fallzahlen nicht aussagekräftig. Im McLean Hospital, einer Privatklinik in Massachusetts, lag der [erste?] Klinikeintritt durchschnittlich etwa fünf Jahre zurück (Zahl der gültigen Fälle: 80), im Stockton State Hospital in Kalifornien 6,8 Jahre (Zahl der gültigen Fälle: 147), in den untersuchten Schweizer Anstalten 9,05 Jahre. Pressman, Last resort, S. 284. Braslow, Mental ills and bodily cures, S. 135. Da bei psychischen Störungen der Zeitpunkt, zu dem die Krankheit ausbricht, meist schwer festzustellen ist und viele Patienten mehrmals entlassen und wieder hospitalisiert werden, stellt die Zeitspanne zwischen der ersten Hospitalisation und der Leukotomie den aufschlussreichsten vergleichbaren Wert dar. Vgl. Müller, Die Psychotherapie Schizophrener an der Zürcher Klinik, S. 357.

100 In den Anstalten des Kantons Graubünden wurden 29,7 % der Fälle (Zahl der gültigen Fälle: 37) innerhalb von drei Jahren nach der ersten Hospitalisation leukotomiert, in den Privatkliniken des Kantons Zürich 25 % (Zahl der gültigen Fälle: 44) und im Burghölzli 21,1 % der Fälle (Zahl der gültigen Fälle: 90).

101 StAZH, Z 100, KA-Nr. 38483, S. 14, Eintrag vom 15. 10. 1946.

102 StAZH, Z 100, KA-Nr. 31142, S. 17, Eintrag vom 11. 10. 1948.

stalt zu verlegen,[103] wenn man andere Therapien für nutzlos oder gefährlich hielt[104] oder wenn Angehörige etwas unternehmen wollten, um den Zustand eines Patienten zu verbessern.[105]

Psychochirurgische Eingriffe lassen sich jedoch nicht unmittelbar auf einen konkreten historischen Kontext zurückführen, sondern sind als Reaktion auf bestimmte Prozesse, Situationen und Verhaltensweisen zu verstehen, die vor diesem Hintergrund problematisiert wurden.[106] Die Dynamik von Leukotomiefällen war deshalb auch kontingent. Die Tatsache etwa, dass im Burghölzli weit mehr Operationen erfolgten als in der Rheinau, die doppelt so viele Betten besaß, kann nicht damit erklärt werden, dass im Burghölzli mehr »unheilbare« Patienten lebten – im Gegenteil. Vielmehr fand man bestimmte Verhaltensweisen in Zürich eher problematisch und versuchte ihnen möglichst bald entgegenzuwirken. Dasselbe gilt für den Kanton Graubünden, wo die Klinik Waldhaus, die sich in erster Linie als Heilanstalt verstand, wohl mindestens doppelt so viele Patienten operierte wie die Klinik Realta, die vor allem als Pflegeanstalt diente.[107]

In der Anstaltspsychiatrie galten Ruhe und Ordnung als therapeutisches Prinzip, gleichzeitig aber auch als Maßstab, um den psychischen Zustand eines Menschen zu beurteilen.[108] »[H]ässliche Szenen, Aufregungszustände, Gewalttätigkeiten und lärmende Auftritte« waren zu vermeiden.[109] Auf den »hinteren« Stationen, wo Lärm, Drohen und Tätlichkeiten zum Alltag gehörten,[110] ließ sich dieses Ziel allerdings kaum erreichen. »Erregte« Patienten bereiteten nicht zuletzt deshalb Probleme, weil sie ihre Mitpatienten »aufregten«.[111] Patientinnen konnten also die anderen Kranken einer Abtei-

103 Vgl. zum Beispiel StAZH, Psychiatrische Klinik Schlössli, KA-Nr. 6735, Blatt 4/r, Eintrag vom 1.5.1948: »Die Angehörigen des Pat.[ienten] sind nicht mit einer Transferierung nach Königsfelden einverstanden. Auch kann Königsfelden den Pat.[ienten] vorläufig nicht aufnehmen, sodass wir den Angehörigen die Leukotomie vorschlugen.«

104 Vgl. zum Beispiel StAZH, Z 100, KA-Nr. 43298.

105 Vgl. zum Beispiel Psychiatrische Klinik Schlössli, KA-Nr. 6314, Blatt 3/v, Eintrag vom 28.4.1948: »Da die Eltern des Pat.[ienten] immer wieder auf eine aktive Therapie drängen, wurde ihnen schliesslich die Leukotomie vorgeschlagen, mit welcher Operation der Vater sich einverstanden erklärte.«

106 Vgl. Foucault, Diskurs und Wahrheit, S. 179 f.

107 Die Patientenzahlen der Anstalten Realta und Waldhaus unterschieden sich im Untersuchungszeitraum kaum. Vgl. Jahresberichte Waldhaus und Realta 1945-1970.

108 Vgl. zum Beispiel Pressman, Last resort, S. 225; Braslow, Mental ills and bodily cures, vor allem S. 9 f.

109 Müller, Prognose und Therapie der Geisteskrankheiten, S. 33-35. Glaus, Aktivere Krankenbehandlung nach Simon, S. 17 (Zitat).

110 Vgl. zum Beispiel Müller, Erinnerungen, S. 7 f.; Ziehen, Die Sorge um die Unheilbar-Psychotischen, S. 941 f.

111 Die Verben »erregen« und »aufregen« werden in den Klinikakten nicht nur im Partizip Perfekt, sondern auch transitiv verwendet. Vgl. auch Staehelin, Gesetzmässigkeiten

lung nicht nur stören, beschimpfen oder schlagen, sondern sie, wie es in den Akten heißt, mit ihrem Verhalten auch »anstecken«.

Die Gefahr der »Ansteckung« nahm bei Überbelegung zu,[112] weil sich – so die Vorstellung – unliebsame Verhaltensweisen auf dieselbe Weise verbreiteten wie Infektionskrankheiten.[113] Unerwünschtes Benehmen musste deshalb möglichst schnell bekämpft werden. Bei Therapien stünden – wie es in einem Fachbeitrag von 1953 heißt – häufig »das Interesse und der Schutz des Kollektivs« im Vordergrund, gerade in den überbelegten »unruhigen« Abteilungen. Oft könne man den »Anstaltsbetrieb« ohne »die Möglichkeit wenn auch nur symptomatischer und palliativer Ruhigstellung und Ausschaltung von Unruhe- und Aggressionsherden« kaum aufrechterhalten.[114] Therapien und andere Maßnahmen hingen also nicht nur mit individuellen Krankheitsgeschichten zusammen, sondern auch mit institutionellen Bedingungen und Gruppendynamik.[115]

Wenn sich die Probleme auf einer Station verschärften, griff man auch zu radikalen Mitteln.[116] Auf der »unruhigen Frauenabteilung« des Burghölzlis spitzte sich die Situation im November 1950 stark zu. Sieben der 30 Patientinnen bereiteten so schwere Probleme, dass man am Rapport entschied, unverzüglich einzugreifen.[117] Zwei Patientinnen sollten leukotomiert, drei einer Insulin- oder Schlafkur unterzogen und eine mit Apomorphin[118] behandelt werden. Die letzte Patientin wollte man in eine andere Klinik verlegen.[119]

im Gemeinschaftsleben schwer Geisteskranker; Müller, Prognose und Therapie der Geisteskrankheiten, S. 35 f.

112 Zur Überbelegung siehe Kapitel 3, S. 97-104.

113 Siehe beispielsweise Müller, Prognose und Therapie der Geisteskrankheiten, S. 85. Zum Konzept der sozialen »Ansteckung« siehe Fengler/Fengler, Alltag in der Anstalt, S. 34, 70. Die Metapher der »Ansteckung« stellt in den letzten Jahren ein beliebtes Thema kulturwissenschaftlicher Forschung dar. Vgl. – um nur ein Beispiel zu nennen – Sarasin, »Anthrax«.

114 Walther-Büehl, Drei Dezennien Narkotherapie, S. 47.

115 Siehe dazu ausführlich Meier, Fallkonstituierungen.

116 Vgl. neben dem folgenden Beispiel auch StAZH, Z 100, KA-Nr. 27505, S. 14, Eintrag vom 13. 6. 1949.

117 Gemäß einer ehemaligen Pflegerin, die fast ausschließlich auf der Abteilung H gearbeitet hatte, gab es auf dieser Station meist etwa vier bis fünf »schwierige« Patientinnen, manchmal mehr, manchmal weniger. Gespräch mit Marta Rutschmann, 12. 1. 2007.

118 Apomorphin rief in der verwendeten Dosis starke Übelkeit hervor. Bei Entziehungskuren wurde es mit einem alkoholischen Getränk verabreicht, damit die Patienten durch den Brechreiz eine Abneigung gegen Alkohol entwickelten. Apomorphin wurde aber auch benutzt, um Patienten andere unerwünschte Verhaltensweisen abzugewöhnen. Zu den Entziehungskuren siehe Müller, Erinnerungen, S. 396 f.

119 StAZH, PUK, Nr. 85, Schreiben Manfred Bleulers an die leitende Schwester der Abteilung H, 20. 11. 1950. Von den sieben in der Notiz erwähnten Patientinnen war eine bereits lobotomiert. Eine weitere Patientin blieb nur für kurze Zeit auf der Abteilung H, drei kamen aufgrund ihrer Diagnosen (Debilität, Postencephalitis, Stirn-

Das Beispiel zeigt, dass bei Leukotomievorschlägen dem einzelnen Arzt viel Gewicht zukam.[120] Den größten Handlungsspielraum hatte der Klinikdirektor. Die Zahl der psychochirurgischen Eingriffe schwankt in den psychiatrischen Anstalten der Schweiz auch deshalb so stark, weil deren Chefärzte unterschiedliche Positionen vertraten. So wurden in der Privatklinik Schlössli bis Mitte der 1960er Jahre 33 Operationen durchgeführt, während der Chefarzt des Sanatoriums Kilchberg, der »kein Freund der Leukotomie« war,[121] im selben Zeitraum nur acht Eingriffe vornehmen ließ.[122] Wenig Zurückhaltung zeigten die Anstaltsdirektoren des Kantons Graubünden. Der eine verglich das Verfahren mit einer Blinddarmoperation, der andere bezeichnete es als »eine sehr gesunde Operation« – bei seinen Leukotomiepatienten sei, wie er 1955 versicherte, nie »die kleinste Komplikation« eingetreten.[123]

Die Klinikärzte benötigten für einen psychochirurgischen Eingriff zwar das Einverständnis ihres Vorgesetzten, konnten aber darauf Einfluss nehmen, wer einer Leukotomie unterzogen wurde.[124] Lina Vogel etwa, eine langjährige Patientin, die bisweilen schimpfte und »frech« war, aber nicht als »schwierig« galt, kam im Januar 1947 auf die »unruhige« Abteilung des Burghölzlis, weil sie Drohungen ausstieß. Ein paar Tage später warf sie dem Stationsarzt »laut schreiend verschiedene Teller« nach. Dieser vermerkte den »Zwischenfall« in der Krankengeschichte und schloss den Eintrag mit der Bemerkung, »gelegentlich« werde »auch die Frage einer Leukotomie erwogen werden müssen«.

hirnsyndrom nach Resektion des rechten Stirnlappens wegen Tumor) kaum für eine Leukotomie in Frage. Die beiden Patientinnen, bei denen ein psychochirurgischer Eingriff vorgeschlagen wurde, galten als chronisch schizophren und lebten bereits seit längerer Zeit auf der »unruhigen« Abteilung.

120 Zum Handlungsspielraum von Akteuren außerhalb der Klinik siehe Kapitel 6.

121 StAZH, Psychiatrische Klinik Sanatorium Kilchberg, KA-Nr. 20054, Schreiben des Chefarzts Urs M. Strub an Manfred Bleuler, 4.4.1955.

122 Das Schlössli und das Sanatorium Kilchberg wurden im 19. Jahrhundert als Gebetsheilanstalten gegründet und erhielten erst später eine medizinische Leitung. Die beiden Privatkliniken besaßen in den 1940er und 1950er Jahren ungefähr gleich viele Betten – das Schlössli etwas mehr als Kilchberg – und nahmen neben Privatpatienten auch Patienten aus dem Burghölzli und aus Kantonen ohne eigene Anstalt auf. Siehe Bosshard-Hinderer, Schlössli; Psychiatrische Privatklinik Sanatorium Kilchberg, Sanatorium Kilchberg; Roth, Zürcher Spitalgeschichte, S. 401; Nervenheilanstalt Schlössli (1945-1970), Mitteilungen aus der Arbeit; Bersot, Que fait-on en Suisse pour les malades nerveux et mentaux, S. 55. Gemäß eigenen Aussagen nahm das Schlössli allerdings mehr »Schwerkranke« auf als andere Privatanstalten. Nervenheilanstalt Schlössli, Mitteilungen aus der Arbeit, S. 107.

123 Psychiatrische Klinik Waldhaus, KA-Nr. 5409, Schreiben des Anstaltsdirektors Gottlob Pflugfelder an den Vormund des Patienten, 7.12.1951. StAZH, Z 100, KA-Nr. 47978, Schreiben Oskar Pfisters, ehemaliger Chefarzt der psychiatrischen Anstalt Realta, an Manfred Bleuler, 18.10.1955.

124 Im Burghölzli schlugen einige Ärzte wiederholt Eingriffe vor, während sich andere nie für eine Leukotomie aussprachen. In den anderen Kliniken wurden die Patienten einer Abteilung oft über viele Jahre hinweg vom selben Arzt betreut.

Am nächsten Tag schlug Bleuler dem Vormund der Patientin eine Lobotomie vor.[125]

Die Pfleger und Pflegerinnen waren zwar den Ärzten unterstellt, aber – so ein deutscher Medizinstudent, der Ende der 1960er Jahre inkognito als Pfleger auf einer geschlossenen Station gearbeitet hatte – die »eigentlichen Herren der Klinik«.[126] Sie verbrachten viel Zeit mit den Patienten, konnten sie rund um die Uhr beobachten, informierten die Psychiater über den Zustand und das Verhalten der Kranken und regten auch Therapien und andere Maßnahmen an.[127] Das Pflegepersonal beeinflusste daher die Dynamik von Leukotomiefällen stark. Oft wurden Patienten vor allem aus »pflegerischer Indikation« operiert.[128] So begründete ein Arzt aus der Rheinau den Entschluss, eine Patientin zu leukotomieren, unter anderem damit, dass diese »wegen ihrer gewaltigen Körperkraft und ihrer Unberechenbarkeit von den Pflegerinnen sehr gefürchtet« werde. Obwohl es besser gehe, wenn die Patientin aufstehen könne, werde sie »oft mehrere Tage im Bett gehalten«; jeder Versuch, die Fixierung zu lösen, begegne »verständlichem Widerstand von Seiten des Personals«.[129]

Auch im Burghölzli nahm man Klagen und Bedenken des Pflegepersonals ernst.[130] Als der Bruder einer Patientin zögerte, in eine Leukotomie einzuwilligen, antwortete Bleuler, er könne die Pflegerinnen nicht mehr täglich

125 StAZH, Z 100, KA-Nr. 34181, S. 21, Eintrag vom 30. 1. 1947; Schreiben Manfred Bleulers an den Vormund der Patientin, 31. 1. 1947. Bleuler schrieb, das Befinden der Patientin habe sich in der letzten Zeit »eher wieder verschlimmert«: »Sie litt immer wieder unter Tobsuchtsanfällen, in denen sie recht gefährlich wurde. So hat sie erst vor zwei Tagen einen Arzt verletzt, indem sie ihm einen Teller an den Kopf warf.« Vgl. zum Beispiel auch folgenden Eintrag eines Arztes in der Krankengeschichte einer Patientin: »Prof. Ble.[uler] hat vor 14 Tagen auf meinem Vorschlag hin den Angehörigen einen Leukotomievorschlag unterbreitet.« Ebd., KA-Nr. 45205, S. 13, Eintrag vom 25. 1. 1954.

126 Hemprich/Kisker, Die »Herren der Klinik« und die Patienten, S. 438. Ebenfalls auf einer verdeckt teilnehmenden Beobachtung beruht Fischer, Irrenhäuser.

127 Siehe zum Beispiel StAZH, Z 100, KA-Nr. 27505, S. 13, Eintrag vom 15. 11. 1948; Psychiatrische Klinik Waldhaus, KA-Nr. 11577, S. 24 f., Einträge vom 11. 2. 1969 und 17. 2. 1970. Gespräche mit Robert Fehr, 7. 12. 2006, Albert Wäckerli, 8. 12. 2006, Annemarie Schneebeli, 15. 12. 2006, und Marta Rutschmann, 12. 1. 2007. Vgl. auch Barrett, The psychiatric team and the social definition of schizophrenia, S. 54, 274; Fengler/Fengler, Alltag in der Anstalt, S. 68.

128 Siehe beispielsweise Psychiatrische Klinik Rheinau, KA-Nr. 6660, Schreiben des Abteilungsarztes an Hugo Krayenbühl, 7. 12. 1951.

129 Psychiatrische Klinik Rheinau, KA-Nr. 10650, S. 13, Einträge vom 1. 5. und 23. 11. 1951; Schreiben an den Vormund der Patientin, 29. 4. 1950.

130 Dies bestätigten auch ehemalige Pfleger und Pflegerinnen des Burghölzlis. Bleuler habe ihre Arbeit geschätzt und immer gesagt, man müsse auf das Pflegepersonal hören, es stehe 24 Stunden mit den Patienten in Kontakt. Gespräche mit Robert Fehr, 7. 12. 2006, Albert Wäckerli, 8. 12. 2006, Annemarie Schneebeli, 15. 12. 2006, und Marta Rutschmann, 12. 1. 2007.

der Gefahr eines Angriffs aussetzen.[131] Manchmal führten Mitteilungen des Pflegepersonals gar direkt zum Leukotomievorschlag. So vermerkte Bleulers Sekretärin Mitte Juni 1949 in Lisa Hubers Krankengeschichte: »Angaben von Sr. [Schwester] […]: zur Zeit schlimmste H-Pat.[ientin]. Sehr aggressiv. Lässt sich gar nichts sagen. Isst bei Tisch nichts, stiehlt nachher das Essen zus.[ammen]. Auf Bitte hin, an den Tisch zu kommen, geht sie auf die Pflegerinnen los. Hat kürzlich eine Mitpat.[ientin] mit Fusstritten in der ganzen Zelle herumgejagt, sodass die Pflegerinnen diese andere Pat.[ientin] nur mit äusserster Mühe befreien konnten.« Obwohl der Abteilungsarzt kurz zuvor notiert hatte, Lisa Huber sei »relativ gut zu haben«, schlug Bleuler deren Vormund noch am selben Tag eine Leukotomie vor. Da dieser sofort zustimmte, wurde die Patientin schon zehn Tage später operiert. Am Abend vor dem Eingriff hielt der Stationsarzt erneut fest, Lisa Huber werde »von den Schwestern als gefährlichste H-Patientin betrachtet«.[132]

So unterschiedlich die Fälle auch waren – ab einem bestimmten Punkt hielten die Ärzte die Situation für derart aussichtslos, dass sie glaubten, eine Wende lasse sich nur herbeiführen, wenn man über die üblichen Therapien hinausgehe. Ein psychochirurgischer Eingriff schien deshalb unausweichlich. Diesem Eindruck kann man sich bei der Lektüre von Krankengeschichten kaum entziehen. Einen anderen Blick auf die Falldynamik und deren Kontingenzen bieten hingegen Beispiele, bei denen es zum Leukotomievorschlag, nicht aber zur Operation kam.[133] So fand man im Burghölzli, Regina Weber eigne sich »wegen ihrer affektlosen Kälte« nicht für eine Lobotomie, entschied sich aber drei Monate später trotzdem für einen Eingriff. Da sich vor der Operation herausstellte, dass die Patientin unter starkem Bluthochdruck litt, wurde der Eingriff verschoben. In den folgenden zwei Jahren änderte sich Regina Webers Zustand kaum. Laut Krankengeschichte war sie weiter unzugänglich und bisweilen aggressiv, eine Leukotomie wurde aber nicht mehr erwogen.[134]

Auch andere Fälle zeigen, dass es Zeitfenster für den Eingriff gab. Fand die Leukotomie nicht statt, wurde später auf eine Operation verzichtet. Der Vormund von Lina Vogel etwa, die dem Stationsarzt im Januar 1947 Teller nachwarf, reagierte lange nicht auf den Leukotomievorschlag. Als er sich im

131 StAZH, Z 100, KA-Nr. 35798, Schreiben Manfred Bleulers an den Bruder der Patientin, 31.12.1959. Bleuler erklärte weiter, er müsse mit Kündigungen rechnen, wenn sich die Situation nicht ändere: »Beim heutigen Schwesternmangel ist es einfach nicht möglich, derart schwierige Pflegen durchzuführen, ohne dass alle Behandlungsmöglichkeiten ausgeschöpft sind.«

132 StAZH, Z 100, KA-Nr. 27505, S. 14, Einträge 2.6.-22.6.1949; Schreiben Manfred Bleulers an den Vormund der Patientin, 13.6.1949.

133 Vgl. neben den im Folgenden angeführten Beispielen StAZH, Z 100, KA-Nr. 37231, 41428, 42444.

134 StAZH, Z 100, KA-Nr. 46081, S. 17, Eintrag vom 17.10.1952 (Zitat).

Herbst während eines Klinikbesuchs für sein Versäumnis entschuldigte, teilte man ihm mit, »dass die Beantwortung der Frage heute noch aktuell sei«. Ende des Jahres wurde in der Krankengeschichte vermerkt, der Vormund habe sich »grundsätzlich mit einer Leukotomie einverstanden« erklärt. Da die Patientin zurzeit etwas ruhiger sei und »im kleinen H gehalten werden« könne, sehe man vorläufig von dem Eingriff ab, werde jedoch »bei Verschlimmerung« wieder darauf zurückkommen. In den folgenden Jahren heißt es zwar manchmal, Lina Vogel sei laut und schimpfe, eine Leukotomie stand aber nicht mehr zur Debatte. Im einzigen Eintrag, in dem von einer Tätlichkeit die Rede ist, heißt es, die Patientin habe letzthin »wieder einmal mehrere kürzere Erregungszustände« gezeigt und dabei eine Pflegerin »hart« angegriffen. Jetzt sei sie wieder »gleich steif, abweisend« und arbeite »immer etwas«.[135]

Eine Leukotomie galt stets als letzte Chance. Die Ärzte fühlten sich, wie sie oft argumentierten, »verpflichtet« oder »gezwungen«, alles zu versuchen, um den Zustand eines Patienten zu verbessern. Ein Vergleich verschiedener Fälle zeigt allerdings, wie situativ Entscheidungen waren. Zum einen konnte sich der Zustand einer Patientin auch ohne Eingriff wieder bessern, so dass sich eine Operation erübrigte.[136] Zum anderen erfolgte ein Leukotomievorschlag nicht nur zu einem bestimmten Zeitpunkt, er kam immer von einem bestimmten Arzt aus einer bestimmten Klinik, beruhte auf Stellungnahmen des Pflegepersonals und musste vom Anstaltsleiter unterstützt werden. Obwohl institutionelle Faktoren wie Überbelegung und Personalmangel die psychiatrische Praxis beeinflussten, besaß das Klinikpersonal also durchaus Handlungsspielräume.[137] Der Eindruck der Ausweglosigkeit und die Vorstellung, ein psychochirurgischer Eingriff sei die einzige Möglichkeit, einen scheinbar aussichtslosen Zustand zu verändern, sind deshalb als Folge eines komplexen

135 Ein halbes Jahr später wurde Lina Vogel wegen Platzmangel in eine andere Anstalt verlegt. StAZH, Z 100, KA-Nr. 34181, S. 24, Einträge vom 21.10. und 15.12.1948; S. 25, Eintrag vom 21.1.1950.

136 Vgl. Barahal, 1000 Prefrontal lobotomies, S. 672: »There is nothing which plagues the self-esteem of psychiatrists more than to make a recommendation for a prefrontal lobotomy, after apparently exhausting every possible means of avoiding it, and then to have the patient improve without the operation – when permission to operate is refused. This situation does arise at times and is mentioned here, without attempting any explanation of the dynamics behind such improvement.«

137 Vgl. Zutt, Grenzen der Psychochirurgie, S. 39 f.: »Wenn trotzdem [trotz der Wissenslücken] heute schon in einer sehr großen Zahl operative Eingriffe am gesunden Gehirn ausgeführt worden sind, um psychische Krankheitszustände zu heilen oder zu bessern, über deren Verursachung wir nichts Sicheres wissen, so ist es ganz selbstverständlich, dass der Entscheidung des einzelnen Arztes im Hinblick auf die relative Unsicherheit der Grundlagen eine große Bedeutung zukommt. So ist es wohl zu erklären, dass in verschiedenen Ländern, ja an verschiedenen Kliniken in dieser Hinsicht in ganz verschiedener Weise aktiv vorgegangen oder zurückhaltend gearbeitet wurde.«

Wechselspiels zwischen Patienten, Ärzten und Pflegepersonal zu verstehen, das unter bestimmten institutionellen Bedingungen stattfand.[138]

## Folgen der Eingriffe: Voten von Ärzten, Pflegepersonal und Patienten

Als Gertrud Brunner im Sommer 1956 leukotomiert wurde, fanden die Ärzte, ihr Zustand sei seit langem auf einem absoluten Tiefpunkt. Nach dem Eingriff gab es zunächst Anlass zur Hoffnung. Laut Krankengeschichte machte Gertrud Brunner bei der Rückkehr aus der Neurochirurgischen Klinik keine Probleme, sie war »völlig ruhig«, »recht freundlich und zugänglich wie seit Monaten nicht mehr«. Am folgenden Tag stellte der Abteilungsarzt zwar ein »starkes psychoorganisches Syndrom« fest: »völlig verwirrt, erkennt die Ärzte heute nicht mehr dem Namen nach, [...]. Beim Essen ebenfalls ungeordnet, nimmt alles, was sich in der Umgebung befindet, an sich und schluckt es einfach hinunter.« Die Tragweite dieser Bemerkung wurde jedoch im nächsten Satz gleich wieder abgeschwächt: »Sonst aber ruhig, macht pflegerisch keine Schwierigkeiten.«[139]

Vier Wochen nach dem Eingriff begann Gertrud Brunner Mitpatientinnen und Pflegerinnen zu schlagen. Man behandelte sie unverzüglich mit Neuroleptika, konnte ihre aggressiven Tendenzen aber nicht beeinflussen. Gertrud Brunner wurde in Gesellschaft sofort handgreiflich, hatte ihre Gewalttätigkeiten allerdings nach ein paar Minuten bereits wieder vergessen. Mitte August zogen die Ärzte deshalb den Schluss, der Zustand der Patientin sei »schlechter als vor der Leucotomie«. Einige Wochen später wurde Gertrud Brunner in den Kanton Graubünden verlegt, wo es ihr »relativ ordentlich« ging. Der dortige Anstaltsdirektor berichtete Bleuler im Dezember 1956, bisher seien »keine gefährlichen Aggressionen« aufgetreten; die Patientin teile weiterhin gerne Ohrfeigen aus, »aber in einer irgendwie liebenswürdigen Art«.[140]

In den untersuchten Kliniken hatten nur wenige psychochirurgische Eingriffe Entlassungsversuche und »soziale Heilungen« zur Folge. Aus Sicht der Ärzte führte der größte Teil der Lobotomien zu »Anstaltsbesserungen« verschiedenen Grades oder zeigte – wie bei Gertrud Brunner – gar keinen Erfolg. Ungewöhnlich ist deshalb an ihrem Fall weniger das negative Resultat des Eingriffs als der Umstand, dass man den Misserfolg in der

138 Ebenfalls in diesen Prozess involviert waren die Angehörigen und gesetzlichen Vertreter der Patienten, die in Kapitel 6 thematisiert werden.

139 StAZH, Z 100, KA-Nr. 48129, S. 45, Einträge vom 30.6. und 1.7.1956.

140 Ebd., S. 47 f., Einträge 24.7.–8.9.1956; Schreiben Ernst Seilers, Direktor der Anstalt Realta/Beverin, an Manfred Bleuler, 29.12.1956. Gertrud Brunner starb 1964, acht Jahre nach dem Eingriff, in der Anstalt Beverin.

Krankenakte erwähnte und ihn zumindest indirekt mit der Leukotomie in Zusammenhang brachte.[141] Eine solche Einschätzung wäre einige Jahre früher, als man der Psychochirurgie noch weniger kritisch gegenüberstand, kaum denkbar gewesen. In der Regel erinnerten sich Ärzte nämlich gerne an »Leukotomieerfolge«,[142] schenkten jedoch Fehlschlägen und Rückfällen wenig Aufmerksamkeit. Hatte ein Eingriff kaum oder keine wahrnehmbaren Folgen, wurde er manchmal überhaupt nicht mehr thematisiert. In der Krankengeschichte eines Patienten, der 1948 operiert wurde, findet sich beispielsweise kein einziger Eintrag, der auf die Wirkung der Operation eingeht. Auf den psychochirurgischen Eingriff verweist höchstens die Bemerkung, der Patient leide offenbar unter einem ziemlich starken organischen Defekt.[143] Typisch für solche Notizen war, dass sie offen ließen, ob man den Zustand auf die Lobotomie zurückführte oder nur als Befund einer chronologischen Berichterstattung verstand.[144]

Wären bei Gertrud Brunner nicht vier Wochen nach dem Eingriff erstmals »plötzlich einschiessende[] Aggressionen« aufgetreten, hätten die Ärzte und das Pflegepersonal die Leukotomie als Erfolg betrachtet. Dass die Tragweite der »Nebenwirkungen« erwähnt, durch die anschließende Aufzählung der therapeutischen Effekte – »sonst aber ruhig, macht pflegerisch keine Schwierigkeiten« – jedoch gleich wieder abgeschwächt wurde, zeigt, dass man bei der Beurteilung psychochirurgischer Eingriffe bestimmte Folgen hervorhob, andere hingegen für nebensächlich hielt oder ignorierte.

Entscheidend war der Grad der sozialen Anpassung.[145] Falls sich Patienten nach der Leukotomie wieder besser in die Anstalts- oder gar in die Gesellschaftsordnung einfügten, bezeichnete man die Operation als Erfolg. Bei den meisten Patienten galt es schon als Fortschritt, wenn sie auf einer »ruhigeren« Abteilung leben konnten oder nach dem Eingriff weniger häufig isoliert werden mussten. Das Klinikpersonal war überzeugt, dass auch die Patienten von solchen Veränderungen profitierten. So heißt es 1947 in einem Artikel der *Irrenpflege*: »Patienten, die infolge ihres chronischen Erregungszustandes oft jahrelang immer wieder in Zellenpflege gehalten werden mussten, die jeden Kontakt mit der Umwelt verloren hatten und deren Krankheitssymptome für sie und ihre Umgebung eine ständige Gefahr bedeuteten, wurden wieder ruhiger, sozialer und fanden mit Hilfe der Leukotomie den Weg zurück

141 Vgl. auch ebd., Überweisungszeugnis des Burghölzlis an die Psychiatrische Klinik Realta/Beverin, 6.9.1956, in dem es heißt, die Patientin sei »eher noch gefährlicher und viel zerfahrener und verwirrter als vor der Leukotomie«.

142 Vgl. zum Beispiel StAZH, Z 100, KA-Nr. 35665, S. 28, Eintrag vom 28.5.1947, wo es heißt, die Patientin sei »einer der schönsten Leukotomieerfolge«.

143 StAZH, Z 100, KA-Nr. 37089, S. 31, Eintrag vom 8.10.1949.

144 Vgl. Aaslestad, The patient as text, S. 23f.

145 Siehe Kapitel 4, S. 112-114.

zu einer menschenwürdigen Lebensgestaltung.« »Eine nachhaltige Erleichterung« sei die Psychochirurgie – so der Beitrag weiter – aber auch für die »Anstaltspflege«. Dank dem Behandlungsverfahren könnten »gerade die schwierigsten Patienten [...] gebessert« werden, die »die grössten Anforderungen an die Geduld, Ausdauer und Widerstandskraft der Pflegenden« stellten.[146]

Machten Patienten nach dem Eingriff weniger Probleme, taten Persönlichkeitsveränderungen, Apathie oder körperliche Folgen dem Erfolg keinen Abbruch. Postoperative Symptome wie Gleichgültigkeit oder Antriebslosigkeit wurden in den Krankenakten zwar erwähnt, aber nicht unbedingt mit dem Eingriff in Zusammenhang gebracht[147] und nur dann negativ bewertet, wenn sie den Anstaltsbetrieb erschwerten. Die kritischen Bemerkungen in der Krankengeschichte einer Patientin, die – so ein Arzt – durch die Leukotomie zum »Stirnhirnkrüppel« wurde, sind die große Ausnahme. Die Patientin konnte zwar nach dem Eingriff auf die »halbruhige« Abteilung verlegt werden, war jedoch derart apathisch, dass sie »beim Aufstehen von Akt zu Akt angetrieben werden« musste und überall ihre Notdurft verrichtete. Ein anderer Arzt hielt deshalb acht Monate nach der Operation fest: »Tägliche Frage ist: Ist das nun ein Erfolg der Lt. [Leukotomie]???«[148]

Psychiater konnten allerdings die Folgen psychochirurgischer Eingriffe auch unterschiedlich oder gar gegensätzlich beurteilen.[149] Manchmal schätzte man den Operationserfolg in der Krankengeschichte negativer ein als in Stellungnahmen, die Behörden, Angehörige oder Ärzte anderer Institutionen zu Gesicht bekamen.[150] Gelegentlich kam es auch in der Krankengeschichte selbst zu Widersprüchen. So vermerkte ein Arzt in einem Eintrag, der Patient sei seit der Operation »nicht wesentlich gebessert«, zog jedoch am Schluss das Fazit, der Eingriff habe »eine bedeutende Besserung gebracht«.[151]

Die Patienten betrachteten die Leukotomie mit ganz verschiedenen Augen. Viele konnten sich offenbar nicht an den Eingriff erinnern,[152] hatten aber

146 Kummer, Leukotomie, S. 129.

147 Vgl. zum Beispiel StAZH, Z 100, KA-Nr. 38693, Gutachten des Burghölzlis zuhanden des Waisenamts Winterthur, 17.5.1947. Der Gutachter führte die Apathie, die die Patientin nach dem Eingriff zeigte, nicht auf die Leukotomie, sondern auf den schizophrenen »Defektzustand« der Kranken zurück.

148 StAZH, Z 100, KA-Nr. 42937, S. 26, Einträge vom 31.12.1949 und 16.1.1950.

149 Die Resultate psychochirurgischer Eingriffe aus der Retrospektive zu beurteilen oder gar zu quantifizieren wäre deshalb auch dann problematisch, wenn man von den Klinikakten ausgehen wollte. Siehe dazu Kapitel 8.

150 In 22% der Fälle, bei denen Stellungnahmen gegenüber Behörden, Angehörigen oder Ärzten aus anderen Institutionen überliefert sind, lassen sich in Bezug auf die Einschätzung des Operationserfolgs Widersprüche zwischen internen Akten und an Außenstehende gerichteten Stellungnahmen feststellen. In 78% der Fälle stimmt die Beurteilung überein (Zahl der gültigen Fälle: 172).

151 StAZH, Z 100, KA-Nr. 35514, S. 20, Eintrag vom 26.5.1950.

152 Siehe zum Beispiel StAZH, Z 100, KA-Nr. 36852, S. 16, Eintrag vom 2.11.1946;

keine Mühe, eine eigene Erklärung für die neue Frisur und den Verband zu finden: »Spricht auch jetzt noch vom Siegen, glaubt, man habe ihr um des Sieges willen die Haare abgeschnitten.«[153] In der Regel äußerten sich jedoch Patienten nur zum Eingriff, wenn sie darauf angesprochen wurden. Stellungnahmen von Patienten finden sich deshalb meist in Gesprächsprotokollen; in Selbstzeugnissen kamen nur wenige Patienten auf die Leukotomie zu sprechen.

Mitunter schätzten Patienten die Folgen der Operation ähnlich ein wie das Klinikpersonal. Dass die Psychiater dies nicht für selbstverständlich hielten, zeigen Einträge wie »Gibt auf Befragen zu, sich seit der Leukotomie entspannter zu fühlen« oder »gibt [...] selbst spontan zu, dass ihn diese Dinge nicht mehr so ärgern«.[154] Geht man davon aus, dass Aussagen von Patienten relativ wortgetreu festgehalten wurden, übernahmen manche Kranke die medizinische Fachsprache. So sagten Leukotomiepatienten etwa, dass sie seit dem Eingriff nicht mehr unter »Spannungen« litten, sich »ruhig und entspannt« fühlten und Halluzinationen besser ignorieren könnten.[155]

Auch Rolf Huber, ein kaufmännischer Angestellter, der an paranoider Schizophrenie litt, kannte die medizinischen Fachbegriffe. Er lebte als »Burghölzli-Patient« im Sanatorium Kilchberg, wurde 1962 lobotomiert und verfasste ein »Protokoll« seiner langjährigen Klinikaufenthalte, das seine qualvollen Halluzinationen, Schuld- und Verfolgungsideen und die zahlreichen Behandlungsversuche beschreibt: »Ich unternahm einen Suicidversuch mit 42 Schlaftabletten, aus dem ich durch eine Tracheotomie (Luftröhrenschnitt) im Kantonsspital gerettet wurde. Die Behandlungen wurden erfolglos fortgesetzt. Zusammengerechnet erhielt ich im Burghölzli und in Kilchberg cy [ca.] 40-50 Elektrochocs, etliche Insulin-, Schlaf- Dämmer und Largactilkuren mit Zwischenperioden von Beschäftigungstherapie. Schliesslich beschloss ein Dr. [...] in Kilchberg, [...], eine Gehirnoperation durchführen zu lassen. Diese soll übertriebene gedankliche Assoziationen abstellen und übertriebene Phantasie abstellen. Diese Lobotomie wurde dann durch den bekannten Professor Krähenbühl durchgeführt. Tatsächlich flauten dann die Stimmen ab und er-

Psychiatrische Klinik Realta/Beverin, KA-Nr. 3864, S. 7, Eintrag vom 6.1.1949. Vgl. auch Braslow, Mental ills and bodily cures, S. 145 f. Aus den Krankenakten geht hervor, dass sich Patienten häufig nicht an Ereignisse erinnerten, die das Klinikpersonal für wichtig hielt.

153 Psychiatrische Klinik Waldhaus, KA-Nr. 6498, S. 6, Eintrag vom 3.6.1948.

154 Psychiatrische Klinik Realta/Beverin, KA-Nr. 5008, S. 13, Eintrag vom 25.9.1952. StAZH, Z 100, KA-Nr. 45154, S. 17, Eintrag vom 2.9.1952.

155 Siehe zum Beispiel Psychiatrische Klinik Rheinau, KA-Nr. 9978, S. 11, Eintrag vom 17.9.1947; Psychiatrische Klinik Realta/Beverin, KA-Nr. 5008, S. 13, Eintrag vom 25.9.1952; StAZH, Z 100, KA-Nr. 44295, S. 9, Eintrag vom 22.2.1950; KA-Nr. 46788, S. 12, Eintrag vom 3.10.1956; Psychiatrische Universitätspoliklinik Zürich, KA-Nr. 39055, S. 2, Eintrag vom 29.11.1947.

loschen nach einigen Wochen vollständig und dies nach über sechs Jahren.« Auf einem separaten Blatt, das den Titel »Zustand vor und nach der präfrontalen Leukotonomie« trägt, stellte Huber in der Spalte »Vorher« den Inhalt seiner Halluzinationen dar. In der Rubrik »Nachher« hielt er fest: »100 %iges Aufhören der Stimmen und Schreckträume. Keine Beeinträchtigung der intellektuellen Fähigkeiten und auch keine anderen bleibende[n] Nachteile. Von meinem Standpunkt aus ist diese Operation höchst empfehlenswert.«[156]

Rolf Huber, aber auch Patienten, von denen sehr viel kürzere, bruchstückhafte Stellungnahmen überliefert sind, beschrieben zwar positive Zustandsveränderungen oft ähnlich wie das Klinikpersonal, kamen aber nie auf deren soziale Folgen zu sprechen.[157] Manche waren offenbar zufrieden, wenn sie nach der Operation weniger unter bestimmten Symptomen litten. Es weist jedoch nichts darauf hin, dass sich eine Patientin positiv über die Leukotomie geäußert hätte, weil sie nach dem Eingriff auf eine offenere Station verlegt oder nicht mehr isoliert wurde. Mehr Zeit mit anderen zu verbringen fanden also Patienten vielleicht gar nicht so wichtig wie das Klinikpersonal. Viele hatten die Zeit vor dem Eingriff vergessen oder nicht in besonders schlechter Erinnerung. So heißt es in einem Gesprächsprotokoll: »Finden Sie, dass es Ihnen seit der Operation besser geht? – Nein, das finde ich nicht. – Erinnern Sie sich, wie Sie vor der Operation waren? – Ja, ja, aber nicht alle Tage waren gleich.«[158]

Unterschiedliche Urteile über die Wirkung psychochirurgischer Eingriffe lassen sich also darauf zurückführen, dass Ärzte und Patienten den Zustand vor und nach der Leukotomie anders einschätzten. So kommentierte ein Psychiater die Erinnerungen einer Patientin mit der Bemerkung, sie »bagatellisier[e]« ihren früheren Zustand.[159] Ein anderer Arzt schrieb in einem Gutachten, der Patient sei »über den seiner Ansicht nach ausgebliebenen Erfolg der Operation« enttäuscht. Er leide darunter, »dass er ›einfach keinen Impuls‹ mehr habe und nicht mehr ›an die Sachen herangehen möge‹«. Der Arzt stellte zwar ebenfalls eine »ausgesprochene Antriebslosigkeit« fest, kam

156 Sanatorium Kilchberg, KA-Nr. 11915/81, Protokoll über Ereignisse im Dezember 1955 und nachfolgende Jahre, S. 4, »Zustand vor und nach der präfrontalen Leukotomie«. Das Protokoll und das Papier wurden mit der Schreibmaschine verfasst. Siehe zu diesem Fall auch Krayenbühl, Die neurochirurgischen Behandlungsmöglichkeiten psychischer Störungen, S. 1646.

157 Ausnahmen gibt es nur unter der kleinen Zahl von Patienten, die zu einer allfälligen Leukotomie Stellung nehmen konnten, weil sie als urteilsfähig galten, und – in der Hoffnung, sie würden nachher entlassen – in den Eingriff einwilligten. Siehe dazu Kapitel 7, S. 228 f.

158 StAZH, Z 100, KA-Nr. 35665, S. 21, Eintrag vom 3.12.1946.

159 Psychiatrische Universitätspoliklinik Zürich, KA-Nr. 39055, S. 1, Eintrag vom 15.11.1947.

aber trotzdem zu dem Schluss, der Eingriff habe »eine gewisse Besserung« bewirkt.[160]

Das Gutachten zeigt, dass manche Patienten dieselben Veränderungen feststellten wie Ärzte, diesen aber mehr Gewicht zumaßen. Verschiedene Patienten beschwerten sich über Apathie, Verlangsamung, verminderte intellektuelle Leistungsfähigkeit und Probleme mit dem Erinnerungsvermögen.[161] Solche Aussagen blieben in den Krankengeschichten meist ebenso unkommentiert wie Klagen über Impotenz, Rückenschmerzen und Empfindungsstörungen – Probleme, die nur die Patienten auf den Eingriff zurückführten.[162] Die spärlichen Reaktionen, die in den Akten vermerkt sind, lassen vermuten, dass man kaum auf diese Beschwerden einging. Als ein Patient klagte, die Leukotomie habe ihn zum Dummkopf gemacht, hielt der Arzt beispielsweise fest, das Problem sei »wahrscheinlich auf ein postoperatives psychoorganisches Syndrom zurückzuführen«, hänge aber auch damit zusammen, dass der Patient schon länger nicht mehr in seinem Beruf arbeite. »Es sollte«, schloss er vage, »zur Kontrolle 1 Rechenversuch vorgenommen werden«.[163]

Während also die einen Patienten zumindest teilweise die Perspektive des Klinikpersonals übernahmen, andere dessen Blick auf die Leukotomie widersprachen, ging eine dritte Gruppe in einer Form auf den Eingriff ein, die kaum mehr an die Sprache der Vernunft anknüpft.[164] Darüber hinaus gab es jedoch auch Patienten, die klar und verständlich von Verlusterfahrungen und tiefgreifenden Veränderungen berichteten. So bezeichnete eine Frau, die nach dem Eingriff bei einer Pflegefamilie lebte und als »Leukotomieerfolg« galt, die Operation noch sechs Jahre später als »Nachteil« und »eine Art Mord«. Als sie wieder in die Anstalt kam, weil sich ihr Zustand verschlechtert hatte, klagte sie, sie könne sich »schlecht erinnern, besonders an die Zeit vor

160 StAZH, Z 100, KA-Nr. 36003, Gutachten zuhanden einer Vormundschaftsbehörde, 25.3.1949, S. 16f.

161 Siehe zum Beispiel StAZH, Z 100, KA-Nr. 25837, S. 44, Eintrag vom 27.10.1956, S. 59, Eintrag vom 27.1.1958, S. 62, Eintrag vom 22.6.1959; Psychiatrische Klinik Rheinau, KA-Nr. 9978, S. 16, Eintrag vom 10.5.1949; StAZH, Psychiatrische Klinik Schlössli, KA-Nr. 6481, Blatt 5/v, Eintrag vom 25.10.1952.

162 Psychiatrische Universitätspoliklinik, KA-Nr. 39055, S. 2, Eintrag vom 29.11.1947. Psychiatrische Klinik Realta/Beverin, KA-Nr. 5008, Gutachten der Psychiatrischen Klinik Marsens zuhanden einer Vormundschaftsbehörde, 5.2.1959. Psychiatrische Klinik Waldhaus, KA-Nr. 4700, S. 9, Eintrag vom 29.3.1953.

163 Psychiatrische Klinik Rheinau, KA-Nr. 9978, S. 15, Eintrag vom 12.12.1947. Der Patient galt als durchschnittlich intelligenter Psychopath. Zu den Psychopathen, die unter den Leukotomiepatienten eine besondere Stellung hatten, siehe Kapitel 7, S. 225-229.

164 Siehe zum Beispiel Psychiatrische Klinik Realta/Beverin, KA-Nr. 3929, S. 6, Eintrag vom 25.1.1949; StAZH, Z 100, KA-Nr. 37313, S. 39, Eintrag vom 7.9.1952.

der Leukotomie, wo man sie ›entweiht‹ habe, was das Erinnerungsvermögen reduziert habe«.[165]

Immer wieder auf die Persönlichkeitsveränderung zu sprechen kam Marta Huber, eine Patientin aus dem oberen Bildungsbürgertum, die 1950 leukotomiert wurde. Sie verfasste einige Wochen nach dem Eingriff einen Brief, in dem sie die Vor- und Nachteile der Operation beschrieb: »Je vais mieux depuis lors. Et surtout je ne suis plus dans cette tension presque insupportable qui me paralysait auparavant. Mais les nerfs comme mon pauvre cerveau sont encore fort défectueux, et je ne sais pas encore quand je pourrai revivre réellement. (Je dis ›quand‹ – mais je crois que je ferais mieux de dire ›si‹).« Am Schluss des Briefes schildert die Patientin, wie apathisch und gleichgültig sie geworden sei: »Je me souviens qu'autrefois j'aurais voulu faire honneur à ceux qui ont tant fait pour moi – mais j'en suis incapable – Cela devrait me navrer – et pourtant cela m'est presque indifférent. N'est-ce pas horrible?«[166] 1958 schrieb der Chefarzt der Privatklinik, in der die Patientin lebte, Marta Huber habe sich nach der Leukotomie »über längere Zeit [...] entspannter und wohler« gefühlt, sei aber der Meinung, etwas verloren zu haben: »Allerdings hatte sie das deutliche Empfinden eines Defektes und etwa ein Vierteljahr nach der Operation fing sie an sich zu beklagen, sie habe keine Seele, ein Erlebnis, das sie früher nie gehabt habe. Schimpfte in der Folge häufig, wir hätten es darauf abgesehen sie zu ›vulgarisieren‹.«[167]

Solch differenzierte, eindrückliche Aussagen, die einzelne Patienten über die Wirkung psychochirurgischer Eingriffe machten, dürfen allerdings nicht darüber hinwegtäuschen, dass Leukotomiepatienten – um Gayatri Chakravorty Spivaks Wendung über die Subalternen aufzunehmen – zwar sprechen konnten, aber kein Gehör fanden.[168] So enthält nur ein Fünftel der untersuchten Fälle Stellungnahmen von Patienten.[169] Die Analyse dieser Dossiers

165 StAZH, Z 100, KA-Nr. 25837, S. 29, o. D.; S. 59, Eintrag vom 27. 1. 1958. Einige Tage nach der »Gemeinsamen Untersuchung« erklärte der Oberarzt in einer Besprechung, die Patientin bezeichne die Leukotomie als »grossen Einschnitt«, sie spreche »sehr anschaulich von einer ›Entweihung‹, die sie damit habe erdulden müssen«. Ebd., Eintrag vom 1. 2. 1958.

166 StAZH, Klinik Hohenegg, KA-Nr. 9094, Schreiben der Patientin an eine Bekannte, 3. 8. 1950.

167 Ebd., Überweisungszeugnis Aloys von Orellis, Chefarzt der Klinik Hohenegg, an das Burghölzli, 13. 3. 1958.

168 Spivak, Can the subaltern speak?

169 In den psychiatrischen Anstalten der Kantone Zürich und Graubünden wurden 182 Personen leukotomiert, deren Dossier überliefert ist. In 37 Fällen (20 %) enthalten die Krankenakten Aussagen der Patienten und Patientinnen zum Eingriff. In den Dossiers von Patienten, die aus Kliniken anderer Kantone stammten, finden sich zwar ebenfalls einzelne Stellungnahmen. Bei diesen Fällen wurde aber nur die Akte aus dem Burghölzli eingesehen. Da die Patienten meist ein bis zwei Wochen nach dem Eingriff wieder zurückverlegt wurden, ist die Wahrscheinlichkeit, dass die un-

zeigt zudem, dass sich Patienten auch dann kein Gehör verschaffen konnten, wenn ihre Aussagen festgehalten oder aufbewahrt und insofern zumindest wahrgenommen wurden: Die Ärzte, nicht die Patienten bestimmten, ob der Eingriff erfolgreich war; sie entschieden, ob sich nach der Operation Veränderungen feststellen ließen, ob diese mit der Leukotomie zusammenhingen und ob sie ins Gewicht fielen.[170]

Stellungnahmen von Lobotomiepatienten können also zwar bewusst machen, dass Ärzte und Patienten psychochirurgische Eingriffe manchmal mit sehr unterschiedlichen Augen sahen. Geht man aber davon aus, dass nicht das entscheidend ist, was gesagt wird, sondern das, was Gehör findet, zeugen die Akten von Leukotomiepatienten in erster Linie von deren Schweigen. Auf diese Leerstellen muss hingewiesen werden – unabhängig davon, ob man glaubt, dass sich die Perspektive der Patienten rekonstruieren lasse, oder nicht. Dass sich Lobotomierte beim Pflegepersonal und bei den Ärzten kaum Gehör verschaffen konnten, zeugt von der asymmetrischen Machtverteilung in der psychiatrischen Anstalt.

»Das subjektive Urteil der doch geistesgestörten Patienten« sollte, wie es in einem Beitrag aus dem Jahr 1950 heißt, zwar nicht übersehen werden, »für eine sachliche Beurteilung« der Behandlungsmethode sei es jedoch kaum von Bedeutung. Ebenso »wenig bindend« könne für den Arzt die Position der Angehörigen sein.[171] In den Augen der Ärzte fielen also Stellungnahmen von Verwandten genauso wenig ins Gewicht wie Aussagen von Patienten, handelte es sich doch um ein »subjektive[s] Urteil« von Laien, das sich nicht mit dem objektiven Urteil medizinischer Experten vergleichen ließ. Auf diese Weise wurde eine Dichotomie konstruiert, in der Fachleute eindeutig die Oberhand hatten.

tersuchten Dossiers Aussagen von Patienten zur Operation enthalten, relativ klein. In den USA veröffentlichte ein Mann, den Freeman im Alter von zwölf Jahren einer transorbitalen Lobotomie unterzog, zusammen mit einem Journalisten eine Autobiografie: Dully/Fleming, My lobotomy. Das Schicksal Howard Dullys stand auch im Zentrum einer Sendung über die Lobotomie, die das National Public Radio (NPR) im November 2005 ausstrahlte. Siehe http://www.npr.org/templates/story/story.php?storyId=5014080 (Download vom 12. 8. 2009).

170 Mit Ausnahme von Elithorn/Slater, Prefrontal leucotomy, befasste sich auch die psychochirurgische Forschung nicht mit der Frage, wie operierte Patienten die Effekte des Eingriffs beurteilten. Bei der Erprobung von Psychopharmaka spielte jedoch nach Balz, Zwischen Wirkung und Erfahrung, Teil I, die »Zeugenschaft des Patienten« im Anstaltsalltag eine wichtige Rolle. Vgl. auch Balz, Megaphen zur Wirkung bringen, S. 176.

171 Rüsken, Über die Beeinflussung schizophrener Krankheitszustände durch die Leukotomie, S. 513.

# 6. Zirkulierendes Wissen

## Trading Zones von Laien und Experten

Obwohl Therapien Sache des Arztes waren, spielten Laien in der Psychochirurgie eine wichtige Rolle. In den meisten Ländern stellten Psychiater zwar die Indikation für eine Leukotomie, entschieden aber nicht allein über deren Durchführung.[1] Auch in der Schweiz wurde nur operiert, wenn die Patienten oder deren Vertreter in den Eingriff einwilligten. Da Leukotomiepatienten in der Regel nicht urteilsfähig waren, gelangte man meist an deren Verwandte oder Vormund. Wollten Psychiater eine Patientin lobotomieren, mussten sie also mit Laien Kontakt aufnehmen, über das Verfahren informieren und erklären, warum sie einen psychochirurgischen Eingriff empfahlen.[2]

Die neuere Wissenschaftsforschung versteht die Verbreitung von wissenschaftlich produziertem Wissen allerdings nicht als linearen, eindimensionalen Prozess, in dem Fachleute Laien in einer allgemein verständlichen Sprache Wissen vermitteln. Stattdessen wird wissenschaftliches Wissen als

1 Die Frage der Einwilligung ist noch weitgehend ungeklärt, zeitgenössische Beiträge und historiografische Darstellungen gehen nur selten auf diesen Punkt ein. Nötig war die Zustimmung von Verwandten oder Vormunden offenbar in Kalifornien (Braslow, Mental ills and bodily cures, S. 131) und in der schwedischen Anstalt Umedalen (Ögren, Psychosurgery in Sweden, S. 44 f.); in der Regel keine Einwilligung eingeholt wurde anscheinend im North Wales Hospital in Denbigh, England (Crossley, The introduction of leucotomy, S. 556) und zumindest zu Beginn in den geschlossenen Anstalten Frankreichs (Abély, Le consentement à l'acte psycho-chirurgical, S. 470). In der Umfrage, die 1952 in der Zeitschrift *Médecine et Hygiène* durchgeführt wurde, sprachen sich alle Autoren dafür aus, die Einwilligung des Patienten oder, sofern dieser unzurechnungsfähig sei, von dessen Familie oder Vormund einzuholen. Siehe dazu Kapitel 4, S. 133 f.

2 In den psychiatrischen Kliniken der Schweiz wurden gewöhnlich auch bei Malaria-, Schlaf-, Insulin- oder Elektroschockkuren Einwilligungen eingeholt. Diese Anfragen enthielten in der Regel einen kurzen Begleitbrief und ein ausgefülltes Formular, das die Angehörigen oder Vormunde der Patienten nur noch unterzeichnen mussten. Die Leukotomievorschläge waren weit umfangreicher und wurden meist ohne vorbereitete Einwilligungserklärung versandt. Das untersuchte Sample enthält deshalb viele Briefe von Verwandten und Vormunden, die sich zum Leukotomievorschlag äußerten und ihre Entscheidung auch begründeten. In der Bundesrepublik Deutschland war die Frage, ob bei somatischen Therapien eine Einwilligung einzuholen sei, in den 1950er Jahren umstritten und wurde von Anstalt zu Anstalt unterschiedlich gehandhabt. Balz, Megaphen wird zur Wirkung gebracht, S. 174 f.

Teil vielfältiger, über die Wissenschaft und einzelne Disziplinen hinausreichender Kommunikationsprozesse begriffen, in denen Wissen zirkuliert und sich ständig verändert. Zwischen Laien und Experten gibt es keine scharfen Grenzen; Evidenz und Glaubwürdigkeit werden in *trading zones*[3] verhandelt, in denen verschiedene soziale Gruppen eine gemeinsame Kommunikation aufbauen, obwohl sie über unterschiedliche Sprachen, Vorstellungen und Wissensbestände verfügen.[4]

Anstatt dichotom zwischen Wissensproduktion und -rezeption, Laien und Experten oder Wissenschaft und Gesellschaft zu unterscheiden, gehe ich daher von Wissensräumen aus, die über die Grenzen der Wissenschaften hinausreichen, und analysiere, wie Wissen zur Psychochirurgie zirkulierte. Angehörige und Vormunde von Patienten erhielten nicht nur Informationen von Ärzten, sie griffen auch Berichte aus der Presse auf, die ab Ende der 1940er Jahre über die Leukotomie erschienen,[5] und brachten sie mit eigenen Wissensbeständen in Verbindung. Ärzte nahmen diese Ideen auf und verknüpften sie wieder mit ihrem Fachwissen. Dass die Leukotomie nach dem Zweiten Weltkrieg einen Siegeszug antrat, hängt deshalb auch damit zusammen, dass sich in dieser Zeit die Vorstellungen veränderten, die man in der breiten Bevölkerung vom Gehirn und von psychischen Störungen vertrat.

3 Galison, Image and logic.

4 Diese Kommunikationsprozesse sind intra-, inter- und extrawissenschaftlicher Art. Für Konzepte zum Thema Wissenschaft und Gesellschaft bzw. Öffentlichkeit siehe beispielsweise Kretschmann, Wissenspopularisierung; Lipphardt/Patel, Neuverzauberung im Gestus der Wissenschaftlichkeit; Paletschek/Tanner (Hg.), Popularisierung von Wissenschaft; Ruíz-Castell, Popularization of science; Schirrmacher, Nach der Popularisierung; Nikolow/Schirrmacher, Das Verhältnis von Wissenschaft und Öffentlichkeit als Beziehungsgeschichte; Ash, Wissenschaft(en) und Öffentlichkeit(en) als Ressourcen füreinander; Weingart, Die Wissenschaft der Öffentlichkeit; Kailer, Bedingungen von Wissenspopularisierung; Kretschmann (Hg.), Wissenspopularisierung; Kretschmann, Einleitung; Brecht/Orland (Hg.), Populäres Wissen; Daum, Wissenschaftspopularisierung im 19. Jahrhundert; Orland, Wissenschaft und Laienöffentlichkeit. Zum Thema Psychiatrie und Öffentlichkeit in Deutschland siehe Brink, Grenzen der Anstalt; Noack, Über Kaninchen und Giftschlangen. Für einen Beitrag aus der Psychiatrie siehe zum Beispiel Hoffmann-Richter, Psychiatrie in der Zeitung.

5 In die Analyse einbezogen wurden Artikel, auf die ich durch Internetrecherchen und Hinweise in anderen Quellen stieß. Gesucht wurde nach Artikeln in Zeitungen und Zeitschriften aus dem deutsch- und französischsprachigen Raum Europas, deren Digitalisierung im Frühling 2015 bis in die 1940er Jahre zurückreichte. Dazu gehörten folgende Zeitungen und Zeitschriften: Neue Zürcher Zeitung, Die Weltwoche, Schweizer Illustrierte, L'Express, L'Impartial, Gazette de Lausanne, Journal de Genève (Schweiz); Der Spiegel, Die Zeit (Deutschland), Le Monde (Frankreich), Le Soir (Belgien), Tageblatt, Luxemburger Wort und d'Letzeburger Land (Luxemburg). In der Bibliografie sind nur diejenigen Artikel aufgeführt, aus denen zitiert wird.

## »Das Skalpell gegen den Wahnsinn«[6]: Was ist Psychochirurgie?

Als Manfred Bleuler im Herbst 1946 zum ersten Mal eine Leukotomie empfahl, setzte er einen zweiseitigen Brief auf, der in den folgenden Jahren als Vorlage für alle weiteren Schreiben diente.[7] Die Leukotomievorschläge, die Verwandte und Vormunde von Patienten erhielten, gleichen sich im Aufbau, Inhalt und Wortlaut stark. Obwohl man jeweils einzelne Passagen anpasste, kamen immer drei Punkte zur Sprache: das Behandlungsverfahren, der Grund des Schreibens und die möglichen Folgen des Eingriffs.

Um die Operationsmethode zu erklären, reichte in der Regel ein Satz. Bei einer Leukotomie gehe es darum – so der Leiter des Burghölzlis –, »in der Hirnsubstanz gewisse nervöse Bahnen, mit denen die Erregung« zusammenhänge, zu unterbrechen. Bleuler verwendete also an Stelle des üblichen Kompositums »Nervenbahnen« einen Begriff, der verschiedene Lesarten zuließ: Unter »nervösen Bahnen« konnte man Bahnen des Nervensystems, aber auch reizbare Bahnen verstehen.[8] Die zweite Lesart verweist bereits auf den Begriff der »Erregung«, die – wie Bleuler erklärte – mit den Bahnen zusammenhing und sich durch deren Unterbrechung vermindern ließ. Wie die »Erregung« mit den »nervösen Bahnen« zusammenhing, bleibt zwar offen. Klar wird jedoch, dass der Eingriff die »Erregung« mildern sollte; ein Symptom, das zu weiteren Problemen führte. Spannung, das *boundary concept* der Psychochirurgie, taucht in Leukotomievorschlägen meist in Form von Erregung auf: War in Krankenakten vor allem von »Spannung«, in wissenschaftlichen Beiträgen von »affektiver Spannung« die Rede, sprach man im Kontakt mit Laien fast nur von »Erregung«.

Das Burghölzli war kein Einzelfall. Auch andere Kliniken gingen in der Regel kaum auf das Behandlungsverfahren ein.[9] In Briefen aus der Rheinau, der zweiten staatlichen Anstalt des Kantons Zürich, wird zwar ab und zu erwähnt, dass bei einer Leukotomie »gewisse Nervenbahnen in der vordern Partie des Gehirns« durchtrennt würden.[10] Meist wird die Operation aber

6 Vgl. Caloz, Le bistouri contre la folie, in: L'Illustré, 2.11.1950, S. 11, 14. Siehe auch Abbildung 14.

7 StAZH, Z 100, KA-Nr. 35665, Schreiben Manfred Bleulers an den Vater der Patientin, 26.9.1946. Siehe dazu Kapitel 1, S. 35 f.

8 Vgl. Deutsches Wörterbuch von Jacob Grimm und Wilhelm Grimm, »nervös«.

9 Offenbar störte sich kaum jemand an diesen spärlichen Erläuterungen. Die meisten Verwandten und Vormunde, die weitere Erkundigungen einholten, wünschten genauere Informationen zu den Chancen und Risiken des Eingriffs, nicht zur Operationsmethode.

10 Psychiatrische Klinik Rheinau, KA-Nr. 9788, Schreiben des Oberarztes an den Vater der Patientin, 19.9.1949. In einem anderen Brief wurde erwähnt, dass die »Nervenbahnen in der vordern Partie des Gehirns von der Schläfengegend aus durchtrennt«

als »relativ kleine[r] hirnchirurgische[r] Eingriff« bezeichnet, der bei Schizophrenen inzwischen »gang und gäbe« geworden sei.[11] In anderen Anstalten sprach man von einem »kleinen«, »ziemlich geringfügigen«, mittlerweile »recht harmlosen« Eingriff ins Gehirn, dessen Risiken etwa denjenigen einer Blinddarmoperation gleichkämen.[12]

Solche Vergleiche finden sich auch in Zeitungen und Zeitschriften, die sich an eine breite Leserschaft wandten. Hier war die Psychochirurgie zwar etwas Spektakuläres, hatte aber nicht die Sonderstellung, die ihr Fachleute zuschrieben. So kamen in manchen Artikeln nicht nur Eingriffe bei psychisch Kranken zur Sprache, sondern auch Operationen, die Schmerzen lindern sollten. Lobotomien aus psychiatrischer Indikation wurden also im selben Atemzug genannt wie Eingriffe bei Phantomschmerzen oder Trigeminusneuralgie, die ebenfalls eine »Erleichterung« zum Ziel hatten. Ob jemand »wahnsinnig« war oder ob ihn Schmerzen »an den Rand des Irrsinns« trieben, spielte in diesem Kontext kaum eine Rolle. »Die Wunder der modernen Gehirnchirurgie« konnten, wie die Fallbeispiele eindringlich vor Augen führen, Patienten mit ganz verschiedenen Leiden »die Freude am Leben« zurückgeben.[13]

Darüber hinaus wird das Gehirn zwar als »kostbares«, »geheimnisvolles« Organ bezeichnet, eine besondere »Noblesse« wird ihm jedoch abgesprochen.[14] In verschiedenen Artikeln heißt es, funktionelle neurochirurgische Eingriffe ließen sich inzwischen mit anderen Operationen vergleichen. Ein Eingriff am Gehirn sei, wie ein Journalist schreibt, mittlerweile genauso sicher wie eine Darm- oder Magenoperation.[15] Die Hirnchirurgie habe, ist in einem anderen Beitrag zu lesen, »so erhebliche Fortschritte« erzielt, dass man sich »dem erprobten Spezialisten ebenso ruhig für eine Gehirnoperation anvertrauen« könne, »wie man sich unbedenklich den Miniskus operieren oder seinen Blinddarm herausnehmen« lasse. Heute würden Chirurgen »die ›Topographie‹ dieses kostbaren Organes« so genau kennen, dass sie »darin selbst den Sitz geheimster, gefährlichster Schmerzen auffinden und beseitigen« könnten.[16]

würden. Ebd., KA-Nr. 8601, Schreiben des Oberarztes an den Vormund der Patientin, 13.11.1947.

11 Psychiatrische Klinik Rheinau, KA-Nr. 8606, Schreiben des Oberarztes an den Vormund des Patienten, 12.5.1950.

12 Siehe zum Beispiel Psychiatrische Klinik Realta/Beverin, KA-Nr. 2546, Schreiben des Sekundärarztes an den Vater der Patientin, 30.1.1948; Psychiatrische Klinik Waldhaus, KA-Nr. 5409, Schreiben des Anstaltsdirektors Gottlob Pflugfelder an den Vormund des Patienten, 7.12.1951.

13 Vgl. zum Beispiel Martin, J'ai vu le Dr Ody, in: L'Express, 6.10.1951, S. 3; Gygax, Das Messer, das vom Schmerz befreit, in: Schweizer Illustrierte Zeitung, 19.5.1948, S. 10 f.; Gygax, La chirurgie de la douleur, in: L'Illustré, 20.5.1948, S. 10 f.

14 Ebd., S. 12. Caloz, Le bistouri contre la folie, in: L'Illustré, 2.11.1950, S. 14.

15 Gygax, La chirurgie de la douleur, in: L'Illustré, 20.5.1948, S. 10.

16 Gygax, Das Messer, das vom Schmerz befreit, in: Schweizer Illustrierte Zeitung, 19.5.1948, S. 10, 26.

Der Autor des Artikels versichert zwar, dass man Schmerzen im Hirn lokalisieren und beheben könne, geht aber nicht näher auf »die ›Topographie‹ dieses kostbaren Organes« ein. Andere Beiträge werden konkreter. In einer Reportage über den Schweizer Chirurgen François Ody[17] beispielsweise wird unter der Überschrift »Ce qui se passe chez un fou« erklärt, das Gehirn bestehe aus zwei psychischen Zentren, einem höheren und einem niedrigeren. Bei Geisteskranken seien die Verbindungen zwischen den beiden Zentren gestört, das höhere könne die Impulse des niedrigeren nicht mehr kontrollieren. Eine Leukotomie unterbreche diese Verbindungen, was sich oft positiv auf den Zustand der Patienten auswirke.

Nach diesen Ausführungen folgt ein Erlebnisbericht über eine Ordensfrau, die einer transorbitalen Lobotomie unterzogen wurde: »Le Dr Ody soulève une des paupières avec un écarteur, place judicieusement au-dessus de l'œil, un poinçon d'une vingtaine des centimètres, terminé par une mèche minuscule. Puis il appuie … Moment impressionnant. Quelle audace! Un frisson me parcourt le dos …«. Der Journalist beschreibt, wie der Chirurg das Instrument tiefer in den Schädel eingeführt, etwas hin und her bewegt und dann den Eingriff beim anderen Augenlid wiederholt habe. Nach knapp vier Minuten sei die Operation zu Ende gewesen. Im anschließenden Gespräch erklärt Ody, der ein großer Freund der Lobotomie war, die Patientin werde für ein paar Tage ein blaues Auge haben – »c'est tout«. Zwei von drei Fällen seien nach dem Eingriff geheilt oder gebessert, schlimmer werde es nie. Der kurze Erlebnisbericht – in anderen Beiträgen nimmt die Operation weit mehr Raum ein – wird durch ein Happyend abgerundet. Unter der Überschrift »La preuve est faite« schildert der Journalist, dass ihn Ody zur operierten Patientin geführt habe. Auf die Frage nach ihrem Befinden habe diese geantwortet: »Parfaitement bien, docteur! Mes idées noires sont parties, j'ai repris goût à la vie! Vous m'avez sauvée.«[18]

Die Artikel, die ab Ende der 1940er Jahre in der deutsch- und französischsprachigen Presse publiziert wurden, stammen vor allem aus Zeitschriften

17 François Ody, 1896-1957, war ein international bekannter Chirurg, in der Schweiz aber umstritten. Er überwarf sich mit verschiedenen Kollegen und Vorgesetzten und wurde aus mehreren Standesorganisationen ausgeschlossen. 1940 kam er als Chefarzt ins Kantonsspital Fribourg, wo er ab 1948 zahlreiche psychochirurgische Eingriffe, vor allem transorbitale Lobotomien, vornahm. Dort zerstritt er sich mit den drei anderen Chefärzten des Spitals, die beim zuständigen Regierungsrat intervenierten. Da sich der Konflikt nicht lösen ließ, berief die Regierung 1950 eine Kommission ein, die nach einer Untersuchung empfahl, Odys Vertrag nicht mehr zu verlängern. Ody musste Fribourg 1952 verlassen und leitete danach bis kurz vor seinem Tod die Privatklinik La Prairie in Clarens. Im Zusammenhang mit der »Affaire Ody« entstand eine große Zahl von Akten, die sich heute im Staatsarchiv Fribourg befinden (StAFR, Santé publique, DSPa, 5 2 8, Hôpital cantonal, »Affaire Ody«). Ody verfasste neben zahlreichen medizinischen Publikationen auch autobiographische Bücher.

18 Martin, J'ai vu le Dr Ody, in: L'Express, 6.10.1951, S. 3.

und Zeitungen, die sich an die breite Bevölkerung wandten. Interviews mit Experten, dramatische Erlebnisberichte, personenzentrierte Erzählungen und viele, zum Teil großformatige Fotos führten die ausgefeilte Technik der Hirnchirurgie vor Augen, die neusten Errungenschaften der modernen Medizin, den »Sieg der Wissenschaft über das Leid« (Abb. 14).[19] Kurze Fallbeispiele schildern das Schicksal fleißiger, erfolgreicher, pflichtbewusster Menschen, die vom Wahnsinn befallen und nur dank der Psychochirurgie gerettet wurden. In den Geschichten wird allerdings auch ein Gefühl von Verstörung spürbar, das in Beiträgen über andere medizinische Themen fehlt – zeigen sie doch trotz Happy End, dass psychische Störungen aus heiterem Himmel auftreten, jeden treffen und verheerende Folgen haben konnten.

Auf der einen Seite zeichnen sich die Artikel also durch bekannte wissenschaftsjournalistische Erzählmuster aus: Die Entwicklung der Medizin wird als lineare Fortschrittsgeschichte dargestellt, der Chirurg als Held. Um die Psychochirurgie in möglichst hellem Licht zu präsentieren, werden Gefühle von Angst und Bedrohung heraufbeschworen.[20] Im Zentrum steht der Eingriff; der Psychiater, der die Indikation stellte, wird nie erwähnt. Auf der anderen Seite enthalten die Reportagen oft auch Abschnitte, die auf die Operationsmethode und den Wirkungsmechanismus des Verfahrens eingehen. Diese Informationen sind meist genauer und ausführlicher als diejenigen, die Laien von Psychiatern erhielten. Medizinisches Wissen kommt in den Presseartikeln klar zum Ausdruck; in einem zweiseitigen Beitrag wird die Wirkungsweise der Leukotomie gar mit Begriffen wie »charge affective« erklärt, die sich auch in Fachpublikationen finden.[21]

Kamen die Journalisten hingegen auf das Gehirn und Geisteskrankheiten zu sprechen, erwähnten sie nur einen Teil der Positionen, die in der Medizin vertreten wurden. Sie stellten das Gehirn als Landschaft dar, die in strukturell und funktionell unterschiedliche Regionen gegliedert war,[22] verglichen Eingriffe bei psychischen Störungen mit Operationen bei Trigeminusneuralgie und behaupteten, man könne die Ursache dieser Leiden orten und beseitigen. Auf diese Weise förderten sie ein lokalisatorisches Verständnis von psychischen Krankheiten. »Dass Wahnsinn jeder Art im Kopf« beginne, hieß es 1953 im *Spiegel*, sei schon in der Steinzeit bekannt gewesen.[23] Jede psychische Störung, so konnte man schließen, hatte organische Ursachen, war im

19 Gygax, La chirurgie de la douleur, in: L'Illustré, 20.5.1948, S. 12.
20 Vgl. Ash, Wissenschaft(en) und Öffentlichkeit(en) als Ressourcen füreinander, S. 360.
21 Caloz, Le bistouri contre la folie, in: L'Illustré, 2.11.1950, S. 14.
22 Siehe zum Beispiel Der Spiegel, 1.1.1955, S. 29. Zur Darstellung medizinischer Themen im deutschen Nachrichtenmagazin *Der Spiegel* 1947-1955 siehe Prüll, Ärzte, Journalisten und Patienten als Akteure von Teilöffentlichkeiten in Westdeutschland.
23 Der Spiegel, 17.6.1953, S. 31.

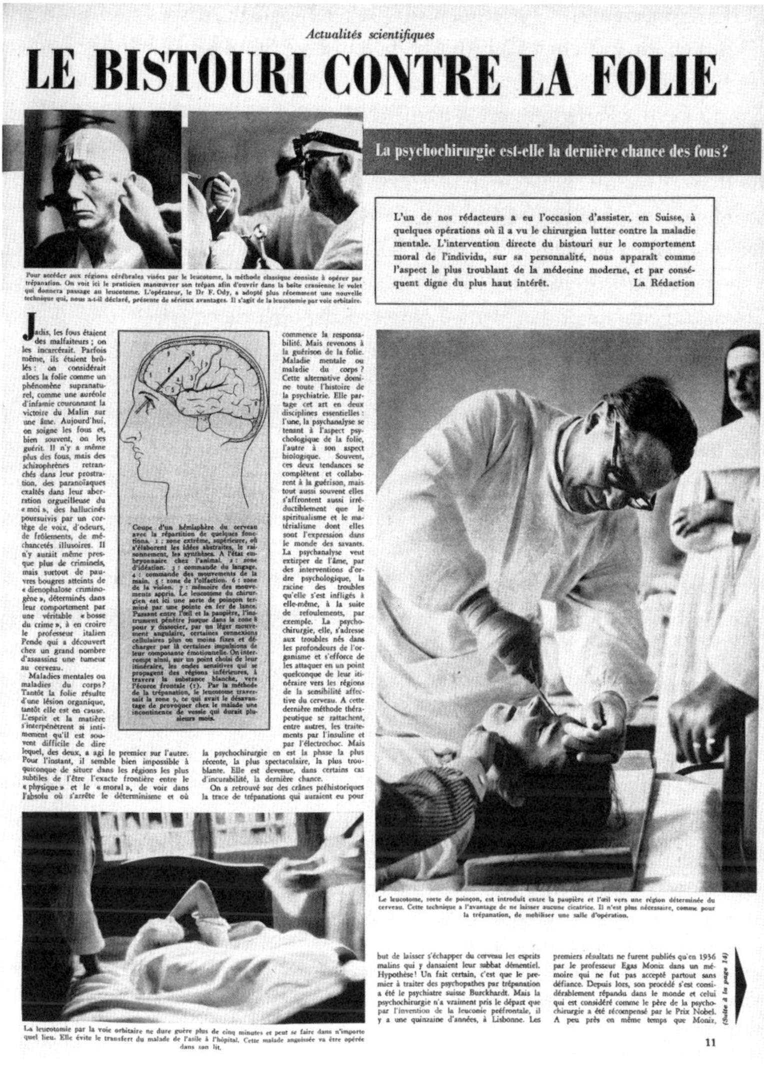

*Actualités scientifiques*

LE BISTOURI CONTRE LA FOLIE

La psychochirurgie est-elle la dernière chance des fous?

L'un de nos rédacteurs a eu l'occasion d'assister, en Suisse, à quelques opérations où il a vu le chirurgien lutter contre la maladie mentale. L'intervention directe du bistouri sur le comportement moral de l'individu, sur sa personnalité, nous apparaît comme l'aspect le plus troublant de la médecine moderne, et par conséquent digne du plus haut intérêt. La Rédaction

Pour accéder aux régions cérébrales visées par le leucotome, la méthode classique consiste à opérer par trépanation. On voit ici le praticien manœuvrer son trépan afin d'ouvrir dans la boite cranienne le volet qui donnera passage au leucotome. L'opérateur, le Dr F. Ody, a adopté plus récemment une nouvelle technique qui, nous a-t-il déclaré, présente de sérieux avantages. Il s'agit de la leucotomie par voie orbitaire.

Jadis, les fous étaient des malfaiteurs ; on les incarcérait. Parfois même, ils étaient brûlés : on considérait alors la folie comme un phénomène supranaturel, comme une auréole d'infamie couronnant la victoire du Malin sur une âme. Aujourd'hui, on soigne les fous et, bien souvent, on les guérit. Il n'y a même plus des fous, mais des schizophrènes retranchés dans leur prostration, des paranoïaques exaltés dans leur aberration orgueilleuse du « moi », des hallucinés poursuivis par un cortège de voix, d'odeurs, de frôlements, de méchancetés illusoires. Il n'y aurait même presque plus de criminels, mais surtout de pauvres bougres atteints de « dienophalose criminogène », déterminés dans leur comportement par une véritable « bosse du crime », à en croire le professeur italien Pende qui a découvert chez un grand nombre d'assassins une tumeur au cerveau.

Maladies mentales ou maladies du corps? Tantôt la folie résulte d'une lésion organique, tantôt elle est en cause. L'esprit et la matière s'interpénètrent si intimement qu'il est souvent difficile de dire lequel, des deux, a agi le premier sur l'autre. Pour l'instant, il semble bien impossible à quiconque de situer dans les régions les plus subtiles de l'être l'exacte frontière entre le « physique » et le « moral », de voir dans l'absolu où s'arrête le déterminisme et où commence la responsabilité. Mais revenons à la guérison de la folie. Maladie mentale ou maladie du corps ? Cette alternative domine toute l'histoire de la psychiatrie. Elle partage cet art en deux disciplines essentielles : l'une, la psychanalyse se tenant à l'aspect psychologique de la folie, l'autre à son aspect biologique. Souvent, ces deux tendances se complètent et collaborent à la guérison, mais tout aussi souvent elles s'affrontent aussi irréductiblement que le spiritualisme et le matérialisme dont elles sont l'expression dans le monde des savants. La psychanalyse veut extirper de l'âme, par des interventions d'ordre psychologique, la racine des troubles qu'elle s'est infligés à elle-même, à la suite de refoulements, par exemple. La psychochirurgie, elle, s'adresse aux troubles nés dans les profondeurs de l'organisme et s'efforce de les attaquer en un point quelconque de leur itinéraire vers les régions de la sensibilité affective du cerveau. A cette dernière méthode thérapeutique se rattachent, entre autres, les traitements par l'insuline et par l'électrochoc. Mais la psychochirurgie en est la phase la plus récente, la plus spectaculaire, la plus troublante. Elle est devenue, dans certains cas d'incurabilité, la dernière chance.

On a retrouvé sur des crânes préhistoriques la trace de trépanations qui auraient eu pour but de laisser s'échapper du cerveau les esprits malins qui y dansaient leur sabbat démentiel. Hypothèse! Un fait certain, c'est que le premier à traiter des psychopathes par trépanation a été le psychiatre suisse Burckhardt. Mais la psychochirurgie n'a vraiment pris le départ que par l'invention de la leuconie préfrontale, il y a une quinzaine d'années, à Lisbonne. Les premiers résultats ne furent publiés qu'en 1936 par le professeur Egas Moniz dans un mémoire qui ne fut pas accepté partout sans défiance. Depuis lors, son procédé s'est considérablement répandu dans le monde et celui qui est considéré comme le père de la psychochirurgie a été récompensé par le Prix Nobel. A peu près en même temps que Moniz,

(Suite à la page 14)

Coupe d'un hémisphère du cerveau avec la répartition de quelques fonctions. 1 : zone extrême, supérieure, où s'élaborent les idées abstraites, le raisonnement, les synthèses. A l'état embryonnaire chez l'animal. 2 : zone d'idéation. 3 : commande du langage. 4 : commande des mouvements de la main. 5 : zone de l'olfaction. 6 : zone de la vision. 7 : mémoire des mouvements appris. Le leucotome du chirurgien est ici une sorte de poinçon terminé par une pointe en fer de lance. Passant entre l'œil et la paupière, l'instrument pénètre jusque dans la zone 8 pour y dissocier, par un léger mouvement angulaire, certaines connexions cellulaires plus ou moins fixes et décharger par là certaines impulsions de leur composante émotionnelle. On interrompt ainsi, sur un point choisi de leur itinéraire, les ondes sensitives qui se propagent des régions inférieures, à travers la substance blanche, vers l'écorce frontale (1). Par la méthode de la trépanation, le leucotome traversait la zone 9, ce qui avait le désavantage de provoquer chez le malade une incontinence de vessie qui durait plusieurs mois.

Le leucotome, sorte de poinçon, est introduit entre la paupière et l'œil vers une région déterminée du cerveau. Cette technique a l'avantage de ne laisser aucune cicatrice. Il n'est plus nécessaire, comme pour la trépanation, de mobiliser une salle d'opération.

La leucotomie par la voie orbitaire ne dure guère plus de cinq minutes et peut se faire dans n'importe quel lieu. Elle évite le transfert du malade de l'asile à l'hôpital. Cette malade angoissée va être opérée dans son lit.

11

Abb. 14: »Das Skalpell gegen den Wahnsinn. Ist die Psychochirurgie die letzte Chance der Geisteskranken?«, 1950

Hirn lokalisierbar oder ließ sich durch einen Eingriff in die »désordres du cerveau« – wie ein Journalist schrieb – zumindest direkt »angreifen«.[24]

Im Gegensatz zur Presse kamen Psychiater, die Angehörige und Vormunde von Patienten über die Leukotomie informierten, weder auf den

24 Caloz, Le bistouri contre la folie, in: L'Illustré, 2.11.1950, S. 14. Vgl. zum Beispiel auch Le Soir, 24.8.1952, S. 2.

Wirkungsmechanismus psychochirurgischer Eingriffe zu sprechen noch auf die Beziehung zwischen Gehirn und psychischer Störung. Wie im Schreiben des Burghölzlis heißt es auch in den Briefen anderer Kliniken nur, dass die Symptome der Patienten mit »Leitungsbahnen« zusammenhingen, die durch die Operation »ausgeschaltet« würden; von einer direkten Beziehung ist nie die Rede.[25] Dennoch glaubten offenbar viele Leute, dass die Leukotomie die Krankheit unmittelbar beeinflusse. In einer Akte aus der Rheinau heißt es, der Vater eines Patienten habe sich bei einem Besuch über die Möglichkeit eines psychochirurgischen Eingriffs erkundigt: »Hat sich durch mehrmalige Anfragen genau über den Verlauf einiger Fälle orientieren lassen, die operiert wurden, ist sich aber über den Grundsatz der Operation nicht klar, glaubt die Krankheit lasse sich direkt dadurch angreifen.«[26]

Eng mit dieser Ansicht verbunden war die Vorstellung, die Operation könne die organischen Ursachen des Leidens beseitigen. So fragte ein Vater nach einem erfolglosen Eingriff, ob man die Patientin nicht nochmals operieren sollte. Da die Leukotomie keine Wirkung gezeigt habe, nehme er an, dass der Zustand seiner Tochter »von einem andern Hirn-Nerf oder Hirnader« ausgehe.[27] Besonders deutlich wird dieses lokalisatorische Verständnis von Geisteskrankheiten, wenn Leukotomiepatienten starben und sich ihre Verwandten nach den Resultaten der Sektion erkundigten. Laien leuchtete zwar offenbar ein, dass psychische Störungen operativ behandelt wurden. Wie das Schreiben eines Handwerkers zeigt, glaubten sie aber gleichzeitig, dass eine Obduktion die Ursachen des Leidens aufdecken könne: »Indem nun meine Tochter [...] gestorben ist, möchte ich Sie ersuchen mir mitzuteilen, was ihr eigentlich gefehlt, sie müssen doch jetzt rausgefunden haben, was ihr gefehlt hat, indem Sie ja das Versuchskaninchen gemacht hat. Todesursache wissen wir ja, aber was für eine Krankheit und deren Ursache.«[28]

25 Siehe zum Beispiel Psychiatrische Klinik Waldhaus, KA-Nr. 7919, Schreiben eines Anstaltsarztes an den Schwager des Patienten, 18.6.1948: »Dieses [das Behandlungsverfahren] bestünde in einem operativen Eingriff am Gehirn, bei dem durch eine bestimmte Schnittführung diejenigen Leitungsbahnen ausgeschaltet werden, mit denen die quälenden Krankheitserscheinungen zusammenhängen.«

26 Psychiatrische Klinik Rheinau, KA-Nr. 10629, S. 8, Eintrag vom 2.7.1949. Vgl. auch StAZH, Z 100, KA-Nr. 43724, Schreiben des Vaters des Patienten an Manfred Bleuler, 10.8.1949; Hofmann, Das Burghölzli in der Vorstellung des Zürcher Volkes, S. 99.

27 StAZH, Z 100, KA-Nr. 35507, Schreiben des Vaters der Patientin an Manfred Bleuler, 8.3.1947.

28 StAZH, Z 100, KA-Nr. 40055, Schreiben des Vaters der Patientin an Manfred Bleuler, 31.5.1947. Insgesamt wird dieser Vorwurf in den untersuchten Akten dreimal geäußert. StAZH, Z 100, KA-Nr. 34775, Schreiben des Bruders der Patientin an Manfred Bleuler, 17.12.1947; KA-Nr. 38483, Schreiben Manfred Bleulers an den Vormund und die Angehörigen der Patientin, 4.12.1946.

Als Bleuler diesen Brief erhielt, hatte man in Zürich erst ein Dutzend Leukotomien durchgeführt, die auch wissenschaftlich ausgewertet wurden.[29] Drei der zwölf operierten Patienten waren gestorben. Der Begriff Versuchskaninchen scheint daher nicht aus der Luft gegriffen. Bleuler wies den Vorwurf jedoch entschieden zurück und betonte, das Verfahren befinde sich »längst« nicht mehr im »Versuchsstadium«, der Eingriff sei »vor mehr als 10 Jahren in Portugal eingeführt« und während des Kriegs in zahlreichen Ländern »in grossem Massstab an vielen tausend Kranken durchgeführt worden«. Er erklärte dem Vater der Patientin, die Sektion habe, von »der zum Tode führenden Hirnblutung und der Lungentuberkulose« abgesehen, keine bedeutenden pathologischen Veränderungen ans Licht gebracht: »Es ist aber schon längst bekannt, dass die schwere und unheilbare Geisteskrankheit, an der Ihre Tochter gelitten hat, nicht durch Veränderungen des Hirns oder anderer Organe erklärt werden kann. [...] Es gehört zu den grössten Rätseln der Wissenschaft, wie derartige Geisteskrankheiten zustande kommen.«[30]

Laien konnten offenbar »die Indikation einer Hirnoperation ohne Hirnkrankheit«[31] schwer nachvollziehen – für sie war klar, dass man ins Gehirn eingriff, weil es dort eine nachweisbare Störung gab, die sich in einer psychischen Krankheit manifestierte. Da nur Hypothesen zum Wirkungsmechanismus psychochirurgischer Eingriffe vorlagen, sprachen Ärzte gegenüber Verwandten vage von »Zusammenhang«, ohne sie darüber zu informieren, dass bisher erst empirische Ergebnisse, aber keine Beweise für eine solche Beziehung existierten. In Verbindung mit den Presseberichten stärkten damit auch Psychiater wie Bleuler, die sich gegen das »qualitative Prinzip«[32] aussprachen, ein lokalisatorisches Verständnis von psychischen Störungen und der Wirkung psychochirurgischer Eingriffe.

Die Leukotomie förderte also zum einen die Idee, psychische Krankheiten hätten eine organische Ursache, die im Gehirn liege. Zum anderen unterstützte sie die Vorstellung, dass sich der »Herd« von Geisteskrankheiten orten und durch einen Eingriff entfernen lasse. Weder der Vergleich von Gehirn- mit Blinddarmoperationen noch die Erlebnisberichte, in denen Journalisten fasziniert schildern, wie das »Zentrum« einer psychischen Krankheit »herausgeschnitten« wurde, trugen dazu bei, das Stigma psychischer Störungen zu verringern. Sie suggerierten jedoch, dass man nun psychische Leiden auf

29 Siehe dazu Kapitel 8.

30 StAZH, Z 100, KA-Nr. 40055, Schreiben Manfred Bleulers an den Vater der Patientin, 3.6.1947.

31 StAZH, Z 100, KA-Nr. 2705, Schreiben Manfred Bleulers an den Vormund der Patientin, 30.6.1949.

32 Gemäß dem »quantitativen Prinzip« ließen sich psychische Eigenschaften bestimmten anatomischen Strukturen des Gehirns zuordnen. Siehe dazu Kapitel 2, S. 81-83; Kapitel 8, S. 256.

dieselbe Weise behandeln könne wie andere Krankheiten. Auf diese Weise untergrub die Leukotomie nicht nur das dualistische Modell von Körper und Geist, sondern auch den Standpunkt, dass sich psychische Funktionen nicht auf physiologische Vorgänge reduzieren ließen.[33]

## Keine »völlige Heilung«: Mögliche Folgen des Verfahrens

Bleuler wies Angehörige und Vormunde von Patienten immer darauf hin, dass man durch den vorgeschlagenen Eingriff keine »völlige Heilung« erzielen könne. Erreichen lasse sich aber »mit grosser Wahrscheinlichkeit [...] wenigstens eine weitgehende Beruhigung und Erleichterung«. Der Leiter des Burghölzlis erwähnte auch stets, eine Leukotomie sei wie jede Operation »nicht gefahrlos«. Es gebe »ausnahmsweise lebensgefährliche Zwischenfälle«, zum Beispiel Blutungen oder Infektionen, das Risiko »gefährlicher Komplikationen« sei jedoch klein. »Im Fortbestehen« des jetzigen Zustands – so das Fazit, das er jeweils zog – lägen allerdings »zweifellos grössere Gefahren« als in der Leukotomie.[34] Bleuler stellte also nur eine »weitgehende Beruhigung und Erleichterung« in Aussicht. Weil er aber gleichzeitig schrieb, eine Leukotomie könne keine »völlige Heilung« bewirken, entstand der Eindruck, dass wenigstens eine teilweise Heilung möglich sei.[35] Die erwähnten Risiken galten für jeden chirurgischen Eingriff, die spezifischen Gefahren, die mit einer Leukotomie oder einer Hirnoperation verbunden waren, wurden nicht thematisiert.

Bleulers Standardbrief war kein Einzelfall. Die Persönlichkeitsveränderungen, die psychochirurgische Eingriffe nach sich zogen, wurden zwar in Fachpublikationen lang und breit diskutiert, kamen aber gegenüber Laien kaum zur Sprache. Wurden sie ausnahmsweise einmal erwähnt, betonten die Psychiater, dass ein allfälliger Persönlichkeitswandel bei schweren Störungen nicht ins Gewicht falle. So schrieb Bleuler einem befreundeten Arzt, dessen Schwester seit langem an Schizophrenie litt, eine Leukotomie habe »oft leichtere Veränderungen im Sinne eines Stirnhirnsyndroms« zur Folge, die »jedoch bei einer so schweren chronischen Krankheit [...] sicher nicht in Erschei-

33 Vgl. Pressman, Last resort, S. 185.

34 Vgl. zum Beispiel StAZH, Z 100, KA-Nr. 39785, Schreiben Manfred Bleulers an den Vormund des Patienten, 20. 2. 1947.

35 Ähnlich ambivalent drückte sich Bleuler in einem Artikel der Monatszeitschrift *Du* aus, die sich an eine bildungsbürgerliche Leserschaft wandte. Die psychiatrische Anstalt habe inzwischen, so schreibt er, »gleichartige Heilaufgaben wie das allgemeine Krankenhaus«; unter anderem führe sie »in rasch zunehmendem Masse [...] hirnchirurgische Eingriffe von heilender Bedeutung« durch. Bleuler, Die psychiatrische Anstalt im Wandel der Anschauungen, S. 15.

nung treten würden«.[36] In einem Gutachten des Burghölzlis von 1954 heißt es, die Operation führe zu »eine[r] gewisse[n] Persönlichkeitsveränderung«, die »aber im Verhältnis zur Schwere der Geisteskrankheit in Kauf genommen werden« dürfe.[37] In der Regel thematisierten Ärzte Persönlichkeitsveränderungen allerdings nur, wenn Angehörige von Patienten nähere Informationen wünschten. In diesem Fall gingen sie kurz auf den Persönlichkeitswandel ein, schlossen die Ausführungen jedoch jeweils mit dem Hinweis, es könne nicht von einer »nennenswerte[n] Beeinträchtigung der Persönlichkeit« gesprochen werden.[38]

Bleuler hielt die körperlichen Risiken des Eingriffs für klein, kam aber in seinen Briefen stets auf sie zu sprechen. In anderen Kliniken erfuhren Verwandte und Vormunde auch von diesen Gefahren kaum etwas. Vor allem im Kanton Graubünden wurde die Leukotomie gern als »kleiner« oder »ziemlich geringfügiger Eingriff« bezeichnet, der »kein besonderes Risiko« bedeute und inzwischen »recht harmlos« sei.[39] Auf jeden Fall sei die Gefahr, die vom momentanen Zustand ausgehe – so die explizite oder implizite Botschaft aller Vorschläge –, geringer als die Risiken einer Operation. Die Ärzte stellten zwar immer klar, dass es keine Garantie gebe, bezeichneten die Erfolgswahrscheinlichkeit jedoch als hoch und stellten oft gar eine Entlassung in Aussicht.[40] Sollte eine »so weitgehende Wiederherstellung« nicht erreicht werden, sei – wie es hieß – zumindest eine »Beruhigung und Resozialisierung innerhalb der Anstalt zu erwarten«.[41]

Keine »völlige Heilung«, aber die Chance, dass der Patient nach dem Eingriff die Klinik verlassen, einer Arbeit nachgehen, sich in die Anstaltsordnung einfügen oder wenigstens beruhigt werden könne: In den Briefen, die Angehörige und Vormunde von Patienten erhielten, wurde nicht zwischen »medizinischer« und »sozialer Heilung« unterschieden,[42] die Grenze zwischen

36 StAZH, Z 100, KA-Nr. 29400, Schreiben Manfred Bleulers an den Bruder der Patientin, 27.12.1950.

37 StAZH, Z 100, KA-Nr. 45506, Gutachten zuhanden der Vormundschaftsbehörde der Stadt Zürich und des Bezirksgerichts Zürich, 25.11.1954, S. 10 f.

38 Psychiatrische Klinik Schlössli, KA-Nr. 6314, Korrespondenz zwischen dem behandelnden Arzt und dem Vater des Patienten, 12.4. und 20.4.1948.

39 Siehe zum Beispiel Psychiatrische Klinik Realta/Beverin, KA-Nr. 2546, Schreiben des Sekundärarztes an den Vater der Patientin, 30.1.1948; Psychiatrische Klinik Waldhaus, KA-Nr. 5409, Schreiben des Anstaltsdirektors Gottlob Pflugfelder an den Vormund des Patienten, 7.12.1951; Psychiatrische Klinik Schlössli, KA-Nr. 6735, Schreiben des behandelnden Arztes an den Vater des Patienten, 4.6.1948.

40 Siehe zum Beispiel Psychiatrische Klinik Realta/Beverin, KA-Nr. 3976, Schreiben eines Assistenzarztes an den Bruder der Patientin, 18.8.1950.

41 StAZH, W II 2.786, Psychiatrische Klinik Schlössli, KA-Nr. 7326, Schreiben des Chefarztes Herbert Binswanger an die Schwester der Patientin, 21.3.1949.

42 Zu den Ausnahmen zählt ein Brief, in dem der Direktor der psychiatrischen Anstalt in Chur dem Bruder einer Patientin, der Arzt war, eine Leukotomie vorschlug.

Heilung und Besserung blieb diffus. Skizziert wurde stattdessen ein breites Spektrum positiver Folgen, vor denen die Gefahren des Eingriffs verblassten, sofern sie überhaupt zur Sprache kamen.

Die Reaktionen auf die Leukotomievorschläge zeigen, dass nur wenige Verwandte und Vormunde vor der großen Bandbreite möglicher Folgen zurückschreckten. Die meisten hofften offenbar, dass der Eingriff den Zustand des Patienten positiv beeinflussen werde. Die Ungewissheit, ob sich eine Lobotomie günstig auswirken werde, fiel deshalb kaum ins Gewicht; fast niemand nahm zur Kenntnis, dass die Ärzte zwischen Heilung und Besserung unterschieden. So schrieb die Mutter einer Patientin: »welch ein Glük wenn es wieder gesund würde den es ist doch noch jung und wenn es sein Lebtag müste so eingesperrt sein wäre doch sicher schreklich.«[43]

Die Ärzte kritisierten zwar, dass die »populären Darstellungen in der Presse« zu optimistische Erwartungen schürten.[44] Sie selbst stellten allerdings Angehörigen oft Resultate in Aussicht, die den Erfolgsmeldungen aus den Zeitungen stark glichen. Psychochirurgische Eingriffe konnten – so der Tenor der Presse – »geistige Störungen beseitigen«. Der *Impartial* verkündete 1950, dank der Lobotomie habe man schon »Tausende von Geisteskranken« geheilt.[45] Ungefähr zwei Drittel der operierten Patienten würden – so *Der Spiegel* – »geheilt oder weitgehend gebessert«.[46] Laien gegenüber wurde nicht zwischen verschiedenen Stufen oder Formen von Heilung unterschieden, weder in der Presse noch in der Klinik. Kaum jemand ging näher auf die Risiken eines psychochirurgischen Eingriffs ein und erwähnte, dass auch eine »Verschlechterung« möglich sei.[47] Im Gegenteil – Journalisten stellten Ärzte in ihren Reportagen als kompetente Experten dar; sie berichteten von Patienten, die dank der Leukotomie »gerettet« wurden, lobten den medizinischen Fortschritt und beteuerten, Hirnoperationen seien inzwischen so sicher wie andere Eingriffe.[48]

Klinik Waldhaus, KA-Nr. 7590, Schreiben Fred Singeisens an den Bruder der Patientin, 12.12.1950. Siehe auch StAZH, W II 2.786, Psychiatrische Klinik Schlössli, KA-Nr. 7326, Schreiben des Chefarztes Herbert Binswanger an den Schwager der Patientin, 4.7.1949. Binswanger informierte die Angehörigen darüber, dass sich die Leukotomie positiv auf das Befinden der Patientin ausgewirkt habe, und unterschied dabei zwischen »medizinischer« und »sozialer Heilung«.

43 StAZH, Z 100, KA-Nr. 47978, Schreiben der Mutter an Oskar Pfister, Direktor der Anstalt Obere Halden, 9.10.1955.

44 Müller, Die Klinik der Leukotomie, S. 338.

45 La chirurgie moderne guérit les aliénés, in: L'Impartial, 7.7.1950. S. 1, 3.

46 Siehe zum Beispiel Der Spiegel, 22.12.1949, S. 39 f.

47 Eine Ausnahme stellt der zitierte Artikel des Magazins *Der Spiegel* dar, in dem erwähnt wird, dass der Eingriff in einem Drittel der Fälle keinen Erfolg zeige oder »sogar zu einer Verschlechterung im Befinden« führe. Ebd.

48 Gygax, Das Messer, das vom Schmerz befreit, in: Schweizer Illustrierte Zeitung, 19.5.1948, S. 10 f., 26. Gygax, La chirurgie de douleur, in: L'Illustré, 20.5.1948, S. 10-

Auf die problematischen Seiten der Psychochirurgie gehen nur einzelne Artikel ein. So heißt es in einer Sonntagsausgabe des *Express* von Ende 1950, mit einer Lobotomie lasse sich offenbar keine Heilung erzielen: »Il faut remarquer cependant que cette thérapeutique chirurgicale ne fait, semble-t-il, que transformer un état pathologique en un autre état pathologique moins grave.« Ähnlich wie wenn Ärzte Laien informierten, spricht der Journalist allerdings kurz darauf doch von »guérison«. Er schreibt, 60 der 100 Patienten, die Ody bisher operiert habe, hätten die Klinik verlassen können – »un argument magnifique en faveur de la psychochirurgie«. Bei solchen Erfolgsquoten fielen Persönlichkeitsveränderungen nicht ins Gewicht. Die Frage, ob man die Persönlichkeit eines Menschen verändern dürfe, wird zwar gestellt, aber klar bejaht: »on peut faire valoir […] que cette modification de la personnalité ne s'exerce que sur des cas pathologiques, et dans le sens de l'amélioration.«[49]

Was ein breites Publikum über die Chancen und Risiken psychochirurgischer Eingriffe erfuhr, stimmte also weitgehend mit den Informationen überein, die Laien von Psychiatern erhielten. Ärzte wie Journalisten betonten, dass die Risiken klein und die Erfolgschancen hoch seien und eine Leukotomie den Zustand chronisch Kranker verbessern könne. Auf diese Weise hoben sie die Grenze zwischen »heilbar« und »unheilbar« auf, ließen aber offen, was Heilung meinte.[50] Wissen zur Psychochirurgie, das über die Grenzen der Wissenschaft hinausging, veränderte deshalb auf dem Weg durch *trading zones* vor allem seine Gestalt: Die Artikel, die in Zeitungen publiziert wurden, unterscheiden sich weniger auf der inhaltlichen als auf der formalen und sprachlichen Ebene von den Briefen, die Ärzte an Verwandte und Vormunde von Patienten richteten.

Die Reportagen zur Psychochirurgie stießen offenbar auf Resonanz. So ließ beispielsweise der Chefarzt des Sanatoriums Kilchberg Bleuler 1949 die Krankenakte eines Patienten zukommen, dessen Kinder eine Leukotomie wünschten: »Die Leute haben in den Zeitungen von diesem Eingriff gelesen, kennen angeblich auch einen älteren Herrn, der durch den besagten Eingriff Besserung irgendeines psychisch-krankhaften Zustandes erfuhr[,] und denken nun, es könne die Operation auch dem Vater […] wohlbekommen.«[51] Ein Jahr später wandte sich ein Deutscher ans Burghölzli, der unter schweren Depressionen litt. Er schrieb, er habe in einer Zeitschrift gelesen, »dass in

12\. Der Spiegel, 22.12.1949, S. 39 f. Basler Nachrichten, 28.10.1949. Martin, J'ai vu le Dr Ody, in: L'Express, 6.10.1951, S. 3.

49 P., Les deux plus récentes acquisitions de la thérapeutique psychiatrique, in: L'Express dimanche, 18.11.1950, S. 3 f.

50 Siehe auch Pressman, Last resort, S. 187 f.

51 Bleuler antwortete, er halte eine Leukotomie vorläufig nicht für indiziert. StAZH, PUK, Nr. 76, »Diverse Korrespondenz«, 1948-1958, Schreiben Urs Strubs, Chefarzt des Sanatoriums Kilchberg, an Manfred Bleuler, 4.6. und 7.6.1949.

Amerika eine neuartige Operationsmethode entwickelt [worden sei], womit bisher unheilbare Nervenkranke geheilt« würden. Da er gehört hatte, dass der Eingriff auch in Zürich durchgeführt werde, bat er inständig um eine Leukotomie, die ihn von seiner Krankheit erlösen sollte.[52]

Die beiden Beispiele zeigen nicht nur, dass Wissen über Psychochirurgie in verschiedene Richtungen floss, sie sind auch keine Einzelfälle – in der Direktionskorrespondenz des Burghölzlis finden sich zahlreiche Briefe von Leuten aus dem In- und Ausland, die Bleuler das Schicksal eines Patienten schilderten und fragten, ob eine Leukotomie zu empfehlen sei. Tatsächlich gab es Lobotomiepatienten, deren Verwandte in der Presse von der Methode gehört und die Durchführung eines Eingriffs angeregt hatten.[53] Der weitaus größte Teil der Leukotomievorschläge stammte jedoch aus psychiatrischen Kliniken.[54] Dass breite Teile der Bevölkerung von der Methode wussten, zeigt sich vor allem an der Art und Weise, wie Verwandte und Vormunde reagierten, wenn man ihnen eine Leukotomie vorschlug. Viele kannten das Verfahren bereits und erwähnten in ihren Antworten, sie hätten schon in Zeitungen oder Zeitschriften davon gelesen.[55]

Obwohl die Artikel offenbar in der Bevölkerung auf positives Echo stießen, lehnten Ärzte die »populären Darstellungen in der Presse« meist ab. Sie erhoben nicht nur den Anspruch, allein über medizinisches Wissen zu verfügen, sondern machten in »Laienkreisen [auch] ein lebhaftes Bedürfnis nach sachlicher Orientierung« aus, die Journalisten ihres Erachtens nicht leisten konnten. Die »schwierigen medizinischen Probleme der operativen Behandlung geistiger Erkrankungen« sollten »Gegenstand ärztlich-nüchterner Erwägungen bleiben«; in ihren Augen richteten die Medien bloß Unheil an, weil

52 Bleuler antwortete, er glaube nicht, dass sich die »Verzweiflungszustände« durch einen psychochirurgischen Eingriff bessern ließen, und riet dem Mann, einen »guten Psychiater« in der Nähe seines Wohnorts aufzusuchen. StAZH, PUK, Nr. 76, »Diverse Korrespondenzen«, 1948-1958, Korrespondenz zwischen einem Patienten aus Schleswig-Holstein und Manfred Bleuler, 19.12. und 26.12.1950.

53 Für die USA siehe Valenstein, Great and desperate cures, S. 155 f., 160, 191; für England Crossley, The introduction of leucotomy, S. 561; für Frankreich Wertheimer, La lobotomie demeure un acte effectif par ses résultats, S. 38. Für die Schweiz siehe zum Beispiel Psychiatrische Klinik Realta/Beverin, KA-Nr. 3338; StAZH, Z 100, KA-Nr. 42546, 42868; StAZH, Psychiatrische Klinik Obere Halden, KA-Nr. 10598; Psychiatrische Klinik Schlössli, KA-Nr. 5614.

54 247 der Leukotomievorschläge (87 %) stammten aus der psychiatrischen Klinik, in denen die Patienten und Patientinnen hospitalisiert waren. Von Angehörigen kamen nur sechs Vorschläge (2,1 %), zwei weitere stammten von Patienten (0,7 %). In 29 Fällen (10,3 %) bleibt unklar, wer die Initiative ergriff (Zahl der gültigen Fälle: 284).

55 Siehe zum Beispiel StAZH, Z 100, KA-Nr. 35507, Schreiben des Vaters der Patientin an Manfred Bleuler, 26.11.1946; Psychiatrische Klinik Waldhaus, KA-Nr. 6498, Schreiben der Mutter der Patientin an den Anstaltsdirektor Fred Singeisen, 6.4.1948. Vgl. auch Hofmann, Das Burghölzli in der Vorstellung des Zürcher Volkes, S. 98 f.

sie medizinisches Wissen verwässerten, verfälschten und Missverständnisse verursachten.[56]

Dass Ody mit Wochenzeitschriften zusammenarbeitete und sich im Operationssaal gar fotografieren ließ, bezeichneten Schweizer Ärzte als Verstoß gegen die medizinische Ethik. Der Chirurg wurde wegen seiner rufschädigenden, »unschickliche[n] Reklamemethode[]« scharf verurteilt[57] – ähnlich wie Freeman und Watts, denen amerikanische Standeskollegen ebenfalls vorwarfen, in eigener Sache Werbung zu machen.[58] Klinikdirektoren, die in den Jahresberichten näher auf die Leukotomie eingingen, sahen sich angesichts »gewisse[r] Pressemeldungen« genötigt, vor »Illusionen« und »übertriebene[m] Optimismus« zu warnen und zu betonen, dass psychochirurgische Eingriffe nur »bei einzelnen, sorgfältig ausgelesenen Kranken« durchgeführt würden.[59] Diese Politik trug offenbar Früchte – in der Schweizer Presse erschienen keine Artikel über Psychochirurgie, die sich negativ auf die Leukotomiepraxis und das öffentliche Ansehen der Anstaltspsychiatrie hätten auswirken können.[60]

56 Von Braunmühl, Über die operative Therapie der Geisteskrankheiten, S. 41. Müller, Die Klinik der Leukotomie, S. 338. Dieselbe Position vertraten auch britische Ärzte: Crossley, The introduction of leucotomy, S. 561. An ein breites Publikum wandten sich die zwei Beiträge der deutschen Psychiater Anton von Braunmühl und Jörg Zutt. Die Stellungnahmen wurden in einer Reihe des Süddeutschen Rundfunks verfasst, die den Titel »Umstrittene Probleme der Medizin« trug und 1954 in *Stimmen der Zeit*, einer von Jesuiten gegründeten, getragenen und geprägten Monatszeitschrift publiziert wurde. Von Braunmühl, Über Psychochirurgie. Zutt, Grenzen der Psychochirurgie.

57 Um 1950 erschienen in mehreren Zeitungen und Zeitschriften des deutsch- und französischsprachigen Raums Artikel über Ody. Diese Berichte wurden in Ärztekreisen scharf kritisiert und kamen auch in der »Affaire Ody« zum Tragen (vgl. Anm. 17, S. 185. Siehe zum Beispiel StAFR, Santé publique, DSPa, 1073, Schreiben eines Lehrers an den Staatsrat des Kantons Freiburg, 13.12.1950 (Zitat); 1084, Bericht der Expertenkommission, 15.3./24.4.1951, S. 34; 1097, Stellungnahme eines Chefarztes des Kantonsspitals Fribourg zuhanden der Untersuchungskommission, 16.10.1949.

58 El-Hai, The lobotomist, S. 61; Diefenbach u. a., Portrayal of lobotomy in the popular press, S. 61; Pressman, Last resort, S. 131; Valenstein, Great and desperate cures, S. 160.

59 Jahresbericht der bernischen kantonalen Heil- und Pflegeanstalten 1947, S. 39; 1948, S. 39; Jahresbericht der Kantonalen Kranken-, Heil- und Pflegeanstalten Liestal 1949, S. 58. Siehe auch Jahresbericht Cery 1948, S. 5; Jahresbericht Burghölzli 1953, S. 5 f.; Neue Zürcher Zeitung, 26.8.1954, Abendausgabe Nr. 2067, Blatt 8.

60 Hingegen erschienen in der Schweiz offenbar Zeitungsartikel, die kritisch über die Elektroschocktherapie berichteten. StAZH, PUK, Nr. 85, Protokoll der Sitzung der Aufsichtskommission der Heilanstalt Burghölzli vom 20.6.1949.

## Ein »unhaltbarer Zustand«: Für und wider den Eingriff

Die Leukotomievorschläge des Burghölzlis setzen immer mit Informationen über den Zustand des Patienten ein. »Es tut mir ausserordentlich leid«, schrieb Bleuler beispielsweise dem Ehemann einer Patientin, »dass das Befinden Ihrer Gattin [...] in der letzten Zeit sich wieder verschlimmert hat«.[61] War nicht von einer Verschlechterung die Rede, wies er darauf hin, dass alle Bemühungen nichts genutzt hätten und die Situation derart belastend sei, dass man sich »verpflichtet« fühle, auf ein »neues operatives Behandlungsverfahren für derartige Krankheitszustände« aufmerksam zu machen.

In den Briefen des Burghölzlis wurden also drei Argumente für den psychochirurgischen Eingriff vorgebracht: der schlechte Gesundheitszustand der Patienten, der Misserfolg anderer Therapien und die Schwierigkeiten, die daraus entstanden. Je nach Fall ging Bleuler auf die Probleme der Patientin,[62] des Pflegepersonals oder der Abteilung ein;[63] in der Regel gab er jedoch zu verstehen, dass sowohl der Patient als auch dessen Umfeld sehr unter dem Zustand litten. In anderen Kliniken nahm man ebenfalls kein Blatt vor den Mund. So erklärte der Oberarzt der Anstalt Rheinau einem Vater, seine Tochter sei »in pflegerischer Hinsicht« eine der »schwierigsten« Patientinnen; die Situation sei »unhaltbar« – nicht nur für seine Tochter, sondern vor allem für die anderen Patientinnen und das Pflegepersonal.[64]

Verwandte und Vormunde von Patienten stießen sich kaum an solchen Wendungen. Viele äußerten gar Verständnis für das Klinikpersonal. Der Gatte einer Patientin schrieb beispielsweise, er habe bei seinen Besuchen selbst festgestellt, »wie unruhig und brutal gegen das Personal« seine Frau sei, »und auch verblödet und schmutzig«. Er willige deshalb in den Eingriff ein, zumal die erhoffte Besserung ausgeblieben sei: »Es wäre mir auch lieber, wenn sie wenigstens einigermaßen ruhiger und nicht so gefährlich wäre.«[65]

Manchmal stimmten Angehörige und Behörden einer Leukotomie auch aus finanziellen Gründen zu. Gerade im Kanton Graubünden, wo ein großer Teil der Klinikaufenthalte von der Familie oder der Heimatgemeinde der Patienten bezahlt wurde, zählte man oft darauf, dass sich dank der Opera-

61 StAZH, Z 100, KA-Nr. 42389, Schreiben Manfred Bleulers an den Ehemann der Patientin, 9.2.1951.

62 Siehe zum Beispiel StAZH, Z 100, KA-Nr. 44825, Schreiben Manfred Bleulers an den Ehemann der Patientin, 8.9.1952.

63 Siehe beispielsweise StAZH, Z 100, KA-Nr. 42389, Schreiben Manfred Bleulers an den Ehemann der Patientin, 9.2.1951.

64 Psychiatrische Klinik Rheinau, KA-Nr. 9788, Schreiben des Oberarztes an den Vater der Patientin, 19.9.1949.

65 Psychiatrische Klinik Realta/Beverin, KA-Nr. 3275, Schreiben des Ehemanns der Patientin an den Anstaltsdirektor Oskar Pfister, 25.2.1951.

tion die Kosten reduzieren würden.[66] Manche Ehemänner hofften, ihre Frau könne sich nach der Leukotomie wieder um die Kinder und den Haushalt kümmern. So erklärte der Gatte einer Patientin, der sich bei Bleuler nach der Möglichkeit eines psychochirurgischen Eingriffs erkundigte, er wolle seine Frau, »die auch Mutter von 2 Kindern« sei, »nicht immer fort haben« und müsse »unbedingt etwas anderes unternehmen«.[67]

Auf den ersten Blick kommt in manchen Briefen wenig Mitgefühl oder Verständnis für die Patienten zum Ausdruck. Handfeste Interessen und Emotionen schlossen sich aber nicht aus. So sprach etwa der Mann, der seine Gattin als »brutal«, »verblödet und schmutzig« bezeichnete, zugleich von seiner »armen Frau«. Ein zweiter schrieb, er sei sich »der stets zunehmenden Bösartigkeit« seiner Gattin bewusst, schloss jedoch mit dem Wunsch, »die Operation möge von bestem Erfolg für die Patientin begleitet sein«.[68] Andere Verwandte und Vormunde stellten zwar die Interessen des Patienten in den Vordergrund. Auf den zweiten Blick zeigt sich allerdings häufig, dass sie bei ihrer Entscheidung auch dessen Familie oder die Kosten im Auge hatten.

Viele Angehörige fanden es sehr belastend, zu wissen oder gar ohnmächtig mitzuerleben, wie schlecht es dem Patienten ging. Nicht wenige räumten ein, dass sie unter diesen Umständen lieber das Risiko einer Leukotomie in Kauf nähmen. Die Mutter einer Patientin schrieb, ihre Tochter wäre zu bedauern, wenn sich ihr Zustand »jahrelang« nicht bessern würde. Sie gestand, sie hoffe durch den Eingriff »eine Erleichterung für uns alle zu erlangen« – »[s]o schwer eine solche Gehirnoperation auch sein« möge.[69] Der Vater einer Patientin, die trotz Leukotomie weiter fixiert werden musste, bat Bleuler inständig um einen zweiten Versuch: »Es thut mir ja leid meiner lieben Tochter noch mal diese Schmerzen zu verursachen, aber diese stehen in keinem Vergleich zu dem furchtbaren, bedauernswerthen Dasein in der gegenwärtigen Situation.«[70] Einige Angehörige willigten in den Eingriff ein, weil sie

66 Siehe zum Beispiel Psychiatrische Klinik Realta/Beverin, KA-Nr. 3686, 4197; StAFR, Santé publique, DSPa, 191, Marsens, Leucotomie, Korrespondenz zwischen dem Vater des Patienten, dem Vorsteher der Gesundheitsdirektion und dem Direktor der Anstalt Marsens, 5.6.-24.9.1952; StAZH, Z 100, KA-Nr. 35798, S. 16, Eintrag vom 12.10.1959.

67 StAZH, Z 99.236, »Allgemeine Meinungsäusserungen an Gerichte, Behörden und Private«, Schreiben eines Mannes aus dem Kanton Schaffhausen an Manfred Bleuler, 14.5.1948. Die Patientin litt seit vier Jahren unter schweren Depressionen.

68 StAZH, Z 100, KA-Nr. 42389, Schreiben des Ehemanns der Patientin an Manfred Bleuler, 18.2.1951. Die Erkenntnis, dass sich Emotionen und materielle Interessen nicht ausschließen müssen, hat sich inzwischen in der historischen Emotionsforschung weitgehend durchgesetzt. Für ein frühes Beispiel dieser These siehe Medick/Sabean (Hg.), Emotionen und materielle Interessen.

69 Psychiatrische Klinik Waldhaus, KA-Nr. 6498, Schreiben der Mutter der Patientin an den Anstaltsdirektor Fred Singeisen, 6.4.1948.

70 StAZH, Z 100, KA-Nr. 35507, Schreiben des Vaters der Patientin an Manfred Bleuler, 8.3.1947.

fanden, es könne nicht mehr schlimmer kommen. So schrieb der Ehemann einer Patientin, in den Augen der Familie sei die Krankheit »in einem Stadium […], bei dem durch eine Operation nicht mehr viel verdorben werden könne«.[71] Manche meinten, der Tod wäre dem jetzigen Zustand vorzuziehen. Eine Familie wollte alles versuchen, um der Patientin »ihr unerträgliches Los erträglicher« zu machen. Sie erkundigte sich nach den Möglichkeiten einer Leukotomie und beschwor den zuständigen Arzt, etwas zu unternehmen: »So kann sie [die Patientin] ja nicht immer weiter leben, das ist ja für sie und alle die um sie sind eine Qual. Wir möchten sie viel lieber auf dem Friedhof wissen als ein solches Leben in diesem Zustand.«[72]

Wenn Angehörige von Patienten einem psychochirurgischen Eingriff zustimmten und ihre Antwort begründeten, stimmten sie also meist mit dem Urteil der Psychiater überein. Auch sie fanden, dem momentanen Zustand müsse ein Ende gesetzt werden. Dabei machten sie verschiedene, ineinander verflochtene Gründe geltend, die sich nicht unbedingt mit den Argumenten des Anstaltspersonals decken mussten. In erster Linie begrüßten sie die Leukotomie aber als Chance, etwas tun zu können.

Manchmal stießen die Kliniken allerdings auf Widerstand. Im Burghölzli, wo man über die Anfragen Buch führte, wurde etwa jeder sechste Leukotomievorschlag zunächst abgelehnt. In 16 Fällen wurde der Eingriff nicht durchgeführt; in 13 Fällen kam jedoch die Familie oder der Vormund später auf die Entscheidung zurück.[73] Die Absagen wurden unterschiedlich begründet. Die einen bezeugten Angst, dass sich die Leukotomie als Misserfolg herausstellen, die Wirkung nicht anhalten oder der Patient gar sterben könnte, andere hofften, der Zustand werde sich im Laufe der Zeit auch ohne Eingriff wieder bessern. Manche wiesen die Operation »aus Gewissensgründen« zurück, vertrauten in die »Macht des Gebetes« oder führten andere religiöse Motive an.[74] So lehnte der Bruder einer Patientin den Eingriff mit dem Argu-

71 StAZH, Z 100, KA-Nr. 44825, Schreiben des Ehemanns der Patientin an Manfred Bleuler, 6.10.1952.

72 StAZH, Psychiatrische Klinik Obere Halden, KA-Nr. 10598, Schreiben der Schwester der Patientin an den behandelnden Arzt, 2.9.1950.

73 Diese Fälle ließen sich dank einer Liste im Verwaltungsarchiv des Burghölzlis eruieren, in der alle Leukotomievorschläge der Jahre 1946-1955 festgehalten wurden. StAZH, PUK, Nr. 107.2, »Verschiedenes«, Leukotomien: Vorbereitungen & Operationen, 26.8.1946-2.11.1955. Aufgeführt ist neben den Personalien und der Diagnose das Datum, an dem der Eingriff vorgeschlagen wurde, an dem die Antwort eintraf und an dem man die Leukotomie allenfalls durchführte. Falls dem Vorschlag zugestimmt wurde, trug man nur das Datum ein, falls er abgelehnt wurde, wurde dies entsprechend vermerkt. Von zwei Ausnahmen abgesehen, wurden die Ablehnungen nicht weiter kommentiert. Unter der Rubrik »Grund allfälliger Nichtdurchführung der Operation« vermerkten die Ärzte erneut die Ablehnung oder Motive wie Bluthochdruck.

74 Siehe zum Beispiel StAZH, Z 100, KA-Nr. 34146, Schreiben des Vormunds der Pa-

ment ab, er hoffe »bestimmt«, dass sich der Zustand seiner Schwester wieder bessern werde. »Besonders aus diesem Grund kann ich zu einer Operation nicht ja sagen, wo sie meiner Ansicht nach vielleicht doch noch ein voreiliger Schritt ist, der nachher trotz eines guten Verlaufs doch das Denkvermögen des Menschen stark beeinträchtigen muss. Sollte die Operation tödlich verlaufen, so hätte ich mir den dauernden Vorwurf zu machen, meine Schwester durch mein Jawort auf dem Gewissen zu haben und so was könnte ich nie verantworten, wo ich nie die Hoffnung aufgeben könnte, dass meine Schwester halt bei guter Pflege doch wieder gesund wird.«[75]

Dass ein psychochirurgischer Eingriff die Persönlichkeit verändern konnte, scheint Angehörige und Vormunde von Patienten wenig beschäftigt zu haben. Dies erstaunt insofern nicht, als die Leukotomievorschläge kaum auf diesen Punkt eingingen. Am nächsten lag für Laien offenbar die Vermutung, dass eine Hirnoperation die Intelligenz beeinträchtigte. Die Gefahr einer Persönlichkeitsveränderung, die in der Fachliteratur ausführlich diskutiert wurde, brachten nur wenige zur Sprache. So lehnten die Eltern einer Patientin, die sich näher über den Eingriff informiert hatten, eine Leukotomie ab, weil ihnen das Risiko eines irreversiblen Persönlichkeitswandels zu hoch schien: »Wir können uns nun aber, […], doch noch nicht entschliessen unsere Zustimmung zu dieser entscheidenden Operation zu geben, denn die Befürchtung, dass unsere Tochter nach erfolgtem Eingriff doch nicht geheilt, sondern vielleicht für immer ein energieloses, apatisches und teilnamloses Wesen bliebe, will uns nicht verlassen.«[76]

Was aber geschah, wenn gesetzliche Vertreter oder Verwandte von Patienten eine Leukotomie ablehnten? Wie begegneten Psychiater einem negativen Bescheid? Ungehalten reagierten Ärzte, wenn Angehörige oder Vormunde keinen Handlungsbedarf sahen. Solche Leute erkannten in ihren Augen den Ernst der Lage nicht und überschätzten die Möglichkeit, sich bei gelegentlichen Besuchen ein Bild vom Zustand des Patienten zu machen.[77] Anders

tientin an Manfred Bleuler, 12.1.1948; KA-Nr. 34775, Schreiben des Bruders der Patientin an Manfred Bleuler, 13.2.1947; KA-Nr. 43763, S. 19, Eintrag vom 2.4.1951; Psychiatrische Klinik Schlössli, KA-Nr. 6481, Schreiben der Schwester der Patientin an den Anstaltsdirektor Albert Hinderer, 8.3.1949; Psychiatrische Klinik Waldhaus, KA-Nr. 5975, Schreiben des Vaters des Patienten an den Anstaltsdirektor Fred Singeisen, 12.11.1947. Wie schwierig es für gewisse Angehörige war, sich für oder gegen eine Operation zu entscheiden, zeigt auch StAZH, Z 100, KA-Nr. 42444, Schreiben der Mutter des Patienten an Manfred Bleuler, 15.5. und 2.7.1949.

75 StAZH, Z 100, KA-Nr. 40506, Schreiben des Bruders der Patientin an Manfred Bleuler, 29.1.1951.

76 StAZH, Z 100, KA-Nr. 44531, Schreiben der Eltern der Patientin an Manfred Bleuler, 18.6.1952.

77 Siehe zum Beispiel StAZH, Z 100, KA-Nr. 43557, Korrespondenz zwischen Manfred Bleuler und der Schwiegertochter der Patientin, 15.2.-2.3.1951; KA-Nr. 29872, Korrespondenz zwischen Manfred Bleuler und Friedrich Braun, Ärztlicher Direktor der

begründete Absagen führten zu zwei völlig unterschiedlichen Reaktionen. Wurden die einen vorbehaltlos akzeptiert, bemühte man sich bei anderen, doch noch eine Zustimmung zu erlangen. In diesem Fall stellten Klinikdirektoren immer wieder Anfragen und zögerten auch nicht, Druck auszuüben. Oft drohte man, die Patienten bei einer weiteren Absage in eine andere Anstalt zu verlegen.[78] Gelegentlich wurde entschieden, die »einsichtslosen« Verwandten vorzuladen und sie persönlich mit dem »unhaltbaren« Zustand zu konfrontieren.[79] In einzelnen Fällen erwog man, einen Vormund einzusetzen, der an Stelle der Familie in den Eingriff einwilligen sollte.[80] Im Kanton Graubünden operierte man einen Fahrenden, der unter paranoider Schizophrenie litt, ohne sich um eine Einwilligung zu kümmern, in einem anderen Fall wurde der Leukotomievorschlag an die Armenbehörde gerichtet, obwohl die Patientin Verwandte hatte und nicht unter Vormundschaft stand.[81]

Dieses breite Spektrum von Handlungsmustern beweist nicht nur, dass Ärzte sehr unterschiedlich auf Absagen reagierten, es macht auch deutlich, dass die Beziehungsdynamik zwischen Laien und Experten in *trading zones* eine wichtige Rolle spielte. Obwohl nämlich einige Fälle darauf hindeuten, dass Kliniken vor allem dann eine Zustimmung zu erreichen suchten, wenn sie dringenden Handlungsbedarf sahen, gibt es andere, in denen trotzdem auf weitere Bemühungen verzichtet wurde. Wie das folgende Beispiel zeigt, hing die Hartnäckigkeit, mit der Psychiater eine Einwilligung zu erlangen suchten, wesentlich davon ab, wie sie die Person, mit der sie in Kontakt traten, einschätzten und wie diese auf ihre Bemühungen reagierte.

Maurice Remy, der die Anstalt Marsens im Kanton Freiburg leitete, forderte 1956 die Schwester einer Patientin auf, diese in einer anderen Klinik unterzubringen, weil sich die Familie erneut gegen eine Leukotomie ausgesprochen hatte. Der Anstaltsdirektor schrieb, die Patientin könne nicht länger in Marsens bleiben, sie sei aggressiv, müsse fixiert werden und lasse sich durch nichts beeinflussen. Der Brief ist in einem entrüsteten, herablassenden Ton verfasst; die Schwester, eine Psychiatriepflegerin, wird als Besserwisserin dargestellt, die sich nicht um die Patientin kümmere.

Die Schwester entgegnete Remy, der erste Leukotomievorschlag sei bereits zehn Monate nach dem Klinikeintritt eingetroffen. Da man die Absage da-

Schweizerischen Anstalt für Epileptische, 29.8.1947; Psychiatrische Klinik Schlössli, KA-Nr. 6481, Blatt 5v, Eintrag vom 24.1.1952.

78 Siehe zum Beispiel StAZH, Z 100, KA-Nr. 45647, Schreiben Manfred Bleulers an den Ehemann der Patientin, 31.3. und 25.4.1952.

79 Siehe beispielsweise Psychiatrische Klinik Schlössli, KA-Nr. 6481, Blatt 5v, Eintrag vom 24.1.1952.

80 Siehe zum Beispiel StAZH, Z 100, KA-Nr. 40506, S. 22, Eintrag vom 6.3.1951.

81 Psychiatrische Klinik Waldhaus, KA-Nr. 6491. Psychiatrische Klinik Realta/Beverin, KA-Nr. 4012, Korrespondenz zwischen der Anstalt Realta und der Armenbehörde des Bürgerorts der Patientin, 22.1.-12.2.1951.

mals ohne Weiteres akzeptiert habe, stelle sich die Frage, ob die neuen Anfragen nicht in erster Linie damit zusammenhingen, dass die Kranke inzwischen bevormundet sei und die Kosten für den Klinikaufenthalt nicht mehr von der Familie getragen würden. Die Verlegung müsse überdies nicht die Familie, sondern die Gemeinde verfügen. Die Schwester betonte, es sei ihr Recht, den Eingriff abzulehnen. Das Misstrauen, das sie gegen die Leukotomie hege, scheine ihr gerechtfertigt. In der Schweiz würden inzwischen kaum mehr psychochirurgische Eingriffe durchgeführt. »De grands psychiatres à ce que je sais, sont absolument contre ce genre de traîtement, et vous même Monsieur le Directeur, ne pouvez nier que si cette opération présente quelques chances de succès, elle présente aussi de graves risques d'échec total voir même d'aggravation de la maladie.«

Abschließend schreibt die Pflegerin, sie bedaure selbst, dass sie sich als verheiratete, erwerbstätige Frau nicht um ihre Schwester kümmern könne, wozu sie Remy aufgefordert hatte. Sie wisse, dass ihre Schwester eine sehr »schwierige« Patientin sei, sei jedoch überzeugt, dass sich Unfälle durch Vorsichtsmaßnahmen vermeiden ließen. »Refuser de garder une malade parce qu'elle présente du danger, donnerait à mon humble avis, l'impression d'une manque de qualités nécéssaires du personnel traîtant.«

Der Tonfall des Briefes ist höflich, aber bestimmt; die Frau nahm zu allen Punkten Stellung, unterstrich, dass sich ihre Kritik nicht gegen die Anstalt, sondern gegen die Leukotomie richte, und konterte Remys Vorwurf, sie stelle seine Kompetenz in Frage, mit dem Verweis, dass es namhafte Psychiater gebe, die sich ebenfalls gegen die Psychochirurgie aussprächen. Die Pflegerin ließ sich auch nicht einschüchtern, als Remy an die kantonale Gesundheitsdirektion gelangte, sondern sandte dieser eine Kopie ihres Schreibens zu. Darauf sah der Klinikdirektor von weiteren Druckversuchen ab.[82]

Der Vergleich mit anderen Fällen zeigt, dass in solchen Auseinandersetzungen verschiedene Faktoren zusammenspielten: Je mehr die Angehörigen von Patienten über die Anstaltspsychiatrie und die Psychochirurgie wussten, je überzeugter, selbstbewusster, hartnäckiger und sprachgewandter sie waren, desto eher gelang es ihnen, ihre Position zu verteidigen. Selbstbild, soziale Herkunft und Bildungsstand spielten also bei Konflikten mit Ärzten eine wichtige Rolle.

Unabhängig davon, ob dem Leukotomievorschlag zugestimmt wurde oder nicht, macht die Korrespondenz jedoch deutlich, über welch große Deutungs- und Handlungsmacht die Psychiater verfügten. Verwandte und gesetzliche Vertreter von Patienten konnten sich zwar über den Standpunkt der

82 StAFR, Santé publique, DSPa, 191, Marsens, Leucotomie, Schreiben des Anstaltsdirektors Maurice Remy an die Schwester der Patientin und die Gesundheitsdirektion des Kantons Fribourg, 21. 8. 1956; Schreiben der Schwester der Patientin an Maurice Remy, 25. 8. 1956.

Experten hinwegsetzen und die Durchführung einer Leukotomie verhindern. Als medizinische Laien waren sie aber, wie ein Vormund bemerkte, auf eine »fachmännische Beurteilung« angewiesen.[83] Umso schwerer fiel deshalb ins Gewicht, dass Angehörige und Vormunde meist nicht genau aufgeklärt wurden. Die Informationen waren zwar ausführlicher als bei anderen Therapien, dienten aber vor allem der rechtlichen Absicherung. So musste der Vormund eines Patienten auf einem Formular der Anstalt Waldhaus bestätigen, er sei »eingehend über das Wesen, die Erfolgsaussichten, aber auch die Gefahren« der Operation orientiert worden, obwohl der Leukotomievorschlag nur oberflächlich auf den Eingriff einging.[84]

Ärzte gingen von klaren Grenzen und einem hierarchischen Verhältnis zwischen Laien und Experten aus. Im Klinikalltag mussten sie jedoch mit Behörden, Vormunden und Angehörigen verhandeln, die eigene Vorstellungen und Interessen hatten. Journalisten berichteten von Eingriffen, die sie selbst miterlebt hatten. Das Wissen, das in *trading zones* zirkulierte, veränderte sich deshalb ständig. Die Psychochirurgie konnte also auf ihrem Weg durch verschiedene Wissensräume sehr unterschiedliche Gestalt annehmen. In einem Punkt zeigte sie allerdings große Beständigkeit. Die Leukotomie galt überall als Hoffnungsträger, als Beispiel des rasanten wissenschaftlich-technischen Fortschritts, der unendliche Möglichkeiten eröffnete.[85] Auch in den Medien wurde kaum Kritik laut – weder im deutsch- und französischsprachigen Raum Europas noch in Italien, Skandinavien oder Nordamerika.[86] Da sich nach dem Zweiten Weltkrieg nirgends eine öffentliche Debatte über Psychochirurgie entwickelte,[87] lässt sich also von einem breiten, länderübergreifenden Konsens sprechen, der weit über die *scientific community* hinausging.

83 StAZH, Z 100, KA-Nr. 24827, Schreiben des Vormunds der Patientin an Manfred Bleuler, 11. 6. 1951.

84 Psychiatrische Klinik Waldhaus, KA-Nr. 4700, S. 7; Brief des behandelnden Arztes an den Cousin und Vormund des Patienten, 18. 6. 1951. Aus der Akte geht hervor, dass sich eine zusätzliche mündliche Information ausschließen lässt.

85 Zu demselben Schluss kommt Cay-Rüdiger Prüll für die Artikel, die 1947-1955 das Nachrichtenmagazin *Der Spiegel* über medizinische Themen publizierte. Prüll, S. 114.

86 Armocida, La psicochirurgia di A. M. Fiamberti nella stampa di informazione di metà novecento. Ögren, Psychosurgery in Sweden 1944-1958, S. 52-56. Diefenbach u. a., Portrayal of lobotomy in the popular press.

87 In einem Sitzungsprotokoll der Société Médico-Psychologique gibt es zwar einen Diskussionsbeitrag eines Chirurgen, der kritisierte, dass sich die Gegner der Psychochirurgie nicht nur an Standesgenossen wandten, sondern über die Medien auch auf die breite Bevölkerung Einfluss zu nehmen suchten. Feld, A propos de la communication de M. P. Menger (séance du 22 novembre 1954) sur »une intervention préfrontale à la portée et du ressort électif du psychiatre«, Société Médico-Psychologique, procès-verbal de la séance du 24. 1. 1955, in: Annales Médico-Psychologiques 113, Bd. 1, S. 250. Ziehen, Die Sorge um die Unheilbar-Psychotischen, S. 938, spricht zudem davon, dass »[l]eukotomierende Anstaltspsychiater […] wegen Verbrechens gegen die

Im Laufe der 1950er Jahre erschienen allmählich Artikel, die zunehmend auf die problematischen Seiten der Psychochirurgie eingingen.[88] Scharfe Kritik kam in der Presse und in der Öffentlichkeit aber erst in den 1970er Jahren zum Tragen – zu einem Zeitpunkt, als sich die Operationstechniken und Indikationsstellungen geändert hatten und weit weniger Eingriffe durchgeführt wurden.[89] Dis dahin schenkte man den Ärzten und der Wissenschaft fast uneingeschränkt Vertrauen. Dass man die Psychochirurgie auch missbrauchen konnte, wurde kaum thematisiert. In falsche Hände geriet die Methode bezeichnenderweise nur in Spielfilmen,[90] im Feuilleton – etwa wenn ein Protagonist eines Fortsetzungsromans durch einen psychochirurgischen Eingriff zum willenlosen Mordwerkzeug wurde[91] – oder auf der anderen Seite des Eisernen Vorhangs, wo man die Leukotomie angeblich benutzte, um Regimegegner auszuschalten.[92]

Menschlichkeit bei der Staatsanwaltschaft angezeigt« worden seien. Weitere Hinweise auf eine öffentliche Debatte finden sich aber in den untersuchten Quellen nicht.

88 Im deutsch- und französischsprachigen Raum Europas wurde den problematischen Aspekten der Psychochirurgie ab Mitte der 1950er Jahre (mehr) Bedeutung zugemessen, in den USA einige Jahre früher. In der katholischen Wochenzeitung *Rheinischer Merkur* wurde schon 1949 eine sehr kritische Stellungnahme publiziert. Sarrazin, Amputation der Persönlichkeit. Für die USA siehe Diefenbach u.a., Portrayal of lobotomy in the popular press.

89 Adler/Saupe, Psychochirurgie, S. 221, 246.

90 In Tennessee Williams Drama »Suddenly, Last Summer« will eine Frau ihre Nichte lobotomieren lassen, um zu verhindern, dass die Wahrheit über die Homosexualität und den gewaltsamen Tod ihres Sohns ans Licht kommt. Das Stück wurde 1958 uraufgeführt und ein Jahr später verfilmt.

91 La Passagère de »Cénacle«, in: Journal de Genève, 24.12.1953, S. 2; L'Express, 18.10.1954, S. 2; Le Soir, 2.10.1954, S. 8. Vgl. auch die Rezension zu Jean-Louis Curtis, Un Saint au Néon, in: Le Soir, 27.6.1956, S. 7.

92 Le Soir, 18.11.1949, S. 2. Journal de Genève, 30.6.1950, S. 7. L'Impartial, 4.9.1951, S. 3. Vgl. auch Ody, Unter der weißen Lampe, S. 294, sowie die Glosse »Une opération suffirait à rendre tout son bons sens à un communiste«, in: L'Express, 31.12.1947, S. 11, sowie Kapitel 3, S. 87.

# 7. Das Geschlecht »schwieriger« Patienten

## Gendering in der psychiatrischen Anstalt

Freeman und Watts präsentieren in *Psychosurgery* neben Fallgeschichten auch Tabellen, in denen die Operationsresultate zusammengefasst werden. Wie viele Frauen und Männer lobotomiert wurden, steht jedoch nirgends.[1] Das Buch ist kein Einzelfall – nach 1945 erschienen Hunderte von Studien, die alle möglichen Einflussfaktoren auf die Wirkung psychochirurgischer Eingriffe in Betracht ziehen, aber kaum auf das Geschlecht der operierten Patienten eingehen. Aus diesem Grund fällt erst auf den zweiten Blick auf, dass Fallbeispiele von Patientinnen überwiegen und dass Tabellen, in denen Frauen und Männer getrennt aufgeführt sind, auf eine geschlechtsspezifische Leukotomiepraxis hindeuten.[2] So operierten Freeman und Watts bis 1942 offenbar etwa dreimal mehr Frauen als Männer, und in Großbritannien wurden bis 1945 fast doppelt so viele Eingriffe an Patientinnen durchgeführt wie an Patienten.[3] Auf dasselbe Verhältnis kam eine Erhebung des amerikanischen Public Health Service aus dem Jahr 1949.[4]

Aus den Zahlen, die in zeitgenössischen und historiografischen Publikationen aus Nordamerika, Europa und Israel genannt werden,[5] lässt sich

1 Freeman/Watts, Psychosurgery, stellen in ihrem Standardwerk fast dreimal so viele operierte Frauen vor wie Männer. Dass von den 85 Eingriffen, die sie in der Studie auswerten, 64 an Frauen und 21 an Männern durchgeführt wurden, lässt sich nur erschließen, wenn man die Fälle auszählt, die in verschiedenen, nach Diagnosen getrennten Tabellen aufgeführt sind.

2 In den Publikationen ist fast immer nur von »Patienten« die Rede. In Fallgeschichten lässt sich das Geschlecht der Patienten jedoch meist erschließen. In Tabellen werden Frauen und Männer manchmal separat aufgeführt. Von wenigen Ausnahmen abgesehen, wird die Kategorie Geschlecht aber nicht thematisiert.

3 Dem britischen Board of Control zufolge, das einen der ersten großen quantitativen Überblicke zur Psychochirurgie veröffentlichte, wurden in Großbritannien bis Ende 1944 1000 Leukotomien durchgeführt, 652 an Frauen und 348 an Männern. Wie in den meisten anderen Publikationen bliebt die Geschlechterdifferenz allerdings auch in diesem Bericht unkommentiert. Board of Control, Pre-frontal leucotomy in 1000 cases, S. 8, 10, 12, 21.

4 Pressman, Last resort, S. 303.

5 Neben den erwähnten finden sich in zeitgenössischen Studien folgende Zahlen (wenn keine Jahreszahlen vermerkt sind, enthält die Quelle keine Zeitangaben). Pilgrim State Hospital, New York: 729 Frauen, 366 Männer (1945-1951). Barahal, 1000 prefrontal lobotomies, S. 654. Toronto: 109 Frauen, 38 Männer (1948 bis Ende Februar 1952). Miller,

schließen, dass in der ersten Phase der Psychochirurgie überall mehr Frauen operiert wurden als Männer.[6] Dies gilt auch für die Schweiz, wo man durchschnittlich etwa doppelt so viele Frauen leukotomierte wie Männer.[7]

Lobotomy, S. 4. Frankreich (ohne Ortsangaben): 25 Frauen, 14 Männer (1948-1949); 59 Frauen, 45 Männer. Rondepierre u. a., Réflexions à propos de cinquante interventions de psychochirurgie, S. 477. Goinard/Descuns/Garré, Étude comparative des résultats de la topectomie et de la lobotomie préfrontale, S. 517-529. Nervenkrankenhaus in Haar bei München: 52 Frauen, 13 Männer. Braunmühl, Über die operative Therapie der Geisteskrankheiten, S. 44. Psychiatrische Anstalt Münsingen (und Patienten aus weiteren Kliniken): 153 Frauen, 113 Männer (1946-1958). Risso/Poeck/Creutzfeld, Katamnestische Untersuchungen nach frontaler Leukotomie, S. 8 f. Budapest: 39 Frauen, 31 Männer (Frühjahr bis Ende 1947). Sattler, Ergebnisse der Präfrontallobotomie mittels eines neuen Verfahrens, S. 314-318. In historiografischen Studien findet man folgende Angaben: Stockton State Hospital, Kalifornien: 205 Frauen, 36 Männer (1946-1955). Braslow, Mental ills and bodily cures, S. 154. McLean Hospital, Massachusetts: 66 Frauen, 14 Männer (1938-1954). Pressman, Last resort, S. 284, 286. Palästina/Israel: 30 Frauen, 23 Männer (53 zur Verfügung stehende dokumentierte Fälle, 1946-1960). Zalashik/Davidovitch, Lobotomy operations in Israel, S. 97, 100. Staatliche psychiatrische Anstalt Umedalen, Schweden: 472 Frauen, 299 Männer (1947-1958). Ögren, Psychosurgery in Sweden 1944-1958, S. 51.

6 Das tatsächliche Ausmaß der Geschlechterdifferenz muss ebenso offenbleiben wie das Total der durchgeführten Eingriffe. Einzelne Resultate deuten darauf hin, dass die Geschlechterdifferenz im Laufe der 1950er Jahre abnahm. 1947-1958 wurden beispielsweise in der staatlichen psychiatrischen Anstalt Umedalen in Schweden 771 präfrontale Leukotomien durchgeführt, davon 61,2 % an Frauen. Unter den bis 1952 operierten Patienten waren jedoch 83 % weiblich. Ögren, Psychosurgery in Sweden 1944-1958, S. 51. Bei den psychochirurgischen Eingriffen, die in der Neurochirurgischen Klinik des Universitätsspitals Zürich durchgeführt wurden, ging die Geschlechterdifferenz im Laufe der 1950er Jahre ebenfalls zurück. Gleichzeitig nahm allerdings auch die Zahl der Eingriffe stark ab. Jahresberichte Neurochirurgische Klinik Zürich 1947-1971. In der zweiten Phase der Psychochirurgie gibt es keine Hinweise auf eine geschlechtsspezifische Operationspraxis. Valenstein fand bei einer Analyse der englischsprachigen Literatur aus dem Zeitraum 1970-1976, die er im Auftrag einer Kommission des US-amerikanischen Kongresses durchführte, keinen Beleg für die These, dass vor allem Frauen, Schwarze und Minderheiten psychochirurgischen Eingriffen unterzogen wurden. Im Durchschnitt waren 56 % der operierten Patienten Frauen, was – so Valenstein – etwa dem Geschlechterverhältnis bei den Diagnosen entsprach, die für einen in Frage kamen. Valenstein, Who receives psychosurgery?, S. 101.

7 Von den 326 Leukotomiepatienten, deren Akten analysiert wurden, waren 68,4 % Frauen und 31,6 % Männer. In den Kliniken des Kantons Zürich waren 73,2 % der operierten Personen Frauen und 26.8 % Männer (Zahl der gültigen Fälle: 198), im Burghölzli 78,9 % Frauen und 21.1 % Männer (Zahl der gültigen Fälle: 123). Weniger ausgeprägt ist die Geschlechterdifferenz im Kanton Graubünden (58,0 % Frauen und 42,0 % Männer, Zahl der gültigen Fälle: 50) und in der Rheinau (57,1 % Frauen und 42,9 % Männer, Zahl der gültigen Fälle: 28). Zu den Gründen für diese Unterschiede siehe S. 226, Anm. 88. Neben den Kliniken, deren Akten einbezogen wurden, führen die Jahresberichte der psychiatrischen Anstalten Pirminsberg (Kanton St. Gallen) und Rosegg (Kanton Solothurn) sowie eine katamnestische Studie aus dem Jahr 1962 die Zahl der Eingriffe nach Geschlechtern getrennt auf. Risso/Poeck/Creutzfeld, Katamnestische Untersuchungen nach frontaler Leukotomie.

Warum wurden mehr Frauen operiert? Ein erster Erklärungsansatz geht von der gesellschaftlichen Stellung der Frauen aus. Die Bereitschaft, einen risikoreichen Eingriff durchzuführen und schwerwiegende Folgen in Kauf zu nehmen, war bei Frauen größer, so die These, weil ihnen weniger Bedeutung zugemessen wurde.[8] Zudem seien Misserfolge oder Nebenwirkungen wie epileptische Anfälle und Persönlichkeitsveränderungen bei Frauen weniger ins Gewicht gefallen, weil man weibliche Tätigkeiten nicht für besonders anspruchsvoll gehalten habe.[9] Abgesehen davon, dass der Ansatz Frauen als Opfer darstellt und einfach von einer frauenfeindlichen Haltung der Entscheidungsträger ausgeht, kann er nicht erklären, weshalb Angehörige und Vormunde bei Patienten ebenso häufig in psychochirurgische Eingriffe einwilligten wie bei Patientinnen.[10] Zumindest in Kontinentaleuropa kann zudem eine unterschiedliche Bewertung weiblicher und männlicher Arbeit schon deshalb keine Rolle gespielt haben, weil kaum Hoffnung bestand, dass operierte Patienten ihre ursprüngliche Tätigkeit wieder aufnehmen konnten.

Ein zweiter Ansatz führt den Unterschied auf ein altes Stereotyp zurück. Für die Psychiater habe eine Hirnoperation bei Frauen nähergelegen, so das Argument, weil sie geglaubt hätten, dass die weibliche Psyche stärker vom Körper beeinflusst werde.[11] Diese These scheint insofern problematisch, als nie behauptet wurde, dass psychochirurgische Eingriffe bei Frauen besser wirkten.[12] Im Gegenteil – sofern Ärzte überhaupt auf einen allfälligen Einfluss des Geschlechts eingingen, vertraten sie entweder die Meinung, das Geschlecht der Patienten sei zu vernachlässigen,[13] oder kamen gar zu dem Schluss, dass Männer besser auf eine Leukotomie ansprächen.[14]

8 Showalter, The female malady, vor allem S. 209 f. Nach Elaine Showalter wiesen Behandlungen bei Schizophrenie – unter anderem eben Leukotomien – auf der symbolischen Ebene starke Gemeinsamkeiten mit Vorstellungen von Weiblichkeit auf.

9 Braslow/Starks, The making of contemporary American psychiatry, S. 276-280. Pressman, Last resort, S. 304. Jack Pressman widmet der Geschlechterdifferenz in seiner umfangreichen Studie zur Geschichte der Psychochirurgie in den USA nur zwei Seiten.

10 Es gibt bisher keine Hinweise darauf, dass bei der Einwilligungspraxis nach dem Geschlecht der Patienten unterschieden worden wäre. Braslow, Mental ills and bodily cures, S. 156. Barahal, 1000 prefrontal lobotomies, S. 656. In den Kliniken der Kantone Zürich und Graubünden lehnten Angehörige oder Vormunde den Leukotomievorschlag der Anstalt in 26 Fällen ab. 19 davon betrafen Patientinnen, sieben Patienten. Dieses Geschlechterverhältnis entspricht etwa demjenigen der operierten Kranken.

11 Braslow, Mental ills and bodily cures, S. 152, 157, 162 f.

12 Vgl. Pressman, Last resort, S. 303.

13 Dehnen, Psychopathologische Erfahrungen bei ein- und beidseitigen psychochirurgischen Eingriffen, S. 359; Freeman, Psychosurgery, S. 1527; Horanyi, On prefrontal leucotomy, S. 115; Marchand u. a., Aperçus sur la psychochirurgie des maladies mentales, S. 527.

14 Miller, Lobotomy, S. 56; Köbcke, Psychochirurgie, S. 517.

Ein dritter Ansatz betrachtet die Geschlechterdifferenz unter den Lobotomiepatienten als logische Folge anderer Zahlenverhältnisse. Das Ungleichgewicht hänge damit zusammen, so die Vermutung, dass in der ersten Phase der Psychochirurgie generell mehr Frauen hospitalisiert waren oder häufiger unter Störungen litten, die sich angeblich durch den Eingriff besonders gut beeinflussen ließen.[15] Wenn man das Geschlechterverhältnis unter den Leukotomiepatienten nicht mit anderen relevanten Größen vergleicht, besteht tatsächlich die Gefahr von Fehlschlüssen. Es deutet jedoch nichts darauf hin, dass in psychiatrischen Kliniken nach dem Zweiten Weltkrieg generell mehr Frauen hospitalisiert waren[16] oder dass es bei den Diagnosen, die unter Lobotomiepatienten oft auftraten, eine ähnlich hohe Geschlechterdifferenz gab wie bei psychochirurgischen Eingriffen.[17] Ganz abgesehen davon, dass auch eine allfällige Geschlechterdifferenz bei Klinikeintritten und Diagnosestellung erklärungsbedürftig wäre, standen in der Psychochirurgie auch die Symptome im Zentrum, nicht die Diagnose.[18]

Dass Frauen eher leukotomiert wurden als Männer, hängt deshalb – so meine These – damit zusammen, dass Patientinnen in den Augen des Klinikpersonals häufiger Symptome zeigten, die als Indikation für einen Eingriff

15 Simmons, Psychosurgery and the abuse of psychiatric authority in Ontario, S. 540. O'Callaghan/Carroll, Psychosurgery, S. 261. Freeman und Watts schrieben, dass Involutionsdepressionen beim weiblichen Geschlecht häufiger aufträten, was sich vielleicht »bis zu einem gewissen Grad« auf »die größere Vielfalt des Frauenlebens« zurückführen lasse. Freeman/Watts, Psychochirurgie, S. 256.

16 Gemäß einer Erhebung wurden in den USA zwischen 1949 und Mitte 1951 fast doppelt so viele Frauen wie Männer lobotomiert, obwohl in den psychiatrischen Anstalten mehr Männer hospitalisiert waren. Im Stockton State Hospital in Kalifornien fluktuierte der Anteil der Patientinnen 1946-1955 zwischen 39 und 48 %, unter den Leukotomiepatienten machten die Frauen aber 85 % aus. Dasselbe gilt für die Schweiz, wo in den staatlichen psychiatrischen Kliniken der Kantone Zürich und Graubünden nach dem Zweiten Weltkrieg mehr Männer lebten, die Mehrzahl der Leukotomiepatienten jedoch Frauen waren. Im McLean Hospital, einer Privatklinik in Massachusetts, waren hingegen an einem Stichtag doppelt so viele Frauen hospitalisiert wie Männer. Unter den Leukotomiepatienten war der Anteil der Frauen allerdings noch höher (82,5 % Frauen, 17,5 % Männer, Zahl der gültigen Fälle: 80). Braslow, Mental ills and bodily cures, S. 153-155. Meier/Bernet/Dubach/Germann, Zwang zur Ordnung, S. 97 f. Meier, Psychochirurgie im Kanton Graubünden, S. 249. Pressman, Last resort, S. 284, 288.

17 Den Jahresberichten zufolge waren im Burghölzli von 100 Patienten, bei denen eine Diagnose aus dem schizophrenen Formenkreis gestellt wurde, 61 Frauen und 39 Männer, in der Rheinau 51 Frauen und 49 Männer. Bei diesen Ergebnissen wurde die Häufigkeit pro Diagnosekategorie berechnet, so dass jeweils pro Kategorie gleich viele Fälle von Frauen und Männern vorlagen. Bei den Leukotomiepatienten liegt die Geschlechterdifferenz höher (Burghölzli: 78,9 % Frauen, Rheinau: 57,1 % Frauen). Jahresberichte Burghölzli und Rheinau 1945-1970.

18 Siehe dazu Kapitel 5, S. 145 f.

galten.[19] Analysiert man, wie Patientinnen und Patienten in Krankenakten dargestellt und beurteilt wurden, zeigt sich, dass Frauen oft aus anderen Gründen leukotomiert wurden als Männer. Gleichzeitig wird deutlich, dass in der psychiatrischen Klinik ständig Geschlecht hergestellt wurde.[20] An diesem Prozess wirkte die räumliche Binnenstruktur der Anstalt ebenso mit wie Akteure männlichen und weiblichen Geschlechts, zu denen die Ärzte, das Pflegepersonal, aber auch die Patientinnen und Patienten selbst zählten.

## Der »Doppelstandard seelischer Gesundheit«

Zählt man in Krankenakten Symptome,[21] gewinnt man den Eindruck, dass sich das Verhalten von Frauen und Männern stark unterschied. Annähernd gleich hoch war bei beiden Geschlechtern nur der Anteil der Patienten, die gegen andere handgreiflich wurden. Drohungen und Selbstverletzungen kamen bei Männern fast doppelt so oft vor. Von dieser Ausnahme abgesehen, zeigten Patientinnen weit häufiger und mehr Symptome als Patienten. Dies gilt für Einträge über Exhibitionismus, »Unreinlichkeit«, Nahrungsverweigerung und Selbstmordversuche, in erster Linie aber für Klagen über Unruhe.[22] Den Einträgen zufolge riefen, schrien, schimpften oder jammerten fast drei

19 Diese Erklärung findet sich bereits in einer der wenigen zeitgenössischen Publikationen, die auf die Geschlechterdifferenz eingehen, wurde bisher aber kaum beachtet: »[…], one of the criteria for surgery on chronically ill patients has been disturbed behavior; and female patients are generally more disturbed on a behavior level.« Barahal, 1000 prefrontal lobotomies, S. 654. Erwähnt wird der Erklärungsansatz bei Braslow, Mental ills and bodily cures, S. 153.

20 Von mikrosoziologischen und ethnomethodologischen Theorien ausgehend, schlugen Candace West und Don H. Zimmerman vor, Geschlecht als eine Kategorie zu fassen, die Menschen in ihren alltäglichen Praktiken hervorbringen. Um dieses doing gender analysieren zu können, muss der Blick auf Interaktionsprozesse und ihre jeweiligen Kontexte gerichtet werden. Das Konzept des staging gender ermöglicht darüber hinaus, das Setting der psychiatrischen Anstalt als Institution einzubeziehen, die an der Konstruktion von Geschlecht und Geschlechterdifferenz mitwirkte. Solche Settings implizieren, so die Kulturwissenschaftlerin Gabriele Brandstetter, bestimmte Begegnungs- und Darstellungsformen der Geschlechter. West/Zimmerman, Doing gender. Brandstetter, Staging gender.

21 Die in den Krankenakten erwähnten Verhaltensweisen wurden folgenden Symptomen bzw. Symptomgruppen zugeordnet: verbale Unruhe, Drohungen, körperliche Aggressivität, Nahrungsverweigerung, Exhibitionismus/Onanie etc., Probleme in Bezug auf Kommunikation, Körperhygiene und allgemeine Kooperation, weitere Symptome. Bei gewissen Symptomen wurde zudem unterschieden, gegen wen sich das Verhalten richtete – zum Beispiel Gewalttätigkeit gegen sich selbst (Selbstverletzung und/oder Suizidversuch), Mitpatienten, das Pflegepersonal, Ärzte oder gegen Objekte. Pro Fall wurde jedes Symptom nur einmal gezählt.

22 Neben der verbalen stellte auch die motorische Unruhe ein Symptom dar. Im Folgenden wird unter Unruhe immer verbale Unruhe verstanden.

Viertel der Frauen, während unter den Leukotomiepatienten nur knapp ein Viertel als »laut« bezeichnet wird.[23]

Diese Resultate stimmen mit den Aussagen verschiedener Psychiater überein. Emil Kraepelin etwa schreibt, in der Universitätsklinik München seien die Männer zu Beginn des 20. Jahrhunderts »verhältnismäßig wenig angriffslustig« gewesen, die Frauen hingegen »wesentlich erregter«.[24] Max Müller bemerkt in seiner Autobiografie, auf den »unruhigen Frauenabteilungen« sei »das Lärmen, Toben, Gestikulieren, Schreien [...] unerträglich« gewesen. Als er 1920 nach Münsingen gekommen sei, habe man sich bei der Visite stets von ein bis zwei Pflegerinnen begleiten lassen müssen, »um vor den Angreiferinnen beschützt zu werden«.[25] Auch im Gespräch erklärten Ärzte, Frauen hätten unter den »schwierigen« Patienten immer die Mehrheit ausgemacht. Vor den Neuroleptika seien psychotische Frauen »aufgeregter und unruhiger« gewesen als Männer.[26] Die »unruhigen Frauenabteilungen« hätten deshalb besonders stark unter Überbelegung gelitten.[27]

Worauf lassen sich diese Unterschiede zurückführen? 1970 publizierte die Amerikanische Gesellschaft für Psychologie einen Beitrag über psychische Gesundheit. Der Artikel beruht auf einer Umfrage unter Psychiatern, Psychologen und Sozialarbeitern beiderlei Geschlechts, die in psychiatrischen Anstalten arbeiteten und Eigenschaften und Verhaltensweisen gesunder, reifer, sozial kompetenter Personen aufzählen mussten. Sollte sich die erste Gruppe der Befragten bei den Antworten Frauen, die zweite Männer vorstellen, sprach

23 Laut Krankengeschichten griffen 73,9 % der Männer und 71,1 % der Frauen andere Patienten oder Angestellte an. 26,6 % der Männer und 13,5 % der Frauen äußerten Drohungen, bei 9,4 % der Männer und 5,1 % der Frauen sind Selbstverletzungen verzeichnet. Alle übrigen Symptome zeigten Frauen weit häufiger: 3,5 % der Männer und 8,5 % der Frauen unternahmen Suizidversuche, 4,8 % der Männer und 7,5 % der Frauen exhibierten, 10,8 % der Männer und 17,3 % der Frauen wollten keine Nahrung zu sich nehmen, 12,0 % der Männer und 24,2 % der Frauen waren »unreinlich«, 23,1 % der Männer und 72,4 % der Frauen werden in den Dossiers als »laut« beschrieben. Pro Patient wurde jedes Symptom nur einmal gezählt (Zahl der gültigen Fälle: 289).

24 Kraepelin, Lebenserinnerungen, S. 138.

25 Müller, Erinnerungen, S. 7 f.

26 Für Psychiater zeigte sich deshalb in der »unruhigen Frauenabteilung« am deutlichsten, in welchem Zustand sich eine Anstalt befand und wie qualifiziert die Ärzte und das Pflegepersonal waren. Gespräche mit Prof. em. Dr. med. Roland Kuhn, 25. 1. 2005, Prof. em. Dr. med. Klaus Ernst, 27. 4. 2005, und Prof. em. Dr. med. Christian Müller, 18. 5. 2005. Vgl. auch Walther-Büel, Drei Dezennien Narkotherapie, S. 39 f.

27 Diese Aussage wird durch die Akten und Jahresberichte der psychiatrischen Kliniken bestätigt. Braslow schreibt zwar, im Stockton State Hospital seien die Abteilungen für Patientinnen 1946-1955 nur unwesentlich stärker belegt gewesen als die Abteilungen für Patienten. Die Prozentzahlen in der Grafik vermitteln aber ein anderes Bild. Zudem hat Braslow die Belegung der gesamten Klinik untersucht. Braslow, Mental ills and bodily cures, S. 155 f. Zur Überbelegung der psychiatrischen Anstalten siehe Kapitel 3, S. 95-104.

man bei der dritten von »Erwachsenen«. Die Studie zeigte, dass sich das Gesundheitsideal für Erwachsene am Mann orientierte, dass Frauen andere Erwartungen erfüllen sollten als Männer und dass zwischen sozial erwünschtem Verhalten und Gesundheitskonzepten ein positiver Zusammenhang bestand. Die Medizin vertrete, so das Fazit des Beitrags, geschlechtsspezifische Gesundheitskonzepte, die sich durch eine klare Hierarchie auszeichneten. Sie unterstütze somit einen »Doppelstandard seelischer Gesundheit«, der mit gesellschaftlichen Geschlechterstereotypen zusammenhänge.[28]

Die Analyse psychiatrischer Krankenakten zeigt, dass dieser »Doppelstandard« nicht nur zu geschlechtsspezifischen Gesundheitsidealen führte, sondern auch beeinflusste, wie man andere Personen wahrnahm und auf sie reagierte. Patientinnen, die sich nicht in die Anstaltsordnung fügten, störten mehr als Patienten mit ähnlichem Verhalten, galten schneller als besonders krank, »schwierig« und therapieresistent.[29] Gewalttätige Frauen verletzten weibliche Rollenerwartungen, während man Aggressivität bei Männern nicht zuletzt als Ausdruck von Männlichkeit verstand und deshalb anders auf Tätlichkeiten reagierte.[30] Auf diese Weise lässt sich auch erklären, warum die »unruhigen Frauenabteilungen« besonders stark unter Überbelegung litten und warum in den untersuchten Akten das Geschlechterverhältnis bei Tätlichkeiten fast ausgeglichen war, obwohl offenbar schwerwiegende Gewalt weit häufiger von Männern ausging.[31] Auch andere Unterschiede könnten auf den »Doppelstandard seelischer Gesundheit« zurückgeführt werden.[32] Einzelne Resultate deuten beispielsweise darauf hin, dass Patientinnen in psych-

28 Broverman u. a., Sex-role stereotypes.

29 Zur Falldynamik siehe Kapitel 5, S. 158-166.

30 Vgl. Rotzoll u. a., Frauenbild und Frauenschicksal, S. 48-50; Meier/Bernet, Grenzen der Selbstgestaltung, S. 39-42; Braslow, Mental ills and bodily cures, vor allem S. 158-162. Braslow führt Beispiele aus Krankengeschichten an, aus denen hervorgeht, dass Lobotomiepatientinnen, die unziemliche Wörter verwendeten oder trotz Kindern einer Erwerbstätigkeit nachgingen, in den Augen der Ärzte geschlechtsspezifische Rollenerwartungen verletzten. Die Psychiater deuteten das »unweibliche« Verhalten als Krankheitszeichen. In den Beispielen geht es aber um Ausschnitte aus protokollierten Gesprächen zwischen Psychiatern und Patientinnen bzw. deren Ehemännern, ein allfälliger Zusammenhang mit dem therapeutischen Entscheidungsprozess bleibt unklar. Zudem hat Braslow fast ausschließlich Krankenakten von Frauen ausgewertet.

31 Stierlin, Der gewalttätige Patient. Gespräche mit Prof. em. Dr. med. Roland Kuhn, 25. 1. 2005, Prof. em. Dr. med. Klaus Ernst, 27. 4. 2005, und Prof. em. Dr. med. Christian Müller, 18. 5. 2005.

32 In der nationalsozialistischen »Euthanasie-Aktion T4« war deviantes Verhalten bei Männern weit seltener ein Selektionskriterium als bei Frauen. Fuchs u. a., Die nationalsozialistische »Aktion T4« und ihre Opfer; Fuchs u. a. (Hg.), Lebensgeschichten von Opfern der nationalsozialistischen »Euthanasie«, S. 66f. In diesen beiden Werken finden sich zahlreiche Literaturhinweise. Für weitere Literaturhinweise siehe Brink, Grenzen der Anstalt, S. 273f.; Wolff, Auswahlbibliographie zu Eugenik, Ras-

iatrischen Anstalten weniger Freiheiten hatten[33] und häufiger Elektroschocks und medikamentösen Kuren unterzogen wurden.[34]

Geschlechtsspezifische Unterschiede bei psychiatrischen Diagnosen und Therapien lassen sich aber nicht einfach mit dem »Doppelstandard seelischer Gesundheit« oder Geschlechterstereotypen begründen. Stattdessen gilt es zu fragen, welche Rolle die Kategorie Geschlecht in der medizinischen Praxis spielte. Wie also wurde Geschlecht in den verschiedenen Konstellationen, die sich im Klinikalltag ergaben, konstruiert und relevant gemacht?[35]

## Lärm auf der »unruhigen« Abteilung

Lärm und Ruhe waren in der psychiatrischen Klinik so wichtig, dass man den Anstaltsraum nach akustischen Kriterien gliederte und zwischen »ruhigen«, »halbruhigen« und »unruhigen« Stationen unterschied – je nach Höhe des Geräuschpegels, der auf einer Abteilung herrschte. Lärm galt in der psychiatrischen Anstalt als Zeichen von Krankheit, Unordnung und Rückständigkeit, weshalb er negativ konnotiert war und so weit als möglich bekämpft wurde. Die »aktivere Therapie« Hermann Simons etwa, die in den 1920er Jahren eingeführt wurde, sollte auch auf den »unruhigen« Abteilungen für Ruhe und Ordnung sorgen,[36] und die somatischen Kuren, die ebenfalls in der Zwischenkriegszeit aufkamen, verfolgten nicht zuletzt das Ziel, erregte Patienten zu beruhigen. Auch dem Pflegepersonal wurde eingeschärft, »den täglichen

senhygiene, Zwangssterilisation, NS-»Euthanasie« und deren Strafverfolgung nach 1945.

33 Die Jahresberichte des Burghölzlis enthalten 1935-1938 Angaben zur Zahl der Patienten und Patientinnen, die »freien Ausgang« bzw. die Erlaubnis hatten, sich allein im Klinikpark aufzuhalten. Dabei übertrifft der Anteil der Männer denjenigen der Frauen weit mehr als bei den hospitalisierten Patienten. Jahresberichte Burghölzli 1935-1938. Meier/Bernet/Dubach/Germann, Zwang zur Ordnung, S. 97f.

34 Eine quantitative Analyse der Therapien, die zwischen 1870 und 1970 im Zürcher Burghölzli durchgeführt wurden, zeigt, dass man Frauen häufiger psychochirurgischen Eingriffen, Kuren und Medikationen unterzog. Auch in der Ostschweizer Klinik St. Pirminsberg wurden somatische Kuren bei Frauen häufiger angewandt. Diese Ergebnisse werden durch zeitgenössische Beiträge zu einzelnen Therapien bestätigt. Im Stockton State Hospital in Kalifornien hingegen ließen sich nur bei Sterilisationen, Malariakuren und psychochirurgischen Eingriffen geschlechtsspezifische Unterschiede feststellen. Meier/Bernet/Dubach/Germann, Zwang zur Ordnung, S. 112. Jahresberichte St. Pirminsberg 1946-1962. Klaesi, Über die therapeutische Anwendung der »Dauernarkose« mittels Somnifens bei Schizophrenen, S. 140. Walther-Büel, Drei Dezennien Narkotherapie, S. 39f. Monnier, Die Dauerschlafbehandlung der Schizophrenien, S. 20. Braslow, Mental ills and bodily cures, S. 152.

35 Vgl. Hölling, Die Institution Psychiatrie, S. 107-109.

36 Vgl. zum Beispiel Merguet, Psychiatrische Anstaltsorganisation, S. 82-84; Müller, Prognose und Therapie der Geisteskrankheiten, S. 34f.

Dienst möglichst geräuschlos« zu verrichten und »sich und andere dazu [zu] erziehen, beim Gehen, beim Öffnen und Schliessen der Türen, [...], beim Arbeiten, beim Spielen usw. allen unnötigen Lärm zu vermeiden«.[37]

Trotz dieser Bemühungen trugen jedoch die »unruhigen« Stationen ihren Namen lange zu Recht.[38] 1949 vermerkte beispielsweise ein Arzt in einer Krankengeschichte, eine Patientin der »unruhigen« Abteilung H habe mit dem Kommentar »[b]eim Essen wollen wir unsere Ruhe haben« zur Ordnung gerufen, als jemand »kapriolte«. »Eine Bemerkung«, so sein Kommentar, »die in der H-Umgebung und bei dem herrschenden Lärm sehr bizarr wirkte«.[39]

Obwohl also ein hoher Geräuschpegel auf den »hintersten« Stationen zum Alltag gehörte, gab es unruhige Patienten und Patientinnen, die sogar dort störten. Den Krankenakten zufolge machten Männer allerdings weit seltener Lärm – »laut« waren vor allem Frauen. Geht man in der Analyse einen Schritt weiter, wird jedoch bald klar, dass sich die Geschlechterdifferenz nicht auf Zahlenverhältnisse beschränkt. Die Geräusche, die Patienten erzeugten, wurden nämlich auf der »Männer-« und der »Frauenseite« der Anstalt ganz unterschiedlich wahrgenommen und bewertet.

Elisa Lardi zum Beispiel, eine Bauerntochter aus dem Süden Graubündens, die im Oktober 1948 nach Realta kam, war der Krankengeschichte zufolge zu Beginn »immer still«. Sie spreche, wie es in einem Eintrag heißt, nie aus eigenem Antrieb, äußere »nur wenige Worte, oder kurze Sätze« und arbeite gerne in der Küche. Der Psychiater kam bei der ersten Untersuchung zu dem Schluss, die Patientin sei schizophren und leide unter Halluzinationen, es handle sich »im grossen Ganzen« aber nicht um einen »akute[n] Zustand«. Im Laufe der nächsten Monate wurde die Patientin jedoch zunehmend unruhig. Im Mai 1949 vermerkte der behandelnde Arzt, Elisa Lardi dränge auf eine Entlassung und verweigere die Arbeit. Besonders große Probleme bereitete, dass die Patientin nun viel redete und Dialekt sprach: »Sie [...] schwätzt bei der Visite anhaltend, wartet keine Antwort ab, und spricht nach kurzer Zeit schon nicht mehr italienisch, sondern ihr[en] Dialekt, trotz den Erklärungen, dass sie dann ja nicht verstanden wird, lacht dazwischen ohne jeden ersichtlichen Grund.«[40]

Im Juli 1949 wurde Elisa Lardi wegen »zunehmende[r] Unruhe« auf eine »schlechtere« Abteilung verlegt. Die nächsten vier Einträge in der Krankengeschichte, die im Laufe eines Jahres vorgenommen wurden, handeln in erster Linie von Lärm. Den Einträgen zufolge war Elisa Lardi nicht ständig »laut«; die Beschreibung der »Tage«, an denen sie »andauernd und ohne Punkt und

37 Morgenthaler, Die Pflege der Gemüts- und Geisteskranken, S. 171 f.

38 In zeitgenössischen Beiträgen ist manchmal sogar von »lauten« Abteilungen die Rede. Siehe zum Beispiel Reihnert, Leukotomie bei schwerer Psychopathie, S. 386, 391.

39 StAZH, Z 100, KA-Nr. 36852, S. 25, Eintrag vom 17. 3. 1949.

40 Psychiatrische Klinik Realta/Beverin, KA-Nr. 6840, S. 5, Eintrag vom 10. 5. 1949.

Komma« sprach, nimmt in der Krankengeschichte aber so viel Raum ein, dass bei deren Lektüre der Eindruck entsteht, Elisa Lardi habe ununterbrochen gesprochen. So heißt es zum Beispiel in einem Eintrag: »Pat.[ientin] arbeitet in der Gemüseküche, wo sie anstellig und fleissig schafft, dazwischen hat sie aber Zeiten, wo ihr Redestrom mit Vehemenz daherrauscht, dass ein Zuhörer die grösste Mühe hat, ihr zu folgen, sie redet mit schneller, lauter Stimme, ohne sich unterbrechen zu lassen, oder auf Fragen einzugehen. Verlangt immer wieder fort, hat guten Kontakt mit [einer anderen Patientin] aufgenommen, die wegen Erregungszuständen hierhergekommen ist. Die beiden zusammen vollführen einen solchen Rumor, dass sie getrennt werden mussten.«[41]

Ende Juli 1949 vermerkte der Arzt, in letzter Zeit gebe es immer mehr Tage, an denen die Patientin »erregt« sei und einen »unbremsbaren Redestrom« entwickle: »Wenn man sie unterbrechen will, wird sie ganz rot, regt sich noch mehr auf und der Sprachapparat läuft auf Hochtouren. Muss zeitweilig isoliert werden, wobei sie sich im Laufe von einigen Stunden meist wieder beruhigt.«[42] Als man den Angehörigen drei Wochen später eine Leukotomie vorschlug, stimmten diese sofort zu. Im Überweisungszeugnis an den Chirurgen des Spitals Thusis heißt es, man habe sich für einen psychochirurgischen Eingriff entschieden, weil die Krankheit trotz aller Bemühungen fortschreite und Elisa Lardi »immer asozialer« werde: »Hier ist die Pat.[ientin] stets hochgradig zerfahren und redet denkbar konfuses Zeug vor sich hin. Manchmal gefällt es ihr, einige Zeit in der Gemüseküche zu arbeiten, dann wird sie nicht selten aggressiv und vor allem ist die Pat.[ientin] dadurch störend, dass sie stundenlang unverständliche Redeströme im [...] Dialekt fortissimo herausbrüllt. Sie steigert sich dabei in eine solche Erregung hinein, dass sie schäumt und mit hochrotem Kopf nur noch unartikulierte Laute von sich gibt.«[43]

Schon im ersten Eintrag nach der Leuktomie ist erneut und ausschließlich von Lärm die Rede: »Pat.[ientin] entwickelt bereits am Tag nach der Operation wieder den bei ihr unglaublichen Redeschwall, den man bei diesem Tempo auch auf deutsch nicht verstehen könnte. Prognose also recht zweifelhaft.« Drei Tage nach ihrer Rückkehr aus dem Spital Thusis notierte der Arzt, Elisa Lardi verhalte sich »die ganze Zeit ruhig«. Sie rede nur, wenn sie gefragt werde, gebe allerdings »keine direkte Antwort«, sondern beginne »in ihrer gewohnten Art absatz- und modulationslos vor sich hin zu sprechen«.[44]

Zwei Monate nach dem Eingriff wurde jedoch vermerkt, die Patientin habe immer wieder Zeiten, »in denen sie wie ein Wasserfall ihr Geschwätz

41 Ebd., S. 6, Eintrag vom 15.11.1949.

42 Ebd., Eintrag vom 31.7.1950.

43 Ebd., Schreiben des Anstaltdirektors Otto Pfister an den Chefarzt des Spitals Thusis, 2.9.1950.

44 Ebd., S. 6, Einträge vom 8.9. und 12.9.1950.

hervorsprudelt ohne Punkt und Komma«. Elisa Lardi wurde auf die »unruhige« Abteilung zurückverlegt. Kurz darauf heißt es in einem Eintrag, es sei nicht möglich, mit der Patientin ein Gespräch zu führen; sie könne zwar klarstellen, dass sie nach Hause wolle, werde aber anschließend »gleich wieder unverständlich«. Im April 1951 kam man zu dem Schluss, es handle sich um einen »vollständige[n] Leukotomie-Misserfolg«: »Autistisches Schimpfen oder Kichern. Reagiert oft auf einfache Begrüssung mit Spucken oder Fussangriffen [...] Unverständlicher tempogeladener Redeschwall.«[45]

Positiv eingeschätzt wird der Eingriff nur in einem Eintrag, in dem es heißt, der Abteilungspflegerin zufolge sei die Patientin seit der Operation »wesentlich ruhiger« und werde seltener handgreiflich. In der Krankengeschichte sind allerdings vor dem Eingriff keine Tätlichkeiten vermerkt. Von körperlicher Gewalt ist erst nach der Leukotomie die Rede. Noch 1953 wurde festgehalten, Elisa Lardi könne »stundenlang vor sich hinreden oder brüllen«. In diesem Eintrag kommen zum ersten und letzten Mal die »Gehörhalluzinationen« zur Sprache, unter denen die Patientin offenbar litt; der Lärm, den Elisa Lardi machte, wird jedoch nicht direkt mit den Halluzinationen in Verbindung gebracht. Vier Jahre nach der Operation konnte ihr »Redestrom« schließlich durch Neuroleptika beruhigt werden. Die Patientin wurde 1954 entlassen, musste aber 1960 wieder hospitalisiert werden und blieb in der Klinik, bis sie 1974 starb.[46]

In Elisa Lardis Krankenakte geht es in erster Linie um Lärm. Die Unruhe der Patientin nimmt viel Platz ein und wird in den Einträgen so eindringlich beschrieben, dass bei deren Lektüre der Eindruck entsteht, Elisa Lardis Stimme habe alles übertönt. Auch die häufigen Wassermetaphern weisen darauf hin, dass man die Sprechweise der Patientin als gewaltsam empfand; die ganze Abteilung wurde, so scheint es, von einem endlosen »Redestrom«, einem »sprudelnden Wasserfall« überflutet. Elisa Lardi redete aber nicht nur pausenlos, sie ließ sich auch nicht unterbrechen und wartete keine Antwort ab. Zudem sprach sie schnell, »fortissimo« und in »höchster Stimmlage«, weshalb ihre Äußerungen meist unverständlich waren. Die Psychiater konnten kein Gespräch mit der Patientin führen; sie konnten keinen »vernünftigen Kontakt« zu ihr herstellen, weil sie häufig Dialekt sprach, nicht auf Fragen einging oder »vorbei redete«.

Elisa Lardi ist ein besonders eindrückliches Beispiel einer »lauten« Patientin. In Krankengeschichten von Lobotomiepatientinnen nimmt Lärm allerdings fast immer viel Raum ein, während in den Akten von Patienten nur selten und summarisch von Lärm die Rede ist. Weil Unruhe bei Frauen ein zentrales Motiv für einen psychochirurgischen Eingriff war, hing die Beur-

45 Ebd., S. 6 f., Einträge vom 11. 11., 28. 11. 1950 und 27. 4. 1951.
46 Ebd., Einträge 8. 9. 1950-31. 5. 1951; o. S., Einträge vom 17. 8. und 8. 11. 1960.

teilung des Operationserfolgs vor allem davon ab, ob eine Patientin nach der Leukotomie weniger »laut« war. So wurde in einer Krankengeschichte des Burghölzlis vermerkt, die Patientin sei seit dem Eingriff »sehr nett und ruhig«, sie rede »nur soviel, als unbedingt nötig«.[47] Von einer Patientin aus Realta, die nach der Leukotomie als »deutlich gebessert« galt, in der Anstalt für verschiedene Aufgaben eingesetzt wurde und relativ viele Freiheiten hatte, heißt es, sie sei »recht zuverlässig und schon wegen ihrer Schweigsamkeit recht beliebt«.[48] Implizit kam Lärm in Krankengeschichten von Frauen sogar dann zur Sprache, wenn Ruhe herrschte. So schrieb beispielsweise ein Arzt, der Zustand der Patientin habe sich verschlechtert, sie sei aber »wenigstens noch ruhig«.[49] Die Unordnung, die Lärm schuf, wurde also auch thematisiert, wenn es still war.[50]

Um die Geräusche der Patientinnen zu beschreiben, griffen die Ärzte auf ein breites Spektrum von Tätigkeitswörtern zurück. Den Akten zufolge sprachen »laute« Patientinnen nicht nur viel und schnell, sie schimpften, klagten, zeterten, riefen, schrien, johlten, keiften, kreischten, krähten, sangen, schwatzten, weinten, brüllten, lärmten und tobten. Für die Psychiater gab es anscheinend keine klaren Grenzen zwischen den verschiedenen Ausdrucksformen. So heißt es beispielsweise in einer Krankengeschichte, die Patientin sei »immer gespannt und bereit, in ihre hastigen und zerfahrenen Schimpfereien loszubrechen«, wobei sie vor allem über Schmerzen klage. Der Arzt verordnete zwar Umschläge gegen die Beschwerden, setzte die Klagen aber mit »Schimpfereien« gleich. Ein paar Tage früher hatte er vermerkt, die Patientin schimpfe wieder »erregt, zerfahren und überlaut« – offenbar hielt er den Geräuschpegel für so hoch, dass ihm der Begriff »laut« nicht aussagekräftig genug schien.[51]

Die vielen Verben, mit denen die Ausdrucksformen von Patientinnen beschrieben wurden, lassen sich nicht alle über denselben Leisten schlagen. So wird zwar klar, dass brüllende, johlende oder tobende Frauen in den Augen der Ärzte und des Pflegepersonals geschlechtsspezifische Rollenerwartungen verletzten. In einer Krankengeschichte aus Realta steht beispielsweise, die Patientin gehe dem Arzt seit der Insulinkur nicht mehr »wie ein wildes Tier und heftig brüllend aus dem Weg«, bleibe jedoch »der Schrecken ihrer Mitpat.

47 StAZH, Z 100, KA-Nr. 27603, S. 3, Eintrag vom 29. 10. 1947.

48 Psychiatrische Klinik Realta/Beverin, KA-Nr. 6840, S. 9, Eintrag vom 10. 4. 1952.

49 Psychiatrische Klinik Waldhaus, KA-Nr. 13455, S. 3, Eintrag vom 22. 7. 1953.

50 Vgl. Bailey, Breaking the sound barrier, S. 53.

51 StAZH, Z 100, KA-Nr. 42417, S. 12, Einträge vom 31. 8. und 4. 9. 1948. Das Attribut »überlaut« wurde auch bei anderen Patientinnen verwendet. Vgl. zum Beispiel Psychiatrische Klinik Realta/Beverin, KA-Nr. 9808, Gutachten zuhanden des Bezirksgerichts Arbon, 24. 5. 1948, S. 4.

[ientinnen]«, weil sie die anderen »bei jeder kleinsten Gelegenheit mit ihrer tiefen Stimme« anbrülle.[52]

Umgekehrt bestätigten kichernde, schwatzhafte, klagende oder schimpfende Patientinnen solche Geschlechterstereotype aber gerade. Aus Sicht der Ärzte gebrauchten sie typisch weibliche, an sich schon negativ besetzte Kommunikationsformen, gingen dabei jedoch über das übliche Maß hinaus.[53] Weil viele Äußerungen nicht nur »laut«, sondern auch »derb« oder »anzüglich« klangen, kann man davon ausgehen, dass sich geschlechts- und schichtspezifische Stereotype vermischten.[54] Von einer Patientin der Anstalt Waldhaus etwa heißt es, man könne sie »auf der Abteilung als den ›Teufel in Menschengestalt‹ bezeichnen«: »Ausserordentlich ordinäres, grobes Sprechen, Schimpfen mit grossem Stimmaufwand, zeitweise auch aggressiv gegenüber Pflegerinnen und Mitpat.[ientinnen].« Als man ein Jahr später eine Elektroschockkur durchführte, vermerkte der Arzt eine starke Beruhigung: »Das Schimpfen hörte vollkommen auf. Pat.[ientin] sass ruhig an ihrem Arbeitsplatz und arbeitete fleissig beim Stricken und Nähen mit. Bei den Visiten war sie meistens ruhig und nett, sprach mit leiser Stimme, wenn auch das Gesprochene absolut wahnhaft und dissoziiert war.«[55]

In der psychiatrischen Anstalt spielte also kaum eine Rolle, ob Frauen johlten oder klagten. Positiv beurteilt wurde einzig, wenn eine Patientin ruhig war, leise redete oder ihr Schweigen nur dann brach, wenn man sie ansprach. Dann war eine Antwort erwünscht. Abgesehen vom Geräuschpegel, den eine Patientin erzeugte, fiel auch ins Gewicht, ob die Ärzte und das Pflegepersonal ihre Äußerungen verstanden. Am »lautesten« waren Patientinnen wie Elisa Lardi, die mit erhobener Stimme »unartikulierte Laute« von sich gaben oder eine Sprache benutzten, die dem Klinikpersonal fremd war.[56] Als Lärm galten also Äußerungen, die zwar als kommunikativer Akt interpretiert wurden,

52 Psychiatrische Klinik Realta/Beverin, KA-Nr. 7779, S. 6, Einträge vom 10. 9. und 23. 10. 1952.

53 Zum alten Topos des »Weibergeschwätzes« siehe Holenstein/Schindler, Geschwätzgeschichte(n). Klaus Ernst bemerkte wie alle anderen Psychiater, mit denen Interviews geführt wurden, dass in psychiatrischen Anstalten vor allem Frauen Lärm verursacht hätten. Nach dem Grund für dieses Ungleichgewicht gefragt, griff auch er auf das Stereotyp zurück, Frauen seien redseliger als Männer. Gespräch mit Prof. Dr. em. Klaus Ernst, 27. 4. 2005.

54 Siehe auch StAZH, Z 100, KA-Nr. 35798, Bericht eines Pflegers, der die Patientin psychotherapeutisch betreute, o. D. [Ende 1959]: »Die Ausdrücke für das weibliche Geschlecht lauten z. B. wie Luder, Hyänen und dergleichen, etwas anständiges für eine Frau hat sie nicht.«

55 Psychiatrische Klinik Waldhaus, KA-Nr. 7274, S. 3 f., Einträge vom 10. 11. 1948 und 18. 11. 1949. Zwischen diesen beiden Einträgen findet sich nur ein Vermerk zum Resultat einer Schirmbildkontrolle.

56 Vgl. zum Beispiel Psychiatrische Klinik Realta/Beverin, KA-Nr. 2546, 4131. In den psychiatrischen Anstalten des dreisprachigen Kantons Graubünden fiel dies beson-

aber eine Lautstärke überschritten, die man für tolerierbar hielt. Lärm waren jedoch auch geräuschvolle verbale oder nonverbale Ausdrucksformen, die sich nicht erschließen und in das eigene Sinnkontinuum einordnen ließen.[57]

Dies gilt im konkreten wie im übertragenen Sinn. Analysiert man die Krankenakten »lauter« Patientinnen und Patienten, wird nämlich deutlich, dass der Lärm, den Männer machten, mit deren Krankheit in Verbindung gebracht wurde, während man – wie schon Elisa Lardis Beispiel zeigte – bei Frauen nicht auf die Ursachen ihrer Unruhe einging. So heißt es von einem Leukotomiepatienten der Anstalt Waldhaus, er müsse stets »auf der unruhigen Abteilung gehalten werden«, weil er »wegen seiner halluzinatorischen Erlebnisse sehr laut« werde. Der Arzt schrieb im Überweisungszeugnis an den operierenden Chirurgen, der Patient arbeite zwar im Allgemeinen fleißig auf dem Feld, könne aber »sehr unruhig und störend« werden, weil er aufgrund seiner Halluzinationen »laute, unartikulierte, gellende Rufe« ausstoße. Er hoffe, so der Psychiater abschließend, dass der Patient »nach der Leukotomie weniger unter seinen krankhaften Erlebnissen« leiden werde.[58] Der Eingriff wurde also nur indirekt mit der Unruhe verknüpft. Bei Frauen hingegen wurde meist der Lärm an sich als Grund angeführt.

Lärm entsteht, »wenn Menschen Geräusche als Störung wahrnehmen«, diese beklagen oder bekämpfen.[59] Da Lärm ein gesellschaftliches Phänomen ist und sich nicht objektivieren lässt, muss man die Grenze, an der ein Geräusch in Lärm übergeht und für illegitim gehalten wird, stets von neuem definieren. Lärm kann daher als Index von Beziehungsordnungen, Selbst- und Fremdbildern dienen: Krach machen immer nur die anderen. Wie der Historiker Peter Bailey in einem programmatischen Aufsatz schreibt, verstärken deshalb Lärm und Lärmunterdrückung die Grenzen zwischen sozialen Gruppen.[60]

In der psychiatrischen Klinik wurde durch die Wahrnehmung und Bekämpfung von Lärm auch Geschlechterdifferenz produziert.[61] Unabhängig

ders ins Gewicht, weil viele Patienten Romanisch oder Italienisch sprachen, die Ärzte hingegen aus der Deutschschweiz stammten.

57 Vgl. Bailey, Breaking the sound barrier, S. 50: »[…] noise is nonsense.«

58 Psychiatrische Klinik Waldhaus, KA-Nr. 5253, S. 7, Einträge vom 23. 11. 1950 und 21. 6. 1951; Schreiben der Anstalt Waldhaus an den Chirurgen des Kantonsspitals Chur, 10. 7. 1951. Vgl. auch Psychiatrische Klinik Waldhaus, KA-Nr. 5032; StAZH, Z 100, KA-Nr. 34488, 36003.

59 Dommann, Antiphon, S. 136, 144. Für einen Überblick über Sound History und Sound Studies siehe Missfelder, Period Ear; Müller, »The Sound of Silence«; Morat, Sound Studies – Sound Histories. Zur kulturellen Prägung auditiver Wahrnehmung siehe Erlmann (Hg.), Hearing cultures. Einige interessante Beobachtungen zur Geräuschkulisse in psychiatrischen Anstalten Australiens finden sich in MacKinnon, »Hearing madness«.

60 Bailey, Breaking the sound barrier, S. 60-63.

61 In der Krankengeschichte eines Patienten der Hamburger Anstalt Friedrichsberg heißt es in einem Eintrag aus dem Jahr 1908, der Patient lärme, tobe und schreie

von der Frage, ob sich Patientinnen ›tatsächlich‹ lauter artikulierten und sich die höhere Frequenz ihrer Stimmen schwerer ertragen ließ, zeigt die Analyse von Krankengeschichten, dass auf den »Frauenabteilungen« ein breites Spektrum verbaler Ausdrucksformen störte. Als fehl am Platz galten offenbar nicht nur Schimpfen und Schreien, sondern auch Weinen, Klagen oder Singen; mögliche Ursachen solcher Verhaltensweisen kommen nicht zur Sprache. Patienten hingegen wurden nur »laut«, wenn sie halluzinierten; die Geräusche, die sie dann produzierten, wurden eindeutig mit ihren Sinnestäuschungen in Verbindung gebracht. Dieses Ergebnis deutet darauf hin, dass Patientinnen in der Anstaltshierarchie tiefer eingestuft wurden als Patienten; sie hatten buchstäblich nichts zu melden.

Da der menschliche Körper keine Vorrichtung hat, um sich gegen Geräusche zu schützen, ist das Gehör besonders empfindlich.[62] Lärm ist eine rudimentäre und schnell mobilisierbare Ressource, eine Form sozialer Energie, von Macht und Gewalt, die Raum in Territorium verwandelt.[63] Lärm wurde deshalb in der psychiatrischen Anstalt auch als Waffe wahrgenommen. Die Ärzte bezeichneten Patientinnen oft nicht nur als »laut«, sondern als »laut und böse« oder »laut und aggressiv«.[64] Diese beiden Begriffspaare, die sich ausschließlich in Krankenakten von Frauen finden, signalisieren einen Zusammenhang zwischen unruhigem und gewalttätigem Verhalten.[65] Im Gegensatz zum Lärm, der offenbar auf der »unruhigen Frauenabteilung« weit mehr Probleme machte, kommen allerdings Tätlichkeiten auch bei männlichen Leukotomiepatienten häufig zur Sprache.

## Gewalttätige Patientinnen und Patienten

Mitte der 1950er Jahre wurde in der Universitätsnervenklinik München eine Studie über »gewalttätige Patienten« durchgeführt. Die Arbeit befasste sich mit den körperlichen Aggressionen, die das Personal in den psychiatrischen

»wie ein Frauenzimmer«. Hamburger Institut für Geschichte und Ethik der Medizin (Universitätsklinikum Hamburg-Eppendorf), Historisches Krankenblatt-Archiv, KA-Nr. 29541. Diesen Hinweis verdanke ich Stefan Wulf.

62 Dommann, Antiphon, S. 133. Gess/Schreiner/Schulz, Vorwort, S. 7f.

63 Bailey, Breaking the sound barrier, S. 52, 64.

64 Siehe zum Beispiel Psychiatrische Klinik Realta/Beverin, KA-Nr. 9808; Psychiatrische Klinik Waldhaus, KA-Nr. 6326. Umgekehrt verwendeten Ärzte häufig die Begriffspaare »ruhig und nett« oder »ruhig und fleißig«, wenn sie den Gesundheitszustand von Patientinnen positiv beurteilten.

65 Interessanterweise war der Anteil der Männer, die Drohungen ausstießen, gemäß Krankengeschichten fast doppelt so hoch wie derjenige der Frauen. Vgl. S. 210, Anm. 23. Da mit Drohungen meist Tätlichkeiten angekündigt werden, lässt sich also vermuten, dass man in der psychiatrischen Anstalt Lärm in erster Linie als weibliche, Drohungen hingegen eher als männliche Waffe wahrnahm.

Anstalten Deutschlands, Österreichs und der Schweiz erlebte. Wie die Umfrage zeigte, waren das Pflegepersonal und die Ärzte einem breiten Spektrum von Tätlichkeiten ausgesetzt, das von Schlägen bis zu Schüssen reichte. Da fast zwei Drittel der Angriffe von Männern ausgingen, kam die Studie zu dem Schluss, dass in den psychiatrischen Kliniken des deutschsprachigen Raums »ein erhebliches Übergewicht der männlichen Gewalttäter vor den weiblichen« bestehe.[66] Ein ganz anderes Bild entsteht allerdings, wenn man Krankengeschichten analysiert. Zählt man, bei wie vielen Patientinnen und Patienten von Tätlichkeiten berichtet wird, ergibt sich ein relativ ausgewogenes Geschlechterverhältnis.[67]

Die unterschiedlichen Ergebnisse lassen sich wohl vor allem darauf zurückführen, dass die Studie nur einen kleinen Teil der Aggressionen berücksichtigt, die in Krankenakten vermerkt sind. Im Klinikalltag wurde nämlich auch von »Aggressivität« und »Gefährlichkeit« gesprochen, ohne dass es zu Tätlichkeiten oder Verletzungen kam. Ob eine Handlung als aggressiv oder gefährlich bezeichnet wurde, hing meistens davon ab, wie das Pflegepersonal und die Psychiater Patienten einschätzten. Will man wissen, unter welchen Umständen Verhalten als körperliche Gewalt oder Gefahr galt, muss also untersucht werden, wie das Klinikpersonal Tätlichkeiten beschrieb und beurteilte.

Beschränkt man sich auf Fremdaggressionen, entsteht bei der Analyse von Krankenakten der Eindruck, dass gewalttätiges Verhalten von Patientinnen in der psychiatrischen Anstalt mehr Aufmerksamkeit erregte. So finden sich bei körperlich aggressiven Patientinnen häufiger Einträge über Tätlichkeiten als bei Patienten, die ebenfalls als gewalttätig galten. Zudem fällt auf, dass bei Patientinnen ein breiteres Spektrum von Tätlichkeiten zur Sprache kommt. Den Akten zufolge teilten zwar beispielsweise beide Geschlechter Schläge aus, Aggressionen wie Spucken, Beißen, Kratzen oder Haarereißen werden aber fast nur bei Frauen erwähnt.

Dem »Doppelstandard psychischer Gesundheit« entsprechend,[68] wurden also gewalttätige Patientinnen schneller als besonders krank und gefährlich eingestuft. Körperlich aggressive Frauen verletzten geschlechtsspezifische

66 Stierlin, Der gewalttätige Patient, S. 26. Die Untersuchung beruht auf Antworten von 92 psychiatrischen Anstalten – darunter das Burghölzli –, die insgesamt von 773 Vorfällen berichteten. 64,4 % der aggressiven Handlungen wurde von Patienten, 35,6 % von Patientinnen ausgeführt. Gemäß Studie waren in den Kliniken durchschnittlich 40 % der hospitalisierten Patienten Männer, 60 % Frauen. Zur Umfrage siehe auch StAZH, Z 99.272, »Allgemeine Meinungsäusserungen an Gerichte, Behörden und Private«, Korrespondenz zwischen Kurt Kolle, Direktor der Nervenklinik der Universität München, und Manfred Bleuler, 14. 10. 1954.

67 Laut Krankengeschichten griffen 73,9 % der Männer und 71,1 % der Frauen andere Patienten oder Angestellte an (Zahl der gültigen Fälle: 289).

68 Siehe S. 210 f.

Rollenerwartungen, während man Tätlichkeiten bei Männern bis zu einem bestimmten Grad für normal hielt. So warnte Bleuler beispielsweise in einem Brief vor einer Patientin, die 1956 leukotomiert wurde. Der Klinikdirektor unterstrich, ihre Gefährlichkeit sei »umso heimtückischer«, als sie in »gute[n] Momente[n] […] völlig harmlos« wirke. Die Frau sei »erst in der Psychose so unerhört ag[g]ressiv geworden«, vorher sei sie »ein liebes altes Jüngferchen« gewesen, das Kindern Klavierunterricht erteilt habe.[69] Als Zeichen besonders schwerer Aggressivität galt, wenn eine Patientin auch Männer angriff. In der Krankengeschichte einer Patientin, die »zu gefährlichen Tätlichkeiten neigte«, wurde etwa vermerkt: »Heute sehr ag[g]ressiv, das soweit ging, den Arzt anzugreifen, respektive die Kleidung zu zerreissen versuchen, was sonst nur bei ihren Geschlechtsgenossin[n]en getan wurde.«[70]

Diese Notiz zeigt, dass die Beurteilung von Tätlichkeiten nicht zuletzt davon abhing, gegen wen sich die Aggression richtete. Gleichzeitig macht sie aber auch deutlich, dass Ärzte, Patienten und Pflegepersonal in einem Setting agierten, das durch eine strikte Geschlechterbinarität geprägt war. In psychiatrischen Kliniken waren die Abteilungen bis weit in die zweite Hälfte des 20. Jahrhunderts hinein nach Geschlechtern getrennt, Patienten wurden ausschließlich von Männern, Patientinnen von Frauen gepflegt.[71] Die Geschlechtertrennung ging jedoch über die einzelne Station hinaus und betraf auch Bereiche, die weder zur »Frauen-« noch zur »Männerseite« gehörten. Der Park des Burghölzlis beispielsweise stand an bestimmten Tagen nur den Patientinnen, an anderen den Patienten offen (Abb. 15 und 16); in der Küche und der Wäscherei arbeiteten Patientinnen, im Stall und in der Schreinerei Patienten.[72] Weder das Pflegepersonal noch die Patienten kannten also den anderen Teil der Anstalt. Nur die Ärzte – Ärztinnen gab es in psychiatrischen Kliniken noch kaum[73] – hatten zur »Männer-« und zur »Frauenseite« Zutritt,

69 StAZH, Z 100, KA-Nr. 48129, Schreiben Manfred Bleulers an Hugo Krayenbühl, 18.6.1956.

70 Psychiatrische Klinik Realta/Beverin, KA-Nr. 5235, S. 8, Eintrag vom 23.5.1959; Schreiben eines Arztes an die Heimatgemeinde der Patientin, 21.8.1956. Vgl. zum Beispiel auch Psychiatrische Klinik Waldhaus, KA-Nr. 6262, S. 5, Eintrag vom 18.9.1947, wo ausführlich beschrieben wird, wie die Patientin zunächst ihren Mitpatientinnen, dann dem Pflegepersonal und schließlich auch dem Arzt gegenüber aggressiv wurde. Diese Entwicklung wird als Zeichen für eine Verschlechterung des Gesundheitszustands gedeutet.

71 Für das Burghölzli siehe Hell/Mösli, Psychiatrische Universitätsklinik, S. 190. Ende der 1950er Jahre gab es im Burghölzli erste Ansätze, die strikte Geschlechtertrennung aufzulösen. Für die anderen untersuchten Kliniken finden sich in der Literatur keine entsprechenden Belege; in den Krankenakten gibt es keine Hinweise darauf, dass die Geschlechtertrennung vor 1970 aufgehoben worden wäre.

72 Siehe dazu Germann, Arbeit als Medizin, vor allem S. 214.

73 In einigen der untersuchten Kliniken arbeiteten einzelne Frauen als Assistenz- und

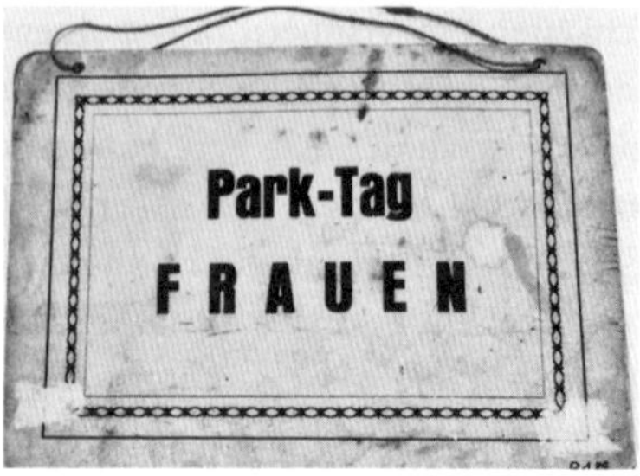


Abb. 15: Schrifttafel »Park-Tag Frauen«, für Benutzung des Parks durch die Frauenabteilung, ca. 1930-1950

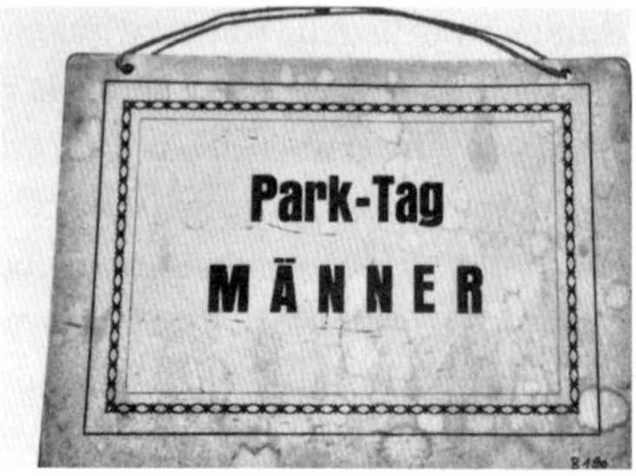


Abb. 16: Schrifttafel »Park-Tag Männer«, für Benutzung des Parks durch die Männerabteilung, ca. 1930–1950

nur sie trafen bei der Arbeit mit Pflegerinnen und Pflegern, Patientinnen und Patienten zusammen.[74]

Die Geschlechtertrennung war so strikt, dass ehemalige Pflegerinnen und Pfleger von einem Kloster sprachen. Geschlecht wurde deshalb in der psychiatrischen Anstalt vor allem in gleichgeschlechtlichen Gruppen hergestellt.[75] So meinten Pflegerinnen rückblickend, »laute«, gewalttätige Patientinnen hätten ihnen die größten Probleme bereitet. Besonders gefährlich seien diejenigen Frauen gewesen, die überraschend handgreiflich geworden seien. Pfleger hingegen empfanden vor allem depressive, suizidale Patienten als Belastung. Sie erzählten mit einer gewissen Selbstverständlichkeit, dass es gelegentlich zu Raufereien zwischen Patienten und Pflegern gekommen sei. Manchmal hätten Patienten einen Pfleger auch verletzt, schweren Gefahren sei man jedoch kaum ausgesetzt gewesen.[76]

Analysiert man Krankenakten, zeigt sich ebenfalls, dass Pflegerinnen Gewalttätigkeiten anders beurteilten als ihre Kollegen. Auf der »Frauenseite« der Anstalt – so scheint es – galten Tätlichkeiten schneller als gefährlich. Der Ausdruck »gefürchtet« beispielsweise findet sich fast nur in Akten von Patientinnen, bei Patienten taucht er kaum auf. Zu den wenigen Ausnahmen zählt Jakob Merz, ein Patient aus der Anstalt Waldhaus. Der Krankengeschichte

Volontärärztinnen. Obwohl ihre Zahl im Laufe des Untersuchungszeitraums zunahm, blieben sie stets klar in der Minderheit.

74 Nach Hirschauer bedeutet die Behandlung eines männlichen oder weiblichen Patienten für einen Arzt gleichzeitig, sich von diesem Patienten zu unterscheiden oder mit ihm dasselbe Geschlecht zu teilen. Hirschauer, Performing sexes and genders in medical practices, S. 17.

75 Vgl. Opitz, Umordnungen der Geschlechter, S. 114.

76 Gespräche mit Robert Fehr, 7.12.2006, Albert Wäckerli, 8.12.2006, Annemarie Schneebeli, 15.12.2006, und Marta Rutschmann, 12.1.2007. Die ehemaligen Pfleger und Pflegerinnen hatten Ende der 1940er oder Anfang der 1950er Jahre die Lehre im Burghölzli absolviert und danach bis zu ihrer Pensionierung dort gearbeitet.

zufolge war er von den Pflegern gefürchtet, weil er mehrmals gewalttätig geworden war. 1945 kam es zu einem Vorfall, den man für sehr gefährlich hielt: »Pat.[ient] musste wieder isoliert werden. Wurde aggressiv u.[nd] versuchte den Wärter [...] an den Geschlechtsteilen zu nehmen sowie mit dem Finger in den Mund hineinzukommen. Es gab eine Schlägerei[,] wobei ohne Hilfe Pat.[ient] den Wärter [...] schwer verletzt hätte. Es handelt sich um den gefährlichsten Patienten in der Anstalt. Könnte Jemand[en] kalt hinmachen.« In den sporadischen, kurzen Notizen der folgenden Jahre sind weitere Tätlichkeiten des Patienten vermerkt. In einem umfangreicheren Eintrag heißt es, Jakob Merz greife die Pfleger »aus dem Hinterhalt schrill lachend« an; er nutze jede Gelegenheit, um Schläge auszuteilen. Bei Erregungszuständen wurde der Patient isoliert, das Pflegepersonal durfte die Zelle nicht allein betreten. Als schließlich der Vater des Patienten einem zweiten Leukotomievorschlag zustimmte, wurde Jakob Merz 1949 lobotomiert.[77]

Auf der »unruhigen Frauenabteilung« gab es ebenfalls gewalttätige Patientinnen. Im Unterschied zur »Männerseite« finden sich hier jedoch auch Fälle wie Elisabeth Burger – Patientinnen, die gefürchtet waren, aber nie tätlich wurden.[78] Elisabeth Burger wurde im Sommer 1949 in die Anstalt Rheinau eingewiesen. Sie machte zunächst keine Schwierigkeiten, wurde jedoch ein halbes Jahr nach dem Eintritt zunehmend unruhig und desorientiert. Im Frühling 1950 entschied man, ihrem Vormund eine Leukotomie vorzuschlagen, weil die Patientin »wegen ihrer gewaltigen Körperkraft und ihrer Unberechenbarkeit von den Pflegerinnen sehr gefürchtet« werde. Der Abteilungsarzt hielt in der Krankengeschichte fest, Elisabeth Burger sei deshalb »selbst in der Anstalt« »ein ernstliches sociales Problem«. Da »noch ein Kern von Persönlichkeit« bestehe und es sich »noch nicht um einen sehr alten Fall« handle, scheine »der Versuch angezeigt, durch Leukotomie eine Resocialisierung anzubahnen«. Obschon in der Krankengeschichte keine Tätlichkeiten erwähnt sind, ist in diesem Eintrag auch von »Aggressivität« die Rede. Die Pflegerinnen fürchteten, dass Elisabeth Burger einmal handgreiflich werden könnte, und wollten sie nicht aufnehmen. Die Patientin lag deshalb oft tagelang fixiert im Bett, was ihren Zustand aus Sicht des Arztes noch verschlimmerte. Als der psychochirurgische Eingriff nicht die erhoffte Wirkung zeigte, zog der Psychiater eine zwiespältige Bilanz: »Im Wesentlichen das alte Zustandsbild. Immerhin ist Pat.[ientin] nicht mehr derart robust und vor allem nicht mehr derart perseverant in ihren aggressiven Handlungen, sodass die Pflegerinnen nach eigenem Zeugnis die Leucotomie doch als Erleichterung

77 Psychiatrische Klinik Waldhaus, KA-Nr. 5975, S. 7-9, Einträge vom 9.10.1944, 27.9.1945 und 2.3.1947.

78 Zu Patienten und Patientinnen, die in der psychiatrischen Anstalt als gefährlich galten, weil sie außerhalb der Klinik gewalttätig geworden waren, siehe S. 225-229.

ihrer gefährlichen Tätigkeit empfinden. Dieser Punkt sollte auch bei sonst wenig ermutigenden Indicationen im Auge behalten werden.«[79]

In Krankengeschichten von Patientinnen gibt es immer wieder Bemerkungen über deren »grosse«, »gewaltige« oder »beträchtliche« Körperkraft.[80] Stämmige Frauen waren besonders gefürchtet, weil sie im Notfall nur schwer überwältigt werden konnten. Die Ärzte vermerkten in den Akten oft, man habe mehrere Pflegerinnen benötigt, um eine erregte Patientin niederzuringen. In besonders kritischen Situationen riefen die Schwestern ihre Kollegen. Bei starken, aggressiven Patientinnen heißt es wiederholt, sie ließen sich nur durch Pfleger »bezwingen«. In einer Akte der Privatklinik Schlössli beispielsweise steht, dass die Pflegerinnen der Patientin »nicht mehr Herr« würden und »häufig männl.[iche] Hilfe« benötigten.[81]

Bei aggressiven Patientinnen wurde deshalb das Resultat psychochirurgischer Eingriffe nicht nur danach beurteilt, ob die Gewalttätigkeit abgenommen hatte. Die Einschätzung des Operationserfolgs hing auch davon ab, ob sich die Pflegerinnen weniger vor einer Patientin fürchteten und ohne die Unterstützung männlicher Kollegen zurechtkamen. Ein Arzt hielt beispielsweise in einer Krankengeschichte fest, der Abteilungsschwester zufolge sei die Patientin seit der Leukotomie »nicht mehr so gefährlich«; man könne ihr nun »gut Meister werden« und müsse nicht mehr auf Pfleger zurückgreifen.[82]

Auf der »Männerseite« spielte Kraft eine ganz andere Rolle. Hier wurde Körpereinsatz weniger schnell mit Gewalt und Gefahr in Verbindung gebracht. Geht es in Krankenakten um die Körperkraft von Männern, ist zudem nicht von starken Patienten, sondern von starken Pflegern die Rede. So heißt es in einer Krankengeschichte der Anstalt Rheinau, der Patient sei »nach energischem Kampf [...] von zwei sehr kräftigen Pflegern ins Bett gebracht und gefesselt« worden. Einige Wochen später vermerkte der Arzt erneut, wie »schwierig« der Patient sei: »Terrorisiert Ärzte und Pfleger: Ein Pfleger bekam vor Überreizung beinahe Krach mit seiner Frau, ein anderer, ebenso stämmiger alter Routinier flüchtete sich heulend in die Küche usw.

79 Psychiatrische Klinik Rheinau, KA-Nr. 10650, S. 11, Eintrag vom 9.6.1950; S. 13, Einträge vom 1.5. und 23.11.1951.

80 Psychiatrische Klinik Rheinau, KA-Nr. 6660, Schreiben des Abteilungsarztes an Hugo Krayenbühl, 7.12.1951; KA-Nr. 8601, Blatt 3r, Eintrag vom 1.12.1945; Blatt 3v, Eintrag vom 18.10.1947. StAZH, Z 100, KA-Nr. 31536, Schreiben Gerhard Maiers, Direktor der Psychiatrischen Klinik Littenheid, an Manfred Bleuler, 28.12.1948. Psychiatrische Klinik Waldhaus, KA-Nr. 6082, S. 4, Eintrag vom 14.5.1948.

81 StAZH, Psychiatrische Klinik Schlössli, KA-Nr. 1734, Blatt 2v, Eintrag vom 2.6.1948. Vgl. auch die Gespräche mit Robert Fehr, 7.12.2006, Albert Wäckerli, 8.12.2006, Annemarie Schneebeli, 15.12.2006, und Marta Rutschmann, 12.1.2007. Gemäß Interviews gelangten Pfleger nur bei solchen Hilfestellungen auf die »Frauenseite« psychiatrischer Anstalten.

82 StAZH, Z 100, KA-Nr. 27603, S. 26, Eintrag vom 8.8.1949.

Gab in den letzten Tagen mehr Arbeit als alle andern Pat.[ienten] der Männerabteilung zusammen. – Kommt morgen glücklicherweise nach Zürich zur Leukotomie.«[83]

In den Augen des Arztes bewies die Reaktion der Pfleger, wie dringlich der Eingriff war. Wenn sogar starke, erfahrene Pfleger die Fassung verloren, schien es höchste Zeit einzugreifen. Der Patient galt schon lange als »Anstaltsschrecken«; er gab nicht nur Arbeit, sondern war auch gefährlich – er »drohte mit Gewalttätigkeiten, schlug Zellen zusammen, zerschlug Fensterscheiben, griff Pfleger und Ärzte tätlich an«.[84] Trotzdem ist nie die Rede davon, dass sich das Pflegepersonal vor ihm gefürchtet hätte. Pfleger, so lässt sich schließen, verstanden körperliche Auseinandersetzungen mit Patienten nicht zuletzt als Abenteuer, das etwas Spannung in den einförmigen Arbeitsalltag brachte.[85] Sie fühlten sich durch unruhige, aggressive Patienten weniger bedroht als ihre Kolleginnen oder gestanden Angst vielleicht auch weniger ein. Die Psychiater verstärkten die geschlechtsspezifische Perspektive des Pflegepersonals wieder. Zum einen beurteilten auch sie Patientinnen und Patienten nach dem »Doppelstandard psychischer Gesundheit«, zum anderen muteten sie Pflegerinnen weniger zu und hielten Tätlichkeiten bei Patientinnen deshalb schneller für gefährlich.

Körperliche Aggressivität war bei Frauen allerdings ein Problem, das sich meist erst in der Klinik stellte. Unter den analysierten Fällen gibt es daher auch keine Patientinnen, die vor der Einweisung strafbare Gewalttaten verübt hatten.[86] Bei den Männern sieht es anders aus: Hier finden sich fünf Leukotomiepatienten, die straffällig geworden waren.[87] Die fünf Männer hatten Delikte begangen, die von kleinen Diebstählen über Notzuchtversuche bis zu schweren Körperverletzungen reichten, und hatten vor dem Eingriff in verschiedenen Heimen, Strafanstalten und psychiatrischen Kliniken gelebt.

83 Psychiatrische Klinik Rheinau, KA-Nr. 9702, S. 21, Eintrag vom 13. 9. 1947; S. 23, Eintrag vom 5. 10. 1947.

84 Ebd., Beiblatt zu S. 57, Résumé der Gemeinsamen Untersuchung vom 30. 6. 1966.

85 Vgl. auch Braunschweig, Wundermittel Largactil, S. 136-138; Konrad, Die psychiatrische Krankenpflege seit 1945 anhand berufsbiographischer Interviews, S. 66 f.

86 Die einzige Leukotomiepatientin, die bereits vor der Hospitalisation gewalttätig geworden war, hatte in einem psychotischen Zustand ihr Kind getötet. Der psychochirurgische Eingriff hängt jedoch nicht mit dieser Tat zusammen.

87 Diese fünf Männer bilden zwar unter den 103 männlichen Leukotomiepatienten des Samples eine kleine Minderheit, aus geschlechterhistorischer Perspektive stellen sie aber höchst interessante Fälle dar. Der Befund, dass psychochirurgische Eingriffe, die mit Gewalttätigkeit außerhalb der Klinik zusammenhingen, nur Männer betrafen, erstaunt vielleicht auf den ersten Blick kaum. Versteht man dieses Resultat hingegen nicht einfach als logische Folge geschlechtsspezifischer Verhaltensmuster, stellt sich die Frage, wie die fünf Patienten zu Leukotomiefällen wurden und welche Rolle die Kategorie Geschlecht dabei spielte.

Zwei waren zur Begutachtung in die Anstalten Rheinau und Realta eingewiesen worden, drei befanden sich bereits seit längerer Zeit dort.[88]

Alle fünf Männer galten als Psychopathen.[89] In den Augen der Psychiater waren Psychopathen nicht eigentlich geisteskrank, sondern befanden sich in einem »Übergangsbereich zwischen psychischer Gesundheit und Krankheit, dessen Bezugspunkt eine imaginäre psychische Durchschnittsnorm darstellte«.[90] Diese Grauzone war als Skala konzipiert, die den Schweregrad der Störung anzeigte. Unter den fünf Leukotomiepatienten gab es Fälle, die als »blosse[] Psychopathen«[91] galten, während sich andere der Grenze zur psychischen Krankheit näherten. So steht in einem Gutachten über einen der Männer, der Patient leide unter Psychopathie und Epilepsie, wobei die Auswirkungen dieser Störungen »dem Bestehen einer Geisteskrankheit« gleichkämen.[92]

Psychopathie war ein sehr unscharfes Krankheitsbild, bei dem medizinisches Wissen und gesellschaftliche Werturteile eng zusammenhingen. In Bleulers *Lehrbuch der Psychiatrie* von 1949 heißt es beispielsweise: »Es wäre wünschbar, den Begriff der Psychopathie streng auf jene vererbten Persönlichkeitsvarianten zu beschränken, die zu subjektiven Leiden oder zu sozialen,

88 Es ist wohl kein Zufall, dass die fünf Männer aus Realta und der Rheinau stammten – den beiden Kliniken des Samples, in denen die Geschlechterdifferenz unter den Leukotomiepatienten am wenigsten ausgeprägt war. Obwohl sich die forensische Psychiatrie in der Schweiz nach dem Zweiten Weltkrieg institutionell noch nicht ausdifferenziert hatte, lassen sich in der Anstaltspsychiatrie Ansätze zu einer Spezialisierung feststellen, bei denen einzelne Psychiater eine wesentliche Rolle spielten. Unter anderen versuchte sich auch der Chefarzt der Rheinau, Hans Binder, in der Forensik zu profilieren. Die 1919 eingeweihte Anstalt Realta im Kanton Graubünden besaß eine lange Vorgeschichte als Zwangsarbeits- und Korrektionsanstalt, die auch alte, gebrechliche und psychisch Kranke aufgenommen hatte. Die neue, 1919 eingeweihte Anstalt bestand aus einem Asyl und einer Korrektionsanstalt, die miteinander zusammenarbeiteten und Insassen von der einen Abteilung in die andere versetzten. Siehe dazu Germann, Psychiatrie und Strafjustiz, S. 438-442, 445-449; Meier, Eingriffe ins Gehirn »schwieriger« Patientinnen und Patienten, S. 233 f.

89 In einem Fall wurde die Diagnose später revidiert. Psychiatrische Klinik Rheinau, KA-Nr. 8606 (Diagnose: Psychopathie, später »schleichende« Hebephrenie, Debilität; Leukotomie 1950), 8810 (Diagnose: Psychopathie; Leukotomie 1962), 9702 (Diagnose: Psychopathie, Epilepsie; Leukotomie 1947), 9978 (Diagnose: Psychopathie; Leukotomie 1947). Psychiatrische Klinik Realta/Beverin, KA-Nr. 10182 (Diagnose: moralischer Defekt, Psychopathie, Debilität; Leukotomie 1952).

90 Zur Psychopathie siehe Germann, Psychiatrie und Strafjustiz, S. 82-88, 264-282 (Zitat: S. 83); Becker, Verderbnis und Entartung, S. 255-288; Germann, »Psychopathen« und »Hysterikerinnen«; Berrios/Porter (Hg.), A history of clinical psychiatry, S. 633-655; Berrios, The history of mental symptoms, S. 429-433.

91 Psychiatrische Klinik Rheinau, KA-Nr. 9978, Schreiben Manfred Bleulers an einen Arzt der Anstalt Rheinau, 4. 7. 1947.

92 Psychiatrische Klinik Rheinau, KA-Nr. 9702, S. 11, Abschrift eines Gutachtens der Psychiatrischen Universitätsklinik Burghölzli, Oktober 1940.

sich ähnlich wie psychische Krankheiten auswirkenden Konflikten führen.« Anschließend wird jedoch eingeräumt, dass eine klare Definition schwerfalle, weil sich die Psychopathie nicht scharf von der Norm, der Krankheit und von anderen »abnormen Persönlichkeiten« abgrenzen lasse.[93] Obwohl man die »vererbten Persönlichkeitsvarianten« nicht ohne Weiteres von den erworbenen unterscheiden konnte, wurde Psychopathie also mit der erblichen Veranlagung eines Menschen erklärt. »Psychopathische Persönlichkeiten« ließen sich deshalb nicht beeinflussen.

In der Psychochirurgie dagegen – so die herrschende Lehre – hingen die Veränderungen, die eine Leukotomie nach sich zog, stark von der »präpsychotischen Persönlichkeit« ab. Freeman und Watts schrieben schon in ihrem Standardwerk von 1942, dass die »Richtung«, in der sich ein Patient nach der Operation verändere, »durch die einmal gegebene Persönlichkeit festgelegt« werde.[94] Psychochirurgische Eingriffe sollten deshalb nur bei Patienten durchgeführt werden, die vor der Erkrankung über eine ›normale‹ Persönlichkeit verfügt hatten.[95]

Die fünf Männer wurden allerdings nicht mit dem Ziel operiert, Einfluss auf deren Persönlichkeit zu nehmen. Dem Deutungsmuster der »psychopathischen Persönlichkeit« zufolge standen bei Psychopathen Affekt- und Willensstörungen im Vordergrund, die sich in »Haltlosigkeit«, fehlendem Mitgefühl, Stimmungsschwankungen, erhöhter Reizbarkeit, Empfindlichkeit, Launenhaftigkeit, mangelnder Ausdauer, Widerstandsfähigkeit und Tatkraft äußern konnten.[96] Obwohl es Psychopathen – so Bleulers Lehrbuch – in der Regel nicht an Intelligenz fehle, gelinge es dieser nicht, »den Einfluss der Affekte auf das Handeln [...] auszugleichen«.[97] Die Psychiater gingen deshalb davon aus, dass die fünf Männer zwar die Strafbarkeit ihrer Taten erkannten,

93 Bleuler, Lehrbuch der Psychiatrie, S. 392. Schneider, Beiträge zur Psychiatrie, S. 7. Stellten Psychose und Psychopathie für Bleuler verschiedene Stufen auf einer Skala psychischer Störungen dar, war Psychopathie in Schneiders Augen keine Geisteskrankheit, weil sie nicht mit einer Hirnläsion oder einem erkennbaren Krankheitsprozess zusammenhing. Zu den verschiedenen Konzepten von Psychopathie siehe Berrios/Porter (Hg.), A history of clinical psychiatry, S. 633-641.

94 Freeman/Watts, Psychochirurgie, S. 185.

95 Deshalb waren Eingriffe bei Patienten, die man schon immer für »asozial«, aggressiv und impulsiv gehalten hatte, auch bei Befürwortern der Psychochirurgie umstritten. Siehe zum Beispiel Schweizerische Gesellschaft für Psychiatrie (Hg.), Protokoll der 112. Sitzung vom 19./20. 11. 1949, S. 75, 81. Zu psychochirurgischen Eingriffen bei Psychopathen siehe beispielsweise Heimann, Psychochirurgie, S. 696; Freeman, Psychosurgery, S. 1531, 1533; Zutt, Grenzen der Psychochirurgie, S. 45-47; Glaus, Zur Prognose und Behandlung der unsozialen Psychopathie; Brousseau u. a., Troubles anciens et graves du caractère et du comportement; Reihnert, Leukotomie bei schwerer Psychopathie; Mayer, Prefrontal lobotomy and the courts.

96 Germann, Psychiatrie und Strafjustiz, S. 85 f.

97 Bleuler, Lehrbuch der Psychiatrie, S. 392.

aber nicht fähig waren, deren moralische Verwerflichkeit emotional nachzuvollziehen und ihr Verhalten zu ändern.[98] Der psychochirurgische Eingriff sollte daher ihre mangelnde Affektkontrolle neutralisieren.[99] Eine Leukotomie könne, wie es in einem Gutachten heißt, die Psychopathie des Mannes »nicht an ihrer Wurzel« fassen. Man verspreche sich aber durch den Eingriff »eine Dämpfung seiner Impulsivität, seiner affektiven Aufwallungen und seiner Aggressivität«.[100]

Bei Psychopathen spielte die Kategorie Geschlecht eine wichtige Rolle. Im Gegensatz zu den anderen Leukotomiepatienten wurden die Gewalttätigkeiten der fünf Psychopathen nicht auf ein Übermaß an »affektiver Spannung« zurückgeführt, sondern auf »aggressive Triebe«; vier von ihnen galten als »gemeingefährlich«.[101] Diese »aggressiven Triebe« wurden mit Männlichkeit verknüpft. So war einer der Psychopathen acht Jahre vor der Leukotomie bereits wegen seiner »aggressiven Triebe« kastriert worden.[102] Bei einem anderen, der Diebstähle und Notzuchtdelikte begangen hatte, stand neben der Verwahrung eine Kastration zur Debatte. Als der Mann den Vorschlag entschieden ablehnte – »Kastrieren lasse er sich nicht, man habe nachher überhaupt nichts mehr vom Leben.« –, wurde ihm gegen seine »starken Aggressionstendenzen« eine Leukotomie empfohlen.[103]

Dieses Beispiel zeigt, dass Geschlecht bei Psychopathen noch in anderen Kontexten zum Tragen kam. Leukotomierte man nämlich die große Mehrheit der Patienten, ohne sie um ihre Meinung zu fragen, stimmten die fünf Männer der Operation zu. Dieser Unterschied lässt sich nicht allein auf die Diagnose zurückführen,[104] weil Ärzte nur männliche Psychopathen für ernst

98 Gemäß Krankenakte »beharrte« beispielsweise der Mann, der seine Mutter schwer verletzt hatte, »kritik- und gefühllos« darauf, dass diese seine Schläge verdient habe, anerkannte aber, dass er für seine Tat zur Rechenschaft gezogen wurde: »Jetzt muss ich's halt ausfressen.« Psychiatrische Klinik Rheinau, KA-Nr. 9978, Protokoll des Gesprächs zwischen dem behandelnden Arzt und dem Patienten, S. 7, Eintrag vom 6. 6. 1947; Gutachten zuhanden der Jugendanwaltschaft Basel, 31. 7. 1947, S. 10.

99 Damit knüpften die Psychiater an ein zentrales Element der Leukotomiedebatte an. Vgl. Kapitel 2, S. 70-74.

100 Psychiatrische Klinik Rheinau, KA-Nr. 9978, Gutachten zuhanden der Jugendanwaltschaft Basel, 31. 7. 1947.

101 Zur administrativrechtlichen Kategorie der »Gemeingefährlichkeit« siehe Germann, Psychiatrie und Strafjustiz, S. 318-325.

102 Psychiatrische Klinik Rheinau, KA-Nr. 9702.

103 Psychiatrische Klinik Realta/Beverin, KA-Nr. 10182, S. 6, Eintrag vom 18. 10. 1951; S. 10, Eintrag vom 16. 11. 1951; Überweisungszeugnis des Sekundärarztes an den Chirurgen des Spitals Thusis, 8. 1. 1952.

104 Zum einen holten die Ärzte auch von demjenigen Patienten eine Einwilligung ein, dessen Diagnose in Hebephrenie – eine Unterform von Schizophrenie – abgeändert worden war. Zum anderen fällt auf, dass unter den zehn übrigen Leukotomiepatienten des Samples, deren Einverständnis eingeholt wurde, sechs Männer waren. Frauen wurden also häufiger operiert, der Diagnose ungeachtet aber weit seltener

zu nehmende, wenn auch »minderwertige« Gesprächspartner hielten.[105] Psychopathinnen hingegen zählten einfach zu den »schwierigen« Patientinnen.[106] Eine »haltlose, […], homosexuelle Psychopathin« beispielsweise, die wiederholt ihre Freundin misshandelt hatte, galt als »furchtbare Patientin«. Sie war »dauernd in höchster Erregung«, zog viel Aufmerksamkeit auf sich, wurde oft isoliert, fixiert und zahlreichen Therapien unterzogen. Dass es sich um eine Psychopathin handelte, ist – von der Diagnose einmal abgesehen – nur in einem Eintrag aus dem Jahr 1929 zu erkennen, wo vermerkt wurde, es sei wenig wahrscheinlich, »dass an ihrem schwierigen Charakter irgend etwas zu ändern« sei.[107]

Die psychochirurgische Praxis und deren Geschlechterasymmetrie waren also Teil eines komplexen gesellschaftlichen Prozesses, in dem Geschlecht konstruiert wurde. Auf der einen Seite hingen die Reaktionen auf den Zustand und das Verhalten psychisch Kranker mit dem Geschlecht der Patientinnen und Patienten zusammen, auf der anderen Seite aber auch mit dem Geschlecht der Personen, die sie behandelten und betreuten. In einem Setting, das sich durch einen strikten Geschlechterdualismus auszeichnete und ganz bestimmte Darstellungs- und Begegnungsformen mit sich brachte, wurden in einem »Geflecht interagierender Differenzen«[108] stets von neuem Weiblichkeit und Männlichkeit hergestellt: von den Ärzten, vom Pflegepersonal und von den Patientinnen und Patienten selbst. Auf diese Weise wurde die gesellschaftliche Geschlechterordnung[109] in der psychiatrischen Klinik

um ihre Zustimmung zum Eingriff gefragt. Die zehn Patienten und Patientinnen litten unter Zwangsneurosen, verschiedenen Formen von Schizophrenie sowie – in einem Fall – unter »Imbezillität mit Selbstverstümmelungstendenz«. StAZH, Z 100, KA-Nr. 31861 (Leukotomie 1948), 37009 (Patientin der Anstalt St. Pirminsberg, Leukotomie 1948), 37313 (Leukotomie 1952), 44295 (Leukotomie 1950), 47210 (Leukotomie 1953), 44327 (Patient der Anstalt Breitenau, Leukotomie 1956), 54116 (Leukotomie 1959); Sanatorium Kilchberg, KA-Nr. 10305/127 (Patientin der Anstalt Wil, Leukotomie 1952); Psychiatrische Klinik Waldhaus, KA-Nr. 7919 (Leukotomie 1948 und 1949); Psychiatrische Klinik Realta/Beverin, KA-Nr. 5008 (Leukotomie 1952).

105 Die Ärzte fragen die fünf Psychopathen auch in anderen Zusammenhängen nach ihrer Meinung.

106 StAZH, Z 100, KA-Nr. 23458, 41568, 45011. Geschlecht wurde hier also insofern relevant gemacht, als ein Deutungsmuster, das in Bezug auf Ätiologie und Symptomatik kaum zwischen Männern und Frauen unterschied, dazu diente, Abweichungen von vorherrschenden Vorstellungen über Geschlechterrollen »psychiatrisch zu erfassen und geschlechtsspezifische Devianz zu medikalisieren«. Germann, Psychiatrie und Strafjustiz, S. 277 f.

107 StAZH, Z 100, KA-Nr. 23458, S. 12, Eintrag vom 15.4.1929; S. 15, Eintrag vom 3.5.1947.

108 Nach Andrea Griesebner sollte »Geschlecht nicht als polares Deutungsmuster, sondern in Interdependenz mit anderen Kriterien sozialer Ungleichheit« untersucht werden. Griesebner, Geschlecht als mehrfach relationale Kategorie, S. 131 f.

109 Nach dem Zweiten Weltkrieg musste die Geschlechterordnung neu ausgehandelt

reproduziert und verfestigt, wie das Beispiel der körperlichen Gewalt zeigt, manchmal durch die Eigenlogik der Institution aber auch verschoben, umgedeutet und verändert.[110]

werden. Zur Geschlechterordnung in der Schweiz der Nachkriegszeit siehe unter anderen Mühlestein, Geschlechterkonstituierung in Schweizer Ratgeberliteratur 1945-1970; Sutter, Berufstätige Mütter; Wecker/Studer/Sutter, Die »schutzbedürftige Frau«, Teil III; Magnin, Der Alleinernährer; Gisler/Christen, Zur Modernisierung des Frauenleitbildes in der Nachkriegszeit; Joris, Die Schweizer Hausfrau; Chiquet/Huber, Frauenleitbilder in der Schweiz nach dem Zweiten Weltkrieg.

110 Vgl. auch Hirschauer, Performing sexes and genders in medical practices, S. 13.

# 8. Die Produktion wissenschaftlicher Erkenntnisse
## Klinische Forschung im lokalen Kontext

Der Schweizer Psychiater Max Müller reiste 1949 nach Deutschland, um dort über die Leukotomie zu referieren. Am nächsten Morgen traf er beim Frühstück Kurt Schneider, der seit 1945 in Heidelberg lehrte. Wie Müller in seiner Autobiografie schreibt, kam es zu einem Gespräch über den Vortrag, das Schneider schließlich »mit einer leicht abschätzigen Handbewegung und dem apodiktischen Satz« abbrach, Psychochirurgie sei »nichts für die Klinik«, sondern »Anstaltssache«, sie liege also nicht im Interessenbereich der Universitätspsychiatrie.[1] Müller kritisiert Schneider in seinen *Erinnerungen* scharf: »Damit wurde ein ganzer Problemkreis in die unteren Regionen verwiesen, augenscheinlich nur deshalb, weil es sich um eine pragmatische und scheinbar therapeutische Angelegenheit handelte, ohne Einsicht dafür, dass außerdem ein Experiment durchgeführt wurde, das gerade für den mehr organisch Eingestellten eine Fülle wissenschaftlicher Fragen, z. B. über die Funktion des Stirnhirns und des Thalamus aufwarf, deren Bearbeitung unbedingt in die Kompetenz einer Klinik fiel.«[2]

Müller war mit dieser Ansicht nicht allein. Ab Ende der 1940er Jahre wurden Hunderte von Studien publiziert, die versuchten, aus den Ergebnissen psychochirurgischer Eingriffe wissenschaftliche Erkenntnisse zu gewinnen.[3] Ein deutscher Neurochirurg etwa schrieb 1949, die Psychochirurgie sei angesichts der vielen offenen Fragen »vorläufig immer noch ein physiologisches Experiment«. Dieser Umstand verpflichte jeden Arzt, der das Verfahren anwende, »die Operationen und deren Folgen genau [zu] studieren und daraus Schlüsse [zu] ziehen«.[4]

1 Zu den institutionellen Unterschieden zwischen der deutschen und der schweizerischen Psychiatrie siehe zum Beispiel Schott/Tölle, Geschichte der Psychiatrie, S. 263, 296 f.; Müller, Erinnerungen, S. 301; Eulner, Die Entwicklung der medizinischen Spezialfächer an den Universitäten des deutschen Sprachgebiets, S. 278.

2 Müller, Erinnerungen, S. 383. Zur Bedeutung des Begriffs »Experiment« in der Psychochirurgie siehe Kapitel 2, S. 79 f.

3 Vgl. Kapitel 2 und 4.

4 Köbcke, Probleme der Psychochirurgie, S. 326.

An der Forschung beteiligten sich die unterschiedlichsten Disziplinen, der weitaus größte Teil der Beiträge stammte jedoch aus der klinischen Psychiatrie.[5] Auch in Zürich wurden Projekte zur Leukotomie durchgeführt. Die Studien stießen vor allem im deutsch- und französischsprachigen Raum Europas auf großes Echo, wurden aber auch in anderen Ländern rezipiert.[6] Bleuler und Krayenbühl hatten nicht nur einen ausgezeichneten, internationalen Ruf, sondern gehörten zu den ersten Vertretern der kontinentaleuropäischen Psychochirurgie, die wissenschaftliche Studien in Angriff nahmen und sich schon bald auf relativ hohe Fallzahlen berufen konnten.

Am Beispiel Zürichs lässt sich deshalb untersuchen,[7] wie man in der klinischen Forschung zu Erkenntnissen über die Leukotomie kam und wie die Produktion dieses Wissens mit dessen Anwendung zusammenhing.[8] Dabei kann gezeigt werden, dass sich materielle und sprachliche Praktiken der Wissensproduktion gegenseitig beeinflussten. Die Anordnung von Fragestellungen, Verfahren, Forschungsobjekten, Techniken, Geräten und anderem Material, kurz: all das, was in der neueren Wissenschaftsgeschichte als Experimentalsystem bezeichnet wird, war also in der klinischen Forschung eng mit der Frage verbunden, wie Wissen sprachlich erzeugt, festgehalten und vermittelt wurde.[9]

5 Vgl. zum Beispiel das Literaturverzeichnis einer kanadischen Studie von 1954, das nach verschiedenen Disziplinen geordnet ist. Miller, Lobotomy, S. 101-107.

6 Bleuler ließ die in Zürich entstandenen Arbeiten auch ausländischen Kollegen zukommen, die psychochirurgische Forschung betrieben. So sandte er beispielsweise Tuor-Winklers Dissertation an Alfred Meyer und Turner McLardy in London, die Gehirne verstorbener Leukotomiepatienten untersuchten. StAZH, Z 99.243, »Wissenschaftliches, Dissertationen«, Korrespondenz zwischen Manfred Bleuler und Turner McLardy, 20.-22.1.1949.

7 Zu den Forschungsprojekten, die Bleuler und andere Mitglieder der Arbeitsgemeinschaft für Hirnforschung nach dem Zweiten Weltkrieg in Angriff nahmen, sind neben publizierten Studien zahlreiche Akten überliefert, die von Briefen über Notizen bis zu Patientendossiers reichen.

8 In der Wissenschaftsgeschichte stehen wissenschaftliche Praktiken seit Ende der 1970er Jahre, als die ersten Laborstudien erschienen, im Zentrum des Interesses. Untersucht wurde bisher aber vor allem die Produktion von Wissen in der Grundlagen-, nicht in der klinischen Forschung. Ein Vergleich von psychiatrischen Krankenakten und Fallgeschichten, die auf deren Basis verfasst wurden, findet sich auch bei Ledebur, Schreiben und Beschreiben.

9 Vgl. Hess/Mendelsohn, Paper Technology und Wissensgeschichte; Brandt, Metapher und Experiment, S. 11. Zum Begriff des Experimentalsystems siehe beispielsweise Rheinberger, Experimentalsysteme und epistemische Dinge; Rheinberger, Experimentalsysteme, Epistemische Dinge, Experimentalkulturen. Zur Bedeutung der Sprache bei der Produktion von Wissen siehe zum Beispiel Höcker/Moser/Weber (Hg.), Narrative der Humanwissenschaften; Sarasin, Die Visualisierung des Feindes; Vogl (Hg.), Poetologien des Wissens um 1800; Vogl, Mimesis und Verdacht.

## Wissenschaft am Krankenbett: Forschung im Burghölzli

Manfred Bleuler wurde 1942 mitten im Krieg nach Zürich berufen. Zwanzig Jahre später schrieb er in einem Bericht, er habe die Stelle »in recht schweren Zeiten« angetreten.[10] Abgesehen davon, dass sein Vorgänger kaum administrative Akten hinterlassen hatte, waren seine ersten Jahre als Klinikdirektor stark durch den Krieg geprägt. Die Schweiz war zwar nicht unmittelbar vom Kriegsgeschehen betroffen, das Burghölzli litt aber unter Sparmaßnahmen und musste wegen der allgemeinen Mobilmachung mit weit weniger Ärzten auskommen. Ausländische Publikationen waren nicht zugänglich, die internationalen Kontakte abgebrochen.[11] Unter diesen Umständen konnte man kaum forschen.

Als der Krieg zu Ende ging, wollte Bleuler die Forschungsaktivitäten des Burghölzlis, das sich um 1900 zu einer international führenden Klinik entwickelt hatte,[12] wieder neu beleben und vorantreiben. Da die Nachbarländer vorerst keine Forschung betreiben konnten, schien ihm dieses Ziel auch von allgemeinem Interesse. So schrieb Bleuler Ende 1945 in einem Gesuch an die Rockefeller Foundation,[13] der Krieg habe die psychiatrische Forschung auf dem europäischen Festland, die über »ganz bestimmte Methoden und Einstellungen« verfüge, »vollkommen desorganisiert«. Nur die Schweizer Psychiatrie sei deshalb in der Lage, »auf lange Jahre hinaus die Forschungstradition des europäischen Kontinents in gerader Linie fortzusetzen«.[14]

Auch der Neurologe Mieczyslaw Minkowski, ein Kollege Bleulers, erklärte der Rockfeller Foundation, es sei wichtig, dass nun die schweizerischen »Forschungsstätten, Bibliotheken [und] Publikationsorgane« ausgebaut würden. Die Schweiz müsse »während der bevorstehenden längeren Nachkriegszeiten wissenschaftliche Zentren« zur Verfügung stellen, an denen sich Forscher aus

10 StAZH, PUK, Nr. 91, Allgemeine Anstaltsfragen und Korrespondenz, 1960-1962, Bericht Manfred Bleulers an die Aufsichtskommission, 28.6.1962.

11 Vgl. zum Beispiel Jahresberichte des Burghölzlis 1939-1946.

12 Vgl. zum Beispiel Shorter, Geschichte der Psychiatrie, S. 311.

13 Die Rockefeller Foundation war zu dieser Zeit die größte private wohltätige Stiftung. Sie entschied anlässlich einer Reorganisation im Jahr 1929, die Wissenschaft direkt zu unterstützen. Aufgrund ihrer Direktive, dem Wohlergehen der Menschheit zu dienen, räumte sie der Medizin (der Forschung und dem Gesundheitswesen) höchste Priorität ein, wobei sie die Psychiatrie zum wichtigsten Ziel ihrer Förderung erklärte. Pressman, Last resort, S. 30f. Zur Rockefeller Foundation und ihrer Unterstützung medizinischer bzw. psychiatrischer Forschung siehe Angel, Defining psychiatry, S. 45-50; Penfield, The difficult art of giving; The Rockefeller Foundation annual reports 1930-1960.

14 MHAZ, Nachlass Walter Rudolf Hess, PN 62, Schreiben Manfred Bleulers an Walter Rudolf Hess, 20.11.1945.

kriegsversehrten Ländern »orientieren und richtunggebende Impulse, wenn nicht überhaupt ihre Ausbildung erhalten könnten«.[15]

Der Schwerpunkt der medizinischen Forschung hatte sich seit den 1930er Jahren in die USA verlagert. Nach dem Ende des Zweiten Weltkriegs wurde klar, dass Amerika endgültig die Führung übernommen hatte.[16] Bleuler räumte zwar ein, dass »die amerikanischen Fortschritte« in Europa »mit Bewunderung« verfolgt würden, kritisierte aber, die US-amerikanische Psychiatrie habe den ausländischen Forschungsstand »in der letzten Zeit sehr vernachlässigt«. Vor allem jüngere Autoren würden »eine immer allgemeinere Verachtung und Vernachlässigung für alle europäischen Publikationen« an den Tag legen, was dazu führe, dass in amerikanischen Zeitschriften oft Aufsätze erschienen, die »völlig grundlegende neuere Werke der europäischen Literatur« übersähen – »und das entschieden zu ihrem Nachteil«.[17]

Die europäische »Forschungstradition« fortführen hieß also nicht zuletzt, auch in anderen Teilen der Welt Gehör finden. Bleuler wollte sich deshalb nach dem Ende des Krieges wieder in internationale Forschungsdebatten einbringen,[18] war jedoch im Klinikalltag mit ganz anderen Problemen konfrontiert. Das Burghölzli – so seine Klage – entwickle sich zunehmend zum »Unheilbaren-Asyl«, weil die Zahl der chronisch kranken Patienten ständig wachse.[19] Für die Forschung stünden kaum Ressourcen zur Verfügung. Da Schweizer Universitätskliniken »Lehr- und Forschungsaufgaben gewissermassen nebenbei« erfüllen sollten, müsse die Anstalt dauernd »gegen das Ertrinken in der Routinearbeit kämpfen«.[20] Unter diesen Bedingungen könne man

15 Ebd., Schreiben Mieczyslaw Minkowskis an Walter Rudolf Hess, 17.11.1945.

16 Shorter, Geschichte der Psychiatrie, S. 246. Psychiatrische Universitätsklinik Zürich, Aus der Geschichte der psychiatrischen Universitätsklinik Zürich, S. 14. Dass die wissenschaftliche Vorreiterrolle nach dem Zweiten Weltkrieg an die USA überging, lässt sich auch anhand der amerikanischen Publikationen zeigen, in denen nach 1945 immer weniger deutsch- und französischsprachige Werke aufgeführt und zitiert wurden. Vgl. John Burnham, Understanding globalization in psychiatry in the late twentieth century, Profiles of international communication, Workshop »Writing the history of psychiatry after 1945«, Bruxelles, 30./31.5.2008.

17 Vgl. zum Beispiel StAZH, Z 99.242, »Verschiedenes«, Schreiben Manfred Bleulers an Robert A. Clark, 15.3.1949. Clark, klinischer Direktor des Western Psychiatric Institute und der Universitätsklinik von Pittsburgh, Pennsylvania, publizierte nach seinem Besuch in der Schweiz einen Artikel im American Journal of Psychiatry, in dem er auch Bleulers Vorbehalte erwähnt: Clark, Psychiatry in Switzerland, S. 142.

18 Bleuler nahm nach dem Krieg wieder Kontakt mit ausländischen Kliniken auf und bemühte sich, im Ausland Publikationen zu erhalten. Dass er 1946 in Zürich die Leukotomie einführte, hängt eng mit dieser Erneuerung der internationalen Beziehungen zusammen. Siehe dazu Kapitel 1, S. 33.

19 Siehe Kapitel 3, S. 98-101.

20 GD Kt. ZH, 12.08.5, Protokolle der Aufsichtskommission der Heil- und Pflegeanstalt Burghölzli, Sitzungen vom 9.12.1946 und 9.6.1947. MHAZ, Nachlass Walter Rudolf Hess, PN 62, Schreiben Manfred Bleulers an Walter Rudolf Hess, 13.7.1948. Bleuler

in der Forschung nicht mehr mithalten: »Es ist richtig, dass ein Klinikbetrieb wie der unsere in der Vergangenheit imstande war, zur internationalen Forschung Grosses beizutragen. Diese Beiträge fielen in eine Zeit, in der die einfache klinische Beobachtung der Kranken während ihrer Behandlung und Pflege die Grundlage der psychiatrischen Forschung darstellte. Heute aber macht der Stand der Wissenschaft wichtige Forschungsresultate beinahe unmöglich, die nur während der Routine-Arbeit mit Geisteskranken gewonnen werden können.«

Bleuler verfolgte nicht das Ziel, große ausländische Forschungsinstitute »nachzuahmen«, sondern war der Meinung, die Schweizer Universitätskliniken müssten einen »eigenen Weg finden, um ihren Lehr- und Forschungsaufgaben im modernen Sinne gewachsen zu sein«.[21] Er selbst schlug zwei Strategien ein. Zum einen wurden nach dem Krieg weiter Projekte verfolgt, die eng mit der klinischen Praxis zusammenhingen. Zum anderen bemühte sich Bleuler um Drittmittel, weil klar war, dass sich die Forschungsbedingungen sonst in den nächsten Jahren kaum verbessern würden. Zu diesem Zweck griff er auf die Arbeitsgemeinschaft für Hirnforschung zurück.

Die Arbeitsgemeinschaft bestand seit 1939.[22] Sie berief sich auf Eduard Hitzig, Auguste Forel, Constantin von Monakow und Eugen Bleuler – Professoren aus Zürich, die sich an der Wende vom 19. zum 20. Jahrhundert mit dem Zentralnervensystem befasst hatten.[23] Obwohl man an anderen Universitäten der Schweiz ebenfalls Hirnforschung betrieb, gehörten der Kommission nur Dozenten aus Zürich an: Walter Rudolf Hess, der dem Physiologischen, Mieczyslaw Minkowski, der dem Hirnanatomischen Institut vorstand, Hugo Krayenbühl, der die Neurochirurgische, und Hans W. Maier, der die Psychiatrische Klinik leitete und 1942 von Manfred Bleuler abgelöst wurde.[24] Die

verwendete die Metapher, im Burghölzli drohten die Ärzte in der »Routinearbeit« zu »ersticken« oder zu »ertrinken«, oft in Forschungsanträgen.

21 MHAZ, Nachlass Walter Rudolf Hess, PN 62, Gesuch Manfred Bleulers an die Rockefeller Foundation, 20.6.1950.

22 Die Geschichte der Arbeitsgemeinschaft für Hirnforschung ist noch völlig unerforscht. Das Archiv der Arbeitsgemeinschaft ist Teil des Nachlasses von Walter Rudolf Hess, der als Schriftenführer der Arbeitsgemeinschaft waltete, und befindet sich im Medizinhistorischen Archiv Zürich.

23 MHAZ, Nachlass Walter Rudolf Hess, PN 62, Schreiben Walter Rudolf Hess' an die Rockefeller Foundation, 1.10.1945. Gemäß einer Aktennotiz wurde die Arbeitsgemeinschaft auf Anregung der Rockefeller Foundation konstituiert, damit man den Kontakt mit der Stiftung über eine einzige Instanz abwickeln konnte. Ebd., Aktennotiz Walter Rudolf Hess' an die Finanzdirektion des Kantons Zürich, 5.10.1948. Zu den Vorläufern der Arbeitsgemeinschaft für Hirnforschung, dem sogenannten »Monakowschen Kränzchen« und dem »Psychiatrisch-Neurologischen Verein in Zürich«, siehe Minkowski, Die Poliklinik für Nervenkranke und das hirnanatomische Institut, S. 436.

24 Der Physiologe Oskar A. M. Wyss arbeitete zwar nach seinem Ruf an die Universität

Arbeitsgemeinschaft war ein exklusiver Kreis von Ärzten, die aus international renommierten Instituten stammten. Fast alle Mitglieder waren auch im angelsächsischen Raum bekannt.[25] Die Arbeitsgemeinschaft setzte sich zum Ziel, die »Kenntnisse über das Zentralnervensystem« zu fördern. Dafür sah sie Kolloquien vor, an denen Vertreter verschiedener medizinischer Fachgebiete teilnehmen sollten. Darüber hinaus wollte sie finanzielle Mittel beschaffen, begabte Nachwuchskräfte fördern und sich bei Forschungsprojekten gegenseitig unterstützen.[26]

Der Schriftenführer der Arbeitsgemeinschaft erklärte 1939 in einem Brief an die Rockefeller Foundation, das gemeinsame Interesse am Zentralnervensystem werde »automatisch« zu einer engeren Zusammenarbeit führen, wenn regelmäßig Kolloquien organisiert würden.[27] Auch später versicherte man wiederholt, dass die Forschungsprojekte der beteiligten Institute eine »gemeinschaftliche Richtung« verfolgten.[28] Das Hauptinteresse galt jedoch stets dem Erwerb von Drittmitteln. Als wichtigster Geldgeber fungierte die Rockefeller Foundation;[29] die Gruppe wurde in den 1940er Jahren[30] aber

Genf weiter mit der Arbeitsgemeinschaft zusammen. Von einer »schweizerischen Arbeitsgemeinschaft«, wie die Gesellschaft in den Statuten genannt wurde, kann jedoch nicht die Rede sein. Die Zürcher Neurochirurgie war bis 1948 formell eine Abteilung der Chirurgischen Klinik und wurde erst elf Jahre nach ihrer Eröffnung formell von dieser abgelöst. Siehe dazu Kapitel 1, S. 38.

25 Vgl. auch das Gespräch mit dem Hirnforscher Konrad Akert, 15.12.2006. Konrad Akert arbeitete 1946-1951 am Physiologischen Institut der Universität Zürich und promovierte bei Walter Rudolf Hess.

26 StAZH, Z 99.214, »Finanzierung wissenschaftlicher Arbeiten«, Reglement der Kommission für Hirnforschung, 13.5.1944. Zu den Kolloquien wurden neben den Vorstehern manchmal auch ausgewählte Mitarbeiter der Institute eingeladen.

27 MHAZ, Nachlass Walter Rudolf Hess, PN 62, Schreiben Walter Rudolf Hess' an die Rockefeller Foundation, 3.7.1939. Walter Rudolf Hess war Schriftenführer der Arbeitsgemeinschaft.

28 Siehe zum Beispiel ebd., Schreiben Walter Rudolf Hess' an die Erziehungsdirektion des Kantons Zürich, 31.8.1943; Schreiben Walter Rudolf Hess' an die Rockefeller Foundation, 31.1.1944.

29 Hess zufolge zahlte die Rockefeller Foundation 1933-1943 an die Psychiatrische Klinik, das Hirnanatomische und das Physiologische Institut der Universität Zürich rund 120.000 Schweizerfranken für Hilfskräfte und Material aus. Dazu kamen Beiträge von etwa 60.000 Schweizerfranken an Dozenten und Assistenten für Fellowships. Die Diversität der Forschungsprojekte hatte zur Folge, dass die Arbeitsgemeinschaft 1948 nicht mehr von der Schweizerischen Akademie der Medizinischen Wissenschaften anerkannt wurde und bei der Rockefeller Foundation keine weiteren Gelder beantragen konnte. In einem anderen Zusammenhang heißt es jedoch, die Stiftung subventioniere die Arbeitsgemeinschaft nicht mehr, weil sie Institute in kriegsgeschädigten Ländern unterstützen wolle. Ebd., Schreiben Walter Rudolf Hess' an die Erziehungsdirektion des Kantons Zürich, 30.8.1943; Schreiben Walter Rudolf Hess' an die Mitglieder der Arbeitsgemeinschaft für Hirnforschung, 23.11.1948.

30 Aus den überlieferten Akten geht nicht klar hervor, wie lange die Arbeitsgemeinschaft bestand. Einladungen zu den Kolloquien sind für die Jahre 1940-1944 und 1951 über-

auch von der Schweizerischen Akademie der Medizinischen Wissenschaften und anderen privaten und öffentlichen Stiftungen unterstützt.[31]

In der Wissenschaftsgeschichte gilt der Zweite Weltkrieg als eine Zeit des Übergangs – als Phase, in der sich die Trennung zwischen angewandter und Grundlagenforschung weitgehend auflöste und neue Formen von interdisziplinärer Zusammenarbeit entstanden.[32] Auf den ersten Blick ist die Arbeitsgemeinschaft ein typisches Beispiel für diesen Wandel. Vertreter aus Physiologie, Hirnanatomie, Psychiatrie und Neurochirurgie gründeten eine Vereinigung, deren Mitglieder dasselbe Erkenntnisinteresse hatten und sich in ihren Forschungsprojekten gegenseitig unterstützen sollten. Auf den zweiten Blick wird jedoch klar, dass die Zusammenarbeit kaum über Kolloquien hinausging.[33] So befasste sich beispielsweise ein Privatdozent aus dem Hirnanatomischen Institut mit der »Lokalisation der Affektivität« und der »pathologische[n] Anatomie der Geisteskrankheiten«, koordinierte seine Studien aber nicht mit der Psychiatrischen Klinik.[34] Zwischen Bleuler und Hess entwickelte sich zwar in den 1940er Jahren ein engerer Austausch, bei dem auch die »Möglichkeit einer mehr physiologischen Betrachtung in der Psychiatrie« zur Sprache kam. Umgesetzt wurde das Vorhaben allerdings nie.[35] Bleuler war der Meinung, dass »die Kluft zwischen organisch und nichtorganisch […] noch unüberbrückbar« sei – zumindest in der klinischen Praxis. Die hirnanatomische und hirnphysiologische Forschung biete zwar eine

liefert. Eine formelle Auflösung erfolgte nicht, Walter Rudolf Hess sprach aber 1950 gegenüber Manfred Bleuler von einer »Wiederbelebung der Arbeitsgemeinschaft«. Ebd., Schreiben Walter Rudolf Hess' an Manfred Bleuler, 28.6.1950.

31 Der Schweizerische Nationalfonds zur Förderung der wissenschaftlichen Forschung wurde erst 1952 gegründet.

32 Borck, Hirnströme, S. 282.

33 Dieser Eindruck wurde durch den Hirnforscher Konrad Akert bestätigt. Gespräch mit Prof. em. Dr. med. Konrad Akert, 15.12.2006. Für die Zeit vor dem Zweiten Weltkrieg vgl. Lewis, Report on my visits to psychiatric centres in Europe in 1937, S. 94.

34 MHAZ, Nachlass Walter Rudolf Hess, PN 62, Bericht über die Arbeiten im Hirnanatomischen Institut im Rahmen der Arbeitsgemeinschaft für Hirnforschung vom 1. Juli 1943-1. Juli 1944, 3.7.1944. Vgl. Minkowski, Die Poliklinik für Nervenkranke und das hirnanatomische Institut, S. 469; Frey, Klinisch-Experimentelles zur Frage der Lokalisation der Gefühle.

35 Die im Nachlass von Walter Rudolf Hess erhaltene Korrespondenz zwischen dem Physiologen und Manfred Bleuler umfasst den Zeitraum von 1941 bis 1972. Neben persönlichen Besprechungen und sogenannten »Referierabenden« in größerem Kreis, auf die in der Korrespondenz immer wieder Bezug genommen wird, schrieben sich Hess und Bleuler jährlich einige, oft mehrere Seiten umfassende Briefe, in denen sie sich zu Publikationen und Forschungsergebnissen des anderen äußerten. Ab Mitte der 1940er Jahre nahmen Zahl und Umfang der Briefe ab. Der wissenschaftliche Meinungsaustausch zwischen den beiden Ärzten ging zwar weiter, fand jedoch offenbar meist im Rahmen der Arbeitsgemeinschaft für Hirnforschung statt.

»Unterlage«, um organisch bedingte psychische Störungen zu beurteilen, für endogene Geisteskrankheiten aber hingen seines Erachtens »vorläufig noch alle und jede anatomischen Erklärungsversuche in der Luft«.[36]

Mit Krayenbühl führte Bleuler hingegen mehrere Projekte durch. Die beiden waren nicht nur alte Freunde, sondern leiteten auch zwei Kliniken, die für die Forschung kaum Ressourcen hatten. Im Unterschied zum Hirnanatomischen und zum Physiologischen Institut[37] mussten die Psychiatrische und die Neurochirurgische Klinik deshalb Forschungsprojekte entwickeln, die eng mit der klinischen Praxis zusammenhingen.[38]

## Erzählen: Kasuistische Studien zur Psychochirurgie

Bleuler entschied sich also nach dem Kriegsende für Projekte, die auf der klinischen »Routinearbeit« beruhten. Unter diesen Umständen war Psychochirurgie ein ideales Thema, zumal es gut zu den wichtigsten anderen Forschungsvorhaben des Burghölzlis passte.[39] Weil Mitte der 1940er Jahre schon eine ganze Reihe von Publikationen zur Leukotomie erschienen war, mussten neue Forschungsprojekte entsprechend ausgerichtet werden.[40] Für Bleuler war klar, dass er in Zürich keine großen, statistischen, katamnestischen[41] und vergleichenden Studien durchführen konnte wie in England und den USA.[42]

36 MHAZ, Nachlass Walter Rudolf Hess, PN 62, Schreiben Manfred Bleulers an Walter Rudolf Hess, 18.1.1945. Konrad Akert bestätigte, dass sich Manfred Bleuler zwar für Hirnforschung interessierte, aber die Meinung vertrat, sie sei weit davon entfernt, der Psychiatrie einen unmittelbaren Nutzen zu bringen. Gespräch mit Prof. em. Dr. med. Konrad Akert, 15.12.2006.

37 Das Physiologische und das Hirnanatomische Institut der Universität Zürich galten als Forschungsbetriebe und verfügten auch über die entsprechende Infrastruktur. Wie schon sein Vorgänger leitete Mieczyslaw Minkowski neben dem Hirnanatomischen Institut noch die Nervenpoliklinik. Die Neurologische Klinik wurde erst 1952 eröffnet. Minkowski, Die Poliklinik für Nervenkranke und das hirnanatomische Institut.

38 Das wissenschaftliche Feld der Psychiatrischen Universitätsklinik Zürich wurde also zum einen durch dessen disziplinäre Konturierung geprägt, zum anderen aber auch durch transnationale, nationale und lokale Faktoren. Vgl. Borck, Hirnströme, S. 142; Bachelard, Epistemologie, S. 165f.

39 In diesen Projekten wurden die Zusammenhänge zwischen körperlichen und psychischen Entwicklungen bei zerebralen und endokrinen Störungen untersucht. Siehe zum Beispiel Bleuler, Geschichte des Burghölzlis, S. 402.

40 In deutsch- und französischsprachigen Beiträgen wird oft betont, dass es zur Psychochirurgie schon sehr viel Literatur gebe und die eigenen Studien entsprechend ausgerichtet worden seien. Für die Zürcher Beiträge siehe zum Beispiel Rorschach, Zürcher Erfahrungen an leukotomierten Schizophrenen, S. 355; Tuor-Winkler, Zur Frage der Beeinflussung der Schizophrenie durch die präfrontale Leukotomie, S. 4.

41 Katamnese: Bericht, der nach der Behandlung eines Patienten erstellt wird und dazu dient, die Wirkung der Behandlung zu dokumentieren und zu überprüfen.

42 Adler/Saupe, Psychochirurgie, S. 44. Vgl. de Quervain, Die Entwicklung der Chir-

Wie überall in Kontinentaleuropa blieb man deshalb auch in Zürich fallorientiert.[43] Da das erste Forschungsprojekt gleich mit der Einführung der Leukotomie einsetzte, schien es naheliegend, zunächst auf die beschreibende Kasuistik zu setzen und mit der Zeit eher quantitative Fragen ins Zentrum zu stellen.

Klinische Studien zur Psychochirurgie erinnern oft an Beiträge zu den »großen körperlichen Kuren«.[44] Die Zürcher Projekte knüpften an die Schizophrenieforschung an, die man seit Anfang des 20. Jahrhunderts in der Schweiz betrieb.[45] Bleuler hatte sich 1941 mit einer Studie über schizophrene Patienten habilitiert und danach untersucht, für welche Formen von Schizophrenie sich Insulin- und Elektroschockkuren besonders gut eigneten.[46] Das erste Projekt zur Psychochirurgie schloss unmittelbar an diese Forschung an. Eine Assistenzärztin des Burghölzlis, Lina Tuor-Winkler, erhielt Ende 1946 den Auftrag, die ersten neun Leukotomiefälle der Klinik zu untersuchen. Dabei sollte sie klären, ob sich psychochirurgische Eingriffe bei denselben Formen von Schizophrenie positiv auswirkten wie Insulin- und Elektroschockkuren.[47]

Tuor-Winklers Studie ist ein typisches Beispiel für die vielen kasuistischen Beiträge, die in dieser Zeit zur Leukotomie erschienen.[48] Da die Ärztin ihre

urgie des Nervensystems in der Schweiz, S. 716f. Fritz de Quervain konstatierte bereits vor dem Zweiten Weltkrieg, die Schweiz könne in der quantitativen Forschung nicht mehr mit den »großen amerikanischen Zentren« und europäischen Großstädten konkurrieren, ihr Beitrag sei seit 25 Jahren »mehr als früher ein rezeptiver und ein kasuistischer«.

43 Vgl. die zahlreichen Artikel in verschiedenen französisch- und deutschsprachigen Zeitschriften, vor allem in den *Annales Médico-Psychologiques*, in der *Revue Neurologique*, im *Schweizer Archiv für Neurologie*, im *Nervenarzt*, in der *Monatsschrift für Psychiatrie und Neurologie*, in *Neurochirurgie und Psychiatrie*, in *Fortschritte der Neurologie, Psychiatrie und ihrer Grenzgebiete*, im *Archiv für Psychiatrie* und *Zeitschrift für die gesamte Neurologie* sowie in der *Monatsschrift für Psychiatrie und Neurologie*.

44 So versuchte man beispielsweise auch bei Schocktherapien, den Wirkungsmechanismus zu erklären oder die Indikations- und Prognosestellung zu verfeinern. Vgl. zum Beispiel Bleuler, Forschungen und Begriffswandlungen in der Schizophrenielehre, S. 416-420; Borck, Die Internationale der invasiven Therapien.

45 Vgl. zum Beispiel Bleuler (Hg.), Beiträge zur Schizophrenielehre der Zürcher Psychiatrischen Universitätsklinik Burghölzli; Bernet, Schizophrenie.

46 Ramer, Die präpsychotische Persönlichkeit schockresistenter Schizophrener. Siegfried, Untersuchungen über Krankheitsverlauf und Familienbild bei schockresistenten Schizophrenen. Bleuler, Krankheitsverlauf, Persönlichkeit und Verwandtschaft Schizophrener und ihre gegenseitigen Beziehungen. Bleuler, Das Wesen der Schizophrenieremission nach Schockbehandlung.

47 Tuor-Winkler, Zur Frage der Beeinflussung der Schizophrenie durch die präfrontale Leukotomie, S. 4f.

48 Abgesehen von den Beiträgen aus Zürich entstanden in der Schweiz folgende kasuistische Studien zur Psychochirurgie: Risso/Poeck/Creutzfeld, Katamnestische Untersuchungen nach frontaler Leukotomie. Remy, Étude catamnestique d'une série de

Patienten erst kurz vor dem Eingriff kennen lernte, stützte sie sich für die Anamnese[49] vor allem auf die Akten ab. Nach der Leukotomie besuchte sie die Patienten ein Jahr lang,[50] machte Notizen und hielt die Ergebnisse anschließend in den Krankengeschichten fest. Die Einträge erfolgten zunächst täglich, später in größeren Zeitabständen und sind oft sehr umfangreich. Sie bestehen aus eigenen Beobachtungen, Berichten des Pflegepersonals, Protokollen von Patientengesprächen und einigen Testergebnissen.[51] Die Studie selbst wurde im Oktober 1947 verfasst.[52] Sie enthält eine Einleitung, neun Fallgeschichten und ein Fazit.

Die Kasuistik, das Verfahren, das Tuor-Winkler in ihrem Projekt anwandte, hat in der Medizin eine lange Tradition, die bis in die Antike zurückreicht. Fallgeschichten können sich allerdings stark voneinander unterscheiden – je nachdem, in welcher Epoche, welchem Fachgebiet und zu welchem Zweck sie verfasst wurden.[53] In der Psychochirurgie setzte man Fälle auf zwei Wei-

lobotomies en Suisse romande. Heimann, Erfahrungen mit der frontalen Lobotomie bei Schizophrenen. Schweizerische Gesellschaft für Psychiatrie, Protokoll der 112. Sitzung vom 19./20.11.1949 in Bern (Fallpräsentationen aus verschiedenen Anstalten). Müller, Über die präfrontale Leukotomie. Michel, Erfahrungen über die Wirksamkeit der präfrontalen Leukotomie bei chronischen Schizophrenen. Morel, A propos du traitement chirurgical de la démence précoce.

49 Anamnese: (Ärztlicher Bericht über die) Vorgeschichte eines Patienten in Bezug auf eine bestimmte Erkrankung.

50 Die Patienten wurden neun bis zwölf Monate lang beobachtet – je nach Zeitpunkt des Eingriffs. Tuor-Winkler, Zur Frage der Beeinflussung der Schizophrenie durch die präfrontale Leukotomie, S. 4.

51 Im Gegensatz zu einigen französischen Kliniken wurden in Zürich mit Leukotomiepatienten kaum Tests durchgeführt. Falls man Tests anwandte, griff man auf die üblichen Intelligenz- und Projektionstests zurück. Im Vorwort einer Habilitationsschrift schrieben Bleuler und Krayenbühl denn auch, eine »Batterie von Tests« könne die »klassische, unmittelbare psychopathologische Untersuchung« nicht ersetzen und garantiere die »Wissenschaftlichkeit« einer Studie keineswegs. Walther-Büel, Die Psychiatrie der Hirngeschwülste, S. IV.

52 Die neun Patientinnen und Patienten ließen sich aufgrund der Fallgeschichten und der Operationsdaten eindeutig identifizieren. Zudem ist in deren Akten die jeweilige Fallgeschichte aus Tuor-Winklers Arbeit eingeklebt. Die anderen kasuistischen Studien aus Zürich enthalten vier weitere Fallgeschichten, die mit den Krankenakten der entsprechenden Patientinnen und Patienten verglichen werden konnten. Die restlichen Fälle ließen sich nicht identifizieren. Dabei handelt es sich meist um Patientinnen und Patienten, die nicht bzw. nicht in den hier untersuchten Anstalten hospitalisiert waren.

53 Die Kasuistik spielt auch im Recht, in der Theologie und in der Ethik eine wichtige Rolle. Zur (Geschichte der) Fallgeschichte, vor allem in der Medizin, Psychiatrie und Psychologie siehe unter anderen Hess, Observatio und Casus; Behrens/Zelle (Hg.), Der ärztliche Fallbericht; Hess/Mendelsohn, Case and series; Putz, Narrative Heterogenität und dominante Darstellungsweise; Berkenkotter, Patient tales; Stolberg, Formen und Funktionen ärztlicher Fallbeobachtungen in der Frühen Neuzeit; Willer/Ruchatz/Pethes, Das Beispiel, S. 37 f.; Frey, Am Beispiel der Fallgeschichte; Ralser,

sen ein. Sie dienten entweder als Materialbasis, aus der man übergeordnete Schlussfolgerungen zog, oder als Beispiele, die etwas belegen und illustrieren sollten. In der Regel wurde eine ganze Reihe von Fallgeschichten präsentiert, die den Krankheitsverlauf kurz zusammenfassen; man zielte also nicht darauf ab, einen Fall möglichst detailliert zu beschreiben.[54]

Was für jede Fallgeschichte gilt, fällt deshalb bei Fallgeschichten von Leukotomiepatienten besonders ins Gewicht: Sie reduzieren und vereinfachen. Solche Prozesse sind repressiv, aber auch produktiv. Interessanter und gewinnbringender als Vereinfachungen zu kritisieren, scheint deshalb, einfach und komplex nicht von vornherein als Gegensätze zu betrachten und zu fragen, was in der Praxis mit Komplexität geschieht.[55] Wie also gingen Ärzte vor, die auf der Basis von Krankenakten professionell organisierte Erzählungen verfassten? Welchen Mustern folgten kasuistische Studien, in denen einzelne Elemente aus Lebens- und Krankheitsverläufen ausgewählt, geordnet, dargestellt und interpretiert wurden?

Fallgeschichten von Leukotomiepatienten sind stark standardisiert. Sie sind immer gleich aufgebaut und bestehen aus verschiedenen, meist auch grafisch voneinander abgegrenzten Teilen, die stets ähnliche Titel tragen. Erzählt wird streng chronologisch, in kurzen, einfachen Sätzen, manchmal gar in Stichworten. Tuor-Winklers Fallgeschichten umfassen drei Abschnitte: die »Familienanamnese«, der sie überdurchschnittlich viel Gewicht zumisst, die »persönliche Anamnese«, in der die »Vorgeschichte« und der Krankheitsverlauf skizziert werden, und der »postoperative Verlauf«. Als dramaturgischer Höhepunkt fungiert die Leukotomie (Abb. 17).

Die Abschnitte »Familienanamnese« und »Vorgeschichte« enthalten Informationen über das Alter der Patienten, den Beruf, den Zivilstand, den Charakter und die Familienverhältnisse. Diese Angaben sollten allerdings nicht einen individuellen Lebenslauf schildern, sondern über die »hereditäre Belastung«, die soziale Herkunft und den Bildungsstand der Patienten orientieren.[56] Peter M. beispielsweise – so ist in einer der neun Fallgeschichten zu

Der Fall und seine Geschichte; Pethes, Vom Einzelfall zur Menschheit; Reed, Making the case; Forrester, If p, then what?; Steinlechner, Fallgeschichten, S. 7; Kiceluk, Der Patient als Zeichen und als Erzählung; Rudolf, Aufbau und Funktion von Fallgeschichten im Wandel der Zeit; Hunter, Doctor's stories, S. 93-106; Wöbkemeier, Erzählte Krankheit.

54 In der Sexualpathologie finden sich etwa Fallgeschichten, die sich bezüglich Form, Inhalt und Umfang stark von psychochirurgischen Fallgeschichten unterscheiden. Vgl. zum Beispiel Weber, Der Trieb zum Erzählen; Reed, Psychology, auto-observation, and case-history; Oosterhuis, Stepchildren of nature.

55 Vgl. Mol/Law, Complexities, S. 4-6.

56 Nach Gisela Steinlechner stellen solche »Identifizierungsmarken« in medizinischen Fallgeschichten eine rituelle Aufzählung dar, die zeigen soll, dass die beschriebene Person real ist und die Angaben über sie und ihre Familie wahr und von wissenschaftlicher Autorität abgesichert sind. Steinlechner, Fallgeschichten, S. 23, 27.

**Fall 6. Peter M., geb. 1912.**

Familienanamnese: Vater chronischer Potator, reizbar, jähzornig und gegen die Angehörigen gewalttätig. Mußte seiner Gefährlichkeit wegen 1 Jahr verwahrt werden. Hielt sich dann einige Jahre besser. Tod mit 64 Jahren an einem Magen-Carcinom. Mutter, 64jährig, fleißige Bäuerin, unauffällig. Väterlicher Großvater starb mit 74 Jahren an Altersschwäche, rechtschaffener Bauer, unauffällig. Väterliche Großmutter in höherem Alter an Herzschwäche gestorben, psychisch gesund. Geschwister des Vaters: ein Bruder mit 29 Jahren an Blutvergiftung gestorben, geistig gesund. Der zweite Bruder, 64jährig, chronischer Trinker, reizbar oft brutal, auffällig innerhalb der Norm. Von seinen 3 Kindern starb ein Mädchen mit 14 Jahren an Lungentuberkulose, die beiden anderen sind gesund. Eine Schwester, 69jährig, immer etwas kränklich, psychisch unauffällig. Von ihren 4 Kindern sind 3 gesund, eine Tochter war längere Zeit anstaltsbedürftig (keine Krankengeschichte vorhanden). Die jüngste Schwester, 62jährig, ist körperlich und geistig gesund, ebenso ihre 4 Söhne. Mütterlicher Großvater starb mit 38 Jahren an Pneumonie, geachteter Bauer, psychisch gesund. Mütterliche Großmutter bis ins höhere Alter unauffällig, litt in ihren letzten Lebensjahren an Wahnideen, glaubte, die Familie müsse verhungern, weil sie nicht mehr arbeitsfähig sei. Mit 77 Jahren Tod durch Erhängen. Die beiden Geschwister des Patienten, ein 38jähriger Bruder und eine 21jährige Schwester, sind körperlich und psychisch gesund, ebenso die 2 Kinder des ersteren.

**Persönliche Anamnese:**

Vorgeschichte: Sekundarschule, half dann im elterlichen Bauerngewerbe mit. Schizoid innerhalb der Norm: sehr schüchtern, in sich gekehrt, keine Freunde, galt als rechtschaffener Bursche.

Psychose: Beginn mit 27 Jahren: auffallende Vergeßlichkeit, Gleichgültigkeit und Unzuverlässigkeit. Depressive Zustände. Dann plötzlich akuter Ausbruch der schizophrenen Erkrankung mit Beziehungs- und politischen Wahnideen: glaubte am Kriege schuldig zu sein und dergleichen mehr. Wegen Suizidabsicht ein Jahr später Anstaltseinweisung, seither (1940) ununterbrochen anstaltsbedürftig. Anfänglich deutliche Verschlechterung des Zustandes. Während der ersten zwei Jahre Wechsel zwischen katatonem Stupor und stärksten Erregungszuständen mit lebensgefährlicher Aggressivität. In den letzten 4 Jahren völlig autistisch, meist in einem Isolierraum, unrein, koprophag, häufig katatone Haltungsstereotypien. Nur die Nahrung, die er wie ein Tier verschlingt, wirkt als Reiz, sonst völlig unzugänglich. Wiederholte Insulin-, Elektroschock- und Malariakuren blieben erfolglos.

**Leukotomie am 28. Januar 1947.**

Postoperativer Verlauf: Schon vom ersten Tag an gutes körperliches Befinden. Patient verlangte nach Essen, hatte Heißhunger. War von Anfang an zugänglicher, blieb aber im Gespräch noch deutlich dissoziiert. Macht einen dementen Eindruck. Die anfänglich noch vorhandene Koprophagie verschwand, ebenso seine abnormen Haltungsstereotypien. Affektiv jedoch wenig einfühlbar, Mimik und Blick steif und leer, Haltung kataton. Kann auf ruhigerer Abteilung gehalten werden. Kein amnestisches Syndrom.

Abb. 17: Fallgeschichte von Peter M.

lesen – kam aus einer Bauernfamilie und half nach der obligatorischen Schulzeit auf dem Hof seiner Eltern mit. Die Mutter wird als »fleißige Bäuerin« bezeichnet, der Vater als »chronischer Potator«.[57]

Der Abschnitt »Psychose« setzt mit dem Ausbruch der Krankheit im Jahr 1939 ein. Tuor-Winkler schildert, weshalb es ein Jahr später zur Hospitalisierung kam. Anschließend beschreibt sie, wie sich der Zustand des Patienten in der Anstalt entwickelte: »Während der ersten zwei Jahre Wechsel zwischen katatonem Stupor und stärksten Erregungszuständen mit lebensgefährlicher Aggressivität. In den letzten 4 Jahren völlig autistisch, meist in einem Isolierraum, unrein, koprophag, häufig katatone Haltungsstereotypien. Nur die Nahrung, die er wie ein Tier verschlingt, wirkt als Reiz, sonst völlig unzugänglich. Wiederholte Insulin-, Elektroschock- und Malariakuren blieben erfolglos.«[58]

Um den Krankheitsverlauf darzustellen, wird also eine Reihe von Symptomen, Verhaltensweisen und deren Folgen aufgezählt. Nach dem Hinweis, dass alle Behandlungsversuche gescheitert seien, folgt ein neuer Abschnitt mit dem Titel »Leukotomie am 28. Januar 1947«. Der Eingriff erklärt sich offenbar aus der Anamnese, explizite Gründe oder mögliche Alternativen werden nicht genannt. Der Verlauf der Krankheit scheint deshalb schicksalhaft auf die Leukotomie zuzusteuern. Unter dem Stichwort »Postoperativer Verlauf« heißt es, dass sich das Verhalten des Patienten in bestimmten Punkten deutlich gebessert habe, in anderen hingegen keine Veränderung festzustellen sei. Peter M. könne nun auf einer »ruhigeren« Abteilung »gehalten« werden; seine Erinnerungsfähigkeit sei nicht gestört.

Wer Peter M.s Fallgeschichte mit seiner Krankenakte vergleicht, stellt fest, dass der Absatz zum »postoperativen Verlauf« im Wesentlichen auf dem letztem Eintrag beruht, den Tuor-Winkler vornahm. Dieser Eintrag fasst zusammen, wie sich das Verhalten des Patienten nach der Leukotomie entwickelte, und zieht Bilanz.[59] Der Absatz ist zwar kürzer als der Akteneintrag und enthält auch einige zusätzliche Informationen, gewisse Textpassagen sind jedoch fast identisch. Tuor-Winkler übernahm die Notizen allerdings nicht im Wortlaut, sondern nahm ein paar entscheidende Nuancierungen vor. So steht in der Krankengeschichte: »Affektiv ist Pt. [Patient] uneinfühlbar, seine Mimik sowie sein Blick sind vollständig leer. Die Haltung ist steif, kataton.« In der Fallgeschichte lautet der entsprechende Satz fast gleich: »Affektiv je-

57 Tuor-Winkler, Zur Frage der Beeinflussung der Schizophrenie durch die präfrontale Leukotomie, S. 11 f.

58 Katatonie: Form von Schizophrenie, bei der psychomotorische Störungen – Bewegungsstarre (Stupor) oder starke Erregungszustände – das klinische Bild beherrschen. Koprophagie: Verzehr von Kot.

59 StAZH, Z 100, KA-Nr. 35514, S. 14, Eintrag vom 18. 4. 1947.

doch wenig einfühlbar, Mimik und Blick steif und leer, Haltung kataton.«[60] Aus »uneinfühlbar« wurde also »wenig einfühlbar«, aus »vollständig leer« hingegen »leer«. In der Fallgeschichte wird auch erwähnt, dass die Koprophagie des Patienten »verschwunden« sei. Dass Peter M. weiterhin »unrein« war und »seine Essmanieren bedeutend« gebessert hatten, geht aber nur aus dem Akteneintrag hervor.

Im letzten Teil der Studie wertet Tuor-Winkler die neun Fallgeschichten aus. Bei Peter M. kommt sie zu dem Schluss, der Eingriff habe sich positiv ausgewirkt, der »Grad der Psychose« sei nach der Leukotomie zurückgegangen. In ihrer Analyse erwähnt sie alles, was für eine Besserung spricht, Aspekte, die dieses Urteil entkräften könnten, lässt sie hingegen weg. So heißt es beispielsweise, Peter M. sei »bedeutend weniger gefährlich und gewalttätig als früher«. In der Krankengeschichte findet sich allerdings in den letzten vier Jahren vor dem Eingriff kein Hinweis auf Gewalttätigkeit. Handgreiflich wurde der Patient offenbar in den ersten zwei Jahren des Klinikaufenthalts, was auch aus der Fallgeschichte hervorgeht.[61]

Neben einer deutlichen Gewichtung tritt an diesem Punkt eine Leerstelle zutage. Der Studie zufolge war Peter M. nach der Leukotomie weder aggressiv noch koprophil. Weil er aber schon lange nicht mehr gewalttätig geworden war, lag der eigentliche Erfolg des Eingriffs darin, dass er sein Essverhalten änderte und keinen Kot mehr aß. Wie die Krankenakte zeigt, machte nämlich der Patient dem Klinikpersonal besonders beim Essen Probleme. So heißt es beispielsweise in einem Gutachten: »Der Expl.[orand] bereitet der Pflege grosse Schwierigkeiten. Vor allem zeigt er ausserordentlich antisoziale Essmanieren. Sobald das Essen gereicht wird, stürzt er sich auf dasselbe und verzehrt tierisch mit den Händen die dargereichten Speisen. Er muss auch während der Mahlzeiten immer wieder von den übrigen Kranken in ein Einzelzimmer isoliert werden, da er den Trieb hat, auch andern Patienten beständig mit den Händen in die Teller zu greifen.«[62]

60 Ebd. Tuor-Winkler, Zur Frage der Beeinflussung der Schizophrenie durch die präfrontale Leukotomie, S. 12 (Hervorhebungen: MM).

61 Ebd., S. 16 f. Aus den Einträgen, die 1947 in die Krankengeschichte vorgenommen wurden, geht hervor, dass der Patient nach der Leukotomie immer noch »laut« und »unrein« war. Die »Unreinheit«, die Tuor-Winkler in ihrem letzten Eintrag konstatierte, hielt also an.

62 StAZH, Z 100, KA-Nr. 35514, Gutachten zuhanden der Vormundschaftsbehörde, 28. 11. 1945. Vgl. zum Beispiel auch folgenden Eintrag in der Krankengeschichte des Patienten: »Auskunft des Pflegers: Im 1. Jahr seines Aufenthaltes bei uns selten isoliert, im 2. Jahr sehr gewalttätig, oft angegurtet deswegen. [...] Greift beim Essen den andern Pat.[ienten] in die Teller, benützt für sich selbst weder Löffel noch Gabel, sondern stopft sich alles mit den Fingern in den Mund, tierisch, sehr unappetitlich. Seit 2 J.[ahren] aber nie mehr gewalttätig. Mit Stuhl und Urin zeitweise unrein. Bei einem Versuch, mit ihm zu sprechen, schweigt er, oft aber laut, kaum dass man sein Zimmer verlässt.« Ebd., S. 10, Eintrag vom 26. 11. 1945.

Dass Peter M.s Essverhalten das Pflegepersonal stark belastete, wird in der Fallgeschichte nicht erwähnt, schwingt aber trotzdem mit. Wie fast alle Fallgeschichten von Leukotomiepatienten besteht auch Peter M.s Geschichte aus Stichworten; es gibt kaum Sätze, die Subjekt und Prädikat enthalten. Obwohl der Titel ankündigt, dass die Geschichte von »Peter M.« handelt, erscheint im Text weder sein Name noch ein Personalpronomen, das auf ihn verweist. Zu Beginn ist zwar einmal von den »Geschwister[n] des Patienten« die Rede. Danach tritt Peter M. aber nur noch zweimal explizit in Erscheinung. An beiden Stellen geht es um das Essverhalten des Patienten. In der »Anamnese« heißt es: »Nur die Nahrung, die *er* wie ein Tier verschlingt, wirkt als Reiz.« Und unter der Rubrik »Postoperativer Verlauf« steht: »*Patient* verlangte nach Essen, hatte Heißhunger.«[63] In diesem sprachlichen Indiz kommt zum Ausdruck, wie wichtig die Aussagen sind. Die Veränderung des Essverhaltens war in den Augen des Klinikpersonals ein so großer Erfolg, dass alles andere nebensächlich schien und Tuor-Winkler den Schluss zog, der Grad der Psychose habe sich eindeutig vermindert.

Bei sieben anderen Patienten kam die Ärztin zum selben Ergebnis. Nur in einem Fall fand sie, dass »keine sichtbare Veränderung« festzustellen sei.[64] Vergleicht man die neun Fallgeschichten mit den Krankenakten, zeigt sich, dass Tuor-Winkler überall gleich vorging.[65] Die Fallgeschichten wurden also auch deshalb zu Erfolgsgeschichten, weil die Ärztin über eine »gerichtete Wahrnehmung«[66] verfügte. Sie wählte aus den zahlreichen, heterogenen Akteneinträgen bestimmte Informationen aus, die sie anschließend ordnete und umformulierte. Auf diese Weise entstand eine kurze, zielgerichtete Fallgeschichte, die ganz anderen Kriterien entsprach als die Akte, auf der sie beruhte. Über die Frage von Erfolg oder Misserfolg entschied in erster Linie der Absatz zum »postoperativen Verlauf«. Für diesen Teil benutzte Tuor-Winkler im Wesentlichen die letzten paar Einträge in der Krankengeschichte, auf die sie im Herbst 1947 zurückgreifen konnte.

63 Tuor-Winkler, Zur Frage der Beeinflussung der Schizophrenie durch die präfrontale Leukotomie, S. 12 (Hervorhebungen: MM). Dass Leukotomierte häufig einen guten Appetit hatten und deshalb zum Teil stark zunahmen, wurde in der Regel positiv gedeutet. Vgl. zum Beispiel Freeman/Watts, Psychochirurgie, S. 153 f.

64 Dieses Resultat weise – so die Ärztin – darauf hin, dass sich die »Konstitution der leukotomiegebesserten« völlig von derjenigen der »schockgeheilten Schizophrenen« unterscheide. Tuor-Winkler, Zur Frage der Beeinflussung der Schizophrenie durch die präfrontale Leukotomie, S. 9, 18 f.

65 StAZH, Z 100, KA-Nr. 26210, 35507, 35514, 35665, 36852, 37287, 38483, 38693, 39288. Für einen weiteren ausführlichen Vergleich zwischen Kranken- und Fallgeschichte siehe Meier, Die Konstruktion von Wissen durch Fallgeschichten.

66 Ludwik Fleck versteht unter »gerichteter Wahrnehmung« die Bereitschaft, dem Denkstil entsprechende Phänomene wahrzunehmen bzw. dem Denkstil widersprechende Phänomene zu übersehen. Fleck, Das Problem einer Theorie des Erkennens, S. 112.

Andere Autoren gingen offenbar ähnlich vor. Die meisten stützten sich allerdings nur auf Akteneinträge, die sie nicht selbst verfasst hatten. Dies gilt auch für Tuor-Winklers Kollegen im Burghölzli, die an deren Studie anknüpften. Drei der restlichen vier Fallgeschichten, die sich mit Krankenakten vergleichen ließen, entstanden auf der Basis von »Résumés«, Gutachten oder Überweisungen; kurze, zusammenfassende Texte, die sich gut eignen, um möglichst schnell einen Überblick zu gewinnen.[67] Der letzte Fall – ein Mädchen mit der Diagnose »erethische Idiotie«,[68] das nach dem Eingriff neun Monate im Burghölzli gepflegt wurde – ist anders gelagert, weil diese Akte nur wenige Seiten umfasst. Hier wurden einzelne Passagen der Krankengeschichte im Wortlaut übernommen, aber neu arrangiert. Zudem finden sich im ersten Teil der Fallgeschichte, der auf die Zeit vor dem Eingriff eingeht, auch Einträge, die aus der Zeit nach der Operation stammen – und umgekehrt. Die beiden Autoren setzten sich also über die ursprüngliche Reihenfolge der Vermerke hinweg, stellten den Fall jedoch so dar, dass die Erzählung streng chronologisch wirkt.[69]

In kasuistischen Studien der Nachkriegszeit wurden die Resultate psychochirurgischer Eingriffe in der Regel nicht einfach als gut oder schlecht bezeichnet. Stattdessen verglich man den Zustand vor mit demjenigen nach der Operation und zog dann ein Fazit. Wenn aber Erfolg von den Parametern des Erfolgs abhängt,[70] ist entscheidend, wie Fallstudien entstanden. Wie also gingen Ärzte vor, die Leukotomiefälle darstellten und beurteilten? Welche Punkte wurden erwähnt, welche weggelassen, welche besonders betont? Wie kam man zu wissenschaftlichen Erkenntnissen?

Analysiert man die Praktiken der Kasuistik, die sich in der klinischen Forschung zur Psychochirurgie ausbildeten, werden drei Punkte deutlich: Erstens erzählen Fallgeschichten den Lebens- und Krankheitsverlauf von Patienten linear auf die Leukotomie hin. Der Eingriff scheint deshalb folgerichtig und unausweichlich, Alternativen gibt es keine. Ereignisse folgen in der Fallgeschichte nicht nur nacheinander, also in chronologischer Reihenfolge, sondern entwickeln sich aus den vorangegangenen. Die Verbindung der Fakten

67 Dieses Vorgehen erstaunt nicht, weil in der Studie über hundert Fälle untersucht wurden und die Krankengeschichten von Leukotomiepatienten meist sehr umfangreich waren. Condrau, Die präfrontale Leukotomie, S. 788-791. StAZH, Z 100, KA-Nr. 31861. Psychiatrische Klinik Rheinau, KA-Nr. 9702, 9978. Zu den Résumés siehe Kapitel 5, S. 161, 163.

68 Erethische Idiotie: Diagnose für Personen, die als hochgradig schwachsinnig galten und sich in ständiger motorischer Erregung befanden.

69 Dieses Vorgehen lag wohl insofern nahe, als die Autoren zu dem Schluss kamen, die Leukotomie sei erfolglos geblieben. Condrau/Klingler, Präfrontale Leukotomie bei erethischer Idiotie, S. 135. StAZH, Z 100, KA-Nr. 41809.

70 Vgl. Mol, Cutting surgeons, walking patients, S. 218, 235 f., 247 f.

impliziert somit eine kausale Beziehung.[71] Wer die Fallgeschichte liest, zieht daher den Schluss, dass sich die Leukotomie durch die erwähnten Symptome erkläre, eine allfällige Besserung wiederum durch den Eingriff.

Zweitens schweigen sich die Autoren kasuistischer Studien darüber aus, wie sie zu ihren Fallgeschichten kommen. Im Gegensatz zur Fallgeschichte ist deren Basis, die Krankengeschichte, ein sehr heterogenes Dokument. Sie enthält eine große Zahl von Einträgen, die in mehr oder weniger regelmäßigen Zeitabständen vorgenommen wurden und die Entwicklung eines Zustands dokumentieren, dessen weiterer Verlauf sich nicht eindeutig voraussagen lässt.[72] Wollten Ärzte eine Fallgeschichte verfassen, suchten sie in der Krankenakte nach Informationen, die sie für wichtig hielten, wählten einige davon aus und fügten sie zu einer kohärenten Erzählung zusammen. Auf diese Weise konstruierten sie die Geschichte eines Leukotomiefalls, bei der sich Form, Pragmatik und Wissensproduktion gegenseitig bedingten. Fallgeschichten prägten also die Ergebnisse kasuistischer Studien grundlegend, sie lassen sich nicht einfach als empirisches Material für induktive Verfahren oder als Vorstufe von generalisierten Erkenntnissen verstehen.[73]

Drittens war die Fallgeschichte nicht nur ein wichtiges Forschungsinstrument, sondern auch Teil eines Experimentalsystems. Dieses Experimentalsystem brauchte ein Narrativ, weil man die Wirkung psychochirurgischer Eingriffe zu erschließen suchte, indem man Veränderungen, die sich nach der Operation beobachten ließen, beschrieb und interpretierte. Die sprachlichen und die materiellen Praktiken der Wissensproduktion hingen also unmittelbar miteinander zusammen; wie in anderen Humanwissenschaften war Erzählen auch in der Psychiatrie zentral.[74] Wenn aber das Experimentalsystem der klinischen Forschung ohne Narrativ gar nicht denkbar wäre, stellt sich die Frage, ob quantitative Studien, in denen Fälle bestimmten Kategorien zugeordnet werden, nicht einfach noch stärker objektivierte, kondensierte Fallgeschichten sind. Zählen hieße dann, einen Fall in Kürzestversion und auf sehr abstrakte, formalisierte Weise zu erzählen, und Statistik wäre auch Kasuistik. Die Wissenschaftsgeschichte hat sich bisher vor allem mit dem Wahrheitseffekt von Statistiken befasst.[75] Wie aber wurden aus einem Berg von Krankenakten quantitative Schlüsse gezogen? Wie übersetzte man zahllose Notizen, die sich auf einzelne Fälle bezogen, in Zahlen?[76]

71 Vgl. Hunter, Doctor's stories, S. 102 f.

72 Siehe dazu Kapitel 5, S. 141 f.

73 Vgl. Ledebur, Schreiben und Beschreiben, S. 115; Süßmann, Perspektiven der Fallstudienforschung, S. 24.

74 Siehe Höcker/Moser/Weber (Hg.), Narrative der Humanwissenschaften.

75 Siehe beispielsweise Desrosières, Die Politik der großen Zahlen; Porter, Trust in numbers.

76 Vgl. Hess/Mendelsohn, Case and series.

## Zählen: Quantitative Studien zur Psychochirurgie

Bleuler äußerte sich mehrfach skeptisch über Statistiken zur Psychochirurgie. Er kritisierte, dass die Resultate stark voneinander abwichen, was allerdings nicht weiter erstaune, weil der Begriff der Heilung nicht klar definiert und die »Gründlichkeit« der katamnestischen Untersuchungen sehr unterschiedlich sei.[77] Trotzdem fand er, man könne Resultate nur verallgemeinern, wenn sie auf großen Fallzahlen beruhten. Im Januar 1948 beantragte er deshalb bei der Fritz Hoffmann-La Roche-Stiftung einen Forschungskredit, um drei Studien »auf dem Grenzgebiet zwischen Neurochirurgie und Psychiatrie« zu finanzieren. Zwei der Projekte sollten »systematisch« untersuchen, zu welchen Ergebnissen die Leukotomie bisher in Zürich geführt hatte. Bleuler betonte, diese Analyse müsse andere Prinzipien erfüllen als die »grossen anglosäxischen Sammelstatistiken«. Von Interesse sei vor allem, »welche biologisch umschreibbaren Unterformen verschiedener Psychosen am ehesten auf die Leukotomie« ansprächen.

Nachdem die Stiftung das Gesuch bewilligt hatte, begannen zwei Assistenzärzte, Gion Condrau und Wadim-Ulrich Rorschach, im Frühjahr 1949 mit der Arbeit. Bleuler schlug vor, dass sich beide mit demselben Thema befassen, aber unterschiedliche Schwerpunkte und Patientengruppen untersuchen sollten. Condrau solle einen »Gesamtüberblick« über die Resultate geben, Rorschach hingegen prüfen, wie sich psychochirurgische Eingriffe bei verschiedenen Formen von Schizophrenie auswirkten. Krayenbühl stimmte diesem Plan zu und ergänzte, er sei »sehr froh«, dass man nun versuche, »selbst einmal über das Ergebnis der praefrontalen Leukotomie zu einem klaren Resultat zu gelangen«.[78]

Seit Oktober 1946 waren in Zürich über hundert psychochirurgische Eingriffe durchgeführt worden, der größte Teil an Patienten, die zumindest einige Wochen im Burghölzli verbracht hatten. Obwohl im angelsächsischen Raum nach dem Krieg Studien erschienen, die über die Ergebnisse von mehreren hundert Eingriffen berichteten,[79] konnten Condrau und Rorschach auf weit höhere Fallzahlen zurückgreifen als viele andere. Die Zürcher Studien zählten zusammen mit einer dritten, die 1952 erschien,[80] zu den umfang-

77 Vgl. zum Beispiel StAZH, Z 99.239, »Wissenschaftliches, Dissertationen«, Schreiben Manfred Bleulers an Hugo Krayenbühl, 21.9.1948.

78 StAZH, Z 99.243, »Wissenschaftliches, Dissertationen«, Schreiben Manfred Bleulers an Hugo Krayenbühl, 29.4.1949; Z 99.244, »Finanzierung wissenschaftlicher Arbeiten«, Schreiben Hugo Krayenbühls an Manfred Bleuler, 2.5.1949.

79 Vgl. zum Beispiel Board of Control, Pre-frontal leucotomy in 1000 cases; Frank, Clinical survey and results of 200 cases of prefrontal leucotomy.

80 1952 erschien eine Studie, die auf 122 Fällen beruhte. Stoffel, Zürcher Erfahrungen mit der präfrontalen Leukotomie.

reichsten katamnestischen Untersuchungen des deutsch- und französischsprachigen Raums.[81] In der Schweiz blieben sie bis zu Beginn der 1960er Jahre »die grösste […] Statistik« zur Psychochirurgie.[82]

Condraus Arbeit erschien 1950 in der *Schweizerischen Medizinischen Wochenschrift.* Sie stützt sich auf frühere kasuistische Beiträge der Universitätsklinik Zürich,[83] verbindet diese jedoch mit eigenen Forschungsergebnissen. Der Artikel enthält deshalb Zahlen unterschiedlicher Größenordnung: In den einen Abschnitten werden quantitative Ergebnisse angeführt, die auf tiefen Fallzahlen beruhen, in anderen Resultate, die auf einer größeren Zahl von Fällen basieren. Die Studie will zwar in erster Linie einen Überblick bieten,[84] enthält aber auch ein paar Fallgeschichten, in denen es »um Einzelfälle« geht. Aus den Fallpräsentationen wurden also »keine schlüssigen Folgerungen« gezogen,[85] sie sollten nicht als »empirische Grundlage für theoretische Generalisierungsversuche« dienen, sondern vor allem rhetorisch-didaktische Funktionen erfüllen.[86]

Die zweite Studie wurde 1951 in einer Fachzeitschrift für Neurologie und Psychiatrie publiziert. Wie Rorschach einleitend schreibt, wollte er sich »keineswegs anmaßen«, die Ergebnisse portugiesischer, angelsächsischer und

81 Im deutsch- und französischsprachigen Raum Europas beziehen sich die meisten Publikationen auf ungefähr 10-50 Fälle. Folgende katamnestische Beiträge beruhen auf einer vergleichsweise hohen Fallzahl: Anglade u. a., Une expérience de cinq années de lobotomies à l'hôpital psychiatrique de la Sarthe (Le Mans, 82 Fälle); Huber, Unsere Erfahrungen bei psychochirurgischen Eingriffen (Wien, 140 Fälle); David u. a., Résultats globaux de 247 interventions de psychochirurgie sur les malades internés (Paris); Juba, Über die Erfahrungen der präfrontalen Leukotomie in 95 Fällen (Kaposvar, Ungarn).

82 StAZH, Z 99.246, »Finanzierung wissenschaftlicher Arbeiten«, Bericht Manfred Bleulers und Hugo Krayenbühls an den Präsidenten der Fritz Hoffmann-La Roche-Stiftung, 14.9.1949. Ende der 1950er Jahre wurde auf Anregung Max Müllers eine katamnestische Untersuchung an 299 Patientinnen und Patienten durchgeführt, die man zwischen 1946 und 1958 leukotomiert hatte. Die Mehrzahl der Fälle stammte aus der Anstalt Münsingen im Kanton Bern, die Müller bis 1954 geleitet hatte. Risso/Poeck/Creutzfeld, Katamnestische Untersuchungen nach frontaler Leukotomie.

83 Neben der Dissertation von Tuor-Winkler waren drei weitere kasuistische Beiträge erschienen: Condrau/Klingler, Präfrontale Leukotomie bei erethischer Idiotie; Krayenbühl/Stoll, Psychochirurgie bei unerträglichen Schmerzen; Krayenbühl/Stoll, Prefrontal leucotomy and topectomy for relief of intractable pain.

84 Die Studie gibt einen Überblick über Indikationsstellungen, Operationstechniken, Todesfälle, postoperative Komplikationen, somatische Folgen, Persönlichkeitsveränderungen und Operationsresultate.

85 Die Fallgeschichten betreffen sieben Personen mit Diagnosen, die bei Leukotomiepatienten selten vorkamen, und einen Mann, der zwei Monate nach dem Eingriff starb. Von den 119 untersuchten Patienten starben sechs unmittelbar oder kurze Zeit nach der Operation. Condrau, Die präfrontale Leukotomie, S. 786, 788-792.

86 Vgl. Willer/Ruchatz/Pethes, Das Beispiel, S. 9 (Zitat), 21-40; Süßmann, Perspektiven der Fallstudienforschung, S. 21 f.; Fohrmann, Einführung, S. 130.

skandinavischer Studien, die auf einem »reicheren Erfahrungsgut« beruhten, »irgendwie ›nachzuentdecken‹«. Stattdessen sollte sein Projekt Tuor-Winklers Arbeit »an vielfach vergrößertem Material« fortführen und so einen Beitrag zur Präzisierung der Indikationsstellung leisten.[87] Im Unterschied zu den vorangehenden Studien verfasste Rorschach nun aber eine einfache deskriptive Statistik, die klären sollte, ob die Wirkung des psychochirurgischen Eingriffs von der Diagnose abhing.[88]

Rorschach wertete die Akten von 71 leukotomierten Patienten aus, die unter Schizophrenie litten.[89] Zu diesem Zweck suchte er in den Dossiers nach bestimmten Informationen und hielt diese in einer großformatigen Liste fest, die den Titel »Krankheitsverlauf nach durchgeführter Leukotomie« trägt (Abb. 18).[90] In der ersten Spalte sind der Name, das Geburtsdatum, die Diagnose und die einweisende Klinik vermerkt. In der zweiten Spalte folgt das Datum des Eingriffs. Danach kommen sechs Spalten, in denen die Entwicklung des postoperativen Zustands dargestellt wird.[91] Die Listenform zwang Rorschach, seine Einträge stark zu kondensieren. Die Angaben mussten in ein paar Stichworten zusammengefasst und in eine vier Zentimeter breite Spalte eingetragen werden. Neben Informationen zum Befinden und Ver-

87 Rorschach, Zürcher Erfahrungen an leukotomierten Schizophrenen, S. 355 f.

88 Ebd., S. 359.

89 Dieses Verfahren war in der klinischen Forschung weit verbreitet; in den Archiven psychiatrischer Anstalten finden sich viele Briefe und Notizen, aus denen hervorgeht, dass Ärzte zu Forschungszwecken Krankenakten sammelten. Zur Verbindung zwischen Sammeln und Wissenschaft bei Objektsammlungen siehe Kohler, Collecting sciences and collecting practice; te Heesen/Spary (Hg.), Sammeln als Wissen.

90 StAZH, PUK, Nr. 107.1, Vorträge, Referierabende (Prof. M. Bleulers, 1955-1969), Krankheitsverlauf nach durchgeführter Leukotomie. Das Verzeichnis umfasst sieben Seiten. Es enthält Notizen zu 156 Patientinnen und Patienten, die vom Oktober 1946 bis April 1954 in Zürich leukotomiert wurden. Die Patienten stammten aus der Psychiatrischen Universitätsklinik oder aus Anstalten, die ihre Patienten in Zürich operieren ließen und zu diesem Zweck vorübergehend ins Burghölzli verlegten.

91 Die Namen und das Datum des Eingriffs wurden fast immer von derselben Person, vielleicht Bleulers langjähriger Sekretärin, festgehalten. Die Bemerkungen zum »Krankheitsverlauf nach durchgeführter Leukotomie« stammen von einer anderen Hand. Auch diese Spalten wurden in der Regel von derselben Person ausgefüllt, aber nur vom Herbst 1946 bis zum Frühjahr 1949. Da Rorschach in seine Studie alle Patienten mit der Diagnose Schizophrenie einbezog, die bis Mai 1949 leukotomiert worden waren, ist davon auszugehen, dass die Einträge zum postoperativen Zustand von ihm stammen. Die Rubrik zum postoperativen Verlauf ist in sechs Spalten gegliedert, in denen festgehalten wurde, in welchem Zustand sich die Patienten zu bestimmten Zeitpunkten (eine Woche, einen Monat, drei Monate, sechs Monate, ein Jahr und zwei Jahre nach dem Eingriff) befanden. Zum Zustand ein Jahr nach der Operation finden sich allerdings relativ wenige Einträge, zum Zustand zwei Jahre nach der Operation gar keine. Dies hängt wohl damit zusammen, dass man im Allgemeinen davon ausging, die »labile Phase« sei nach einem Jahr abgeschlossen. Siehe zum Beispiel Heimann, Psychochirurgie, S. 681.

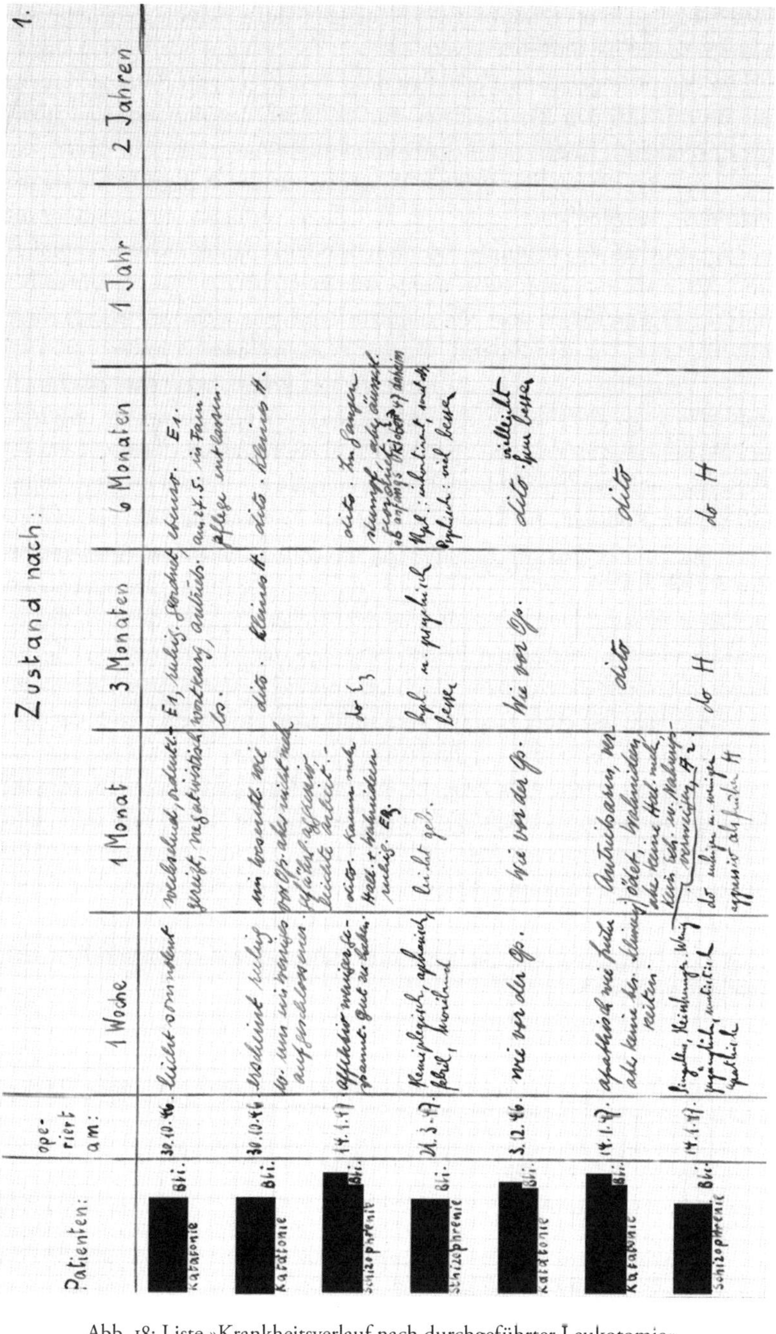


Abb. 18: Liste »Krankheitsverlauf nach durchgeführter Leukotomie«

halten wird auch oft erwähnt, auf welcher Abteilung sich die Patienten aufhielten. Todesfälle sind ebenso vermerkt wie Verlegungen oder Entlassungen.

Um den postoperativen Verlauf zu dokumentieren, griff Rorschach meist auf Begriffe aus den Krankenakten zurück. Blieb der Zustand der Patienten unverändert, finden sich negativ konnotierte Ausdrücke wie »laut«, »erregt« oder »aggressiv«. Eine positive Wende wurde durch Begriffe wie »nett«, »harmlos«, »zugänglicher« oder »gut zu halten« vermerkt, die allerdings oft mit Ausdrücken wie »stumpf«, »apathisch« oder »arbeitet nicht« kombiniert sind. Sätze wie »schimpft nicht mehr« wiesen darauf hin, dass Patienten bestimmte Eigenschaften oder Verhaltensweisen nicht mehr zeigten, die dem Klinikpersonal vor dem Eingriff offenbar Probleme bereitet hatten.

Das Verzeichnis war also ein »little tool of knowledge«, das sowohl administrative als auch wissenschaftliche Zwecke erfüllte; es wurde angelegt, um Wissen zu sammeln, zu speichern und weiterzuentwickeln.[92] Obwohl Rorschach eine größere Zahl von Leukotomiefällen untersuchte, ging er ähnlich vor wie Kollegen, die Kasuistik betrieben. Er versuchte, sich einen Überblick über die Folgen der Eingriffe zu verschaffen, indem er Angaben aus den Krankenakten verdichtete und in einer Liste festhielt. Das Verzeichnis enthält eine Sammlung stark kondensierter Fallgeschichten, die dazu diente, die Fälle in einem nächsten Arbeitsschritt vier Kategorien zuzuordnen. Dabei wurde jeder aufgelistete, namentlich gekennzeichnete, in einer Zeile komprimierte Fall Teil einer Gruppe von anonymen »ungebesserten«, »wenig«, »in der Anstalt« oder »bis zur Entlassung gebesserten« Fällen. Anschließend zählte Rorschach, wie viele Fälle die einzelnen Gruppen enthielten, trug die Resultate in die entsprechenden Spalten ein und erstellte so eine »summarische Erfolgsstatistik« (vgl. Abb. 19).[93] Im Gegensatz zu kasuistischen Studien präsentieren daher quantitative Untersuchungen nicht Fälle, die sich auf konkrete Patienten beziehen. In den Ziffern und Grafiken drücken sich vielmehr Fälle von Kategorien aus, die nach bestimmten, meist impliziten Kriterien gebildet wurden.[94]

In der klinischen Forschung griffen also Statistik und Kasuistik ineinander über, die Grenzen zwischen quantitativen und qualitativen Methoden waren fließend. Dies zeigt sich auch in kasuistischen Beiträgen. In Tuor-Winklers

92 Becker/Clark, Little tools of knowledge, S. 1. Vgl. auch Hoffmann, Festhalten, Bereitstellen, vor allem S. 10 f.

93 Ein solches Verfahren war durchaus üblich – die Zahl und Definition der Kategorien konnten zwar variieren, die Kategorienbildung beruhte aber stets auf der Annahme, dass der Erfolg psychochirurgischer Eingriffe an der sozialen Anpassungsfähigkeit der operierten Patienten zu messen sei. Vgl. Kapitel 4, S. 112-115.

94 In kasuistischen Studien werden Fallgeschichten zwar manchmal auch in bestimmte Gruppen zusammengefasst. Diese Ordnung dient jedoch nur dazu, den Text zu gliedern, die – beispielsweise in verschiedenen Abschnitten – präsentierten Geschichten beziehen sich auf konkrete Patienten.

| Beobachtungsdauer nach der Operation | Anzahl der Fälle | Gebessert bis Entlassungsfähigkeit | Innerhalb Anstalt wesentlich gebessert | Wenig gebessert | Ungebessert |
|---|---|---|---|---|---|
| ¼—2 Jahre (Gesamtmaterial) . | 71 | 10 | 23 | 22 | **16** |
| ½—1 Jahr . . . . . . . . . . | 62 | 9 | 20 | 20 | **13** |
| 1—1½ Jahre . . . . . . . . . | 40 | 6 | 13 | 11 | **10** |
| 1½—2 Jahre . . . . . . . . | 24 | 4 | 9 | 8 | **3** |

Abb. 19: Tabellarischer Überblick über die Operationsresultate

Studie gibt es beispielsweise Grafiken, die visualisieren, wie sich der Krankheitsverlauf nach der Leukotomie weiter entwickelte (Abb. 20).[95] Sieht man von der Fallzahl und der Darstellungsform ab, unterscheiden sich diese Diagramme nicht von der Tabelle, die Rorschachs »Erfolgsstatistik« zusammenfasst. Erst aus sehr summarischen, einfachen und kohärenten Darstellungen von Krankheitsverläufen ließen sich klare Schlüsse über die Wirkung psychochirurgischer Eingriffe ziehen und Erfolgsraten berechnen; nur so konnte klinisches in wissenschaftliches Wissen transformiert werden.

Bevor sich in der Psychiatrie die Vorstellung durchsetzte, dass therapeutische Wirksamkeit experimentell zu beweisen sei,[96] griff man in der klinischen Forschung vor allem auf Krankenakten zurück. Bis zu den 1960er, 1970er Jahren entstand wissenschaftliches Wissen, indem Informationen aussortiert, aufgezeichnet, geordnet und gezählt, Kategorien gebildet, Aufschreibesysteme entworfen und benutzt, Genres gewählt und weiterentwickelt wurden – kurz:

95 Die Liniendiagramme, auf deren x-Achse das Alter der Patienten, deren y-Achse der »Grad der Psychose« (Stufen I–III) eingetragen ist, geben den Krankheitsverlauf wieder. Der Zeitpunkt der Leukotomie ist durch einen Pfeil gekennzeichnet. Tuor-Winkler, Zur Frage der Beeinflussung der Schizophrenie durch die präfrontale Leukotomie, S. 21.

96 Viola Balz versteht »unter dieser Experimentalisierung klinischer Wissensbildung [...] die Anpassung der klinischen Beobachtung an die Vorgaben des kontrollierten klinischen Versuchs, der sich durch folgende Merkmale auszeichnet: Randomisierung, Systematisierung der Versuchsanordnung, Anpassung aller zu erhebenden Merkmale an quantitativ operationalisierbare Einheiten und die Ausschaltung subjektiver Einflüsse auf das Versuchsergebnis. Subjektive Verzerrungen sollten vor allem durch ein doppelblindes Versuchsdesign minimiert werden.« Solche Bedingungen lassen sich in der Psychochirurgie nicht umsetzen. Nach Jack Pressman hängt die Experimentalisierung der klinischen Forschung in der amerikanischen Psychiatrie eng mit deren Erkenntnis zusammen, dass sie die Effekte psychochirurgischer Eingriffe nicht adäquat evaluieren konnte. Balz, Megaphen wird zur Wirkung gebracht, S. 190, Anm. 47; Pressman, Last resort, Kapitel 8. Zu den methodischen Problemen psychochirurgischer Evaluationsstudien siehe Adler/Saupe, Psychochirurgie, S. 87-90, Kap. VI, vor allem S. 185-190; zur Experimentalisierung der klinischen Psychopharmakaforschung siehe Balz, Zwischen Wirkung und Erfahrung, Teil II.

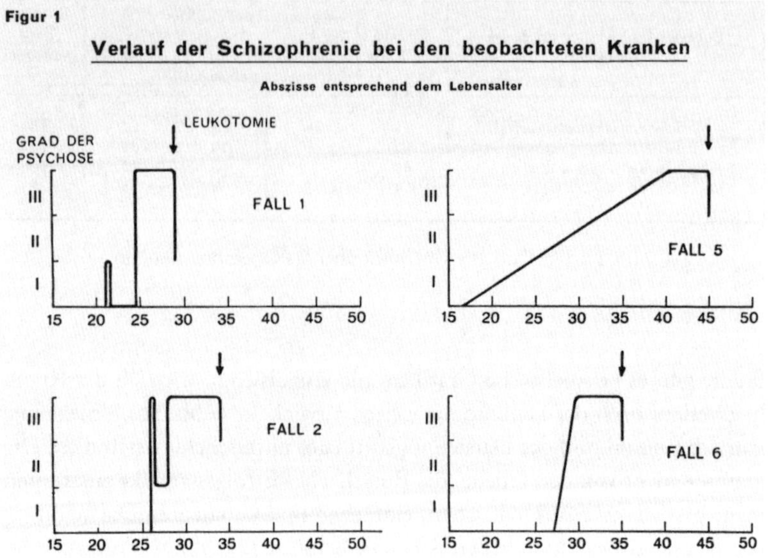


Abb. 20: Grafiken zum Krankheitsverlauf bei vier Leukotomiefällen

indem Praktiken und Darstellungsformen angewandt wurden, die ebenfalls epistemische Effekte hatten. Diese Art von Wissensproduktion ermöglichte wissenschaftliche Glaubwürdigkeit, hing aber gleichzeitig eng mit der psychiatrischen Institution und deren Praktiken zusammen. Im Unterschied zu den experimentellen Wissenschaften war die klinische Forschung nicht nur mit einer Vielzahl unkontrollierbarer Faktoren konfrontiert, sondern musste sich auch an die Bedingungen des Anstaltsalltags anpassen.[97]

Wissenschaftlichen Erkenntnisse waren deshalb in der klinischen Forschung eng mit praktischem Wissen verbunden. Die Begriffe, die Rorschach in seine Liste eintrug, zeigen, dass er in den Krankenakten bestimmte Informationen suchte, die letztlich in die Kategorien der »Erfolgsstatistik« mündeten. Mit dem Wechsel von der Fach- in die Wissenschaftssprache[98] wurden die zahlreichen Symptome, die »schwierige« Patienten zeigten,[99] unter dem

97 Vgl. Balz, Megaphen wird zur Wirkung gebracht, S. 182.

98 In der Linguistik wird zwischen Fachsprache (Arbeitssprache), Wissenschaftssprache und Umgangssprache unterschieden. Siehe dazu Schuster, Zur Entwicklung der psychiatrischen Fachsprache; von Burg, Die schriftliche Arbeitssprache der Medizin; Wöller/Müller/Lehmann, Soziale Bewertungsdimensionen in der psychiatrischen Fachsprache.

99 Zu den Kriterien, nach denen die Wirkung psychochirurgischer Eingriffe beurteilt wurde, siehe Kapitel 4, S. 112-115; Kapitel 5, S. 174 f.

Begriff »asoziales« Verhalten zusammengefasst.[100] Rorschach kommt denn in seinem Beitrag auch folgerichtig zu dem Ergebnis, dass psychochirurgische Eingriffe in erster Linie »das asoziale Verhalten [verbesserten], das mit stürmischen Affektspannungen erlebt« werde.[101]

In der Psychiatrie generierte die klinische Forschung Interventionswissen, das Praktiken ausbilden oder verbessern sollte. Rorschach etwa zog bei der Leukotomie den Schluss, dass Operationsempfehlungen, die das affektive Verhalten der Patienten berücksichtigten, »bereits auch eine unbewusste Auslese nach Verlaufstypen« darstellten. Er forderte deshalb, »die Untersuchung des Verlaufstypus bei den Leukotomierten« in der Forschung stärker zu gewichten; dies erlaube vielleicht »in Zukunft [...], die Indikationsstellung zu verfeinern«.[102]

Dieser Aufruf stieß vor allem bei jenen auf Resonanz, die ähnliche theoretische Positionen vertraten.[103] Es erstaunt deshalb kaum, dass sich das letzte Leukotomieprojekt der Universitätsklinik Zürich wieder mit dem Zusammenhang »zwischen der präpsychotischen Persönlichkeit, dem Verlauf der Psychose und dem Operationserfolg« befasste.[104] Die hohe Kontinuität der Zürcher Forschung lässt sich also nicht nur damit erklären, dass die einzelnen Studien aneinander anknüpften. Sie hängt auch mit der Forschungstradition, den Forschungsbedingungen und den theoretischen Positionen zusammen, die Bleuler und seine Schüler vertraten.

## Lehren: Anfang und Ende von Objektivierungsprozessen

Im September 1948 – das Gesuch für die Finanzierung der ersten quantitativen Studien zur Psychochirurgie war bereits eingereicht – sandte Krayenbühl seinem Freund einen Aufsatz von drei Brasilianern zu. Bleuler antwortete in seinem Dankesbrief, die Publikation sei »typisch für eine Unmenge von Artikeln in der psychiatrischen Literatur über die Leukotomie«. Neben methodischen Mängeln kritisierte er, dass die Autoren »in der Wahl des Schnittortes das Wesentliche für die Heilung« sähen und hofften, »durch eine andere Lokalisation des Schnittes mehr zu erreichen«. Der Forschungsstand zeige doch – so Bleuler –, dass »so gut wie jeder Autor« eine andere Meinung über

100 Vgl. Kapitel 5.
101 Rorschach, Zürcher Erfahrungen an leukotomierten Schizophrenen, S. 363.
102 Ebd., S. 364.
103 Vgl. zum Beispiel StAZH, Z 99.243 »Wissenschaftliches, Dissertationen«, Schreiben Turner McLardys an Manfred Bleuler, 20. 1. 1949. McLardy war ein Mitarbeiter Alfred Meyers am Maudsley Hospital in London, wo Gehirne verstorbener Leukotomiepatienten untersucht wurden. Siehe dazu Kapitel 2, S. 82.
104 Stoffel, Zürcher Erfahrungen mit der präfrontalen Leukotomie, S. 4.

den besten Ort des Eingriffs vertrete und dass über diesen Punkt vorläufig nur spekuliert werden könne: »Von meiner Auffassung [...] ist es beim heutigen Stand der Erkenntnis noch aussichtslos eine Psychochirurgie zu betreiben, die sich auf die Beziehungen zwischen einzelnen Hirnteilen und einzelnen psychischen Funktionen aufbaut. Alle Versuche in dieser Hinsicht scheinen ein Tasten im Dunkel, solange wir nicht über Psyche und Hirnfunktion mehr wissen.«[105]

Über den Zusammenhang von Hirn und Psyche äußerte sich Bleuler eher zurückhaltend. 1949 schrieb er in der achten Auflage des *Lehrbuchs der Psychiatrie*, nach den »aktuellen naturwissenschaftlichen Kenntnissen« sei davon auszugehen, dass Körper und Psyche »eine unzertrennbare Einheit« darstellten; der Stand der Forschung erlaube nicht, psychische Funktionen im Hirn zu lokalisieren. In der neunten Auflage von 1955 wurde ergänzt, die Hirnrinde sei offenbar »vorzugsweise das Organ des individuellen Gedächtnisses und des bewussten Denkens und Urteilens«, die »treibenden und zielgebenden Kräfte (Triebe, Affektivität usw.)« hingegen seien wohl »namentlich an die Stammganglien geknüpft«. Auf diesen Annahmen würden zwar – so heißt es weiter – »wichtige Arbeitshypothesen« beruhen, beispielsweise jene, der »die Einführung der präfrontalen Leukotomie [zu] verdanken« sei. Allerdings handle es sich bei den Hypothesen um bloße Vermutungen. »Völlig misslungen« seien »bisher alle Versuche, genauere Lokalisationen einzelner psychischer Funktionen oder gar einzelner Gruppen von Erinnerungen, Gedanken und Überlegungen im Hirn zu entdecken«. Es werde deshalb »je länger je wahrscheinlicher, dass die meisten psychischen Funktionen von verschiedenen Teilen des Hirns und ihrem funktionellen Zusammenspiel« abhingen.[106]

Bleuler vertrat also eine holistische Position; er hielt die Schlussfolgerungen der Anhänger des Lokalisationsprinzips für reine Spekulation und bezweifelte, dass es je gelingen werde, höhere Hirnfunktionen genau definierbaren Stellen des Gehirns zuzuordnen. In der Psychochirurgie zählte er deshalb zu den Anhängern des »quantitativen Prinzips«, die glaubten, dass nicht der Ort des Eingriffs, sondern das Ausmaß, die Menge der zerstörten Hirnsubstanz, über dessen Wirkung entscheide.[107] Den Wirkungsmechanis-

105 StAZH, Z 99.239, »Wissenschaftliches, Dissertationen«, Schreiben Manfred Bleulers an Hugo Krayenbühl, 21. 9. 1948.

106 Bleuler, Lehrbuch der Psychiatrie, 8. Aufl. von 1949, S. 1. Bleuler, Lehrbuch der Psychiatrie, 9. Aufl. von 1955, S. 102. Nach dem Tod seines Vaters im Jahr 1939 übernahm Manfred Bleuler die Aufgabe, die weiteren Auflagen des Lehrbuchs der Psychiatrie zu überarbeiten und herauszugeben. Das Lehrbuch galt als Standardwerk und gehörte zu den bedeutendsten psychiatrischen Handbüchern des deutschsprachigen Raums. Vgl. Scharfetter, Manfred Bleuler, S. 35; Wilkinson, Eliot Slater, S. 8; Ellenberger, La psychiatrie suisse, S. 327. Ähnliche Stellungnahmen Bleulers finden sich auch in seiner Korrespondenz.

107 Vgl. dazu Kapitel 2, S. 81-83.

mus erklärte Bleuler mit zwei Faktoren: Zum einen sei ein psychochirurgischer Eingriff ein starker Schock, »und zwar sowohl in physiologischem wie in psychologischem Sinne«. Zum anderen setze die Operation »ein hirnlokales Psychosyndrom von unvorhersehbarer Stärke [...], das die emotionellen Abläufe beeinflussen« könne.[108]

Bleulers Ansichten schlugen sich in den Fragestellungen der Forschungsprojekte nieder, die man an der Universitätsklinik Zürich zur Psychochirurgie durchführte. Hirnanatomische Studien kamen unter diesen Voraussetzungen nicht in Frage. Physiologische Studien wären zwar denkbar gewesen, wurden aber nie realisiert. Da sich Vertreter des »quantitativen Prinzips« nicht dafür interessierten, ob der Ort des Eingriffs dessen Wirkung beeinflusste, blieb nur noch die Möglichkeit, sich in klinischen Studien um eine präzisere Indikationsstellung zu bemühen.[109]

Gleichzeitig wirkte sich Bleulers theoretische Position auf die Wahl der Operationstechnik aus. Bleuler forderte Operationsmethoden, die einen starken Schock auslösten, aber möglichst keine körperlichen Störungen und Todesfälle zur Folge hatten. Aus diesem Grund wurden in Zürich bis Ende der 1960er Jahre fast nur bilaterale präfrontale Leukotomien durchgeführt. Begannen viele Neurochirurgen gegen Ende der 1940 Jahre, bekannte Operationstechniken zu modifizieren oder neue Methoden auszuprobieren,[110] brachen Bleuler und Krayenbühl die spärlichen Versuche mit anderen Operationstechniken schnell wieder ab.[111] Im Unterschied zu anderen Kliniken

108 Bleuler, Forschungen und Begriffswandlungen in der Schizophrenielehre, S. 424. Diese beiden Argumente führte Bleuler ab 1947 an.

109 Hirnanatomische Studien an einer größeren Zahl von verstorbenen Leukotomiepatienten standen auch aus praktischen Gründen außer Frage. Physiologische Studien wurden erwogen, aber nicht durchgeführt. Bleuler befasste sich jedoch beispielsweise mit dem Zusammenhang zwischen endokrinologischen Störungen und Schizophrenie. Siehe dazu S. 259 f. sowie Kapitel 9, S. 263.

110 Für den französischen Sprachraum Europas siehe die Protokolle der Sitzungsberichte verschiedener medizinischer Gesellschaften in den *Annales Médico-Psychologiques* und der *Revue Neurologique*. Für den deutschen Sprachraum siehe Riechert, Psychochirurgie; Riechert, Die psychochirurgischen Eingriffe mit besonderer Berücksichtigung der gezielten Hirnoperationen; Huber, Unsere Erfahrungen bei psychochirurgischen Eingriffen; Boehlke, Ein neues Leukotomieverfahren. Während viele Chirurgen von einer bekannten Technik zur anderen wechselten und diese modifizierten, bemühten sich andere um eine grundsätzliche Weiterentwicklung psychochirurgischer Operationsverfahren. Zu den letzteren zählten vor allem die Neurochirurgen Jacques Le Beau aus Paris und Traugott Riechert aus Freiburg i. B. Siehe dazu Kap. 3, S. 92, 94.

111 1949 operierte ein auf Besuch weilender amerikanischer Neurochirurg drei Patienten nach dem transorbitalen Verfahren, das danach nie wieder zum Zug kam. 1954 führte ein Oberarzt aus der Neurochirurgischen Klinik vier Leukotomien mit Ultraschall durch. Die Methode wurde nicht weiter angewandt, weil die Ergebnisse unbefriedigend blieben. Für eine Topektomie, bei der ein Block aus dem Stirnhirn

hätte man in Zürich auch technisch anspruchsvollere Eingriffe vornehmen können. Modifikationen der Operationstechnik dienten hier aber einzig dem Zweck, das Ausmaß der Schädigungen zu vermindern; Bleuler zeigte sich sehr skeptisch, wenn jemand behauptete, mit anderen Verfahren höhere Erfolgsraten zu erzielen.[112]

Bleulers Einfluss reichte weit über die Kantons- und Landesgrenzen hinaus, zumal auch andere international anerkannte Wissenschaftler wie Alfred Meyer, Walter von Baeyer und Wilhelm Mayer-Groß ähnliche theoretische Positionen vertraten.[113] Schüler Bleulers verbreiteten seine Ansichten zum Wirkungsmechanismus psychochirurgischer Eingriffe in zahlreichen Referaten und Publikationen. Neben Beiträgen zur Leukotomie erschienen auch breit rezipierte Artikel über andere Themen, die auf das Verfahren eingehen – zum Beispiel Überblicke zur Schizophrenieforschung, zum Stand der Neurochirurgie oder Lehrbücher.[114]

herausgeschnitten wurde, entschieden sich Bleuler und Krayenbühl nur bei drei »besonders schwer Erkrankten«, die nach einer Leukotomie keine Besserung gezeigt hatten. Im Gegensatz zu Frankreich, wo die Topektomie als besonders präzise und selektive Operationstechnik empfohlen wurde, setzte man das Verfahren in Zürich gemäß »quantitativem Prinzip« nur dann ein, wenn eine sehr starke Wirkung erzielt werden sollte. Neurochirurgische Klinik des Universitätsspitals Zürich, Operationsbücher 1947-1980. Siehe auch die Krankenakten der Patientinnen und Patienten, bei denen eine transorbitale Lobotomie (StAZH, Z 100, KA-Nr. 43723, 43724, 43728), eine Ultraschallleukotomie (ebd., KA-Nr. 27662, 45073, 45205, 48478) oder eine Topektomie (ebd., KA-Nr. 27603, 38023, 42665) durchgeführt wurde. Zu den Operationstechniken siehe Kapitel 2, S. 74-78. Die Versuche mit Ultraschall erfolgten wahrscheinlich aufgrund eines Artikels in den *Archives of Neurology and Psychiatry*: Lindstrom, Prefrontal ultrasonic irradiation. Zur Topektomie siehe beispielsweise Le Beau, Sur la résection bilatérale de certaines aires préfrontales (topectomie).

112 Vgl. zum Beispiel StAZH, Z 99.245, »Wissenschaftliches, Dissertationen«, Korrespondenz zwischen Hugo Krayenbühl und Manfred Bleuler, 3.6. und 8.9.1949. In einem Nachruf wird Krayenbühl von ehemaligen Schülern als Chirurg beschrieben, der strikt »an dem einmal Bewährten« festhielt und sich nicht als Wissenschaftler, sondern als Praktiker verstand. Bennini/Scharfetter/Weber, Hugo Krayenbühl, S. 1532 f. Schüler Bleulers beschrieben ihren einstigen Chef als grundsätzlich kritische und skeptische Person. Gespräche mit Prof. em. Dr. med. Klaus Ernst, 27.4.2005, und Prof. em. Dr. med. Christian Müller, 18.5.2005.

113 Vgl. Heimann, Psychochirurgie, S. 705-708; Bleuler, Forschungen und Begriffswandlungen in der Schizophrenielehre, S. 424.

114 Siehe zum Beispiel Müller/Yasargil, Zur Psychiatrie der stereotaktischen Hirnoperationen bei extrapyramidalen Erkrankungen; Benedetti/Kind/Mielke, Forschungen zur Schizophrenielehre; Bleuler, Forschungen und Begriffswandlungen in der Schizophrenielehre 1941-1950; Walther-Büel, Die Psychiatrie der Hirngeschwülste; Krayenbühl/Stoll, Prefrontal leucotomy and topectomie for relief of intractable pain; Bleuler, Lehrbuch der Psychiatrie. Vgl. auch Heimann, Psychochirurgie. Der Schweizer Hans Heimann war kein Schüler Bleulers, erwähnte diesen aber in seinem Artikel.

So enthält Hoffs *Lehrbuch der Psychiatrie* von 1956 ein 24-seitiges Kapitel zur Psychochirurgie, das Hugo Krayenbühl zusammen mit Wilhelm Stoll verfasste, Bleulers Oberarzt, der die letzte Zürcher Studie zur Leukotomie durchgeführt hatte. Der Text geht zunächst auf den Standpunkt der »Lokalisatoren« ein, führt dann Argumente gegen eine »streng lokalisatorische Auffassung« an und schließt mit dem Fazit, dass man »den Tatsachen wohl am ehesten gerecht« werde, wenn man den Effekt psychochirurgischer Eingriffe auf den »Schock« und die »günstigen affektiven Auswirkungen des hirnlokalen Psychosyndroms« zurückführe.[115] Krayenbühl und Stoll stellten also in ihrem Artikel verschiedene theoretische Positionen und deren Anhänger vor, plädierten aber für den Standpunkt, der in Zürich vertreten wurde.

Bleulers Lehrbuch von 1949 macht hingegen nicht mehr deutlich, woher das präsentierte Wissen zur Leukotomie stammt. Der zweiseitige Abschnitt enthält zwar den Hinweis, dass die »Ursachen des Operationserfolgs« unklar seien, erwähnt aber nur einen Erklärungsansatz. Weil Bleuler dabei eine unpersönliche Formulierung benutzt, geht nicht hervor, dass er seine eigene Hypothese darlegt. Der Auflage von 1955 wurde ein Absatz über Operationstechniken beigefügt, in dem es heißt, die Ergebnisse der verschiedenen Verfahren würden darauf hindeuten, dass der Erfolg des Eingriffs weniger vom Ort als vom Ausmaß der Läsion abhänge. Dass Vertreter des »qualititativen Prinzips« den Stand der Forschung ganz anders beurteilten, kommt nicht zur Sprache.[116]

Mit den Lehrbuchtexten wurde der Objektivierungsprozess, der wissenschaftliches Wissen zur Psychochirurgie hervorbrachte, vorerst abgeschlossen. Vom »kontingenten, kontaminierten, lokalen und situativen Charakter der Erzeugung von Wissen«[117] ist in dieser Textsorte nichts mehr zu erkennen. Die Erkenntnisse, die aus einem komplexen Zusammenspiel von klinischer Praxis, Forschung und deren Kontexten hervorgingen, wurden als – wenn auch vielleicht vorläufige – Tatsachen, als »gesichertes Wissen« präsentiert, das seinerseits nun wieder die klinische Praxis und Forschung prägte. Herstellung, Darstellung und Verwendung von Wissen waren somit so eng miteinander verflochten, dass zwischen praktischem und theoretischem Wissen »Resonanzen« entstanden.[118]

Ende 1948 fassten Bleuler und der Physiologe Walter Rudolf Hess ein gemeinsames Forschungsprojekt ins Auge. Die beiden wollten untersuchen, wie sich die Leukotomie auf das vegetative Nervensystem und dessen Funk-

115 Krayenbühl/Stoll, Chirurgische Eingriffe in der Psychiatrie, S. 826 f.

116 Bleuler, Lehrbuch der Psychiatrie, 8. Aufl. von 1949, S. 145 f. Bleuler, Lehrbuch der Psychiatrie, 9. Aufl. von 1955, S. 164 166.

117 Vgl. Rheinberger, Experimentalsysteme und epistemische Dinge, S. 152.

118 Rheinberger/Hagner, Experimentalsysteme, S. 12.

tionen auswirkte.[119] Die kasuistischen Studien zur Psychochirurgie sollten also durch eine physiologische ergänzt werden, die zusätzliche Untersuchungen erforderte. Als Bleuler seinen einstigen Lehrer darauf hinwies, dass die Forschungsmöglichkeiten an seiner Klinik eng beschränkt seien, schlug Hess eine Reihe von Untersuchungen vor, die möglichst wenig Aufwand machten – unter anderem eine Messung der Pupillenweite, der Hautfarbe, der Atmungsfrequenz und der Schweißproduktion.

Bleuler antwortete, offenbar sei es für Außenstehende »völlig unvorstellbar«, über welch jämmerliche Forschungsbedingungen das Burghölzli verfüge. Die technischen Voraussetzungen für die vorgeschlagenen Untersuchungen schienen vielleicht einfach, seien aber für seine Klinik »schon beinahe unerreichbar«. »An sich« sei er jedoch von den Vorschlägen »begeistert« und werde gerne »das Möglichste« tun, um sie realisieren. Bleuler kämpfte allerdings nicht nur mit ungünstigen Forschungsbedingungen, sondern auch mit einem Interessenkonflikt: Er hege den Wunsch, so gestand er Hess, einen »wissenschaftlichen Urlaub« zu beantragen, und plane, bei der Rockefeller Foundation ein Gesuch für die Finanzierung eines Stellvertreters zu stellen.[120]

Hess zeigte großes Verständnis und versprach Bleuler, ihn bei den Messungen so weit als möglich zu unterstützen. Da jedoch der Urlaub »selbstverständlich die absolute Priorität« habe, scheine es ihm nicht angemessen, neben der Finanzierung eines Stellvertreters noch Gelder für ein Projekt zu beantragen. Es sei deshalb wohl am besten, die geplante Studie »vorläufig zurückzustellen«.[121] Der Vorsatz, das gemeinsame Forschungsprojekt nach Bleulers Urlaub durchzuführen, wurde allerdings nicht in die Tat umgesetzt. Bleuler stellte zwar 1950 bei der Rockefeller Foundation wieder ein Gesuch, verfolgte nun aber ganz andere wissenschaftliche Pläne.

119 Die Auswirkungen psychochirurgischer Eingriffe auf das vegetative Nervensystem und dessen Funktionen waren ein Forschungsdesiderat. Vgl. von Baeyer, Rezension.

120 MHAZ, Nachlass Walter Rudolf Hess, PN 62, Korrespondenz zwischen Walter Rudolf Hess und Manfred Bleuler, 11.–23.11.1948.

121 Ebd., Schreiben Walter Rudolf Hess' an Manfed Bleuler, 2.12.1948.

# 9. Das Ende des »Massenexperiments«

## Neue Behandlungsverfahren in den 1950er und 1960er Jahren

Ende der 1940er Jahre erreichte die Zahl der psychochirurgischen Eingriffe ihren Höhepunkt; im Laufe der 1950er Jahre wurden weltweit immer weniger Operationen durchgeführt. Dieser Rückgang wird in der Regel mit der Einführung neuer Medikamente erklärt. Dank der »chemischen Revolution«[1], die den »Beginn des psychopharmakologischen Zeitalters«[2] markiere, so der Tenor einer linearen Fortschrittsgeschichte, habe sich die Leukotomie erübrigt, weil 1953 ein ungefährliches und wirksameres Behandlungsverfahren an ihre Stelle getreten sei.[3] Dieses Argument greift viel zu kurz. Die Neuroleptika, wie die neuen Medikamente seit 1955 genannt werden,[4] wirkten sich zwar auf die Psychochirurgie aus. Von einer klaren Wende lässt sich aber aus zwei Gründen nicht sprechen. Zum einen begann sich der Blick auf die Leukotomie schon vor 1953 zu verändern. Als die Neuroleptika auf den Markt kamen, war die Zahl der Eingriffe bereits zurückgegangen.[5] Zum anderen kam das Verfahren auch noch lange nach der Einführung der neuen Mittel zum Einsatz. Die Psychochirurgie wurde nie ganz aufgegeben; die zweite, um 1970 einsetzende Phase schloss nahtlos an die erste an.

Das Ende des psychochirurgischen »Massenexperiments«[6] muss also auf verschiedene Faktoren zurückgeführt werden. Die abnehmende Bedeutung der Methode hängt nicht einfach mit der Einführung der Neuroleptika zusammen, sondern mit einem neuen Denkstil,[7] der entstand, als die Klinikpsychiatrie sich mit der Psychotherapie bei Psychosen auseinanderzusetzen

1 Porter, Madness, S. 205. Shorter, Geschichte der Psychiatrie, S. 383.

2 Ebd.

3 Vgl. zum Beispiel Missa, Naissance de la psychiatrie biologique, S. 18; Shorter, Geschichte der Psychiatrie, S. 342; Ackerknecht, Kurze Geschichte der Psychiatrie, S. 103 f.

4 Das griechische Kunstwort »Neuroleptica« wurde 1955 vorgeschlagen, setzte sich aber erst Anfang der 1960er Jahre durch. Weber, Die Entwicklung der Psychopharmaka im Zeitalter der naturwissenschaftlichen Medizin, S. 151.

5 Vgl. auch Barrett, Mental ills and bodily cures, S. 168 f.

6 Heimann, Psychochirurgie, S. 680; Häfner, Psychopathologie des Stirnhirns 1939 bis 1955, S. 241. Zum Begriff Massenexperiment siehe Einleitung, S. 13; Kapitel 2, S. 79 f.

7 Fleck, Das Problem einer Theorie des Erkennens.

begann. Dieser neue Denkstil, der sich im Laufe der 1950er Jahre allmählich verbreitete, wurde durch den zunehmenden Einsatz von Psychopharmaka verfestigt. Er brachte Grundannahmen der Psychochirurgie ins Wanken, hatte jedoch Folgen, die weit über dieses Verfahren hinausgingen.

## Von »ungeheurer Gegensätzlichkeit«[8]: Psychochirurgie und Psychotherapie

Als Manfred Bleuler seinen Wunsch nach einem längeren Forschungsurlaub realisieren konnte,[9] reiste er im September 1949 für achteinhalb Monate in die USA, wo die Psychoanalyse seit dem Ende des Zweiten Weltkriegs weiter an Einfluss gewonnen hatte. Im Gegensatz zu Europa, wo sich die Analytiker auf die Therapie von Neurosen konzentrierten, hatten dort einige Psychiater begonnen, auch schizophrene Patienten psychotherapeutisch zu behandeln.[10] Dabei wurden verschiedene Methoden angewandt. Bei der »direkten Analyse« John N. Rosens zum Beispiel verstand sich der Therapeut als »liebender, allmächtiger und fürsorglicher Beschützer«[11] der Kranken, der auch Anweisungen erteilte. Da man davon ausging, dass das Unbewusste bei Psychosen unmittelbar zum Ausdruck komme, wurden den Patienten »direkte« Deutungen ihrer Äußerungen präsentiert.[12]

Bleuler, der sich immer für eine »Psychotherapie des Alltäglichen« eingesetzt, bei Psychosen eine psychoanalytische Behandlung aber abgelehnt hatte,[13] lernte in New York Rosens »direkte Analyse« kennen. Als er im Frühjahr 1950 in die Schweiz zurückkehrte, hatte er – so sein Berner Kollege Max Müller – »eine große Wendung vollzogen, indem er nach seiner vorher vorwiegend organizistischen Einstellung plötzlich von einer psychoanalytischen Welle erfasst worden war, […] und jedenfalls in der Psychotherapie der Psy-

8 Walther-Büel, Zur klinischen Therapie der endogenen Psychosen, S. 194.

9 Siehe Kapitel 8, S. 260.

10 Die psychoanalytische Psychotherapie von Psychosen erlebte zwar nach dem Zweiten Weltkrieg einen Höhepunkt, erste Versuche gab es aber schon zu Beginn des 20. Jahrhunderts. Gegen Ende der 1920er Jahre begannen mehrere Analytiker beidseits des Atlantiks mit hospitalisierten schiozphrenen Patienten zu arbeiten, allerdings nicht in staatlichen Anstalten. Stone, The history of the psychoanalytic treatment of schizophrenia, S. 583, 587. Zur Geschichte der psychoanalytischen Psychotherapie der Schizophrenie siehe auch Braslow, Timeless desperation and timely measures, S. 253; Shorter, Geschichte der Psychiatrie, S. 246-277, vor allem S. 261, 268; Hale, The rise and crisis of psychoanalysis in the United States, S. 245-256.

11 Searles, Verlaufsformen der Abhängigkeit in der Psychotherapie von Schizophrenen, S. 467.

12 Zu John N. Rosen siehe beispielsweise Hale, The rise and crisis of psychoanalysis in the United States, S. 265f.

13 Scharfetter, Manfred Bleuler (1903-1994), S. 33.

chosen gegenüber den somatischen Behandlungsverfahren das Heil der Zukunft erblickte«.[14]

Nach seiner Rückkehr verfasste Bleuler einen viel beachteten, umfangreichen Überblick über die Schizophrenieforschung der 1940er Jahre, der die Entwicklung der deutschsprachigen Psychiatrie stark beeinflusste.[15] Die »Flut von Arbeiten über körperliche Behandlungsmethoden« könne, so das Fazit des Artikels, nicht über die »Tatsache« hinwegtäuschen, »dass sich die Hoffnungen [...] von der körperlichen Behandlung zur Psychotherapie hin verschoben« hätten. Man habe lange gemeint, dass sich Schizophrene psychotherapeutisch nicht beeinflussen ließen, nun aber begonnen, auch Psychosen mit dieser Methode zu behandeln.[16] Dabei konzentriere man sich auf wenige Patienten, denen man sehr viel Zeit widme. Alle theoretischen Ansätze gingen davon aus, dass Schizophrene in ihrer frühen Kindheit »größten seelischen Traumen ausgesetzt« worden seien. Die Therapie solle dem Kranken »etwas von der Liebe und Fürsorge zukommen« lassen, »die ihm die Eltern versagt« hätten, und ihn auf diese Weise heilen. Dabei sei die »emotionelle Hingabe [...] ein wesentlicher«, vielleicht »der wesentlichste Teil der ganzen Therapie«.[17]

Das Freisemester in den USA schlug sich auch in Bleulers Forschungsplänen nieder. Kaum in der Schweiz zurück, stellte er bei der Rockefeller Foundation ein neues Gesuch. Anders als ursprünglich geplant, sah er nun aber von einem physiologischen Forschungsprojekt zur Psychochirurgie ab. Stattdessen wollte er am Burghölzli »eine[] gründliche[] moderne[] postgraduate Ausbildung in differenzierter Psychotherapie« aufbauen und die Wechselwirkung zwischen endokrinen und psychischen Störungen im Laufe langfristiger Psychotherapien untersuchen.[18] Im Zentrum von Bleulers Forschungsinteressen standen nun also die Psychoendokrinologie,[19] mit der er sich seit längerem befasste, und die Psychotherapie, die Anfang des 20. Jahrhunderts im Burghölzli eine wichtige Rolle gespielt, dann aber in der stationären Klinik an Bedeutung verloren hatte.[20]

14 Müller, Erinnerungen, S. 342.

15 Schneider, Zur Frage der Psychotherapie endogener Psychosen, S. 873.

16 Zu den Gründen für diese Position, die auch Freud vertrat, siehe beispielsweise Gabe/Grotjahn, Neuere Fortschritte in der analytischen Psychotherapie der Psychosen, S. 653.

17 Bleuler, Forschungen und Begriffswandlungen in der Schizophrenielehre 1941-1950, S. 427-429.

18 StAZH, Z 99.247, »Finanzierung wissenschaftlicher Arbeiten«, Gesuch Manfred Bleulers an die Rockefeller Foundation, 20. 6. 1950.

19 Die Psychoendokrinologie befasst sich mit den wechselseitigen Zusammenhängen zwischen hormonellen Funktionen und psychischen Prozessen. Manfred Bleuler gehörte zu den Begründern dieser Forschungsrichtung.

20 StAZH, Z 99.247, »Finanzierung wissenschaftlicher Arbeiten«, Gesuch Manfred Bleulers an die Rockefeller Foundation, 20. 6. 1950. Lewis, Report on my visits to psychiatric

Als die Rockefeller Foundation Bleulers Gesuch bewilligte, begann sich das Burghölzli 1951 intensiv mit der individuellen, analytisch orientierten Psychotherapie Schizophrener auseinanderzusetzen. 1952 folgten die ersten Therapien. Unter Anleitung von Marguerite Sechehaye, einer frei praktizierenden Psychologin und Psychoanalytikerin aus Genf, die während 15 Monaten jedes zweite Wochenende nach Zürich kam, versuchten einige Assistenzärzte, einzelne schizophrene Patienten, darunter auch chronisch Kranke, psychotherapeutisch zu beeinflussen.[21] Sechehaye hatte die »Réalisation symbolique« entwickelt, eine Methode, die auf der symbolischen Befriedigung grundlegender Bedürfnisse beruhte, und mit diesem Verfahren ein junges, schwer schizophrenes Mädchen geheilt, das sie zehn Jahre lang behandelt hatte. Sechehaye erregte großes internationales Aufsehen; ihre Publikationen erlebten mehrere Auflagen und wurden in zahlreiche Sprachen übersetzt.[22]

Neben der Zusammenarbeit mit Sechehaye blieb Bleuler auch mit amerikanischen Therapeuten in Kontakt. Mehrere Ärzte des Burghölzlis besuchten John N. Rosen und Frieda Fromm-Reichmann[23] in den USA; Rosen kam sogar nach Zürich, um seinen Ansatz vorzustellen. Zwei frei praktizierende Psychiater und Psychoanalytiker führten die Assistenzärzte des Burghölzlis in die Psychotherapie ein. Ende 1952 wurde ein Arzt angestellt, der täglich mehrere Schizophrene psychotherapeutisch behandelte und die Therapien anderer Mitarbeiter überwachte. Ein Pfleger und eine Schwester unterstützten die psychotherapeutischen Versuche. In den Seminaren und Kolloquien

centres in Europe in 1937, S. 146. Meerwein, Psychotherapie. Müller, Die Pioniere der psychoanalytischen Behandlung Schizophrener, S. 456. Zu Eugen Bleuler siehe Bernet, Schizophrenie; Scharfetter, Eugen Bleuler 1857-1939; Hell/Scharfetter/Möller (Hg.), Eugen Bleuler. Zur Psychotherapie der Schizophrenie im Burghölzli siehe Benedetti, Das Burghölzli als Stätte der Psychotherapie bei Schizophrenen. Zur Geschichte der Psychoanalyse in der Schweiz siehe Walser, Psychoanalyse in der Schweiz.

21 Zur Organisation der Zusammenarbeit zwischen Manfred Bleuler und Marguerite Sechehaye siehe StAZH, Z 99.257, »Wissenschaftliches, Dissertationen«.

22 »La Réalisation symbolique« beispielsweise, das 1947 publiziert wurde, erschien 1951 in englischer, 1955 in deutscher und 1958 in spanischer Übersetzung. 1950 erschien das Tagebuch der Patientin, das durch einen ausführlichen Kommentar Sechehayes ergänzt wird. »Eine Psychotherapie der Schizophrenen« enthält die Vorträge, die Sechehaye 1951 und 1952 am Burghölzli hielt. Sechehaye, La Réalisation symbolique; Sechehaye, Journal d'une schizophrène; Sechehaye, Eine Psychotherapie der Schizophrenen. In zeitgenössischen Publikationen über die Psychotherapie bei Psychosen wurde Sechehayes Methode ebenfalls regelmäßig thematisiert, siehe zum Beispiel Searles, Verlaufsformen der Abhängigkeit in der Psychotherapie von Schizophrenen, S. 468-471.

23 Zu Frieda Fromm-Reichmann siehe beispielsweise Shorter, Geschichte der Psychiatrie, S. 269 f.; Hale, The rise and crisis of psychoanalysis in the United States, S. 266 f.

des Zürcher Instituts für ärztliche Psychotherapie wurden regelmäßig theoretische Probleme und einzelne Fälle besprochen.[24]

Die individuelle, analytisch orientierte Psychotherapie biete die Chance, so Bleuler, Patienten zu heilen und gleichzeitig die theoretischen Kenntnisse über die Schizophrenie voranzutreiben, sei jedoch noch »zu wenig sicher erprobt« und müsse wissenschaftlich geprüft werden.[25] Da sich das Verfahren »durch noch nie dagewesenen zeitlichen und emotionellen Einsatz des Therapeuten für den einzelnen Kranken« auszeichnete,[26] hielt er es »vorerst« für ausgeschlossen, die Methode beim »Gros der Kranken« anzuwenden. Die Versuche des Burghölzlis sollten deshalb »in erster Linie [...] ein brennendes Bedürfnis für Forschung und Lehre« erfüllen. Die analytisch orientierte Psychotherapie wurde zunächst an einer größeren Zahl von Patienten ausprobiert, aus der man anschließend drei auswählte und intensiv behandelte. Auf diese Weise ließen sich zwar, wie es in einem Bericht von 1953 heißt, keine »endgültige[n] Schlüsse über die Erfolgsaussichten der neuen Behandlungen« ziehen, die Erfahrungen schienen Bleuler aber »so ermutigend«, dass er die Methode weiter prüfen wollte.[27]

Die klinische Psychiatrie stand der Psychotherapie der Schizophrenie lange »mit einem gewissen Misstrauen«, wenn nicht mit »radikale[r] Abwehr« gegenüber.[28] Das Burghölzli war zu Beginn der 1950er Jahre die erste Universitätsklinik Europas, in der die analytische Psychotherapie bei Psychosen angewandt und untersucht wurde. Die Versuche wurden in Publikationen[29] und Referaten vorgestellt, die auf großes internationales Interesse stießen[30] und

24 Meerwein, Psychiatrie und Psychoanalyse in der psychiatrischen Klinik, S. 86-90; Müller, Die Psychotherapie Schizophrener an der Zürcher Klinik, S. 355. Vgl. auch Bleuler, Einleitung, S. 6f. Einige Psychiater des Burghölzlis, die dort als Psychotherapeuten tätig waren, gründeten 1954 in Zürich das »Institut für Ärztliche Psychotherapie«. Das Institut, das sich der psychotherapeutischen Spezialausbildung von Psychiatern widmete, vertrat keine einheitliche theoretische Position und blieb eng mit der Klinik verbunden.

25 StAZH, Z 99.253, »Finanzierung wissenschaftlicher Arbeiten«, Gesuche Manfred Bleulers an die Kantonsschulverwaltung und die Schweizerische Akademie der Medizinischen Wissenschaften, 13.6. und 22.10.1951.

26 Bleuler, Forschungen und Begriffswandlungen in der Schizophrenielehre 1941-1950, S. 429.

27 StAZH, Z 99.262, »Finanzierung wissenschaftlicher Arbeiten«, Berichte Manfred Bleulers an die Schweizerische Akademie der Medizinischen Wissenschaften und den Vorstand der Jubiläumsspende für die Universität Zürich, 5.1 und 30.1.1953.

28 Benedetti/Müller, Einleitung, S. 5.

29 Im deutsch- und im französischsprachigen Raum Europas wurden zahlreiche Beiträge zum Thema veröffentlicht. Die Publikationen erschienen nicht nur in psychoanalytischen, sondern auch in medizinischen und psychiatrischen Fachzeitschriften.

30 Schott/Tölle, Geschichte der Psychiatrie, S. 399f., 465f., 471f.; Kulenkampff, Erkenntnisinteresse und Pragmatismus, S. 133; Bleuler, Zur Psychotherapie der Schizophrenie, S. 841; Gabe/Grotjahn, Neuere Fortschritte in der analytischen Psychothera-

die europäische Anstaltspsychiatrie der Nachkriegszeit stark beeinflussten.[31] Die Art und das Ausmaß dieses Einflusses waren zwar sehr verschieden.[32] Da jedoch viele junge, am Anfang ihrer Karriere stehende Psychiater ein Volontariat in Zürich absolvierten,[33] begann man sich selbst in Ländern, in denen die Methode kaum oder überhaupt nicht angewandt wurde, mit der analytischen Psychotherapie bei Psychosen zu beschäftigen. So interessierte sich beispielsweise auch die westdeutsche Klinikpsychiatrie für die Methode, obwohl sie der Psychotherapie mehrheitlich kritisch oder ablehnend gegenüberstand.[34]

1956 fand in Lausanne ein erstes internationales Symposium zur Psychotherapie der Schizophrenie statt. Organisiert wurde die Tagung von Christian Müller und Gaetano Benedetti, zwei ehemaligen Schülern Bleulers, die das Behandlungsverfahren an den Universitätskliniken Lausanne und Basel eingeführt hatten. Die beiden räumten einleitend ein, man mache zurzeit

pie der Psychosen, S. 653. Siehe auch die Klinikkorrespondenz Manfred Bleulers, die zahlreiche Anfragen interessierter Psychiater enthält.

31 Müller, Erinnerungen, S. 301. Bister, Über das neue Verständnis für die schizophrenen Psychosen, S. 750. Schneider, Zur Frage der Psychotherapie endogener Psychosen, S. 873.

32 Am stärksten beeinflusst wurden die skandinavische und die italienische Psychiatrie. Hoffmann, The development of psychosis psychotherapy in Switzerland, S. 119. Zur Entwicklung der Psychotherapie siehe Fussinger/Ohayon, Psychotherapy in Switzerland and France in the 1950s; Fussinger, Psychiatres et psychanalystes dans les années 1950 (zur Schweiz); Fussinger, Formation des psychiatres et psychothérapie (zur Schweiz und zu Frankreich); Neve, A commentary on the history of social psychiatry and psychotherapy in twentieth-century in Germany, Holland and Great Britain; Hutschemaekers/Oosterhuis, Psychotherapy in the Netherlands after the Second World War; Roelcke, Psychotherapy between medicine, psychoanalysis and politics (zu Deutschland); Jones, War and the practice of psychotherapy (zu England); Gabriel, Zur Beziehung zwischen Psychiatrie und Psychotherapie in Wien im 20. Jahrhundert.

33 Siehe Missa, Naissance de la psychiatrie biologique, S. 244; Meerwein, Die Bedeutung der Anstalt für die Gegenübertragung der Therapeuten, S. 152; Herner, Ein Fall von chronischer Schizophrenie, S. 231.

34 Schneider, Zur Frage der Psychotherapie endogener Psychosen, S. 873. Kurt Schneider war ein Gegner der Psychoanalyse. Sein Beitrag erschien in der *Deutschen Medizinischen Wochenschrift* und ging auf eine Anfrage der Redaktion zurück. Neben Schneider wurden auch Manfred Bleuler und Kurt Held um eine Stellungnahme gebeten. Siehe Bleuler, Zur Psychotherapie der Schizophrenie; Held, Psychotherapie der Psychosen und ihre Grenzen. In der Bundesrepublik Deutschland institutionalisierte sich die Psychotherapie außerhalb der Psychiatrie. Zur Entwicklung der Psychotherapie in Deutschland siehe Lohff/Kintrup, Psychotherapie jenseits des Heroismus?; Stöckel, Psychotherapie als Reformbewegung im Nachkriegsdeutschland; Lohff, Von der Normalität des Unglücklichseins; Mentzos, The development of psychosis psychotherapy in Germany and Austria, S. 125 f.; Schott/Tölle, Geschichte der Psychiatrie, S. 400, 466, 471 f.; Roelcke, Psychotherapy between medicine, psychoanalysis, and politics, S. 486, 491; Schimmelpenning, Psychotherapie bei Schizophrenen in der deutschen Nachkriegszeit; Kulenkampff, Erkenntnisinteresse und Pragmatismus, S. 133.

noch »tastende Versuche«, meinten jedoch, es zeichne sich jetzt schon ab, dass der neue Ansatz »das Gesicht der klinischen Psychiatrie« verändern könne.[35] Müllers Vorgesetzter, Hans Steck, fand in seinem Willkommensgruss zwar, es sei unrealistisch, dass eine große Zahl von Patienten von der neuen Behandlungsform profitieren könne, aber auch er glaube, dass Ärzte durch dieses Verfahren ein Verständnis entwickelten, das die therapeutische Grundhaltung positiv beeinflussen werde.[36]

Aus den Referaten und Diskussionsvoten geht hervor, dass die analytische Psychotherapie die Teilnehmer des Symposiums stark beeindruckte.[37] Die »neue psychotherapeutische Besinnung« beschränkte sich jedoch nicht auf einen kleinen, geschlossenen Kreis überzeugter Anhänger, sondern wirkte sich auch auf »herkömmliches schulpsychiatrisches Denken« aus.[38] Als Behandlungsverfahren war der analytischen Psychotherapie von Psychosen längerfristig kein Erfolg beschieden, die Klinikpsychiatrie griff aber in den 1950er und 1960er Jahren zunehmend auf psychoanalytische Erkenntnisse zurück, wobei sie häufig nicht von »Psychoanalyse«, sondern von »Psychotherapie« oder »Psychodynamik« sprach.[39]

Erstens entwickelten Psychiater, die sich mit dem neuen Ansatz befassten, ein anderes Verständnis gegenüber psychisch Kranken. Bleuler etwa sprach sich 1952 gegen das »alte biologische Denken« aus, das bei der Ätiologie psychischer Krankheiten zwischen Anlage und Umwelt unterscheide. Persönlichkeit und Persönlichkeitsstörungen würden sich in Interdependenz zu Anlage und Umwelt entwickeln, wobei auch Anlage und Umwelt voneinander abhingen. In der Lehre der Persönlichkeitsentwicklung seien biologische Denkweisen deshalb während Jahrzehnten falsch angewandt worden. Als Beispiel nennt Bleuler den Fall eines Mädchens, das mit 16 Jahren an einer schweren Psychose erkrankte. Man habe die Patientin nur verstehen können,

35 Benedetti/Müller, Einleitung, S. 5.

36 Steck, Allocution, S. 9. Bleuler betonte bereits 1953, dass die Erfahrungen mit der analytischen Psychotherapie sämtlichen Patienten und Patientinnen des Burghölzlis zugutekämen, weil sie der »psychotherapeutische[n] Einstellung« der Ärzte und des Pflegepersonals starken Auftrieb gäben. StAZH, Z 99.262, »Finanzierung wissenschaftlicher Arbeiten«, Bericht Manfred Bleulers an den Vorstand der Jubiläumsspende für die Universität Zürich, 30. 1. 1953, S. 3 f.

37 Benedetti/Müller (Hg.), Internationales Symposium über die Psychotherapie der Schizophrenie, S. 60. In der Publikation sind 33 Personen aus Deutschland, Österreich, Frankreich, Schweden und der Schweiz aufgeführt, die referierten oder sich an den Diskussionen beteiligten. Sämtliche Vorträge und Voten wurden auf Tonband aufgezeichnet und transkribiert. Auf das Symposium von 1956 folgten zahlreiche weitere, deren Beiträge ebenfalls publiziert wurden. Vgl. zum Beispiel Benedetti/Müller (Hg.), 2. Internationales Symposium über die Psychotherapie der Schizophrenie.

38 Benedetti, Analytische Psychotherapie der Psychosen, S. 788.

39 Schott/Tölle, Geschichte der Psychiatrie, S. 465 f., 471 f.; Bister, Über das neue Verständnis für die schizophrenen Psychosen, S. 746 f.

schreibt er, weil man die Wechselwirkungen zwischen dem Mädchen und dessen Umfeld einbezogen habe: »Nur aus diesem Verständnis heraus wurde es möglich, hinter der Maske ihres Irrsinns und hinter ihrer Verwirrung noch das Menschliche zu erkennen, war es auch möglich, mit der kleinen Kranken wieder eine gemeinsame Sprache zu finden und gemeinsam mit ihr zu fühlen. Die Schaffung einer menschlichen Gemeinschaft dem Irrsinn zum Trotze war aber das Wesentliche an ihrer Behandlung. Auf dieselben elementaren Wahrheiten stoßen wir bei der Behandlung jeder Persönlichkeitsstörung.«[40]

In Bleulers Augen ermöglichte also die intensive Beschäftigung mit einzelnen Patienten dem Therapeuten, eine Beziehung zu knüpfen, Mitgefühl zu entwickeln und »den Kranken als Persönlichkeit« wahrzunehmen.[41] Viele Publikationen, die sich mit der analytischen Psychotherapie bei Psychosen auseinandersetzen, enthalten ähnliche Aussagen.[42] Auf dem II. Internationalen Kongress für Psychiatrie, der 1957 in Zürich stattfand, erklärte Bleuler in seiner Einführung denn auch, bei Psychosen sei man mit einer schwerwiegenden Veränderung der Persönlichkeit konfrontiert. Der größte Fortschritt der Schizophrenieforschung sei deshalb, dass man »in der Krankheit die gesunde Persönlichkeit« entdeckt habe.[43]

Anstatt wie früher die Unterschiede zwischen Schizophrenen und psychisch Gesunden zu betonen, entdeckte man nun Gemeinsamkeiten.[44] Wenn die Beziehung zwischen Arzt und Patient als »Schnittpunkt der mitmenschlichen Koordinaten des psychotischen Geschehens« betrachtet wurde,[45] musste man sich auch mit der Persönlichkeit des Therapeuten auseinandersetzen. Eine objektive Perspektive auf psychisch Kranke, so die zweite Erkenntnis, gab es nicht; die Art und Weise, wie sich eine Störung manifestierte, hing nicht zuletzt vom Arzt ab.[46] Eine katamnestische Studie über die Psychotherapie bei Schizophrenen kam deshalb zu dem Schluss, »dass der Persönlichkeit des Therapeuten nie genug Aufmerksamkeit geschenkt werden« könne. Die Bedeutung »der affektiven Reaktionen der Therapeuten« stehe außer Frage,

40 Bleuler, Biologie und Entwicklungslehre der Persönlichkeit, S. 42.

41 Bleuler, Forschungen und Begriffswandlungen in der Schizophrenie 1941-1950, S. 429.

42 Vgl. zum Beispiel Bleuler, Entwicklungsrichtungen in der Psychiatrie von heute, S. 1114; Polonio, The leucotomy of schizophrenia, S. 273; Benedetti, Analytische Psychotherapie der Psychosen, S. 800 f.; Müller, Psychotherapie und Somatotherapie der Schizophrenie, S. 613 f.

43 Bleuler, Buts et thèmes de notre congrès, S. 40 f.: »Le plus grand progrès que nous ayons fait dans le domaine de la schizophrénie, est de pouvoir déceler la personnalité saine dans la maladie, le normal caché par l'anormal.«

44 Siehe zum Beispiel Bleuler, Entwicklungsrichtungen in der Psychiatrie von heute, S. 1115.

45 Benedetti/Kind/Mielke, Forschungen zur Schizophrenielehre 1951 bis 1955, S. 145.

46 Benedetti, Analytische Psychotherapie der Psychosen, S. 805.

»eine Selbsterhellung und intensive Beschäftigung mit sich selbst« sei »in der Regel« unabdingbar.[47]

Dieser stark auf psychoanalytischem Gedankengut fußende Standpunkt zeigt, dass Anstaltsärzte ihre Arbeit, ihre gesellschaftliche Rolle und sich selbst kritisch zu reflektieren begannen. Sie diskutierten beispielsweise darüber, welche Motive ihrem »Helferwillen« zugrunde lagen und welche sich »heilsam« auswirkten. »Ist man«, wie es in einem Aufsatz von 1957 heißt, »bereit, die eigene Welt und Wirklichkeit von der Psychose des Kranken in Frage stellen zu lassen und mit ihm seine Bürde zu tragen? Oder will man ihn in dem Sinne ›heilen‹, dass man ihn sozialisiert, anpassungsfähig macht, an unsere Realität bindet, um in dieser Weise seine Ängste vor der Psychose zu neutralisieren?«[48]

Vertreter einer psychodynamisch ausgerichteten Psychiatrie wollten sich also nicht darauf beschränken, »inadäquate«, »uneinfühlbare« Verhaltensweisen zu beobachten, darzustellen und diagnostisch einzuordnen, sondern fragten »vor allem nach den Motiven, Zielsetzungen und Absichten schizophrenen Ausdrucks«.[49] Aus ihrer Perspektive führte der Heilungsbegriff der klinischen Psychiatrie in die falsche Richtung. Die klinische Psychiatrie verstehe – so ein Mitarbeiter des Burghölzlis – unter Heilung die Fähigkeit, sich anzupassen und »sich äußerlich wie die große Mehrheit seiner Mitmenschen zu benehmen«. Aus psychotherapeutischer Sicht sei aber die Psychose keine Störung, sondern der einzige Ort, wo Schizophrene vorerst existieren könnten. Würden sie an diesem Ort ernst genommen, öffne man »der Angst und somit der Psychose des Kranken den nötigen Spielraum«. Die Chance, zwischenmenschliche Beziehungen zu erleben, ebne den »Weg zur Heilung«, die sich dann bestenfalls wieder mit dem Begriff der klinischen Heilung decken könne.[50]

Wenn Anpassung nicht mehr als wichtigstes therapeutisches Ziel galt, lag es nahe, auch die soziale Ordnung zu hinterfragen. Psychiater würden, so ein weiterer Schüler Bleulers, »soziale und emotionale Ordnung« »wider besseres theoretisches Wissen« oft miteinander vermischen und die soziale Ordnung, die manchmal nur »eine tiefere Unordnung« verberge, zu hoch bewerten.[51] Individuelles und kollektives Wohl mussten also nicht zusammenfallen. Ärzte, die solche Gedanken aufnahmen, verstanden sich nicht mehr vorbe-

47 Müller, Die Psychotherapie Schizophrener an der Zürcher Klinik, S. 368.

48 Benedetti/Kind/Mielke, Forschungen zur Schizophrenielehre 1951 bis 1955, S. 137. Im Original sind die beiden Sätze vertauscht.

49 Benedetti, Möglichkeiten und Grenzen der Psychotherapie Schizophrener, S. 144.

50 Meerwein, Die Bedeutung der Anstalt für die Gegenübertragung des Therapeuten, S. 252 f.

51 Ernst, »Geordnete Familienverhältnisse« späterer Schizophrener im Lichte einer Nachuntersuchung, vor allem S. 355, 365 f.

haltlos als Verteidiger und Hüter der gesellschaftlichen Ordnung, sondern fühlten sich in erster Linie ihren Patienten verpflichtet.

Der neue Denkstil wirkte sich auch auf die Psychochirurgie aus. Im Laufe der 1950er Jahre nahm die Zahl der Eingriffe überall ab. In der Schweiz schwankte sie 1951/52 noch, 1953 kam es jedoch zu einem deutlichen Rückgang.[52] Dieser Wandel lässt sich zum einen damit erklären, dass ein großer Teil der Patienten, bei denen eine Leukotomie in Frage kam, zu Beginn der 1950er Jahre bereits operiert war.[53] Zum anderen hängt er aber mit einem Perspektivenwechsel zusammen.[54] Die Dossiers von Patienten, die nach 1952 leukotomiert wurden,[55] zeigen, dass man Erfolge skeptischer beurteilte, Nebenwirkungen und Rückfällen hingegen mehr Gewicht zumaß. Schlug man Verwandten oder Vormunden von Patienten eine Lobotomie vor, gab man sich zurückhaltender als früher. Statt von »abgebauter« oder »zerstörter« wurde immer häufiger von »veränderter« Persönlichkeit gesprochen; auch bei schwer psychotischen Patienten schien ein Eingriff in die physische und psychische Integrität nur noch in Einzelfällen gerechtfertigt.

Nach einer Leukotomie zog man nun stets Bilanz – unabhängig davon, ob diese positiv oder negativ ausfiel. 1960 wurde beispielsweise in einer Krankengeschichte vermerkt, die Patientin habe mit einem »hirnlokalen Psychosyndrom« auf den Eingriff »reagiert«: »ausgesprochene Antriebslosigkeit, heiterwurstige Stimmung, Distanz- und Kritiklosigkeit, gelegentliches Nässen«.[56] Die Folgen der Leukotomie wurden also thematisiert und auf den Eingriff zurückgeführt. Schlug die Operation fehl, wurde der Misserfolg beim Namen genannt; in einem Fall schrieb man gar, es sei der Patientin vor dem Eingriff besser gegangen.[57] Dass Persönlichkeitsveränderungen mehr Gewicht

52 Vgl. Anhang, S. 318-320.

53 So erklärte Bleuler die abnehmende Zahl der Leukotomien in Zürich bereits 1950 damit, dass die »für eine Leukotomie in Betracht kommenden Fälle« nicht »unerschöpflich« seien. GD Kt. ZH, 12.08.5, Aufsichtskommission der Heilanstalt Burghölzli, Protokoll der Sitzung vom 19.6.1950, S. 3 f. Demgegenüber heißt es in einem Beitrag aus der Anstalt Haar bei München noch 1955, in Haar müssten unter den 1200 männlichen Patienten etwa 70 leukotomiert werden. Bei weiteren 120 sei ein Eingriff »erwägenswert, aber noch nicht spruchreif«. Darüber hinaus gebe es »noch eine Anzahl fälliger Früh-Leukotomien«. Der Autor fügt allerdings bei, dass diese Zahlen »möglicherweise wesentlich zu hoch oder zu niedrig« seien. Ziehen, Die Sorge um die Unheilbar-Psychotischen, S. 940.

54 Vgl. auch Barrett, Mental ills and bodily cures, S. 168 f.

55 Die folgenden Ausführungen beruhen auf den 32 Eingriffen (10,9 % des Samples), die ab 1953 in den untersuchten Kliniken durchgeführt wurden.

56 StAZH, Z 100, KA-Nr. 53196, S. 29, Résumé der Gemeinsamen Untersuchung vom 18.2.1960.

57 Psychiatrische Klinik Kilchberg, KA-Nr. 20054, Schreiben des zuständigen Stationsarztes an Manfred Bleuler, 18.11.1955. StAZH, Z 100, KA-Nr. 48129, S. 47, Eintrag vom 14.8.1956.

zugemessen wurde, zeigt auch die Wahl der Operationstechnik. Obwohl man in Zürich jahrelang am Standardverfahren festhielt,[58] versuchte Krayenbühl ab Mitte der 1950er Jahre, die »psychische Schädigung« der Patienten durch technische Variationen so weit als möglich zu beschränken.[59]

Neben diesen Veränderungen gab es auch zahlreiche Kontinuitäten. Abgesehen davon, dass neue Therapien aufkamen, unterscheiden sich viele Leukotomiefälle der 1950er Jahre kaum von früheren.[60] In den meisten Dossiers lassen sich zwar Elemente erkennen, die auf einen Wandel hindeuten, gleichzeitig finden sich aber Aussagen, die auch aus den 1940er Jahren stammen könnten. So wurde zum Beispiel 1960 in einer Krankengeschichte vermerkt, dass die Patientin seit der Leukotomie unter einem hirnlokalen Psychosyndrom leide; der Eingriff wurde jedoch trotzdem als Erfolg bezeichnet, weil die Frau nach der Operation als »harmlos« galt.[61] Obwohl es gelungen war, chronisch kranke, schwer schizophrene Patienten völlig zu heilen,[62] sprach man auch weiter von »Unheilbarkeit«, wenn sich der Zustand einer Patientin während längerer Zeit nicht besserte.[63] Die Akten von Patienten, die nach 1952 leukotomiert wurden, zeigen also, dass die analytische Psychotherapie bei Schizophrenen die Grundfesten des »herkömmliche[n] schulpsychiatrische[n] Denken[s]« nicht erschütterte, sie aber je nach Klinik mehr oder weniger stark beeinflusste.

Unterschiedliche Deutungs- und Handlungsmuster finden sich auch in den Notizen über psychotische Patienten, die psychotherapeutisch behandelt wurden. Eines »der drückendsten Probleme« sei, so Bleuler, dass Zeit und Mittel fehlten, um einer großen Zahl von Patienten über Wochen, Monate oder gar Jahre hinweg eine intensive Psychotherapie zu ermöglichen. Unter

58 Zu den Gründen für diese Kontinuität siehe Kapitel 8, S. 255-258.

59 StAZH, Z 100, KA-Nr. 45506, Schreiben Hugo Krayenbühls an Manfred Bleuler, 11.6.1955. 1954 führte man vier Leukotomien mit Ultraschall durch. Im folgenden Jahr entschied Krayenbühl, bei einer Leukotomiepatientin nur die unteren Quadranten des Stirnhirns durchzutrennen. In einem anderen Fall öffnete er den Schädel breit, um den Ort und das Ausmaß des Schnitts besser kontrollieren zu können. 1967 wurde schließlich die weiße Substanz der Stirnhirnlappen nicht mehr durchtrennt, sondern »unter direkter Augenkontrolle« abgesaugt. StAZH, Z 100, KA-Nr. 27662, 45073, 45205, 45506, 48129, 48478, 65654.

60 Vgl. StAZH, Z 100, KA-Nr. 45073; Psychiatrische Klinik Schlössli, KA-Nr. 8477; Psychiatrische Klinik Realta/Beverin, KA-Nr. 5235, 5599.

61 StAZH, Z 100, KA-Nr. 35798, S. 25, Eintrag vom 16.5.1960.

62 In der Fachwelt erregten diese Erfolge großes Aufsehen. Hale, The rise and crisis of psychoanalysis in the United States, S. 264, 266. Ellenberger, La psychiatrie suisse, S. 149.

63 In einer Rezension zu Sechehayes »La Réalisation symbolique«, die 1949 erschien, wird allerdings nicht mehr von »schizophrènes incurables« gesprochen, sondern von »schizophrènes considérés comme incurables«. Bleuler wies 1950 ebenfalls auf die Problematik des Begriffs »unheilbar« hin. Richard, Rezension zu: M.-A. Séchehaye, La réalisation symbolique, S. 503; Bleuler, Die Zukunft unseres psychiatrischen Anstaltswesens, S. 360.

den gegebenen Bedingungen schien es unsinnig, um ein paar Patienten so viel Aufwand zu treiben.[64] Man machte deshalb im Burghölzli nur wenige analytische Therapien, führte aber andere Formen individueller Psychotherapie und die aus dem angelsächsischen Raum stammende Gruppentherapie ein.[65] So wurden zu Beginn der 1950er Jahre bei Dutzenden von Patienten – auch solchen, die später leukotomiert wurden – verschiedene Arten von Psychotherapie durchgeführt.

Gertrud Brunner[66] beispielsweise kam im Februar 1954 in eine Psychotherapiegruppe, die zweimal wöchentlich für eine Stunde zusammentraf. Sie war im November 1953 mit der Diagnose Schizophrenie eingewiesen worden. Das Gesprächsprotokoll, das die Therapeutin führte, enthält fast ausschließlich Notizen zu den Aussagen und zum Verhalten der Patientin, Kommentare finden sich kaum. Gertrud Brunner nahm nach Angaben der Leiterin gerne an den Zusammenkünften teil, sie bereiteten ihr »ausgesprochenen Spass«. In den Augen der Therapeutin wirkte die Patientin in der Gruppe als »Neutralizer«, sie versuche »immer ruhig und objektiv zu bleiben«. Sie spreche zwar, wie es in einem Sitzungsprotokoll heißt, wenig über sich selbst, identifiziere sich aber mit den Schwierigkeiten der anderen Patienten, was ihr ermögliche, »ihre eigenen Probleme anzugehen«.

Gertrud Brunner wurde im Juni 1954 entlassen, einen Monat später jedoch bereits wieder hospitalisiert. Sie nahm erneut an der Gruppentherapie teil und ging zeitweise auch bei deren Leiterin in die Einzeltherapie. In den Notizen der Therapeutin heißt es, Gertrud Brunner zeige sich erneut »als die warmherzige, hilfsbereite, anteilnehmende […] Patientin von früher«, verfüge allerdings über weniger Krankheitseinsicht. Im letzten ausführlichen Eintrag, der im Mai 1955 erfolgte, steht, es sei nach wie vor schwierig, näher mit Gertrud Brunner in Kontakt zu kommen: »In der letzten Zeit ist die Pat. [ientin] wieder zugänglicher geworden und wagt sich eher der Realität zu nähern. Da sie aber in dieser nur eine verpatzte, versäumte Vergangenheit und eine darauf aufgebaute Zukunft als alte schwache Frau, die ihr Lebensziel

64 Müller, Die Psychotherapie Schizophrener an der Zürcher Klinik, bezog 94 Patienten (56 Frauen und 38 Männer) in seine katamnestische Studie ein, die 1950-1958 an der Psychiatrischen Klinik oder an der Psychiatrischen Poliklinik psychotherapeutisch behandelt wurden. Von diesen 94 Therapien dauerten mehr als die Hälfte weniger als 100 Stunden. 18 Therapien umfassten 100-200, 10 Therapien 200-300, 6 Therapien 300-500 und 5 Therapien mehr als 500 Stunden. Demgegenüber behandelte beispielsweise John N. Rosen eine schizophrene Patientin während neun Monaten fünf bis zehn Stunden täglich. Benedetti, Analytische Psychotherapie der Psychosen, S. 800.

65 Meier/Bernet/Dubach/Germann, Zwang zur Ordnung, S. 80. Bleuler, Krankenbehandlung, S. 34. Auch in anderen untersuchten Anstalten wurden zunehmend Psychotherapien durchgeführt. Siehe zum Beispiel Psychiatrische Klinik Schlössli, KA-Nr. 8386 (Psychotherapie Ende Sept. bis Nov. 1952); KA-Nr. 9166 (Psychotherapie 1954).

66 StAZH, Z 100, KA-Nr. 48129. Für eine ausführliche Darstellung und Analyse des Falls siehe Kapitel 5, S. 153-164.

verfehlt hat, sieht, zieht sie sich sofort wieder in ihre Wahnwelt zurück, von der sie sich mehr Geborgenheit erhofft.« Die Gruppenleiterin fand also, dass sich Gertrud Brunner in der Psychotherapie kaum öffne. Einmal notierte sie zwar, sie glaube, das Gespräch habe der Patientin »eine positivere Richtung gegeben«, wirkliche Fortschritte waren aber nicht zu verzeichnen.

Einige Monate später wurde in der Krankengeschichte zum letzten Mal vermerkt, dass Gertrud Brunner die Gruppen- und Einzeltherapie besuche. Kurz darauf verschlechterte sich ihr Zustand, die Psychotherapie wurde abgebrochen. Ende 1955 griff Gertrud Brunner eine andere Patientin an und erwürgte diese fast. Nach diesem »schweren Zwischenfall« galt sie als äußerst gefährlich. Bis zur Leukotomie im Juli 1956 konnte die Patientin die »unruhigste« Abteilung nicht mehr verlassen und wurde nur noch mit Beruhigungsmitteln und Elektroschocks behandelt; eine psychotherapeutische Behandlung stand offenbar außer Frage.[67]

In anderen Fällen wurde die Psychotherapie abgebrochen, weil man die Resultate wenig erfolgversprechend fand. So heißt es in der Krankengeschichte von Ruth Humbel, einer Patientin, die einer Narkoanalyse[68] unterzogen wurde, sie habe in der vierten Sitzung »keine besonders neuen Gedanken« geäußert. Zwei Jahre später wurde eine weitere Narkoanalyse durchgeführt. Der Arzt vermerkte, die Patientin habe seine Fragen »höchstens« mit »ja«, »nein« oder »mit einem lispelnden ›ich weiss nicht‹« beantwortet; von »ihrem depressiv wirkenden Stupor« abgesehen, habe er »keinerlei speziellere emotionale Regung« bemerkt. Zwei Wochen nach dem Versuch wurde festgehalten, der Misserfolg verstärke »den Eindruck der weitgehenden psychotherapeutischen Unzugänglichkeit«. Als es ein anderer Arzt ablehnte, Ruth Humbel zu übernehmen – auch er hielt eine Psychotherapie für »wenig aussichtsreich« –, führte man eine Elektroschockkur durch. In der Folge verschlechterte sich der Zustand der Patientin, worauf sie 1955 leukotomiert wurde.[69]

Ähnlich verlief der Fall von Rita Sutter, einer Patientin, die nach drei Aufenthalten in einer Privatklinik im November 1950 erstmals ins Burghölzli kam. In der »Gemeinsamen Untersuchung« beim Klinikeintritt entschied man, wöchentlich eine psychotherapeutische Sitzung durchzuführen. Der Arzt sollte Rita Sutter zuhören und ihr Erklärungen für den momentanen

67 StAZH, Z 100, KA-Nr. 48129, S. 17, o. D. [März 1954]; S. 19, Eintrag vom 13. 5. 1954; S. 27 f., Einträge vom 12. 8., 23. 9. und 25. 10. 1954; S. 34, Eintrag vom 24. 1. 1955; S. 36 f., Einträge vom 5. 5. und 2. 7. 1955. Neben diesen Einträgen enthält die Krankenakte einen Umschlag, in dem sich ausführliche Notizen der Therapeutin über Gertrud Brunner finden.

68 Die Narkoanalyse war eine Form von Psychotherapie. Sie wurde unter dem Einsatz von Narkotika durchgeführt, die den Patienten in einen Halbschlaf versetzten und ihn zum Sprechen bringen sollten.

69 StAZH, Z 100, KA-Nr. 45506, S. 20, Eintrag vom 3. 10. 1951; S. 36, Einträge vom 4. 11. und 26. 11. 1953.

Zustand anbieten. Da die Patientin diese Deutungen nicht übernahm und sich der Zustand verschlechterte, wurden die psychotherapeutischen Versuche bald abgebrochen. Rita Sutter war zeitweise sehr unruhig, »gespannt«, erregt und aggressiv, Insulin- und Schlafkuren zeigten keine Wirkung. Als der Vater der Patientin wünschte, dass etwas unternommen werde, wurde Rita Sutter im Frühling 1952 leukotomiert.[70]

Sogar Ärzte, die analytische Therapien durchführten, plädierten nicht immer für eine Psychotherapie. Bei einer Patientin beispielsweise, die unter einer schweren Zwangsneurose litt, hielt ein psychotherapeutischer Mitarbeiter des Burghölzlis eine »eingehendere psychotherapeutische Bemühung« für »wenig aussichtssreich«. Stattdessen brachte er die Möglichkeit einer Leukotomie ins Spiel.[71] Eine andere Patientin, die unter chronischer Katatonie litt und seit langem auf der »unruhigen« Abteilung lebte, hatte sich während einer Dämmerkur »sehr anlehnungsbedürftig und auf Zuspruch sehr empfänglich« gezeigt. In der Hoffnung, »eine affektive Ansprechbarkeit zu erreichen«, entschied man daher, eine »spezielle Psychotherapie« durchzuführen. Ein Arzt, der Sechehayes »Réalisation symbolique« anwandte, beschäftigte sich täglich eine halbe Stunde »im psychotherapeutischem Sinne« mit der Patientin. Da jedoch keine »sichtbare[n] Erfolge« zu verzeichnen waren, brach man die Behandlung nach einigen Wochen ab. Kurz darauf wurde dem Ehemann der Patientin eine Leukotomie vorgeschlagen.[72]

In den Augen des Klinikpersonals konnten also Psychotherapien genauso scheitern wie somatische Therapien. Die Psychotherapie ersetzte deshalb andere Behandlungsformen nicht, sondern ergänzte diese.[73] Entscheidend war daher, wer auf welche Weise psychotherapeutisch behandelt wurde, welche weiteren Maßnahmen erfolgten und warum Psychotherapien abgebrochen wurden. Obwohl die analytische Psychotherapie auch auf erregte, aggressive und scheinbar unzugängliche Patienten abzielte,[74] wurden Psychotherapien bei solchen Kranken kaum ausprobiert oder schnell aufgegeben, wenn nicht in nützlicher Frist ein Erfolg zu verzeichnen war. Schlugen bei »schwierigen« Patientinnen alle Behandlungsversuche fehl, führte sogar für Anhänger der analytischen Psychotherapie kein Weg an der Leukotomie vorbei.

70 StAZH, Z 100, KA-Nr. 44885. Zur Psychotherapie siehe S. 17 f., Einträge vom 30. 9., 14. 10. und 4. 12. 1950.

71 StAZH, KA-Nr. 54116, S. 12, Eintrag vom 21. 4. 1959.

72 StAZH, Z 100, KA-Nr. 43763, S. 20, Eintrag vom 14. 11. 1951; Gutachten zuhanden der Vormundschaftsbehörde, 20. 3. 1952. Ebd., Z 99.261, »Finanzierung wissenschaftlicher Arbeiten«, Rapport eines Assistenzarztes über seine Tätigkeiten »ausserhalb der Arbeitsroutine«, 10. 12. 1952.

73 Dies gilt nicht nur für die untersuchten Anstalten, sondern wohl für fast alle – auch private – Kliniken. Für die Anstalt Münsingen im Kanton Bern beispielsweise siehe Storch, Zur Psychogenese und Psychotherapie der Schizophrenie, S. 175.

74 Vgl. Benedetti, Analytische Psychotherapie der Psychosen, S. 801.

## Die »chemische Leukotomie«: Neuroleptika oder Chirurgie?

Als die ersten Neuroleptika auf den Markt kamen, war noch nicht abzusehen, dass sich die neuen Medikamente bald breit durchsetzen würden. Die Pharmakonzerne hatten seit den 1930er Jahren systematisch nach neuen Stoffen und bisher unbekannten Wirkungen bereits vorhandener Substanzen geforscht. Auf der Suche nach einem Präparat, das bei Operationen die Wirkung von Betäubungsmitteln verstärkte, experimentierte der französische Pharmakonzern Rhône-Poulenc ab 1949 mit Antihistaminen, einer Gruppe von Medikamenten, die in erster Linie gegen Allergien zum Einsatz kommen. In diesem Kontext entwickelte ein Firmenchemiker 1951 das Chlorpromazin, dessen beruhigende Wirkung ein Jahr später in klinischen Tests erkannt wurde. 1953 führte man die Substanz in die psychiatrische Praxis ein, wandte sie aber weiter vor allem in anderen medizinischen Disziplinen an.[75] Im selben Jahr kam es zu Versuchen mit dem synthetisierten Alkaloid Reserpin, auf dessen Basis das Serpasil, das zweite wichtige Neuroleptikum der 1950er und 1960er Jahre, entwickelt wurde.

Das Spektrum von Substanzen, die als Versuchspräparate oder zum Verkauf angeboten wurden, erweiterte sich in der Folge rasch. Ende der 1950er Jahre kamen die Antidepressiva dazu. Der Ausgangspunkt war hier das Imipramin, dessen Wirkung ebenfalls zufällig entdeckt wurde. Das erste trizyklische Antidepressivum,[76] das aufgrund seiner Entwicklung und Anwendung als Meilenstein gilt, wurde 1958 unter dem Namen Tofranil auf den Markt gebracht.[77]

75 Balz, Megaphen zur Wirkung bringen, S. 170, 186.

76 Trizyklische Antidepressiva sollen den für Depressionen typischen relativen Mangel an Serotonin, Noradrenalin und Dopamin ausgleichen, indem sie die Wiederaufnahme dieser Neurotransmitter in die Nervenzellen des Gehirns hemmen. Die Bezeichnung trizyklisch geht auf die dreifache Ringstruktur der chemischen Verbindung zurück. Chlorpromazin und andere Neuroleptika sind ebenfalls trizyklisch.

77 In den letzten Jahren hat sich die Medizin- und Wissenschaftsgeschichte verstärkt mit Arzneimitteln, unter anderem auch mit Psychopharmaka, beschäftigt. Im Rahmen des von der European Science Foundation unterstützten Forschungsnetzwerks »Standard Drugs – Drug Standards« (2008-2013) wurde auch zu Psychopharmaka gearbeitet und publiziert. Zur DDR siehe die Veröffentlichungen, die im Rahmen eines von der Deutschen Forschungsgemeinschaft geförderten Projekts »Psychochemicals crossing the wall: Die Einführung der Psychopharmaka in der DDR, 1952-1989« entstanden sind. Für einen Überblick über die Geschichte der (ersten modernen) Psychopharmaka siehe Weber, Die moderne Psychopharmakologie aus wissenschaftshistorischer Sicht; Missa, Naissance de la psychiatrie biologique, Kapitel IV; Schott/Tölle, Geschichte der Psychiatrie, S. 480-495; Healy, The creation of psychopharmacology, S. 76-128; Weber, Die Entstehung der modernen Psychopharmakologie; Shorter, Geschichte der Psychiatrie, S. 370-393; Weber, Die Entwicklung der Psychopharmakologie im Zeitalter der naturwissenschaftlichen Medizin; Bangen, Geschichte der medikamentösen Therapie der Schizophrenie.

Die Psychopharmaka[78] unterschieden sich in verschiedener Hinsicht von den Medikamenten, die schon seit längerem zur Verfügung standen. Bei den älteren Heilmitteln handelte es sich häufig um Wirkstoffe, die für die allgemeine Medizin als Schlafmittel oder Narkotika bei Operationen entwickelt und erregten psychisch Kranken in hohen Dosen verabreicht wurden. Am meisten störte an diesen Betäubungs- und Beruhigungsmitteln, dass sie oft ein hohes Suchtpotenzial aufwiesen und mit starken Nebenwirkungen verbunden waren. Zur raschen Sedierung im Notfall musste Scopolamin, oft in Kombination mit Morphium, angewandt werden, worauf die Patienten völlig benommen und nicht mehr ansprechbar waren.[79]

Neuroleptika hingegen wirkten gezielter, sedierten weniger stark und hatten keine Abhängigkeit zur Folge. Chlorpromazin und Reserpin waren deshalb schon nach wenigen Jahren nicht mehr »aus dem Arzneischatz der psychiatrischen Klinik«[80] wegzudenken. Bereits 1957 kam ein Überblick über die Schizophrenieforschung zu dem Schluss, der »Siegeszug« der neuen Medikamente sei »in der Geschichte der psychiatrischen Therapie [...] bisher einmalig«. »Der jahrzehntelange Wunsch nach einer [...] nachhaltig wirksamen, routinemäßig leichter anwendbaren Pharmakotherapie der Psychosen« habe sich erfüllt.[81]

Chlorpromazin kam in Deutschland unter dem Handelsnamen Megaphen, in Frankreich und der Schweiz unter dem Namen Largactil (Abb. 21) auf den Markt. Zu diesem Zeitpunkt war noch unklar, wie sich die Wirkung des Mittels am besten charakterisieren ließ. Da Chlorpromazin psychische Veränderungen auslöste, die viele Fragen aufwarfen, suchte man »nach Vergleichen mit bekannten psychopathologischen Bildern«.[82] Zum einen erinnerten die neuen Medikamente an die Schlaf- und Insulinkur, zum anderen an die Leukotomie. Schon Jean Delay und Pierre Deniker, die ersten Psychiater, die Patienten mit Chlorpromazin behandelt hatten, ohne die Substanz mit anderen zu kombinieren, waren zu dem Schluss gekommen, das Mittel

78 Unter »Psychopharmaka« werden im Folgenden Neuroleptika und Antidepressiva verstanden, weitere psychoaktive Substanzen bleiben ausgeklammert. Diese Begriffsdefinition schließt an ein Lehrbuch von 1967 an, das zwischen Psychopharmaka im engeren Sinne (Neuroleptika, Tranquilizer und Antidepressiva), Psychopharmaka im weiteren Sinne (Hypnotica, Sedativa, Antiepileptica und Psychostimulantia) und Psychopharmaka unterscheidet, die zur Erzeugung experimenteller Psychosen sowie zur Unterstützung psychotherapeutischer Behandlungen verwendet werden. Pöldinger, Kompendium der Psychopharmakotherapie, S. 38.

79 Hall, Psychopharmaka, S. 65-68, 158, 176f., 210, 215. Spiegel, Einführung in die Psychopharmakologie, Kapitel 2.

80 Müller, Grundlagen und Methodik der somatischen Behandlungsverfahren in der Psychiatrie, S. 386.

81 Benedetti/Kind/Mielke, Forschungen zur Schizophrenielehre 1951 bis 1955, S. 124. Der Begriff »Siegeszug« steht bereits im Original in Anführungszeichen.

82 Ernst, Psychopathologische Wirkungen des Phenothiazinderivates »Largactil«, S. 573.

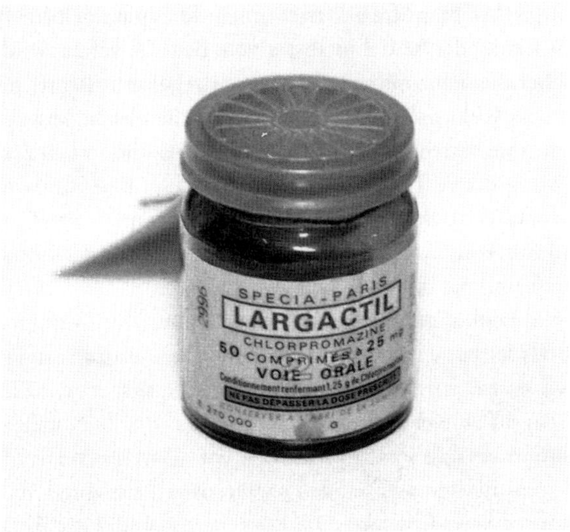


Abb. 21: Neuroleptikum Chlorpromazin,
mit dem Schweizer Handelsnamen Largactil, circa 1955

habe die »Wirkung einer chemischen Lobotomie«. Mit denselben Worten pries der Pharmakonzern Rhône-Poulenc das Medikament in einer Werbebroschüre an.[83] Mit der Zeit verglich man die Wirkung der beiden Verfahren nur noch implizit und bezeichnete die Neuroleptika einfach als »chemische«, »medikamentöse« oder »pharmakologische Lobotomie« – ein Begriff, der im deutschen, englischen und französischen Sprachraum weite Verbreitung fand.[84]

In den 1950er und 1960er Jahren erschien eine große Zahl von Publikationen zu Psychopharmaka. In Erfahrungsberichten wurde meist geschildert, welche Verhaltensweisen und Eigenschaften Patienten unter Neuroleptika zeigten. Patienten, die mit Largactil behandelt würden, lägen – so ein Artikel von 1953 – »in einem apathischen, entspannten Zustand« im Bett. Sie seien tagsüber »wach und klar, gleichmütig oder gleichgültig«, zeigten keine Initiative, führten spontan keine Gespräche und wirkten »psychisch und motorisch etwas verlangsamt«. Die »Willensimpulse« seien »abgeschwächt«, die intellektuellen Funktionen aber »voll erhalten«.[85] Psychiater beschrieben also die Wirkung von Neuroleptika mit denselben Worten, mit denen die Folgen

83 Shorter, Geschichte der Psychiatrie, S. 378. Staehelin/Kielholz, Largactil, S. 582.

84 Siehe beispielsweise Heimann, Psychochirurgie, S. 689; Freeman, Psychosurgery, S. 1532; Largactil-Symposium in der psychiatrischen Universitätsklinik Basel, S. 369; Huguenard, Réfrigération et neuroplégie en chirurgie générale, S. 34; Jahresbericht der Psychiatrischen Klinik Perreux 1953, S. 15. Vgl. auch Pressman, Last resort, S. 422.

85 Staehelin/Kielholz, Largactil, S. 582.

psychochirurgischer Eingriffe erklärt wurden. Dies gilt auch für Beiträge, in denen die Wirkung der Mittel in abstraktere Begriffe gefasst wird. In einem Überblick über die Schizophrenieforschung der Jahre 1951-1955 heißt es beispielsweise, dass Chlorpromazin und Reserpin die gleiche »psychische Wirkung« hätten: »Sie besteht in der Dämpfung der psychotischen Erregung und der Nivellierung der Affektivität, der Inaktivierung und Ruhigstellung, der Verarmung und Verdeckung psychotischer Symptome – der Entspannung. [...] Sowohl Reserpin als auch Chlorpromazin nehmen der Erkrankung die affektive Kraft und das dramatische Gewicht.«[86]

»Chemische Leukotomie« verwies zum einen auf ein Verfahren, das sich anfangs der 1950er Jahre schon etabliert hatte. Der Ausdruck suggerierte deshalb, man wisse, welche Folgen Neuroleptika nach sich zögen. Zum anderen nimmt der Begriff eine bestimmte Perspektive auf das darzustellende Objekt ein. Chlorpromazin und Reserpin wurden vor allem als Medikament gegen Spannungs- und Erregungszustände charakterisiert, als Mittel, das sich auch auf der sozialen Ebene auswirke. Das Pflegepersonal und die Ärzte betonten unentwegt, dass die Neuroleptika die Atmosphäre in psychiatrischen Kliniken grundlegend verändert hätten. »Im gesamten Schrifttum« kämen, so ein Handbuchartikel aus dem Jahr 1955, »die erstaunlichen Fortschritte in bezug auf Ruhe und Ordnung selbst der Abteilungen für Unruhige [...] zum Ausdruck«.[87] Noch in der zweiten Hälfte der 1950er Jahre erschien wohl kaum ein Beitrag zu den neuen Medikamenten, der nicht erwähnt, wie positiv diese den Anstaltsalltag beeinflussten. Durch die Psychopharmaka seien, wie Bleuler bezeichnenderweise in einem Überblicksartikel von 1961 schreibt, »die psychiatrischen Abteilungen weitgehend beruhigt und sozialisiert« worden.[88]

Diese Stellungnahmen zeigen auf der einen Seite, dass sich mit der Einführung der Neuroleptika und Antidepressiva in der Psychiatrie viel veränderte. Die neuen Medikamente dienten nicht nur der Anstaltsordnung, sie erhöhten auch die Zahl der Entlassungen, erleichterten den Kontakt mit den Patienten und ambulante Behandlungen.[89] Auf der anderen Seite folgen solche Aussagen aber einem bestimmten Narrativ, das die Einführung

86 Benedetti/Kind/Mielke, Forschungen zur Schizophrenielehre 1951 bis 1955, S. 122 f. Siehe zum Beispiel auch Cornu, Psychopharmakotherapie, S. 501 f.; Trenkel, Die Wirkung des Chlorpromazin bei chronisch schizophrenen Wahnbildern, S. 163; Bleuler, Entwicklungsrichtungen in der Psychiatrie von heute, S. 1115. Bleuler sprach auch in der Lehre davon, dass die Wirkung der Neuroleptika stark an diejenige der Leukotomie erinnere. Vorlesung Manfred Bleulers über »Psychiatrische Klinik«, Pharmakopsychiatrie, Vorlesung vom 7. 2. 1954. Ich danke Herrn Dr. med. Friedrich M. Pupato, Zürich, der mir seine Vorlesungsnotizen zur Verfügung stellte.

87 Benedetti/Kind/Mielke, Forschungen zur Schizophrenielehre 1951 bis 1955, S. 123.

88 Bleuler, Entwicklungslinien psychiatrischer Praxis und Forschung in jüngster Zeit, S. 1151.

89 Vgl. zum Beispiel Braunschweig, Wundermittel Largactil.

des Chlorpromazins rückblickend als »psychopharmakologische Revolution« oder »Wende« beschreibt und dabei ausklammert, dass die neue Therapie auch viele Fragen aufwarf.[90]

Die neuen Medikamente waren zu Beginn sehr teuer und erzielten nicht immer die erhoffte Wirkung. Abgesehen davon, dass Patienten ganz unterschiedlich auf Psychopharmaka reagierten und es auch zu Rückfällen kam, stellte sich bald heraus, dass Neuroleptika Thrombosen, Leber- oder Nierenfunktionsstörungen und andere unerwünschte Nebenwirkungen zur Folge haben konnten. In den Publikationen kamen vor allem die extrapyramidalen Syndrome[91] zur Sprache: Störungen des Bewegungsablaufs und des Muskeltonus, die sich meist in den Extremitäten oder im Gesicht – in Form von Zuckungen, Schmatz- und Kaubewegungen – äußerten.[92] Im Vergleich zur Leukotomie, aber auch zu Schlaf-, Insulin- und Elektroschockkuren schienen Psychopharmaka allerdings weit harmloser.[93]

In der Schweiz wurde Largactil 1953 eingeführt.[94] Den Anfang machte die Universitätsklinik Basel. Der Direktor der Friedmatt schlug im Herbst 1952 einem Assistenzarzt vor, für einige Wochen nach Paris zu reisen, um sich von Delay und Deniker in die neue Behandlungsmethode einführen zu lassen.[95] Als der Assistenzarzt zurückkehrte, führte die Friedmatt die ersten klinischen Versuche mit Largactil durch, im Juni 1953 berichtete man vor der Schweizerischen Gesellschaft für Psychiatrie über die ersten Erfahrungen.[96] Nach dieser Tagung, so ein Teilnehmer rückblickend, verbreitete sich das Verfahren in wenigen Wochen im ganzen Land.[97] Ab 1954 wandte man offenbar in allen psychiatrischen Anstalten der Schweiz Neuroleptika an.[98]

90 Siehe dazu Balz, Megaphen wird zur Wirkung gebracht.

91 Pyramidenbahn: Nervenbahn im Gehirn und Rückenmark. Früher wurde die Willkürmotorik dem pyramidalen System und die unbewusste Muskelaktivität dem extrapyramidalen System zugeordnet.

92 Siehe beispielsweise Schott/Tölle, Geschichte der Psychiatrie, S. 487; Braslow, Timeless desperation and timely measures, S. 255.

93 Siehe zum Beispiel Bleuler, Entwicklungsrichtungen in der Psychiatrie von heute, S. 1115; Staehelin/Kielholz, Largactil, S. 586.

94 Zur Geschichte der Psychopharmaka in der Schweiz siehe Tornay, Zugriffe auf das Ich; Brandenberger, Psychiatrie und Psychopharmaka.

95 Bei dem Assistenzarzt handelte es sich um Felix Labhardt. Labhardt organisierte zusammen mit dem Oberarzt Paul Kielholz Ende November 1953 in Basel ein Largactil-Symposium, das in der Schweiz und im Ausland auf großes Interesse stieß.

96 Kielholz, Behandlung von depressiven und halluzinatorischen Zuständen mit Largactil, Histamin und Insulin. Labhardt, Behandlung von psychischen Störungen mit Largactil. Siehe auch Staehelin, Einige allgemeine Bemerkungen über die Largactiltherapie in der psychiatrischen Universitätsklinik Basel.

97 Kuhn, Probleme der klinischen und poliklinischen Anwendung psychopharmakologisch wirksamer Substanzen, S. 319.

98 Dies gilt zumindest für die staatlichen und einen Großteil der privaten psychiatrischen Kliniken der Schweiz (die untersuchten Privatkliniken des Kantons Zürich und

Als die Psychopharmaka im Burghölzli eingeführt wurden, schwankte Bleuler zwischen Hoffnung und Skepsis. Er begrüßte es zwar, invasive Kuren durch medikamentöse Behandlungen ersetzen und »Heilungen und Besserungen an vielen Patienten [...] beschleunigen« zu können, verhehlte aber weder »Zwischenfälle« noch Skrupel, klinische Versuche mit neuen Substanzen durchzuführen, die von der Pharmaindustrie unentgeltlich zur Verfügung gestellt wurden.[99] Später, als sich die Psychopharmaka durchgesetzt hatten, kritisierte Bleuler, die Medikamente würden »leicht von einer kausaleren Behandlung« ablenken, und warnte davor, die Mittel »in unverantwortlicher Weise und in unverantwortlichen Maßen [...] ohne Rücksicht auf die Gefahren« zu verwenden.[100]

Große Probleme bereitete 1953 der hohe Preis des Largactils. Eine Kur[101] kam auf 100 bis 200 Franken zu stehen, war also fast so teuer wie ein psychochirurgischer Eingriff.[102] Mitte Oktober klagte Bleuler dem Kantonsapotheker, die Vertreiberfirma habe sich geweigert, »der Klinik genügende Mengen von Probemustern zur Verfügung zu stellen«, und erkundigte sich nach einem billigeren Ersatzpräparat. Als der Apotheker nicht weiterhelfen konnte, bat er die Gesundheitsdirektion zu prüfen, ob sich die Taxordnung der Anstalt abändern lasse, damit das Largactil separat verrechnet werden könne. Im Gegensatz zur Friedmatt in Basel, die das Medikament inzwischen »bei so gut wie allen Patienten« benutze, halte er »eine Anwendung des Präparates bei allen oder der Mehrzahl der Fälle zur Zeit nicht für angezeigt, wohl aber bei einer erheblichen Minderzahl«.[103]

diejenigen Privatkliniken, deren Vertreter am Largactil-Symposium der Psychiatrischen Universitätsklinik Basel vom November 1953 über ihre ersten Erfahrungen mit Largactil berichteten).

99 Meier/Bernet/Dubach/Germann, Zwang zur Ordnung, S. 80. PUK (Hg.), Hundert Jahre, S. 52; Jahresberichte Burghölzli 1953-1955, S. 5; StAZH, PUK, Nr. 107.2, »Verschiedenes«, Schreiben Manfred Bleulers an das Sandoz-Laboratorium, 11.6.1957. Zur Einführung und Prüfung von Psychopharmaka an der Psychiatrischen Universitätsklinik Zürich siehe Brandenberger, Psychiatie und Psychopharmaka.

100 Bleuler, Entwicklungslinien psychiatrischer Praxis und Forschung in jüngster Zeit, S. 1551f. Bleuler war nicht der Einzige, der eine solche Position vertrat. Siehe zum Beispiel Schulte, Der chronisch Anstaltskranke als Problem für Forschung und Therapie, S. 193.

101 Psychopharmaka wurden zu Beginn nur in Form von Kuren angewandt und erst später auch über längere Zeit hinweg in kleineren Dosen verabreicht. Siehe beispielsweise Bleuler, Die schizophrenen Geistesstörungen im Lichte langjähriger Kranken- und Familiengeschichten, S. 360.

102 Aus den eingesehenen Akten lässt sich der Preis der Medikamente nicht genau ermitteln. In Zürich kostete eine Leukotomie zu dieser Zeit etwa 200 bis 300 Franken (siehe dazu Kapitel 3, S. 103). Zur Entwicklung der Dosierung und der Medikationsdauer siehe Weber, Die Entwicklung der Psychopharmakologie im Zeitalter der naturwissenschaftlichen Medizin, S. 147.

103 StAZH, PUK, Nr. 64, »Largactil-Schriftwechsel«, 1953, Schreiben Manfred Bleulers

Trotz der hohen Kosten wurden 1953 im Burghölzli bereits etwa 100 Largactilkuren durchgeführt. Dann stieg die Zahl der medikamentösen Behandlungen stark an. Laut den Jahresberichten führte man 1954 rund viermal, 1959 rund zehnmal mehr Kuren mit Psychopharmaka durch als 1953. Ende der 1960er Jahre kam man auf etwa 2500 Therapien pro Jahr, wobei inzwischen auch die Zahl der Medikamente stark gewachsen war. Trotz dieses bedeutenden Wandels kam es weiterhin zu Fieber-, Schlaf-, Insulin- und Elektroschockkuren – allerdings insgesamt mit abnehmender Tendenz. Um 1960 wurden beispielsweise etwa noch gleich viele Schlaf- und Insulinkuren durchgeführt wie ein Jahrzehnt früher. Die Zahl der Elektroschocktherapien reduzierte sich zwar ab 1963 klar, blieb anschließend aber bis Ende der 1960er Jahre auf dem gleichen Niveau. Die Psychopharmaka lösten somit die »großen körperlichen Kuren« erst allmählich ab. In den ersten zehn Jahren wurden sie in Zürich nicht statt, sondern neben Fieber-, Schlaf- und Schockkuren angewandt, was den Aufschwung der somatischen Therapien noch verstärkte.[104]

Der Rückgang der Psychochirurgie wurde also durch die neuen Medikamente vorangetrieben. Schon 1953 äußerten erste Psychiater die Hoffnung, in Zukunft »mit Hilfe des Largactil auf Leukotomien und andere irreversible Eingriffe […] verzichten« zu können.[105] Auch rückblickend führten Ärzte die abnehmende Zahl psychochirurgischer Eingriffe in erster Linie auf die Einführung der Neuroleptika zurück.[106] Nach 1953 wurden wohl deshalb bestimmte Patienten, die man früher leukotomiert hätte, mit Psychopharmaka behandelt. In welchen Fällen setzte man nun aber Medikamente ein? Welche Rolle spielten sie bei Patienten, die erst nach der Einführung der Neuroleptika leukotomiert wurden?

1963 erschien ein Handbuchartikel zur Psychopharmakotherapie, der dem Chlorpromazin und dem Reserpin einen beruhigenden Effekt zuschrieb: »Durch die Antriebsminderung werden Erregungszustände jeder Art, Ver-

an den Kantonsapotheker, 17.10.1953; Korrespondenz zwischen Manfred Bleuler und der Gesundheitsdirektion des Kantons Zürich, 9.11. und 21.12.1953. Die Gesundheitsdirektion antwortete, eine Änderung der Taxordnung, die eine separate Berechnung besonders teurer Medikamente erlauben würde, müsste von der Legislative bewilligt werden, was wohl aussichtslos sei.

104 Jahresberichte Burghölzli 1945-1962. StAZH, PUK, Nr. 78, Jahresberichte 1950; Nr. 89, Jahresberichte in Typoskriptform, 1954-1968. Aus den Zusammenstellungen geht nur die Zahl der Behandlungen, nicht aber jene der behandelten Patienten und Patientinnen hervor. Zur Häufigkeit von Behandlungsformen in psychiatrischen Kliniken der amerikanischen Veterans Administration 1954-1956 siehe Weber, Die Entwicklung der Psychopharmakologie im Zeitalter der naturwissenschaftlichen Medizin, S. 148.

105 Siehe beispielsweise Staehelin/Kielholz, Largactil, S. 586.

106 Siehe beispielsweise Heimann, Psychochirurgie, S. 689; Freeman, Psychosurgery, S. 1522, 1532; Feuillet, Résultats éloignés de la lobotomie préfrontale, S. 639 f.; Bleuler, Entwicklungsrichtungen in der Psychiatrie von heute, S. 115.

wirrtheit und Aggressivität im Sinne einer Sedation und Apathisierung gedämpft, ebenso durch die gleichzeitige Verflachung der Affektivität infolge einer Abnahme von Verstimmungen. [...] Im wesentlichen entsteht somit das psychische Zustandsbild eines hirnlokalen Psychosyndroms (bzw. eines Stammhirnsyndroms).« Wie bei den anderen somatischen Therapien, so heißt es weiter, hänge die Indikation auch bei den Neuroleptika in erster Linie von bestimmten Symptomen ab, die sich »durch eine vorwiegend affektive Erregung« manifestierten.[107] Solche Sätze finden sich in Publikationen zur Psychochirurgie zuhauf.[108] Zwar wurden die neuen Medikamente bald weit breiter angewandt als die Psychochirurgie, die Indikation, die Ziele und die Folgen stimmten aber bei der »chemischen« und der mechanischen Leukotomie völlig überein.[109]

In den untersuchten Kliniken erhielten vor allem diejenigen Kranken Neuroleptika, die unter denselben Symptomen litten wie Leukotomiepatienten.[110] Obwohl die Mittel zunächst viel kosteten, wurden sie von Beginn weg nicht nur bei akuten, sondern auch bei chronischen Psychosen eingesetzt. Als man beispielsweise 1954 im Burghölzli einen klinischen Versuch mit Serpasil durchführte, wurden 33 Patienten »mit starken Erregungs-, Unruhe- und Spannungszuständen« für die Studie ausgewählt. Zwei Drittel der Versuchsgruppe galten als »unheilbar«.[111]

Trotzdem erhielten nicht alle Patienten, die nach der Einführung der Neuroleptika leukotomiert wurden, schon vor dem Eingriff Psychopharmaka. 1953 wurden in Chur und in Zürich insgesamt neun, 1954 sechs Patientinnen und Patienten operiert. Obwohl damals beide Kliniken schon Neuroleptika anwandten, wurde nur eine dieser 15 Personen vor dem Eingriff mit Largactil behandelt. Die Kur dauerte zwei Wochen und ist in der Akte in drei kurzen, aufeinander folgenden Einträgen dokumentiert. Nach der ersten Woche vermerkte der Stationsarzt, die Patientin sei »psychisch nur wenig gebessert«.

107 Cornu, Psychopharmakotherapie, S. 501 f. Siehe beispielsweise auch Shorter, Geschichte der Psychiatrie, S. 378.

108 Siehe dazu Kapitel 2, vor allem S. 70-74; Kapitel 4, S. 123.

109 Siehe zum Beispiel Schulte, Der chronisch Anstaltskranke als Problem für Forschung und Therapie, S. 193.

110 Abgesehen von dem Sample, das für diese Studie untersucht wurde, beruhen diese Ergebnisse auf einer Auswertung einer Stichprobe von 120 Patienten und Patientinnen, die 1959 ins Burghölzli oder in die Rheinau eingewiesen wurden. Siehe dazu Meier/Bernet/Dubach/Germann, Zwang zur Ordnung, S. 93. Zur Diagnose von Patienten der Universitätsklinik Heidelberg und der Berliner Charité, die in den ersten Jahren nach Einführung des Chlorpromazins mit der neuen Substanz behandelt wurden, siehe Balz/Hess, Psychopathology and psychopharmacology, S. 282-284.

111 StAZH, PUK, Nr. 61, Fasz. 11, Ein Rauwolfia-Alkaloid in der Psychiatrie – seine Wirkungsähnlichkeit mit Chlorpromazin, S. 6. Das Manuskript wurde von einem Assistenzarzt verfasst. Manfred Bleuler korrigierte und kommentierte es in einem Brief vom 21. 4. 1954.

Vier Tage später hielt er fest, die Patientin sei trotz Largactil »immer noch zeitweilig laut schimpfend« und leide unter »massive[n] Halluzinationen« – es werde »nun eine praefrontale Leukotomie geplant«.[112] Erst ab Mitte der 1950er Jahre wurden in den untersuchten Kliniken Patienten operiert, die schon über längere Zeit hinweg Neuroleptika erhalten hatten.[113]

Gertrud Brunner, die Ende 1953 zum ersten Mal ins Burghölzli kam, wurde gleich mit Largactil behandelt. Bleuler entschied in der »Gemeinsamen Untersuchung«, die Patientin probeweise auf die »ruhige« Abteilung zu verlegen. Könne sie sich dort nicht »halten«, sei eine Largactil- oder Insulinkur durchzuführen.[114] Da Gertrud Brunner die Station E3 schon nach wenigen Tagen wieder verlassen musste, begann man sie mit Largactil zu behandeln. Vier Wochen später erkrankte die Patientin jedoch an Gelbsucht, das Mittel musste abgesetzt werden. Als sich der psychische Zustand darauf verschlechterte, führte man eine Insulinkur durch. Ende Februar 1954 begann eine neue Largactilkur, die nach sechs Wochen für kurze Zeit mit einer »Erhaltungsdosis« fortgesetzt wurde. Gleichzeitig nahm die Patientin an einer Gruppentherapie teil. Ein halbes Jahr nach dem Eintritt wurde Gertrud Brunner auf Wunsch ihrer Schwester »gebessert« entlassen. In der Krankengeschichte heißt es, die Patientin habe sich abschließend sehr positiv über die Largactilkur geäußert – das Medikament habe ihr »ausgezeichnet getan«.[115]

Als Gertrud Brunner im Juli 1954 wieder in die Klinik eingewiesen wurde, erhielt sie Serpasil. Obwohl in der Akte zunächst vermerkt wurde, die Patientin sei »unter Serpasil wenig deutlich beruhigt« und empfinde »die Wirkung des Mittels im Gegensatz zum Largactil unangenehm«, setzte man die Behandlung zwei Monate fort.[116] Zehn Tage nach dem Beginn der Serpasilkur trat Gertrud Brunner wieder in die Therapiegruppe ein. Ende September wurde die Dosis des Medikaments stark reduziert, im November konnte die Patientin aus der Klinik austreten.

Kurz darauf wurde Gertrud Brunner erneut ins Burghölzli eingewiesen. Als eine Serpasilkur keinen Erfolg zeigte, wurde eine zweiwöchige Dämmerkur durchgeführt. Im Februar 1955 begann man mit einer Largactilkur, die drei Tage später abgebrochen wurde. Ein weiterer Versuch endete nach zwei Wochen, weil die »anfängliche Besserung unter Largactil« nicht anhielt. Im März wurde die Patientin einer Elektroschockkur unterzogen, die zu einer

112 Psychiatrische Klinik Schlössli, KA-Nr. 2113, Blatt 4r, Einträge 7.10.-22.10.1953.

113 Von den vier Patienten, die 1955 operiert wurden, hatten drei bereits Psychopharmaka erhalten. Ab 1956 hatte man alle Patienten, die einem Eingriff unterzogen wurden, zunächst mit Neuroleptika behandelt.

114 StAZH, Z 100, KA-Nr. 48129, S. 11f., Eintrag vom 7.12.1953. Für weitere Ausführungen zu diesem Fallbeispiel siehe vor allem Kapitel 5, S. 153-164, und S. 272f.

115 StAZH, Z 100, KA-Nr. 48129, S. 19, Eintrag vom 18.6.1954.

116 Ebd., S. 27, Eintrag vom 7.8.1954.

»deutliche[n] Besserung« führte. Da Gertrud Brunner aber nach Elektroschocks stets »schwer organisch verändert« war, verzichtete man auf eine Fortsetzung und begann ab Mitte April wieder eine Serpasilkur.[117]

Ende Oktober 1955 wurde in der Akte vermerkt, die Patientin sei »unter Serpasil im Ganzen etwas ruhiger«. Einen Monat später hielt der Stationsarzt jedoch fest, Gertrud Brunners Zustand habe sich wieder verschlechtert: »Erregung und Verzweiflung nimmt trotz Serpasilkur zu, wird gefährlich.« Man setzte die Medikamente ab und führte eine Dämmer- und anschließend erneut eine Elektroschockkur durch. Nach dem »schweren Zwischenfall« wurden die Elektroschocks fortgesetzt; bis zur Leukotomie im Juli 1956 erhielt Gertrud Brunner keine Neuroleptika mehr. Als sie zwei Monate nach dem Eingriff plötzlich wieder gewalttätig wurde, begann man mit einer niedrig dosierten Serpasilkur. Da sich der Zustand nicht besserte, wurde die Dosis zweimal erhöht. Danach setzte man die Kur fort, bis die Patientin, »zunehmend ruhiger geworden«, in eine andere Klinik verlegt wurde.[118]

Gertrud Brunner gehörte zu den ersten Patientinnen des Burghölzlis, die Largactil erhielten. Ihr Fall zeigt exemplarisch, wie die neuen Medikamente in den 1950er Jahren eingesetzt wurden.[119] Die untersuchten Kliniken wandten Neuroleptika bald über kurze, bald über längere Zeit hinweg an. Abgebrochen wurden Kuren, wenn es zu bedrohlichen körperlichen Reaktionen kam oder wenn das Klinikpersonal der Meinung war, dass die Therapie zu wenig oder gar nichts nütze. Die meisten Patienten erhielten allerdings nach einiger Zeit erneut Psychopharmaka – manchmal wurde dasselbe Medikament ausprobiert, manchmal ein anderes. Nicht nur die Dauer der Behandlung variierte, sondern auch die Dosis des verabreichten Mittels. Zur Indikation, Dosierung, Behandlungsdauer und Verabreichungsart gab es keine allgemein gültigen Regeln.[120] Weil die Medikamente sehr unterschiedlich wirken konn-

117 Ebd., S. 35, Einträge vom 28. 2. 1954 [28. 2. 1955] und 12. 3. 1955; S. 39, Eintrag vom 29. 12. 1955.

118 Ebd., S. 38, Eintrag vom 27. 10. 1955; S. 39, Einträge vom 24. 11. und 29. 12. 1955; S. 47, Eintrag vom 30. 7. 1956; S. 48, Eintrag vom 8. 9. 1956.

119 Missa, Naissance de la psychiatrie biologique, S. 250; Katharina Brandenberger/Magaly Tornay, Tagungsbericht »Standardizing psychoactive drugs and drug uses 1900-1970«, 23. 04. 2009-24. 04. 2009, Utrecht, Ausführungen zu Benoît Majerus/Toine Pieters, »Psychotropic drugs, psychiatric concepts and standardization in Belgium and the Netherlands (1950-1970)«, in: H-Soz-u-Kult, 19. 06. 2009, <http://hsozkult.geschichte.hu-berlin.de/tagungsberichte/id=2649> (Download vom 30. 6. 2009). Majerus und Pieters schlugen in ihrem Referat vor, von einer »psychopharmakologischen Evolution« statt von einer »Revolution« zu sprechen. Der Begriff Evolution scheint mir allerdings ebenfalls problematisch, weil er das Bild einer quasi ›natürlichen‹ Entwicklung evoziert.

120 Zur unterschiedlichen Anwendung der Medikamente siehe beispielsweise Labhardt, Technik, Nebenerscheinungen und Komplikationen der Largactiltherapie, S. 339 f., sowie die Voten der Ärzte, die 1953 am Largactil-Symposium der Psychiatrischen

ten, musste man – wie es in einem Beitrag von 1959 heißt – »jeden Fall individuell behandeln, verschiedene Stoffe versuchen, verschiedene Methoden kombinieren«.[121] Unter den somatischen Therapien galten Psychopharmaka noch lange nicht als einzige Option. Medikamentöse Behandlungen wurden oft mit Schlaf-, Insulin- oder Elektroschockkuren kombiniert.[122] Konnte die eine Therapie nicht mehr angewandt werden, ging man zu einer anderen über. Da sich somatische und psychische Ansätze gegenseitig unterstützen sollten, wurde medikamentöse Kuren auch mit Psychotherapie verknüpft.[123]

Die Klinikpsychiatrie nahm die Neuroleptika also relativ schnell in ihren »Arzneischatz«[124] auf. Es dauerte aber einige Jahre, bis psychochirurgische Eingriffe nur noch dann durchgeführt wurden, wenn die Patienten vorher schon Psychopharmaka erhalten hatten. Als sich die neuen Medikamente in den deutsch- und französischsprachigen Ländern ab Mitte der 1950er Jahre immer mehr durchsetzten,[125] veränderten sich auch die Argumente, mit denen Operationen begründet wurden. Nun vermerkte man ausdrücklich, dass eine Leukotomie nur zur Debatte stehe, weil Neuroleptika nicht wirkten.[126] Fortan musste also der Behandlungsprozess, den ein Anstaltspatient Stufe für Stufe durchlief, auch Psychopharmaka einschließen.

Früher als die präoperative begann die postoperative Behandlung mit den neuen Mitteln. In den untersuchten Kliniken erhielten leukotomierte Patienten, die nach dem Eingriff weiter Probleme bereiteten, schon ab 1953 Neuroleptika.[127] Elsa Vogt zum Beispiel wurde im Februar 1954 operiert. Mitte

Universitätsklinik Basel teilnahmen. Zur Standardisierung der Neuroleptikatherapie siehe Balz/Hess, Psychopathology and psychopharmacology.

121 Kuhn, Probleme der klinischen und poliklinischen Anwendung psychopharmakologisch wirksamer Substanzen, S. 320.

122 Auch in Heidelberg wurden Neuroleptika häufig mit einer anderen somatischen Kur kombiniert. Balz, Zwischen Wirkung und Erfahrung, S. 174-177.

123 Siehe beispielsweise Weber, Die Entwicklung der Psychopharmakologie im Zeitalter der naturwissenschaftlichen Medizin, S. 174; Cornu, Psychopharmakotherapie, S. 497; Benedetti/Kind/Mielke, Forschungen zur Schizophrenielehre, S. 144; Kielholz, Über die Largactilwirkung bei depressiven Zuständen und Manien, S. 294.

124 Müller, Grundlagen und Methodik der somatischen Behandlungsverfahren in der Psychiatrie, S. 386.

125 Weber, Die Entwicklung der Psychopharmakologie im Zeitalter der naturwissenschaftlichen Medizin, S. 147.

126 Siehe zum Beispiel Psychiatrische Klinik Realta/Beverin, KA-Nr. 5599, Schreiben des Sekundärarztes an Manfred Bleuler, 16. 5. 1958: »Der Patient ist bei uns stuporös, kontaktlos, neigt aber zu plötzlichen unberechenbaren und gefährlichen Aggressionen. Mit Neuroplegica gelingt es nicht, diese raptus-artigen Erscheinungen zu beeinflussen, und wir haben uns gefragt, ob in diesem Falle nicht doch eine Leukotomie angezeigt wäre.« Gleichzeitig wurde in der Krankengeschichte vermerkt, der Patient spreche auf kein einziges Neuroleptikum an. Ebd., S. 9, Eintrag vom 17. 5. 1958.

127 Von den sieben Patienten und Patientinnen, die 1952 leukotomiert wurden, erhielten beispielsweise vier ab 1953 und drei ab 1954 Neuroleptika. StAZH, Z 100, KA-

März vermerkte der Stationsarzt in der Krankengeschichte, die Patientin sei seit fünf Tagen »sehr gespannt und gereizt und zwar in einem stärkeren und anhaltenderen Masse als vor der Leukotomie«. Sie sei wiederholt gegen Mitpatientinnen tätlich geworden. Wenig später wurde deshalb entschieden, eine Serpasilkur durchzuführen.[128] Mit der zunehmenden Anwendung medikamentöser Therapien wurden offenbar alle operierten Patienten früher oder später mit Psychopharmaka behandelt – auch solche, die bei Pflegefamilien lebten oder nach Hause entlassen wurden.[129] Leukotomiepatienten wurden also fast immer einer mechanischen *und* einer »chemischen« Leukotomie unterzogen.

Wurde »der Schnitt durch das Gehirn«, wie es in einem Artikel des *Spiegels* von 1955 heißt, nun tatsächlich »durch die Behandlung mit Pillen und Pulvern ersetzt«?[130] Die Neuroleptika trugen bestimmt zum Rückgang der Psychochirurgie bei. Wenn alle anderen Therapien scheiterten, blieb aber ein operativer Eingriff die letzte Option.[131] Zudem galten Psychopharmaka erst mit der Zeit als Alternative zur Leukotomie. Im Rückblick mag das Jahr 1953 vielleicht »als Beginn eines psychopharmakologischen Zeitalters«[132] erscheinen. Aus zeitgenössischer Sicht hingegen war in der ersten Hälfte der 1950er Jahre noch offen, in welche Richtung sich die psychiatrische Therapie weiterentwickeln und welcher Stellenwert den drei neusten Behandlungsverfahren – Psychochirurgie, individuelle Psychotherapie und Pharmakotherapie – später zukommen würde.

Bleuler beispielsweise erklärte 1953 die stark rückläufige Zahl psychochirurgischer Eingriffe in Zürich nicht etwa mit der Einführung der Neuroleptika, sondern mit den psychotherapeutischen Bemühungen der Klinik.[133] 1961 hingegen schrieb er in der *Deutschen Medizinischen Wochenschrift*, die Indikation zur Leukotomie sei »zufolge der modernen medikamentösen Behandlung von Geisteskranken viel seltener geworden«. Auf die Frage, in welchen Fällen noch operiert werde, erwiderte er, es gebe keine »völlig einheitliche Meinung aller psychiatrischen Schulen der Leukotomie (und ähn-

Nr. 20322, 44852, 44885, 45222, 45647, 46409 (Patient der Anstalt Wil). Psychiatrische Klinik Schlössli, KA-Nr. 1984.

128 StAZH, Z 100, KA-Nr. 45205, S. 15, Eintrag vom 15. 4. 1954.

129 Alle Patienten, deren Akte Angaben zum weiteren Verlauf der Krankengeschichte enthält, wurden nach dem Eingriff mit Psychopharmaka behandelt. In den Akten von Patienten, die nach der Leukotomie in eine andere Klinik (zurück)verlegt wurden, finden sich oft keine (näheren) Informationen über den postoperativen Verlauf.

130 Der Spiegel, 24. 8. 1955, S. 9.

131 Siehe zum Beispiel Krayenbühl, Die neurochirurgischen Behandlungsmöglichkeiten psychischer Störungen, S. 1646; Busch, Psychosurgery, S. 141.

132 Shorter, Geschichte der Psychiatrie, S. 383.

133 Jahresbericht Burghölzli 1953, S. 5 f.

lichen Eingriffen) gegenüber«. Nach wie vor schwanke deshalb die Zahl der Operationen von Klinik zu Klinik stark.[134] In Bleulers *Lehrbuch* von 1966 wird die abnehmende Zahl psychochirurgischer Eingriffe schließlich mit »den Fortschritten der Psychopharmakologie« erklärt, gleichzeitig aber auf die Arbeits- und Gruppentherapie zurückgeführt, die eine »intensivere[ ] klinische[ ] Betreuung der Kranken« ermögliche.[135]

Zum Rückgang der Psychochirurgie trugen also mehrere Faktoren bei, die – je nach Land, Klinik und Zeitpunkt – unterschiedlich gewichtet sein konnten.[136] Erstens war in vielen Anstalten ein großer Teil der langjährigen Patienten, bei denen eine Leukotomie in Frage kam, zu Beginn der 1950er Jahre schon operiert. Zweitens brachte die analytische Psychotherapie einen grundlegenden Wandel der psychiatrischen Deutungs- und Handlungsmuster in Gang, der unter anderem zur Folge hatte, dass die Klinikpsychiatrie »schwierige«, »therapieresistente« Patienten mit anderen Augen betrachtete und operative Eingriffe immer skeptischer beurteilte. Drittens eröffnete sich mit der Einführung der Neuroleptika eine weitere Behandlungsoption, die nicht nur eine wirksame, harmlosere Alternative zur Leukotomie zu bieten schien, sondern – wie die Psychotherapie – auch die »Anschauungen über die Therapiefähigkeit schizophrener Patienten« veränderte[137] und damit ebenfalls zur Verbreitung des neuen Denkstils beitrug.

## Ernüchternde Ergebnisse? Endlose Kontroversen

Mit dem Rückgang der psychochirurgischen Eingriffe nahm auch die Zahl der Publikationen ab. Auf dem II. Internationalen Kongress für Psychiatrie, der 1957 in Zürich stattfand, wurde der Psychochirurgie kein großes Gewicht mehr zugemessen.[138] In der zweiten Hälfte der 1950er Jahre kühlte die hitzige Debatte um die Leukotomie ab, nun sah man den Moment gekommen, um das Verfahren zu evaluieren.[139] In einem Überblick über die Schizophrenie-

134 Bleuler, In welchen Fällen wird heute noch eine Leukotomie ausgeführt?

135 Bleuler, Lehrbuch der Psychiatrie, 10. Aufl. von 1966, S. 644. Vgl. auch Bleuler, Lehrbuch der Psychiatrie, 12. Aufl. von 1972, S. 178.

136 In der Psychiatrischen Universitatsklinik Basel beispielsweise spielte die Behandlung mit Psychopharmaka im Unterschied zum Burghölzli bereits ab 1953 eine wichtige Rolle. Die analytische Psychotherapie wurde hingegen erst 1956 eingeführt. Jahresbericht Friedmatt 1953, S. 10 f.; 1956, S. 11 f.

137 Müller, Neue Strömungen in der praktischen Psychiatrie, S. 1.

138 Siehe Valenstein, History of psychosurgery, S. 509; Rylander, The renaissance of psychosurgery, S. 628; Müller, Grundlagen und Methodik der somatischen Behandlungsverfahren in der Psychiatrie, S. 385; Risso/Poeck/Creutzfeld, Katamnestische Untersuchungen nach frontaler Leukotomie, 1. Teil, S. 5; Stoll (Hg.), II. Internationaler Kongress für Psychiatrie.

139 Feuillet, Résultats éloignés de la lobotomie préfrontale, S. 628.

forschung heißt es beispielsweise, zwischen 1951 und 1955 sei eine große Zahl katamnestischer Studien erschienen, die belegten, mit welch »ungeheure[m] Impuls« die Psychochirurgie »bei Schizophrenen angewandt und weiterentwickelt« worden sei.[140] Die »überaus zahlreichen Erfolgsstatistiken« ließen sich allerdings schwer beurteilen und vergleichen. Kategorien und Erfolgskriterien unterschieden sich von Arbeit zu Arbeit, zudem habe ein großer Teil der Studien »den Charakter summarischer Massenstatistiken«.[141]

Kein Wunder also, gingen die Erfolgsraten weiterhin stark auseinander. Während Freeman Ende der 1950er Jahre immer noch auf eine Erfolgsquote von 50-90 Prozent kam,[142] wies man im deutsch- und französischsprachigen Raum weit geringere Erfolgsraten aus. Bleuler korrigierte die Erfolgsaussichten psychochirurgischer Eingriffe in seinem Lehrbuch von Ausgabe zu Ausgabe nach unten.[143] Die größte katamnestische Studie des deutschsprachigen Raums zog 1962 das Fazit, dass »der therapeutische Erfolg« der Eingriffe »im ganzen unbefriedigend« sei. Die Zahl der schizophrenen Patienten, »die sich nach der Leukotomie wieder in eine mehr oder weniger selbständige soziale Existenz einordnen« könnten, betrage etwa 15 Prozent. Da man das Risiko eines Stirnhirnsyndroms im Einzelfall ebenso wenig abschätzen könne wie dessen Ausmaß, stelle sich »generell die Frage, ob sich das einzugehende Risiko mit der Spärlichkeit der Erfolge in Einklang bringen« lasse.[144]

In den deutsch- und französischsprachigen Ländern Europas fanden die meisten Ärzte, das Verfahren habe die Hoffnungen nicht erfüllt. Gleichzeitig wurde jedoch betont, dass es auch ausgezeichnete Resultate gebe. So heißt es in einem Handbuchartikel von 1963, selbst »eine sehr kritische Beurteilung der Katamnesen unter Berücksichtigung des gesetzten Defektes« führe zu

140 Benedetti/Kind/Mielke, Forschungen zur Schizophrenielehre 1951 bis 1955, S. 125.

141 Siehe zum Beispiel Heimann, Psychochirurgie, S. 691; Busch, Psychosurgery, S. 171; Benedetti/Kind/Mielke, Forschungen zur Schizophrenielehre 1951 bis 1955, S. 126.

142 1959 räumte Freeman allerdings ein, dass die Erfolgsrate vor allem von der Auswahl der Patienten abhänge. Freeman, Psychosurgery, S. 1527.

143 Bleuler, Lehrbuch der Psychiatrie, 8. Aufl. von 1949, S. 145 f.; Bleuler, Lehrbuch der Psychiatrie, 9. Aufl. von 1955, S. 164-166; Bleuler, Lehrbuch der Psychiatrie, 10. Aufl. von 1966, S. 171. In der Auflage von 1949 heißt es, man dürfe bei »sorgfältiger Indikationsstellung« hoffen, etwa ein Viertel bis ein Drittel der Patienten durch den Eingriff »entlassungsfähig (wenn auch nicht völlig gesund und völlig leistungsfähig) zu machen«. In den nächsten Ausgaben wurde diese Zahl auf »knapp 1/4« und anschließend auf »knapp 1/5« reduziert. In der Formulierung, man könne die »große Mehrzahl« der übrigen Patienten »wenigstens in verschiedenem Masse bessern«, wurde 1955 das Attribut »groß« entfernt.

144 Risso/Poeck/Creutzfeld, Katamnestische Untersuchungen nach frontaler Leukotomie, 1. Teil, S. 63, 69-71. Die katamnestische Untersuchung wurde auf Anregung von Max Müller durchgeführt. Sie erfolgte an 299 Patienten, die zwischen 1946 und 1958 eine präfrontale Leukotomie leukotomiert worden waren. Die Mehrzahl der Patienten stammte aus der Psychiatrischen Anstalt Münsingen im Kanton Bern.

dem Schluss, dass es »immer wieder« Einzelfälle gebe, »bei denen der psychochirurgische Eingriff von großem therapeutischen Wert« sei.[145] Die überwiegende Mehrheit sprach sich dafür aus, nicht auf die Psychochirurgie zu verzichten, sondern die Indikation weiter einzuschränken.[146]

Ebenso stark wie die Resultate der katamnestischen Studien wichen die Ansichten über die Bedeutung der theoretischen Forschungsergebnisse voneinander ab. Während die einen meinten, der Leukotomie seien »wertvolle Einblicke« in die Funktionen des Stirnhirns zu verdanken,[147] glaubten andere, die psychochirurgische Forschung habe die Kenntnisse über den Frontallappen und psychische Störungen kaum erweitert.[148] Durch »die Leukotomie-Erfahrungen« sicher widerlegt schien den meisten, dass sich einzelne psychische Funktionen oder Fähigkeiten in bestimmten Arealen des Stirnhirns lokalisieren ließen. Aber selbst wenn man »nicht nach dem Ort psychischer Funktionen, sondern nur nach anatomisch-physiologischen Korrelaten zu psychopathologischen Phänomenen« fragte, kam man im Einzelfall zu Ergebnissen, »die sich an größeren Serien nicht bestätigen« ließen. Die empirischen Forschungsresultate erlaubten deshalb »nur sehr globale Aussagen über die Beziehung sehr allgemeiner psychopathologischer Phänomene zu anatomisch nur sehr unbestimmt zu bezeichnenden Korrelaten«.[149] »Wir sind heute«, so ein Forschungsüberblick von 1957, »obwohl wir über ein riesiges Erfahrungsgut verfügen, von einer umfassenden und erschöpfenden Vorstellung über die Funktionen des Stirnhirns weiter entfernt als im Jahre 1939, [...]. Dennoch haben wir seit damals eine nicht geringe Zahl neuer Erkenntnisse über die Physiologie der Frontallappen gewonnen, die allerdings in erster Linie dazu führten, eine Reihe von Hypothesen und damit verbundenen Hoffnungen aufzugeben.«[150]

Ende der 1950er Jahre schien sich also in der Psychochirurgie das »quantitative Prinzip« durchzusetzen.[151] Die meisten Autoren verstanden »die Präfrontalregion als eine funktionelle Einheit« und gingen davon aus, dass die

145 Müller, Grundlagen und Methodik der somatischen Behandlungsverfahren in der Psychiatrie, S. 386.

146 Diese Meinung vertraten beispielsweise auch Risso/Poeck/Creutzfeld, Katamnestische Untersuchungen nach frontaler Leukotomie, 1. Teil, S. 71.

147 Werner, Étapes et rôle de la Neurochirurgie, S. 174; Müller, Grundlagen und Methodik der somatischen Behandlungsverfahren in der Psychiatrie, S. 386; Häfner, Psychopathologie des Stirnhirns 1939 bis 1955, S. 205 f., 241.

148 Dax, The history of prefrontal leucotomy, S. 23; Busch, Psychosurgery, S. 141; Risso/Poeck/Creutzfeld, Katamnestische Untersuchungen nach frontaler Leukotomie, 1. Teil, S. 5.

149 Heimann, Psychochirurgie, S. 707.

150 Häfner, Psychopathologie des Stirnhirns 1939 bis 1955, S. 206 f.

151 Siehe zum Beispiel Clarke, Zur Geschichte der Lokalisation von Hirnzentren, S. 33; Dehnen, Psychopathologische Erfahrungen bei ein- und beidseitigen psychochirurgischen Eingriffen, S. 411 f.; Benedetti/Kind/Mielke, Forschungen zur Schizophre-

Läsion bestimmter Areale Ausfallserscheinungen zur Folge habe, die sich nicht qualitativ, sondern quantitativ voneinander unterschieden.[152] In Übereinstimmung mit dem Trend, die Persönlichkeit in der klinischen Praxis stärker zu gewichten, vermuteten zudem viele, dass der Operationserfolg in erster Linie von der präpsychotischen Persönlichkeit abhänge. Wolle die Forschung die Indikation eingrenzen, müsse sie deshalb der Persönlichkeit der Patienten mehr Bedeutung zumessen.[153]

Die Kontroverse um das »Wirkungsprinzip« war allerdings noch in den 1960er Jahren nicht »mit absoluter Sicherheit« entschieden.[154] Nach wie vor fanden Vertreter des »qualitativen Prinzips«, es gebe zweifellos Forschungsergebnisse, die darauf hinwiesen, dass bestimmte Teile des Frontalhirns unterschiedliche Funktionen hätten. Aus ihrer Sicht ging die Tendenz eindeutig in Richtung präziserer, selektiverer Eingriffe.[155] Dass sich diese Prognose schließlich bestätigte, hängt allerdings weniger mit theoretischen Erkenntnissen als mit einer neuen Technologie zusammen.[156]

## Die zweite Phase der Psychochirurgie

Die Leukotomie und andere Varianten psychochirurgischer Eingriffe, die in der Nachkriegszeit angewandt wurden, setzten in einem großräumigen Hirnareal relativ umfangreiche Läsionen. Man bemühte sich deshalb schon bald

nielehre 1951 bis 1955, S. 125. Zum »quantitativen« und »qualitativen Wirkungsprinzip« siehe Kapitel 2, S. 81-83.

152 Häfner, Psychopathologie des Stirnhirns 1939 bis 1955.

153 Siehe beispielsweise Poeck/Pilleri/Risso, Katamnestische Untersuchungen nach frontaler Leukotomie, 2. Teil, S. 107 f.; Polonio, The leucotomy of schizophrenia, S. 275. Eine ähnliche Entwicklung lässt sich in der Psychopharmakotherapie beobachten. Ende der 1950er Jahre wurden dort individuell abweichende Effekte von Medikamenten auf die Einnahmebedingungen und die Persönlichkeitsstrukturen der Patienten zurückgeführt. Siehe dazu Balz, Zwischen Wirkung und Erfahrung, S. 404-409.

154 Heimann, Psychochirurgie, S. 680.

155 Benedetti/Kind/Mielke, Forschungen zur Schizophrenielehre 1951 bis 1955, S. 125. In der Debatte zur Psychochirurgie ging man also weiterhin davon aus, dass sich holistische und Lokalisationstheorien gegenseitig ausschlössen oder das eine »Wirkungsprinzip« zumindest dominiere. Die Meinung, dass sowohl qualitative als auch quantitative Aspekte ins Gewicht fielen, wurde noch kaum vertreten. Siehe beispielsweise Polonio, The leucotomy of schizophrenia, S. 275.

156 Hagner stellt die These auf, dass »weniger die theoretischen Annahmen und Zugänge und gerade nicht der philosophische Ast der Hirnforschung« die Dynamik »des Unternehmens Hirnforschung« bestimmten, »sondern die praktischen, durch neue Technologien ermöglichten Einblicke und Eingriffe«. Er spricht deshalb von einer »proleptischen Struktur der Neurowissenschaften«, was allerdings nicht zwangsläufig als Kritik verstanden werden sollte. Hagner, Der Geist bei der Arbeit, S. 11, 36. Siehe auch Borck, Hirnströme, S. 21.

um präzisere, selektivere Eingriffe. Durch Modifikation der Verfahren wurde versucht, das Operationsrisiko zu vermindern und gleichzeitig eine möglichst große therapeutische Wirkung zu erzielen. 1948 wurden auf dem Ersten Internationalen Kongress für Psychochirurgie verschiedene technische Methoden vorgestellt, die sich in Lage und Ausdehnung der gesetzten Läsion unterschieden, aber fast alle die vordersten Abschnitte des Frontalhirns anzielten.[157]

Eine Ausnahme bildete ein Eingriff am Thalamus, den zwei Amerikaner präsentierten. Ernest A. Spiegel und Henry T. Wycis griffen für ihre Technik auf die weiterentwickelte Form eines Instruments zurück, das bisher fast nur bei Tieren verwendet worden war. Der neue stereotaktische Apparat ermöglichte, über kleine Trepanationsöffnungen auch tiefer gelegene, viel kleinere, präzise umschriebene anatomische Orte anzuzielen und Läsionen zu setzen, die wesentlich weniger Hirnsubstanz zerstörten als andere Operationstechniken.[158] Ende der 1940er Jahre war die Stereotaxie aber für klinische Zwecke noch zu kompliziert. Das Verfahren wurde zwar an einzelnen Orten bereits angewandt, war jedoch erst zwei Jahrzehnte später so weit entwickelt und erprobt, dass es die Standardmethode verdrängte (Abb. 22).[159]

Um 1970 nahm das Interesse an der Psychochirurgie wieder zu. Zu dieser »Renaissance«[160] trugen neben der Stereotaxie auch neue Erkenntnisse der Hirnforschung bei. Außerdem war inzwischen klar geworden, dass die Psychiatrie trotz aller Medikamente weiterhin an therapeutische Grenzen stieß. 1970 fand zum ersten Mal nach 22 Jahren wieder ein internationaler Kongress für Psychochirurgie statt. Bereits zwei Jahre später folgte die dritte, 1975 die vierte Tagung. Der Zweite Internationale Kongress von 1970 sollte an die erste Konferenz in Lissabon anknüpfen und den Wiederaufstieg des Fachgebiets bezeugen. Im Vordergrund standen aber weniger die neusten Entwicklungen als die Vielfalt der technischen Varianten, die seit 1948 stark zugenommen hatte. Obwohl die Leukotomie auf dem Kongress noch eine wichtige Rolle spielte, wurden in der klinischen Praxis je länger, je mehr Operationen durchgeführt, die sich in verschiedener Hinsicht von früheren unterschieden. So wandte man neben stereotaktischen Instrumenten auch andere Läsionsverfahren an und griff in Regionen ein, die nicht zum Frontallappen gehören.[161]

157 Zu den Operationstechniken siehe Kapitel 2, S. 74-78.

158 Wycis/Freed/Spiegel, Thalamotomy in mental disorders. Zur Stereotaxie (in der Psychochirurgie) siehe beispielsweise Heimann, Psychochirurgie, S. 671-680; Leksell, Gezielte Hirnoperationen.

159 Siehe zum Beispiel Flor-Henry, Psychiatric surgery 1935-1973, S. 163f. Im Gegensatz zu anderen Indikationsbereichen der funktionellen Neurochirurgie wie Epilepsie oder motorischen Störungen wurde also die Stereotaxie in der Psychochirurgie relativ spät eingesetzt.

160 Vgl. Rylander, The renaissance of psychosurgery.

161 Siehe beispielsweise Valenstein, History of psychosurgery, S. 512; Adler/Saupe, Psychochirurgie, S. 46-48; Rylander, The renaissance of psychosurgery, S. 8.

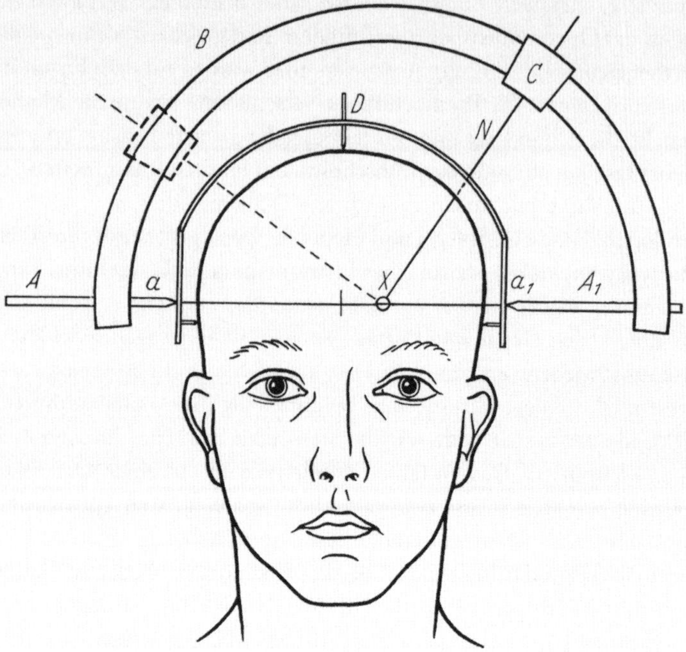


Abb. 22: Schematische Darstellung eines stereotaktischen Instruments, 1957

Mit der Entwicklung präziserer Operationstechniken veränderte sich auch die Indikationsstellung. Das Spektrum der weit anerkannten Indikationen weitete sich stark aus: Nun kam es nicht mehr in erster Linie bei chronischen Schmerzen, Schizophrenie, Depressionen und Zwangsneurosen zu psychochirurgischen Eingriffen, sondern bei fast allen psychischen Krankheiten. Operiert wurde aber auch bei sexueller Devianz, Aggressivität und einer breiten Vielfalt von Krankheitsbildern, bei denen sich die Indikation kaum durchsetzte.[162] Schizophrene Patienten aus psychiatrischen Kliniken, die früher die große Mehrheit unter den Leukotomiepatienten gebildet hatten, wurden nur noch vereinzelt operiert.

Mit ihrer »Renaissance« rückte die Psychochirurgie auch wieder ins Blickfeld der Medien. Obwohl in den 1970er Jahren weit weniger Eingriffe

162 Adler und Saupe vermuten aufgrund von zeitgenössischen Publikationen, dass es nur in Deutschland zu stereotaktischen Eingriffen bei sexueller Devianz gekommen sei. Siehe dazu Adler/Saupe, Psychochirurgie, Kapitel V.5.–V.9. In der Neurochirurgischen Klinik des Universitätsspitals Zürich wurde allerdings 1976 ebenfalls ein stereotaktischer Eingriff wegen »Hypersexualität« vorgenommen. Universitätsspital Zürich, Neurochirurgische Klinik, Operationsbücher 1947-1976.

durchgeführt wurden als in der Nachkriegszeit,[163] fielen die Artikel nun viel kritischer aus. Sie stießen auf so große Resonanz, dass sich auch Standesorganisationen, Gerichte und politische Gremien mit dem Thema auseinandersetzten. In verschiedenen Ländern formulierten Fachverbände ab Mitte der 1970er Jahre Stellungnahmen und Vereinbarungen; in einzelnen Staaten wurde die Durchführung psychochirurgischer Eingriffe auch rechtlich geregelt.[164]

In den psychiatrischen Kliniken der Kantone Zürich und Graubünden kam es ab 1955 nur noch zu wenigen psychochirurgischen Eingriffen.[165] Krayenbühl und seine Schüler führten weiterhin präfrontale Leukotomien durch, versuchten allerdings die Operationstechnik auf verschiedene Weise zu verfeinern.[166] Als die Neurochirurgische Klinik Ende der 1950er Jahre die Stereotaxie einführte, bot sich die Gelegenheit, die Methode auch bei psychochirurgischen Eingriffen anzuwenden. Gazi Yasargil, ein Oberarzt Krayenbühls, der später dessen Nachfolger wurde, schlug Bleuler 1958 nach einer präfrontalen Leukotomie vor, bei Bedarf auch stereotaktische Operationen durchzuführen.[167] Im folgenden Jahr publizierte er einen Artikel zur *Psychiatrie der stereotaktischen Hirnoperationen*, den er mit einem Oberarzt Bleulers zusammen verfasst hatte. In diesem Beitrag werden stereotaktische Eingriffe als eine »Art Mikroleukotomie« bezeichnet, deren psychische Folgen sich mit denjenigen des Standardverfahrens vergleichen ließen, aber »nie jene deutlichen Formen« annähmen.[168]

163 Zur Zahl der psychochirurgischen Eingriffe in den 1970er Jahren und den methodischen Problemen, die sich bei einer Schätzung stellen, siehe Valenstein, Historical perspective, S. 69-75; Valenstein, The practice of psychosurgery.

164 Simmons, Psychosurgery and the abuse of psychiatric authority in Ontario, S. 545-548. Adler/Saupe, Psychochirurgie, S. 208-230, 246-249. In der Schweiz kam es nie zu einer gesetzlichen Regelung. Der Bundesrat wurde 1981 zwar in einem Postulat aufgefordert, zu prüfen, ob Richtlinien für die Durchführung von Elektroschocks und psychochirurgischen Eingriffe zu erlassen seien, hielt aber aufgrund der angeforderten Gutachten eine gesetzliche Regelung für unnötig. Bulletin der Schweizerischen Akademie der Medizinischen Wissenschaften, 1982-1983, Jahresbericht 1982, S. 9 f. http://retro.seals.ch/digbib/view?pid=sam-001:1982-1983:-::13/14. Zur Art und Weise, wie die Medien bis Mitte der 1950er Jahre über die Psychochirurgie berichteten, siehe Kapitel 6, S. 184-195, 202 f.

165 Von den 293 psychochirurgischen Eingriffen des Samples erfolgten 25 Eingriffe (8,6 %) nach 1955. Dabei handelt es sich um 20 Leukotomien, die zwischen 1955 und 1969, sowie um fünf stereotaktische Eingriffe, die zwischen 1970 und 1976 durchgeführt wurden.

166 Siehe S. 271 sowie Kapitel 8, S. 257 f.

167 Yasargil, Die neurochirurgische Klinik, S. 467 f. Jahresbericht Neurochirurgische Klinik des Kantonsspitals Zürich 1958, S. 29. StAZH, PUK, Nr. 107.4, »Verschiedenes«, Schreiben Gazi Yasargils an Manfred Bleuler, 23. 7. 1958.

168 Müller/Yasargil, Zur Psychiatrie der stereotaktischen Hirnoperationen, S. 152.

Trotz Yasargils Anstoß blieb man in Zürich noch lange bei der präfrontalen Leukotomie. 1959 wurde zwar eine Patientin, die an »pathologische[r] Aggression« litt, einem stereotaktischen Eingriff unterzogen. Da dieser aber nicht den gewünschten Erfolg erzielte, führte man elf Tage später noch eine präfrontale Leukotomie durch. Danach wurde auf weitere Versuche verzichtet, bis 1968 ein Oberarzt der Neurochirurgischen Klinik mit Krayenbühls Einverständnis zur stereotaktischen Methode überging.[169] Ab diesem Zeitpunkt kam es nur noch zu Leukotomien, wenn wiederholte stereotaktische Eingriffe erfolglos geblieben waren.

Auch in Zürich änderte sich die Indikation mit dem Wechsel der Operationstechnik: Bei schizophrenen und depressiven Patienten ging die Zahl psychochirurgischer Eingriffe erneut zurück, bei Personen, die unter Aggressivität, Erregungszuständen und angeborener Geistesschwäche litten, nahm sie hingegen stark zu.[170] Gleichzeitig stieg die Zahl der Eingriffe ab Ende der 1960er Jahre sprunghaft an.[171] In seiner Abschiedsvorlesung vom Februar 1973 erklärte Krayenbühl denn auch, die Psychochirurgie habe dank der verfeinerten Operationsverfahren wieder an Aktualität gewonnen.[172]

Im Burghölzli ließ man in den 1970er Jahren nur noch einzelne psychochirurgische Eingriffe durchführen. Silvia Roth, eine langjährige Patientin der »unruhigen« Station, wurde zwischen 1973 und 1976 vier stereotaktischen Operationen unterzogen. Ihr Fall zeigt, wie stark sich die Klinikpsychiatrie seit dem Ende des Kriegs verändert hatte. Ab Ende der 1950er Jahre wurde den Patienten des Burghölzlis immer mehr Autonomie zugestanden. Auf den »vorderen« Abteilungen verringerte man beispielsweise die Zahl der geschlos-

169 Gespräch mit Prof. em. Dr. med. Jean Siegfried, 11. 2. 2007. Siegfried, 1962-1986 Assistenz-, dann Ober- und schließlich Leitender Arzt der Neurochirurgischen Klinik des Universitätsspitals Zürich, war für die funktionelle Neurochirurgie zuständig. Zu den funktionellen Störungen, die neurochirurgisch behandelt werden, zählen Schmerzzustände, Epilepsie, unwillkürliche Bewegungen, andere motorische sowie psychische Störungen. Siehe auch Siegfried, Die funktionelle Neurochirurgie.

170 Universitätsspital Zürich, Neurochirurgische Klinik, Operationsbücher 1947-1976. Ob die Patienten von einer psychiatrischen Klinik oder einem frei praktizierenden Arzt zur Operation überwiesen wurden, lässt sich nicht entscheiden. In den Operationsbüchern sollte zwar der »Wohnort« der Patientinnen vermerkt werden, die Spalte wurde jedoch ab Mitte der 1950er Jahre kaum mehr ausgefüllt.

171 In der Neurochirurgischen Klinik des Universitätsspitals Zürich wurden 1954-1967 jährlich maximal zehn psychochirurgische Eingriffe durchgeführt. Zwischen 1968 und 1972 stieg diese Zahl auf etwa 30 Operationen pro Jahr. Später wurde die Rubrik »Funktionelle Neurochirurgie« in den Jahresberichten nicht mehr nach Indikationen gegliedert. Es bleibt deshalb offen, wie viele der Eingriffe psychische Störungen betrafen. Jahresberichte der Neurochirurgischen Klinik des Universitätsspitals Zürich 1947-1985.

172 Bibliothek des Medizinhistorischen Instituts Zürich, 46 Bro Krayenbühl, Abschiedsvorlesung Hugo Krayenbühls vom 16. 2. 1973 an der Universität Zürich, S. 5. Jahresbericht Neurochirurgische Klinik des Universitätsspitals Zürich 1970, S. 52.

senen Türen und Gitter und erteilte den Patienten mehr Ausgang; 1960 wurden die ersten Stationen tagsüber geöffnet. Die »freiheitlichere Gestaltung des Anstaltslebens« wirkte sich aber auch auf den »hinteren« Stationen aus. So wurde 1959 entschieden, dass die Patientinnen der »unruhigen« Abteilung H nun ebenfalls alle Sonntagskleider und ein Gebiss tragen sollten.[173] In den 1960er Jahren folgten neue Berufsgruppen, die das therapeutische Spektrum der Klinik erweiterten.[174]

Silvia Roths Krankengeschichte macht deutlich, dass sich auch das Selbstbild des Personals veränderte. Silvia Roth litt unter Schizophrenie und war eine äußerst »schwierige« Patientin. Sie blieb trotz Beschäftigungstherapie und hoher Dosen verschiedenster Neuroleptika sehr aggressiv; das Pflegepersonal, das die Patientin intensiv betreute und sich laut Bleuler »eine masslose, fast übermenschliche Mühe« gab, trug täglich Bisse und Kratzer davon.[175] In Sitzungen wurde wiederholt darüber diskutiert, welche Gefühle die Patientin beim Team auslöste und wie sich diese auf die Gruppendynamik auswirkten.[176]

Da das therapeutische »Repertoire praktisch erschöpft« schien, entschied man Anfang 1973, auf einen Vorschlag von 1965 zurückzukommen und Silvia Roth einem stereotaktischen Eingriff zu unterziehen. In der Klinikpsychiatrie spielte die Psychochirurgie allerdings inzwischen eine solch marginale Rolle, dass kaum noch jemand über die Methode Bescheid wusste. Als der zuständige Oberarzt Silvia Roth in der Neurochirurgischen Klinik anmeldete, fügte er bei, die Gespräche über die Patientin hätten gezeigt, dass man im Burghölzli »im allgemeinen zu wenig über die Indikationen, das Vorgehen und die Ergebnisse der bei derartigen Fällen angewendeten stereotaktischen Operationen orientiert« sei. Jean Siegfried, ein Oberarzt Krayenbühls, antwortete, er sei gerne bereit, die Kollegen aus der Psychiatrischen Klinik »über den aktuellen Stand der Psychochirurgie« zu informieren. Bei Silvia Roth empfahl er eine beidseitige Elektrokoagulation im Thalamus und in der Amygdala.[177]

173 StAZH, PUK, Nr. 46, Sammlung interner Weisungen aus dem Besitz einer Oberschwester, 1949-ca. 1961, Schreiben Manfred Bleulers an den Verwalter der Klinik sowie an die Ober- und die Stationsschwestern verschiedener Abteilungen, 27. 4.-14. 9. 1959; Schreiben Manfred Bleulers an die Gesundheitsdirektion des Kantons Zürich, 12. 12. 1960. Siehe dazu auch Meier/Bernet/Dubach/Germann, Zwang zur Ordnung, S. 81 f.

174 Germann, Arbeit als Medizin, S. 231 f. Bleuler, Krankenbehandlung, S. 36. Zu weiteren Entwicklungstendenzen siehe Meier/Bernet/Dubach/Germann, Zwang zur Ordnung, S. 78-85.

175 StAZH, Z 100, KA-Nr. 67737, S. 15; S. 23, Eintrag vom 5. 4. 1969 (Zitat); S. 24, Eintrag vom 16. 5. 1969; S. 50, Eintrag vom 4. 11. 1972.

176 Siehe beispielsweise ebd., S. 24 f., Einträge vom 16. 5. und 28. 5. 1969; S. 106, Eintrag vom 22. 12. 1977.

177 Ebd., Korrespondenz zwischen einem stellvertretenden Oberarzt des Burghölzlis und Jean Siegfried, Oberarzt der Neurochirurgischen Klinik des Universitätsspitals Zürich, 12.1.-6. 4. 1973.

Nach dem Eingriff besserte sich Silvia Roths Zustand für einige Zeit, verschlechterte sich dann aber schnell wieder. Ab November 1973 wurde die Patientin fast dauernd isoliert, sie sprach nur Zwei-Wort-Sätze und bereitete den Pflegerinnen große Probleme. Obwohl die Gefahr weiterer epileptischer Anfälle bestand, entschied man deshalb den Eingriff zu wiederholen. Im Januar 1974 wurden kurz nacheinander zwei Elektrokoagulationen im Hypothalamus durchgeführt. Dem Operationsbericht zufolge war beide Male »die richtige Lokalisation der Elektrode nicht ganz überzeugend«. Trotzdem registrierte man zunächst eine gewisse Besserung, stellte jedoch drei Monate später »im grossen Ganzen eher [eine] Verschlechterung« fest. Anschließend folgte eine mehrmonatige, psychologisch begleitete Verhaltenstherapie, bis sich der Zustand der Patientin Ende 1975 wieder stark verschlimmerte. Silvia Roth erhielt Neuroleptika in Höchstdosen. Weil so keine Besserung erzielt wurde, entschied man, nochmals einen stereotaktischen Eingriff vorzunehmen.[178]

Im Januar 1976 wiederholte Siegfried die stereotaktische Amygdalotomie von 1973, verschob aber den Zielpunkt etwas. Im Operationsbericht heißt es, der Eingriff habe die Aggressivität der Patientin wohl kaum beeinflusst. Da man bei Schizophrenie noch nie »ein genügendes Resultat« erzielt habe, bei anderen Diagnosen aber eine Erfolgsquote von über 50 Prozent vorweisen könne, reiche »eine stereotaktische Operation für dieses Symptom bei Schizophrenie« offenbar nicht. Aus neurochirurgischer Perspektive bleibe jetzt nur noch eine Möglichkeit: die »klassische frontale Leukotomie«. Diese Operation werde, so Siegfried, »heute zum Glück kaum mehr empfohlen, aber in seltenen Fällen« könne »dieser unphysiologische Eingriff« vielleicht doch indiziert sein.[179] Die Psychiater nahmen den Hinweis allerdings nicht auf. Mitte der 1970er Jahre hatte man die präfrontale Leukotomie endgültig ad acta gelegt; die vier Patienten, die 1971 in Chur, Zürich und Lausanne operiert worden waren, blieben die letzten Leukotomiefälle der Schweiz.[180]

178 Ebd., S. 58, Eintrag vom 22.4.1974; Operationsbericht Jean Siegfrieds an den zuständigen Oberarzt des Burghölzlis, 18.1.1974.

179 Ebd., Operationsbericht Jean Siegfrieds an den zuständigen Oberarzt des Burghölzlis, 28.1.1976.

180 Jahresberichte der (halb)staatlichen psychiatrischen und verschiedener chirurgischer Kliniken der Schweiz, in denen Leukotomien durchgeführt wurden, 1945-1975.

# Schluss

Vier Jahre vor dem Ausbruch des Zweiten Weltkriegs wurde in Portugal eine Hirnoperation zur Behandlung psychischer Störungen entwickelt. Die Leukotomie, später wurde das Verfahren auch Lobotomie genannt, stieß zunächst auf starke Kritik, wurde dann aber von zwei Amerikanern aufgenommen, modifiziert und ab 1942 in vielen Ländern eingeführt. Die Zahl der Eingriffe stieg nach dem Ende des Kriegs rasch an, nahm jedoch in den 1950er Jahren auch schnell wieder ab – in Einzelfällen wurde die Methode allerdings noch in den 1970er Jahren angewandt.

Nach dem Ende des Zweiten Weltkriegs entwickelte sich also ein Verfahren, das zehn Jahre zuvor noch auf breite Ablehnung gestoßen worden war, zu einer international anerkannten Therapie, die psychisch Kranke »sozial bessern« oder gar »sozial heilen« sollte. Das war der Ausgangspunkt dieses Buchs, das der Problematisierung psychischer Störungen nachging. *Spannungsherde* untersuchte, wie psychisch Kranke in der Nachkriegszeit zu »schwierigen«, »unheilbaren« Patienten wurden, worauf dieses Problem zurückgeführt und wie es gelöst wurde. Dabei zeigte sich, dass man den Siegeszug der Leukotomie nicht einfach mit dem damaligen Wissensstand oder finanziellen Bedingungen erklären kann, wie immer noch behauptet wird. Die Entwicklung, Einführung, Verbreitung und Durchführung psychochirurgischer Eingriffe hing mit vielen weiteren Faktoren zusammen und war nicht zuletzt auch situativ.

Da die Leukotomie nach dem Zweiten Weltkrieg zahlreiche Diskurse und Praktiken hervorbrachte, oszillierte *Spannungsherde* zwischen verschiedenen Untersuchungsfeldern und nahm ein breites Spektrum von Quellen in den Blick, die aus unterschiedlichen Perspektiven analysiert wurden. Auf diese Weise entstand ein vielschichtiges Bild eines Behandlungsverfahrens, das Zusammenhänge zwischen internationalen Debatten, nationalen Rahmenbedingungen und lokalen Praktiken aufzeigt.

## Rückblick: Der Stachel psychischer Störungen

Am Anfang dieses Buchs stand eine Metapher. Die Leukotomie könne – so hieß es in der Nachkriegszeit – Geisteskrankheiten den »affektiven Stachel« nehmen. Wo aber steckte dieser Stachel? Was empfand man als Stachel, was sollte ein psychochirurgischer Eingriff beheben?

Die Entwicklung psychochirurgischer Eingriffe beruhte auf der Vorstellung, dass sich psychische Funktionen bestimmten zerebralen Funktionen zuordnen ließen, für die spezifische Hirnstrukturen zuständig seien. Aufgrund der verbreiteten Meinung, dass das Frontalhirn für das psychische Leben von besonderer Bedeutung sei, kam der portugiesische Neurologe Egas Moniz 1935 auf die Idee, Geisteskranke einer Gehirnoperation zu unterziehen. Ziel des Eingriffs war der präfrontale Bereich der Stirnlappen, der als »stumme Zone« bezeichnet wurde. Moniz glaubte, dass auch funktionelle Psychosen organische Ursachen hatten und die Zukunft der Psychiatrie in der somatischen Richtung lag. Als Anhänger eines naturalistischen Reduktionismus verstand er das Gehirn als Substrat allen menschlichen Handelns. Psychisches Leben war in seinen Augen nichts anderes als das Resultat der Aktivität von Nervenzellen und deren Verbindungen. Diese Vorstellungen wurden stark kritisiert und trugen maßgebend dazu bei, dass die Leukotomie zunächst kaum Resonanz fand.

Ganz anders Walter Freeman und James W. Watts, die Moniz' Methode aufnahmen und weiterentwickelten. Die beiden Amerikaner vertraten zwar ebenfalls eine somatische Position, gingen aber weit geschickter vor. In ihrem ersten, 1942 publizierten Buch stellten sie die These auf, dass durch die Leukotomie Verbindungen zwischen Stirnhirn und Thalamus unterbrochen würden, die die »affektive Spannung« regulierten. Psychochirurgische Eingriffe reduzierten deshalb, so Freeman und Watts, die hohe »affektive Spannung« psychisch Kranker. Diese These, die nicht den Wirkungsmechanismus, sondern die Wirkung des Eingriffs erklärte, knüpfte an Wissensbestände und Begriffe verschiedener Disziplinen an und wurde mit der zunehmenden Rezeption des Buchs breit übernommen.

Die Metapher der »affektiven Spannung« entwickelte sich zum *boundery concept* der Psychochirurgie. Sie ermöglichte, über die Wirkung des Eingriffs zu sprechen, ohne sich über das Wirkungsprinzip verständigen zu müssen. Da die Metapher in verschiedenen Kontexten Sinn machte, begannen sich nach dem Zweiten Weltkrieg auch Ärzte für das Verfahren zu interessieren, die ganz andere theoretische Positionen vertraten als Freeman und Watts. Ebenfalls außer Frage stand, dass die operative Kontrolle der »affektiven Spannung« im »Kontrollorgan« des Hirns erfolgen müsse. Der Stachel psychischer Störungen lag also im Stirnhirn – je nach Standpunkt im wörtlichen oder übertragenen Sinn.

Die Vorstellung, dass der Stachel psychischer Krankheiten im Hirn stecke, lag auch für Laien nahe. Obwohl Leukotomievorschläge weder auf den Wirkungsmechanismus psychochirurgischer Eingriffe noch auf die Beziehung zwischen Gehirn und psychischer Störung eingingen, glaubten Verwandte von Patienten oft, dass sich die Krankheit direkt beeinflussen lasse. Eng damit verbunden war die Überzeugung, die Operation könne die organische Ursache des Leidens beheben. Auch in den Medien wurden lokalisatorische Positionen vertreten. Reportagen berichteten von Chirurgen, die das »Zentrum« einer psychischen Krankheit »herausschnitten«, Vergleiche von Gehirn- mit Blinddarm- und anderen Operationen suggerierten, dass psychische Störungen mittlerweile genauso behandelt werden könnten wie andere Krankheiten. Die Psychochirurgie förderte deshalb die Ansicht, Geisteskrankheiten seien auf eine organische, im Gehirn liegende Ursache zurückzuführen, die sich orten und entfernen lasse.

In den Medien wurde die Leukotomie als Errungenschaft der modernen Hirnchirurgie bezeichnet. Dabei kam weder die vergleichsweise hohe Sterberate zur Sprache noch der Umstand, dass die Methode als wissenschaftliches »Massenexperiment« galt. Mit der Psychochirurgie bot sich erstmals die Chance, bei einer großen Zahl von Menschen zu untersuchen, welche Veränderungen sich nach einer relativ genauen und selektiven Läsion des Gehirns feststellen ließen. Vertreter verschiedener Disziplinen setzten sich daher zum Ziel, die anatomischen, physiologischen und psychologischen Zusammenhänge der Operation zu erklären. Studien zur Psychochirurgie sollten zum einen grundlegende theoretische Fragen klären und damit einen Beitrag zur Hirnforschung und zur Pathologie psychischer Störungen leisten. Zum anderen wurde versucht, die Indikation zu präzisieren und bessere Operationsmethoden zu entwickeln. Obwohl viele andere medizinische Behandlungsverfahren ebenfalls auf empirischen Befunden und Hypothesen beruhten, schien der Forschungsbedarf bei der Leukotomie besonders hoch, weil man die Methode für außerordentlich riskant und einschneidend hielt.

Die Forschung zur Psychochirurgie befasste sich mit einem äußerst komplexen Untersuchungsobjekt. Sie war mit einer Vielzahl von Faktoren konfrontiert, die sich kaum kontrollieren ließen. So zeigten anatomische Studien, dass schon mit ein- und derselben Operationstechnik sehr verschiedene Schnitte erzielt wurden. In klinischen Beiträgen, die bei weitem überwogen, waren die Schwierigkeiten besonders offensichtlich. Für die Beurteilung des Operationserfolgs gab es keine allgemein anerkannten, einheitlichen Kriterien. Diagnosen und Indikationsstellung konnten stark voneinander abweichen, andere Faktoren wie die Dauer der Erkrankung wurden oft gar nicht berücksichtigt. Die Forschung zur Psychochirurgie stieß deshalb auch bei denjenigen auf Kritik, die sich zu den Anhängern der Methode zählten.

Im deutsch- und französischsprachigen Raum Europas wurden vor allem die Resultate angelsächsischer »Massenstatistiken« in Frage gestellt. Eine Alternative schienen kleinere quantitative und qualitative Studien zu bieten, die versuchten, die Folgen der Operation zu erschließen, indem beobachtet, beschrieben und interpretiert wurde, was sich seit dem Eingriff verändert hatte. Rekonstruiert man, wie aus Krankengeschichten Fallgeschichten, Zahlenreihen und schließlich wissenschaftliche Erkenntnisse wurden, wird deutlich, dass Narrativen bei der Produktion von kasuistischem und statistischem Wissen eine zentrale Rolle zukam. Während qualitative Arbeiten Informationen aus Krankengeschichten zu kohärenten Erzählungen zusammenfügten, kondensierten quantitative Beiträge Krankheitsverläufe so stark, dass sie bestimmten Kategorien zugeordnet und anschließend gezählt werden konnten. Psychochirurgische Forschung beruhte also in erster Linie auf klinischer Beobachtung und hing eng mit der Anstaltspsychiatrie und deren Praktiken zusammen.

Als die Zahl der psychochirurgischen Eingriffe im Laufe der 1950er Jahre zurückging, sah man den Moment für eine umfassende Evaluation gekommen. Ab der zweiten Hälfte der 1950er Jahre erschienen viele katamnestische Beiträge, die die Wirkung des Verfahrens dokumentierten und überprüften. Die Resultate dieser Studien gingen jedoch ebenso stark auseinander wie die Ansichten über deren Relevanz. Während die einen fanden, die Forschung sei dank der Leukotomie einen wichtigen Schritt weitergekommen, kamen andere zu dem Schluss, die Studien hätten die Kenntnisse über das Stirnhirn und psychische Störungen kaum erweitert. Das Ziel, mit Hilfe des »Massenexperiments« wissenschaftliche Erkenntnisse zu gewinnen, wurde weitgehend aufgegeben; die Frage nach dem Wirkungsmechanismus psychochirurgischer Eingriffe blieb unbeantwortet. Ein Psychiater, der den Siegeszug der Leukotomie miterlebt und über das Verfahren publiziert hatte, zählte die Psychochirurgie noch Ende der 1970er Jahre »zu den therapeutischen Versuchen in einem experimentellen Stadium«.[1] Dieses Urteil gilt heute noch – auch wenn Vertreter der *Neurosurgery for Mental Disorder*, wie das Verfahren inzwischen oft genannt wird, betonen, der technische Fortschritt ermögliche immer präzisere Eingriffe, die immer weniger Nebenwirkungen zur Folge hätten.[2]

Befürworter der modernen Methoden grenzen sich klar von der Leukotomie ab und beteuern, dass mittlerweile nur noch »therapieresistente« beziehungsweise »therapierefraktäre« Patienten operiert würden. Die Psychochirurgie galt allerdings schon immer als letzter Ausweg. Die Unterscheidung zwischen »heilbaren« und »unheilbaren« Geisteskranken, die sich in der zweiten Hälfte des 19. Jahrhunderts durchsetzte, widerspiegelte das therapeutische Selbstverständnis der Psychiatrie, zeigte aber auch die Grenzen ihres Heilungsanspruchs auf. Als ab den 1920er Jahren neue somatische Kuren eingeführt wurden, hoffte man, in Zukunft mehr Patienten heilen zu können.

1 Heimann, Psychiatrische, psychologische, soziologische und ethische Implikationen psychochirurgischer Maßnahmen, S. 682.

2 Vgl. beispielsweise Mashour/Walker/Martuza, Psychosurgery, S. 416 f. Einem solchen Fortschrittsnarrativ folgen in der Regel Artikel von Neurochirurgen, die einen kurzen Überblick über die Geschichte der Psychochirurgie geben sollen. Für ein Beispiel aus den Medien siehe Die Zeit, Nr. 34, 16. 8. 2007, S. 30. Als neueste Errungenschaft wird in diesem Artikel die Tiefenhirnstimulation erwähnt, die nicht nur »noch weit präzisere«, sondern auch reversible »Interventionen in die Hirnfunktion« ermögliche.

Dieser zunehmende Optimismus hatte jedoch den paradoxen Effekt, dass die Ungeduld gegenüber denjenigen wuchs, die auf keine Behandlung ansprachen. Das Verdikt der »Unheilbarkeit« erschien im Lichte des therapeutischen Fortschritts umso härter.

Da sich bald herausstellte, dass manchmal selbst Malaria-, Schlaf-, Insulin- und Elektroschockkuren nicht wirkten, begann man nach dem Zweiten Weltkrieg in solchen Fällen auf die Leukotomie zurückzugreifen. Das Behandlungsverfahren blieb zwar stets umstritten, weil es schwere Persönlichkeitsveränderungen und körperliche Nebenwirkungen zur Folge haben konnte, etablierte sich aber als Therapie für chronisch Kranke, die unter starker »affektiver Spannung« litten. Der herrschenden Lehrmeinung zufolge sollten psychochirurgische Eingriffe dann durchgeführt werden, wenn alle anderen Optionen ausgeschöpft waren und sich eine Spontanremission ausschließen ließ.

Psychiater hielten die Leukotomie also für ein Mittel gegen den Stachel der Hoffnungslosigkeit, der mit schweren Geisteskrankheiten verbunden war. Das Verfahren förderte den Glauben an die therapeutischen Möglichkeiten einer Disziplin, die für sich in Anspruch nahm, psychische Krankheiten heilen oder wenigstens bessern zu können. Mit Hilfe der Psychochirurgie ließ sich – so die Aussicht – auch bei chronisch Kranken ein längerfristiger therapeutischer Erfolg erzielen, was die Zahl der »unheilbaren« Patienten reduzierte. Auf der Ebene des Einzelfalls galt die Methode als letzte Chance in einer ausweglosen Situation – eine Vorstellung, die auf ein komplexes Zusammenspiel zahlreicher Faktoren zurückzuführen ist. Die Ärzte und das Pflegepersonal konnten den Zustand eines Patienten ab einem bestimmten Punkt für so schlecht halten, dass sie fanden, eine Wende lasse sich nur herbeiführen, wenn man über die üblichen Maßnahmen hinausgehe. Laien gegenüber wurde die Leukotomie deshalb als letzter Versuch bezeichnet, den Zustand eines Patienten doch noch zu bessern.

Empfahlen Psychiater einen psychochirurgischen Eingriff, stießen sie in der Regel auf Zustimmung. Die meisten Verwandten nahmen lieber das Risiko einer Operation in Kauf als damit rechnen zu müssen, dass es nie mehr bergauf gehe. Auch für Laien war die Leukotomie also ein Hoffnungsträger. Die Aussicht, dass ein Patient nach der Operation entlassen werden, einer Arbeit nachgehen, am Anstaltsleben teilnehmen oder wenigstens beruhigt werden konnte, wog so viel, dass die Gefahren des Eingriffs verblassten – sofern sie überhaupt zur Sprache kamen. Dass ein Erfolg sehr ungewiss war, fiel kaum ins Gewicht. Dies gilt auch für die wenigen Patienten, die selbst über die Durchführung der Operation entscheiden konnten, weil sie für zurechnungsfähig gehalten wurden.

In den Medien hieß es ebenfalls, dass die Risiken psychochirurgischer Eingriffe klein und die Erfolgschancen hoch seien. Viele, zum Teil großformatige Fotografien, personenzentrierte Erzählungen, Interviews mit Experten und Erlebnisberichte zeugten von den Errungenschaften der Neurochirurgie. Dank des medizinischen Fortschritts war eine Hirnoperation – so wurde suggeriert – inzwischen so sicher wie jeder andere Eingriff. Die Leukotomie wurde als therapeutischer Durchbruch gefeiert, wobei die Verdienste des Chirurgen klar im Vordergrund standen. »Die Wunder der modernen Gehirnchirurgie« konnten, wie Reportagen vor Augen führten, nun sogar Wahnsinnige retten.

Schweizer Psychiater lehnten zwar solch »populäre« Berichte ab, sprachen sich aber meist für die Leukotomie aus. Das Behandlungsverfahren löste verschiedene institutionelle Probleme, die sich in der Nachkriegszeit stellten. Hatte es 1936 in der Schweiz noch geheißen, dass die Überbelegung der psychiatrischen Kliniken Jahr für Jahr zurückgehe und bald ein Ende nehme, registrierte man nach dem Krieg wieder eine »Verstopfung«. Die »unheilbaren« Patienten entwickelten sich zu einem so schwerwiegenden Problem, dass die Anstaltsdirektoren vehement nach einer Lösung riefen. Bei Politikern und Behörden stießen diese Klagen allerdings auf wenig Gegenliebe.

Die Schweiz war keine Ausnahme – in anderen Ländern litt die Klinikpsychiatrie unter noch stärkeren Restriktionen. War das notwendige Wissen und die Infrastruktur einmal erworben, konnten psychochirurgische Eingriffe rasch und ohne viel Aufwand erfolgen. Eine Leukotomie kostete zwar mehr als andere Therapien, wurde aber in der Regel nur einmal durchgeführt. Darüber hinaus hielt man die Chance, dass sich ein Eingriff auch bei chronisch Kranken auszahle, für weit höher als bei anderen Behandlungsverfahren. Die Psychochirurgie reduzierte deshalb die finanzielle Belastung, die »unheilbare« Psychiatriepatienten bedeuteten – auch in den Augen von Armenbehörden und Familien, die für die Folgekosten eines Klinikaufenthalts aufkommen mussten.

Das Argument, die Durchführung psychochirurgischer Eingriffe hänge mit den knappen Mitteln psychiatrischer Kliniken zusammen, trifft man in den Quellen und in der Geschichtsschreibung immer wieder an. Ohne Faktoren wie Überbelegung, Personalmangel und deren Folgen in Abrede zu stellen, zeigt das Beispiel der Schweiz jedoch, dass sich der Siegeszug der Leukotomie nicht einfach auf die schwierigen Bedingungen zurückführen lässt, mit denen psychiatrische Kliniken in der Nachkriegszeit kämpften. Platzmangel und chronisch Kranke waren für Anstaltspsychiater nichts Neues. Für die Verbreitung der Psychochirurgie entscheidend war in erster Linie, dass diese Phänomene nach dem Ende des Kriegs erneut problematisiert wurden.

In der psychiatrischen Klinik fielen allerdings nicht alle chronisch Kranken gleich stark ins Gewicht. Als besonders große Belastung galten körperlich pflegebedürftige und »schwierige« Patienten. Psychisch Kranke seien – wie ein Psychiater 1965 schrieb – nicht Patienten, die eine Störung *hätten*, sondern

Patienten, die ihre Störung *seien*.[3] Patienten mit »schwierigem« Verhalten galten deshalb als »schwierige« Patienten – ein Begriff, der die Wahrnehmungs-, Deutungs- und Handlungsmuster des Klinikpersonals grundlegend prägte.

In der psychiatrischen Anstalt wurden Patienten mit sehr unterschiedlichen Diagnosen und Verhaltensweisen als »schwierig« bezeichnet. Allen gemeinsam war, dass sie dem Pflegepersonal und den Ärzten Probleme bereiteten. »Schwieriges« Verhalten musste bekämpft werden, weil es auf einen schlechten Gesundheitszustand hinwies und die Anstaltsordnung bedrohte. Wenn sich das Verhalten eines »schwierigen« Patienten trotz Abteilungsversetzungen, Behandlungsversuchen und weiteren Maßnahmen nicht besserte, kam er auf die »unruhige« Station. Gab es auch dort längere Zeit Probleme, wurde zwischen Ende der 1940er und Anfang der 1950er Jahre meist ein psychochirurgischer Eingriff vorgeschlagen.

Leukotomiepatienten waren also die »schwierigen« Patienten der »unruhigen« Abteilungen, die auf andere Therapien nicht oder nicht mehr ansprachen und deshalb als »unheilbar« galten – vor allem schwer erregte und gewalttätige Patienten, aber auch solche, die aus anderen Gründen viel Arbeit machten oder den Anstaltsbetrieb und die Mitpatienten störten. Obwohl in erster Linie Schizophrene operiert wurden, fiel die Diagnose bei einem Leukotomievorschlag ebenso wenig ins Gewicht wie soziodemografische Faktoren. Das Los, in der »Unruhigenstation« zu einem »schwierigen« Patienten und schließlich leukotomiert zu werden, konnte alle treffen – Diagnose, Alter, Zivilstand und Schichtzugehörigkeit ungeachtet.

Ein mikroanalytischer Ansatz kann allerdings zeigen, dass es nicht zu psychochirurgischen Eingriffen kam, weil Patienten bestimmte Merkmale aufwiesen, sondern weil entschieden wurde, dass sie zu jener Gruppe von Kranken gehörten, die die Indikation für eine Operation erfüllten. In diesem zirkulären Prozess kam der Falldynamik großes Gewicht zu. Ein Leukotomievorschlag erfolgte immer zu einem bestimmten Zeitpunkt, stammte von einem bestimmten Arzt aus einer bestimmten Klinik, beruhte auf Stellungnahmen des Pflegepersonals und musste vom Anstaltsdirektor unterstützt werden. Die Dynamik eines Einzelfalls wurde aber auch durch andere Fälle beeinflusst. So konnte die Entscheidung für eine Leukotomie beispielsweise von der momentanen Situation auf einer Station abhängen. Vergleicht man verschiedene Fälle miteinander, wird klar, dass die Falldynamik durchaus kontingent war.

Das Los, einem psychochirurgischen Eingriff unterzogen zu werden, konnte zwar alle Patienten einer Anstalt treffen, die über längere Zeit hinweg gewisse Symptome zeigten, traf aber Frauen weit öfter als Männer. Diese Differenz – weltweit wurden etwa doppelt so viele Frauen operiert wie Männer – lässt sich nicht auf ein entsprechendes Ungleichgewicht bei der Diagno-

3 Meerwein, Psychiatrie und Psychoanalyse in der psychiatrischen Klinik, S. 94.

sestellung oder bei den Klinikaufenthalten zurückführen, sondern hängt mit geschlechtsspezifischen Ordnungsvorstellungen zusammen. In den Augen der Ärzte und des Pflegepersonals störten laute, aggressive Patientinnen den Anstaltsbetrieb stärker als unruhige, gewalttätige Patienten, galten schneller als behandlungsbedürftig und therapieresistent und wurden deshalb auch häufiger leukotomiert. Diese Wahrnehmungs-, Deutungs- und Handlungsmuster hingen nicht nur mit dem Geschlecht der Patienten zusammen, sondern auch mit dem Geschlecht des Klinikpersonals. Die strikte Geschlechtertrennung, die in der psychiatrischen Anstalt herrschte, sorgte zudem dafür, dass Geschlecht vor allem in reinen Frauen- und Männergruppen produziert wurde.

Psychochirurgische Eingriffe waren also Teil eines komplexen sozialen Prozesses, in dem Geschlecht und Geschlechterdifferenz hergestellt wurde. Im Setting der psychiatrischen Anstalt, das ganz bestimmte Begegnungs- und Darstellungsformen von Geschlecht mit sich brachte, konstruierten die Patienten, das Pflegepersonal und die Ärzte fortwährend Männlich- und Weiblichkeit, indem sie geschlechtsspezifische Rollenerwartungen hegten, erfüllten oder verletzten. Auf diese Weise wurde die gesellschaftliche Geschlechterordnung in der Klinik reproduziert und verfestigt, wie das Beispiel der körperlichen Gewalt zeigt, durch die Eigenlogik der Institution aber auch verschoben, umgedeutet und insofern verändert.

Obwohl man Patientinnen anders wahrnahm und einschätzte als Patienten, wurde die Wirkung psychochirurgischer Eingriffe bei beiden Geschlechtern nach »sozialen« Kriterien beurteilt. Schon Moniz, Freeman und Watts wiesen darauf hin, dass sich die Operation positiv auf das soziale Verhalten auswirke. Die Leukotomie sollte zu einer »Lockerung« oder »Entspannung« des Affekthaushalts führen und auf diese Weise »asozialem« Verhalten entgegenwirken, was – wie man glaubte – auch im Interesse der Patienten selbst lag. Ein »social adjustment«, eine »réadaption sociale« oder eine »Sozialisierung« diente in den Augen des Klinikpersonals letztlich allen – den Patienten, deren Umfeld und der Gesellschaft.

»Anstaltsbesserungen« oder »soziale Heilungen« wurden in der Psychochirurgie allerdings immer durch bestimmte »Nebenerscheinungen« – so die zeitgenössischen Begriffe – »erkauft« oder »erzwungen«, die sich allen Bemühungen zum Trotz nicht vermeiden ließen. Als Nachteil galten in erster Linie die Persönlichkeitsveränderungen, die eine Operation nach sich zog. Dass ein psychochirurgischer Eingriff die Persönlichkeit veränderte, wurde kaum bestritten; zur Debatte stand vielmehr, welches Ausmaß die Veränderungen hatten, wie sie sich erfassen ließen und wie sie zu beurteilen waren. Für die Frage, ob psychisch Kranke psychochirurgischen Eingriffen unterzogen werden sollten, spielten diese Meinungsverschiedenheiten jedoch kaum eine Rolle. Man war sich einig, dass Persönlichkeitsveränderungen weniger schwer wogen als die »sozialen« Effekte der Operation. Die meisten Fachleute sprachen sich deshalb für das Verfahren aus, setzten sich aber für eine strenge und sorgfältige Indikationsstellung ein.

In den deutsch- und französischsprachigen Ländern betonte man zudem, dass in Kontinentaleuropa nur chronisch Kranke operiert würden, deren Persönlichkeit bereits »abgebaut« oder »zerstört« sei, weshalb ein Persönlichkeitswandel gar nicht ins Gewicht falle. Verurteilt wurde in erster Linie »die weite Indikationsstellung Amerikas«, von der man sich klar distanzierte. Dieser Vorwurf zeigt, dass in der internationalen Debatte zur Psychochirurgie auch Selbst- und Fremdbilder konstruiert wurden, versuchten die europäischen Staaten doch nach dem Krieg, sich über ihre Situation und den Weg in die Zukunft zu verständigen.

In den 1950er Jahren nahm die Zahl der psychochirurgischen Eingriffe stark ab. Zum Rückgang der Psychochirurgie trugen mehrere Gründe bei, die – je nach Land, Klinik und Zeitpunkt – verschieden gewichtet sein konnten. Erstens war in vielen Anstalten ein großer Teil der Patienten, die für eine Leukotomie in Frage kamen, zu Beginn der 1950er Jahre bereits operiert. Zweitens brachte die analytische Psychotherapie bei Psychosen, mit der sich die Anstaltspsychiatrie damals zu befassen begann, einen grundlegenden Wandel der psychiatrischen Deutungs- und Handlungsmuster in Gang. Dieser Wandel führte unter anderem dazu, dass »schwierige«, chronische Patienten mit neuen Augen gesehen wurden und die Skepsis gegenüber operativen Eingriffen wuchs. Drittens eröffnete sich mit der Einführung der Neuroleptika eine weitere Behandlungsmöglichkeit. Die »chemische Lobotomie«, wie die neuen Medikamente oft genannt wurden, schien eine wirksame, harmlosere Alternative zur Psychochirurgie zu bieten und trug gleichzeitig zur Verbreitung des neuen Denkstils bei.

Die Leukotomie bot also in der Nachkriegszeit die Chance, eine ganze Reihe von Problemen zu lösen, die mit schweren, unheilbaren Geisteskrankheiten in Verbindung gebracht wurden. Die Metapher des »affektiven Stachels«, die den Effekt psychochirurgischer Eingriffe kurz und anschaulich beschreiben sollte, setzte sich – so lässt sich zuspitzen – deshalb durch, weil sie nicht nur auf vorherrschende Körper-, Krankheits- und Emotionskonzepte verwies, sondern andeutete, dass psychische Störungen auch eine soziale, politische und wirtschaftliche Dimension besaßen.

Ebenso vielschichtig wie die Metapher des »affektiven Stachels« ist der Begriff der Spannung; ein Begriff, der in verschiedenen Wissenschaftsdisziplinen, im Alltag, in der Politik und der Kunst verwendet wurde. Spannung konnte sehr Unterschiedliches meinen. In Jaspers Lehrbuch zur Psychopathologie von 1946 wird das große Bedeutungsspektrum damit erklärt, dass Spannung in allen Bereichen des Lebens wesentlich sei: »Spannung und Entspannung« sei, so heißt es, »eine vom Biologischen bis zur Seele und zum

Geist gehende Polarität«, die »vom Muskel über den Willen bis zur weltanschaulichen Grundhaltung« gehe.«[4]

Wie vieldeutig der Begriff war, zeigt sich auch in der Psychochirurgie. Aus zeitgenössischer Sicht manifestierten sich Geisteskrankheiten in Spannungen – Spannungen auf physiologischer, psychischer, sozialer und ökonomischer Ebene. Zirkulierte der Begriff zwischen verschiedenen Wissenschaftsdisziplinen, zwischen den Ärzten, dem Pflegepersonal und den Patienten psychiatrischer Kliniken, zwischen Behörden, Politikern und Journalisten, wurden zwischen den verschiedenen Ebenen Analogien hergestellt. Spannung diente als Scharnier, das naturwissenschaftliche Prinzipien mit subjektiven Gefühlen und zwischenmenschlichen Beziehungen verband, ohne dass geklärt werden musste, wie diese miteinander zusammenhingen. Psychochirurgische Eingriffe sollten und konnten, so der gemeinsame Nenner, Spannungen lösen: elektrische Spannungen im Gehirn,[5] emotionale Spannungen, soziale Spannungen, die durch das »asoziale« Verhalten psychisch Kranker entstanden und kostspielige Maßnahmen erfordert hätten, die in finanziell angespannten Zeiten nicht umsetzbar schienen. Die Psychochirurgie stieß also in der Nachkriegszeit auf derart breite Resonanz, weil sie unterschiedlichste Formen von Spannungen zu lösen versprach.

## Spannung lösen: Vier Thesen zur Nachkriegsgesellschaft

In den 1940er und 1950er Jahren wurde die Leukotomie meist als Meilenstein bezeichnet, der die Geschichte der Psychiatrie und der medizinischen Forschung stark prägte.[6] Darüber hinaus gab es aber auch Ärzte, die das Verfahren in einen größeren Kontext stellten und die Psychochirurgie als Symbol der Nachkriegszeit verstanden. Die Methode sei, so vor allem Gegner des Verfahrens, ein typisches Merkmal der Gegenwart. Der Genfer Psychiater Ferdinand Morel beispielsweise nannte die Leukotomie eine »aventureuse innovation qui caractérisera notre époque«, und Henri Baruk, der wortgewaltigste Kritiker Frankreichs, rief Historiker und Philosophen dazu auf, die Psychochirurgie zum Anlass zu nehmen, um sich mit der aktuellen Krise auseinanderzusetzen.[7]

4 Jaspers, Allgemeine Psychopathologie, S 286.

5 Cornelius Borck geht in seiner Kulturgeschichte der Elektroenzephalografie auf zeitgenössische Vorstellungen zum Verhältnis von Gehirn und Elektrizität ein. Borck, Hirnströme. Siehe beispielsweise auch Borck, Electricity as a medium of psychic life; Roelcke, Krankheit und Kulturkritik, S. 101-111.

6 Siehe zum Beispiel Stengel, Die Läsionen im Stirnhirn nach präfrontaler Leukotomie, S. 446.

7 Morel, La leucotomie ne guérit jamais une schizophrénie, S. 40. Baruk, La psychochirurgie frontale peut-elle se justifier?, S. 427.

Zum einen galt die Psychochirurgie als Symptom für die »zunehmende Technisierung und Entseelung« der Gesellschaft – ein Verfahren, das operativ in die Seele eingriff,[8] eignete sich aus kulturpessimistischer Perspektive offenbar gut, um grundlegende Probleme der Nachkriegszeit zu thematisieren. »Mit der Maschinisierung unseres Lebens« sei, wie ein ungarischer Arzt schrieb, in der Psychiatrie »auch die Therapie mechanisiert worden«.[9] Ein deutscher Psychiater gab zu bedenken, dass »zwischen Geduld und technischem Tun« ein »eigentümliche[r], nicht zu übersehende[r] innere[r] Gegensatz« bestehe. Technik bringe eine »experimentierende Ratlosigkeit« mit sich, man warte nicht ab, sondern suche »immer neue Wege und Methoden […], um einen unerwünschten Zustand zu beheben«.[10] Die »Mentalität einer im ganzen technikfreudigen Generation« habe zur Folge – so ein Rezensent der zweiten Auflage von Freemans und Watts' Standardwerk –, dass psychisch Kranke »mit allen raffinierten technischen Methoden« behandelt würden, anstatt »sie von ihren Fesseln im eigentlichen Sinne des Wortes zu befreien«: »Bei aller fortschrittlichen Gesinnung und trotzdem wir offen bleiben wollen für Neues, dürfen wir auf keinen Fall Sinn und Grenzen eines therapeutischen Unterfangens aus den Augen lassen. Der kranke Mensch darf nicht vergessen werden – das aber ist der Fall, wenn wir uns von den menschlichen und geistigen Wurzeln der Heilkunst entfernen, zugunsten einer verführerisch schillernden Technik.«[11]

Für diese Kritiker gingen also »Technisierung und Entseelung« nach dem Zweiten Weltkrieg miteinander einher, statt »Heilkunst«, Geduld und persönlichen Begegnungen kamen in der Psychiatrie technische Behandlungsverfahren zum Tragen. Was macht man nun mit solchen Stellungnahmen, die Psychochirurgie als Zeichen einer negativ beurteilten gesellschaftlichen Entwicklung deuten? Noch mehr als andere medizinische Disziplinen sei die Psychiatrie, so ein Fachartikel von 1959, durch ein sich wandelndes Menschenbild geprägt, das sie ihrerseits wieder »mitbeding[e]«. Schließlich sei ihr Untersuchungsgegenstand, »die menschliche Psyche, […] ja nicht ein körperliches Organ, auch nicht ein experimentell erfassbares Funktionssystem, sondern […] letzten Endes der Mensch selber in seiner Eigenschaft, sich als soziales Wesen zu bewähren oder zu versagen«.[12] Versteht man Psychiatrie- als Kultur- und Gesellschaftsgeschichte, ist die Psychiatrie ein Kristallisationspunkt, der »Einblicke in gesellschaftliche Strukturen und die diskontinuierliche Dynamik soziokulturellen Wandels« ermöglicht.[13] Auch ohne die Leukotomie gleich als

8 Siehe zum Beispiel Stoll, Hirnoperationen bei geistigen Störungen, S. 6.
9 Gál, Zur Psychotherapie der Schizophrenie, S. 6.
10 Zutt, Grenzen der Psychochirurgie, S. 42.
11 K. Feremutsch, Rezension zu: Walter Freeman, James W. Watts, Psychosurgery, 2. Aufl., Springfield 1951, in: Monatsschrift für Psychiatrie und Neurologie 125, S. 60 f.
12 Benedetti, Wandlungen des Menschenbildes in der Psychiatrie, S. 751.
13 Tanner, Ordnungsstörungen, S. 271. Ein solches Verständnis von Psychiatriege-

Symbol einer Epoche zu verstehen, bietet eine Geschichte der Psychochirurgie deshalb die Chance, Kontinuitäten und Brüche in der Wissens-, Gesellschafts- und Geschlechterordnung des 20. Jahrhunderts aufzuzeigen.

In einem Beitrag, der sich mit den Interdependenzen zwischen Krankheitserfahrungen, Krankheitsbeschreibungen, psychoaktiven Medikamenten und Klassifizierungssystemen befasst, zeigt der Philosoph Ian Hacking, wie psychologische und psychiatrische Klassifizierungen neue (Selbst-)Beschreibungen von Menschen generieren und so »Leute erfinden«.[14] Da Behandlungsverfahren eng damit zusammenhängen, wie eine Krankheit wahrgenommen wird, bringen medizinische Klassifizierungen und Praktiken neue Subjektformen hervor.[15] So wird das Krankheitskonzept der »affektiven Spannung« in Bleulers Lehrbuch von 1966 mit einem neuen Menschentyp in Verbindung gebracht. Die »Vorstellung von inneren Spannungen«, die psychischen Störungen eigen seien, biete – wie es heißt – »ein anschauliches Bild« für die »Gespanntheit des modernen Menschen«. Treibt man diesen Vergleich weiter, galt für den »modernen Menschen« oder die »moderne« Gesellschaft das Gleiche wie für Geisteskranke: Entweder wurden Spannungen »entladen«, oder sie wirkten »dauernd weiter«.[16]

Die Grenzen des Sag-, Denk- und Machbaren und die Grenzen dessen, was wir sind und sein können, hängen eng miteinander zusammen und bedingen sich gegenseitig. Die Leukotomie war ein operativer Eingriff in die Persönlichkeitsstruktur, der psychisch Kranke »sozial bessern« oder gar »heilen« sollte. In der Psychochirurgie wurden deshalb in verschiedener Hinsicht Subjekte produziert. Sei es in wissenschaftlichen Studien oder in Zeitungsartikeln, im Operationssaal oder bei der Visite – stets wurden Subjektformen propagiert, bestätigt, problematisiert oder verworfen. Versteht man Subjekt als »heuristisches Schlüsselkonzept«,[17] bietet die Leukotomie die Möglichkeit zu rekonstruieren, wie sich der Einzelne in einem bestimmten historischen Kontext als Subjekt konstituierte oder konstituieren sollte. Mit der Psychochirurgie kommt also eine Therapie in den Blick, deren Analyse auch Aufschluss über die Subjektordnung verspricht.[18]

schichte bedeutet nicht, dass die Psychiatrie nur Merkmale einer Gesellschaft widerspiegelt. Meines Erachtens folgt die Psychiatrie immer auch bestimmten Eigenlogiken. Siehe auch Brink, Grenzen der Anstalt, S. 33; Engstrom, Clinical psychiatry in Imperial Germany.

14 Hacking, Leute erfinden; Hacking, Making up people.

15 Vgl. Casper/Berg, Introduction, S. 401 f.

16 Bleuler, Lehrbuch der Psychiatrie, 10. Aufl. von 1966, S. 62.

17 Reckwitz, Subjekt, S. 10.

18 Für eine Analyse des Subjekts aus psychiatriehistorischer Perspektive siehe zum Beispiel Bernet, Schizophrenie; Goldstein, The post-revolutionary self; Kaufmann, Aufklärung, bürgerliche Selbsterfahrung und die »Erfindung« der Psychiatrie in Deutschland 1770-1850; Eghigian, Der Kalte Krieg im Kopf. Zu historischen Sub-

Der Siegeszug der Leukotomie war – so die *erste These* – nur möglich, weil nach dem Zweiten Weltkrieg ein hierarchisches Persönlichkeitskonzept dominierte, das auf einem vagen, holistischen Persönlichkeitsbegriff beruhte. Die Psychochirurgie galt als erstes Behandlungsverfahren, mit dem sich die menschliche Persönlichkeit schnell, radikal und dauerhaft umgestalten ließ. Ob man die Persönlichkeitsveränderung, die eine Leukotomie nach sich zog, als Ziel oder als Nebenwirkung verstand – die Methode brach ein Tabu. In den Medien, der Medizin, der Theologie, der Philosophie und der Rechtswissenschaft wurde darüber diskutiert, ob man die Persönlichkeit eines Menschen operativ verändern dürfe. In den deutsch- und französischsprachigen Ländern Europas fiel die Antwort fast einhellig, aber durchaus ambivalent aus: Psychochirurgische Eingriffe seien nur dann zu vertreten, so hieß es, wenn die Persönlichkeitsveränderungen nicht ins Gewicht fallen würden. Schmerzpatienten beispielsweise wurden deshalb nur mit größter Zurückhaltung operiert; bei »Defektzuständen« hingegen, deren Persönlichkeit ohnehin schon »abgebaut«, wenn nicht »zerstört« war, schienen Persönlichkeitsveränderungen vernachlässigbar. Nach dem Ende des Zweiten Weltkriegs konnten also so viele Psychiatriepatienten leukotomiert werden, weil ein spannungsreiches Persönlichkeitskonzept dominierte, das Persönlichkeit als evolutionär wachsende, aber formbare Größe verstand; als Einheit, die nicht nur eine bestimmte Qualität, sondern auch ein bestimmtes Ausmaß besaß, als Gebilde, das durch Krankheiten zerstört, durch psychochirurgische Eingriffe verändert und anschließend wieder aufgebaut werden konnte.

Die Erkenntnis, dass sich eine Persönlichkeit operativ rasch und unwiderruflich verändern ließ, wirkte sich ihrerseits wieder auf das Persönlichkeitskonzept aus. Die Leukotomie sei, so ein Fachbeitrag von 1951, »von weittragender biologischer, psychologischer, ja man könnte sagen philosophischer Bedeutung«. Die Bedeutung des Verfahrens liege darin, dass es »in das Menschlichste am Menschen eingreifen« und »das in der Pubertät heranreifende Ich« verändern könne, womit eine »Brücke […] vom Biologischen zum Geistigen« geschlagen worden sei.[19]

Dieser »Brückenschlag« beeinflusste auch die Vorstellungen von Persönlichkeit. So heißt es in einem Artikel über die Leukotomie, der 1949 unter dem Titel »Charakter unterm Messer« im *Spiegel* erschien, wenn der Chirurg »die alte Persönlichkeit des Patienten einer radikalen Veränderung unterworfen« habe, müsse eine neue »geformt werden«.[20] Wie behavioristische Konzepte[21] rückte also die Psychochirurgie die Komplexität und Langwierigkeit

jektivierungspraktiken siehe beispielsweise Alkemeyer/Budde/Freist (Hg.), Praktiken der Subjektivierung.

19 Krüger/Lenz, Psychochirurgie, S. 63.

20 Der Spiegel, 22.12.1949, S. 39.

21 Siehe zum Beispiel Rutherford, B.F. Skinner's technology of behavior from laboratory

der Persönlichkeitsbildung in den Hintergrund; das Bild einer langsam wachsenden oder reifenden Persönlichkeit wurde nach dem Zweiten Weltkrieg von der Vorstellung durchkreuzt, dass sich Persönlichkeit operativ verändern und in kurzer Zeit neu bilden lasse. Auf diese Weise wurde einer Biologisierung und Lokalisierung von Persönlichkeit Vorschub geleistet; Persönlichkeit verlor an Nimbus.

Der breite Konsens, mit dem man der Psychochirurgie in der Wissenschaft, der Politik und der Gesellschaft begegnete, weist darauf hin – so die *zweite These* –, dass in der Nachkriegszeit eine ganz bestimme Vorstellung von Subjekt vorherrschte. Aus zeitgenössischer Sicht lag auf der Hand, dass ein psychochirurgischer Eingriff auch im Interesse der operierten Patienten war. Eine »Anstaltsbesserung« oder eine »soziale Heilung« wog eine »affektive Nivellierung« bei weitem auf. Zudem schien die große Zahl von Eingriffen, die als Erfolg galten, zu beweisen, dass die Persönlichkeitsveränderungen meist weniger schwerwiegend waren als zunächst befürchtet. Offenbar fügten sich leukotomierte Patienten trotz oder gerade wegen des Persönlichkeitswandels besser in ihr soziales Umfeld ein.

Ein solcher Blick auf die Wirkung psychochirurgischer Eingriffe widerspiegelt eine bestimmte Subjektordnung, die durch das Verfahren weiter verfestigt wurde. Diese Subjektordnung gewichtete die soziale Anpassung eines Subjekts höher als dessen Individualität, was zur Folge hatte, dass ein Subjekt weniger nach dem Ausmaß und der Art seiner Bildung, seiner Gefühle oder seiner Moralvorstellungen beurteilt wurde als nach der Fähigkeit, sich in eine Gruppe einzufügen und in deren Interesse zu funktionieren. Seine Identität gewann das Subjekt erst als Mitglied einer Gemeinschaft, es konnte sich also nur als vollwertiges Subjekt konstituieren, wenn es sich am Kollektiv orientierte.

Zu ähnlichen Schlüssen kommen Studien, die davon ausgehen, dass nach dem Ersten Weltkrieg ein Wandel der Subjektordnung erfolgt sei. Diese These erinnert stark an Zeitdiagnosen – etwa an die kulturkritischen Kommentare, die Gegner der Leukotomie vorbrachten, oder an *The Lonely Crowd* des Soziologen David Riesman aus dem Jahr 1950, eine Analyse zum Wandel des »amerikanischen Charakters«, den Riesman als zunehmende soziale Anpassung, als fließenden Übergang von einem »innen-« zu einem »außengeleiteten« Subjekt beschrieb.[22] Der Historiker Peter Stearns zeigt in einer Studie über Ratgeberliteratur, dass sich ab den 1920er Jahren in den USA eine neue Gefühlshaltung, die *coolness,* durchzusetzen begann, und der Literaturwis-

to life. Die Vorstellung einer »Umpolung der Persönlichkeit« tauchte nach dem Zweiten Weltkrieg in unterschiedlichen Wissensfeldern, Forschungsbereichen und Handlungskontexten auf. Siehe dazu Tanner, »Doors of perception« versus »Mind control«.

22 Riesman, The lonely crowd. Als »Übergang von Introversion zu Extraversion« wurde auch die Wirkung psychochirurgischer Eingriffe beschrieben. Hoch, Die präfrontale Leukotomie, S. 187.

senschaftler Helmuth Lethen, der Schriften deutscher Intellektueller aus der Zwischenkriegszeit untersuchte, spricht von »Verhaltenslehren der Kälte«.[23] Der Kultursoziologe Andreas Reckwitz schließlich postuliert in seiner *Theorie der Subjektkulturen*, dass sich in der »organisierten Moderne« ein »extrovertiertes Angestelltensubjekt« herausgebildet habe, das sich mit seinem Leitbild des Kollektiven, des Technischen und der Rationalität klar von der bürgerlichen Kultur des 18. und 19. Jahrhunderts unterscheide.[24]

Warum aber hielten dann die meisten Ärzte die Leukotomie in der zweiten Hälfte der 1930er Jahre noch für eine »verstümmelnde Operation«, die »in die persönliche Integrität« psychisch Kranker eingriff?[25] Weshalb rückten die »sozialen Effekte« und die Praktikabilität des Verfahrens erst in der Nachkriegszeit in den Vordergrund? Obwohl davon auszugehen ist, dass sich Subjektordnungen langsam ändern, trug – so die *dritte These* – auch der Zweite Weltkrieg dazu bei, dass sich der Blick auf die Folgen psychochirurgischer Eingriffe veränderte und die Leukotomie ab der zweiten Hälfte der 1940er Jahre auf breite Akzeptanz stieß.

Der Zweite Weltkrieg war nicht zuletzt ein psychischer Kampf, der neben den Soldaten auch die Zivilbevölkerung einschloss. Oder wie der Soziologe Nikolas Rose schreibt: »Winning the war was to require a concerted attempt to understand and govern the subjectivity of the citizen.« In diesem Kampf wurden auch Psychiater und Psychologen eingesetzt, die sich in verschiedenen Kontexten mit Gruppendynamik und der optimalen Nutzung menschlicher Ressourcen befassten.[26] Der Medizinhistoriker Jack Pressman geht davon aus, dass sich die amerikanischen Psychiater im Krieg solche Leitlinien zu eigen gemacht hätten. Danach sei es ihnen auch im Zivilleben weniger darum gegangen, Patienten von einer bestimmten Krankheit zu heilen als sie wieder zu funktionierenden Staatsbürgern zu machen – ein Ziel, dem die Psychochirurgie entgegenkam.[27]

Sofern der Zweite Weltkrieg in der Debatte zur Psychochirurgie überhaupt zur Sprache kam, hieß es meist nur, der Krieg habe die Verbreitung des Verfahrens verzögert. Die Diskussionen und Verhandlungen um eine Allgemeine

23 Stearns, American cool. Lethen, Verhaltenslehren der Kälte.

24 Reckwitz, Das hybride Subjekt, S. 410 f. Im Kapitel über das nachburgerliche Angestelltensubjekt finden sich zahlreiche Hinweise auf weitere Literatur.

25 Heimann, Psychochirurgie, S. 663. Lohman, Bericht über den II. Internationalen Kongress für Psychiatrie vom 1.-7. September 1957 in Zürich, S. 264.

26 Das praktische Engagement und die Forschungsaktivitäten solcher Experten seien für die Selbstregulierungstechniken, die sich in der Nachkriegszeit herausbildeten, von grundlegender Bedeutung gewesen; die Humanwissenschaften hätten also ihren Einfluss nach dem Ende des Kriegs aufrechterhalten können. Rose, Governing the soul, S. 15-52, vor allem S. 15-21 (Zitat). Rose bezieht sich in seiner Studie auf Material aus dem angelsächsischen Raum.

27 Pressman, Last resort, S. 28.

Erklärung der Menschenrechte, die 1948 von der UNO verabschiedet wurde, fanden keinen Widerhall; Gewalt blieb eine Leerstelle. Parallelen zur Psychiatrie des Nationalsozialismus, die Zehntausende von psychisch Kranken ums Leben gebracht hatte, wurden ebenfalls kaum gezogen. Einzelne Ausnahmen finden sich in Deutschland und den USA, wo die schärfsten Kritiker die Leukotomie als »partielle Euthanasie« bezeichneten, während Befürworter klagten, die nationalsozialistischen Verbrechen hätten die Psychochirurgie völlig »ungerechtfertigt« in Verruf gebracht.

Es gab allerdings auch Psychiater, die den Siegeszug der Leukotomie auf den Zweiten Weltkrieg zurückführten. So erklärte ein Arzt den Erfolg des Verfahrens rückblickend damit, dass persönliche Freiheiten im Krieg nicht viel gezählt hätten.[28] Und in einem englischen Lehrbuch von 1951 heißt es, in der Psychiatrie würden seit dem Krieg somatische Therapien vorgezogen, weil die Zeit und die Mittel fehlten, um die vielen Patienten individuell zu behandeln. Im Zweiten Weltkrieg sei deutlich geworden, dass sich »Massenprobleme[ ]« nicht »mit zeitraubenden individuellen Spezialmethoden« bewältigen ließen. Diese Erkenntnis habe auch die Psychiatrie beeinflusst: »Bei schwereren Zuständen [...] ist die Psychotherapie durch die körperlichen Behandlungsmethoden weitgehend verdrängt worden, denn diese erwiesen sich in drei wesentlichen Punkten als deutlich überlegen: Schnelligkeit, Bequemlichkeit und Sicherheit.«[29]

Die Psychiater nahmen aber nicht nur auf der therapeutischen Ebene Veränderungen wahr. Im Winter 1946 fand eine Tagung der Schweizerischen Gesellschaft für Psychiatrie statt, an der erstmals wieder eine große Zahl ausländischer Gäste teilnahm. Der Kongress befasste sich mit dem »Problem der massenpsychologischen und psychopathologischen Auswirkungen« der Kriegsereignisse. Man gehe allseits davon aus, so der Präsident der Gesellschaft in seiner Eröffnungsrede, dass die Erfahrungen des Zweiten Weltkriegs für jeden Einzelnen »tiefgreifende« psychische Folgen hätten.[30]

Die Referenten, die aus England, Frankreich und der Schweiz stammten, äußerten sich zu sehr unterschiedlichen Aspekten des Kongressthemas, gingen aber alle auf das Verhältnis von Individuum und Kollektiv ein.[31] Ein Pariser Arzt beispielsweise sprach über »Une expérience de réadaptation sociale provoquée par les événements de la guerre«. Der Krieg – so zwei andere Fran-

28 Dax, The history of prefrontal leucotomy, S. 23.

29 Sargant/Slater, Die modernen psychiatrischen Behandlungsmethoden, S. 144f.

30 Schweizerische Gesellschaft für Psychiatrie, Protokoll der 106. Versammlung vom 30.11./1.12.1946, Eröffnungsansprache des Präsidenten Max Müller, S. 401f.

31 Die Frage, ob und wie sich der Krieg auf die Zahl psychisch Kranker auswirke, kam auf der Tagung kaum zur Sprache. Zu dieser Debatte und deren Folgen für die Versorgungs- und Entschädigungsansprüche deutscher Kriegsheimkehrer siehe Goltermann, Die Gesellschaft der Überlebenden, Teil II.

zosen – sei ein nationales politisches Ereignis, das die einenden Bande zwischen Individuum und Gruppe stärke und den Einzelnen in die Gesellschaft integriere.[32] Wie der ambivalente Begriff der Masse, ein wichtiges Schlagwort des Kongresses, zeigt, wurde diese Entwicklung allerdings nicht nur positiv beurteilt. Ein Referent aus Zürich gab zu bedenken, dass sich im gegenwärtigen »Zeitalter der technischen Welt- bzw. Naturbeherrschung« auch »eine andere Form der Beherrschungstechnik, nämlich die der Mitmenschen« entwickle. Da der moderne Krieg ein technischer Krieg sei, habe man in den letzten Jahren die »Gleichschaltung« der Bevölkerung und die »Selbstrationalisierung des Einzelnen« vorangetrieben, die »Verzicht auf persönliches Wesen, Aufgehen in den kollektiven Forderungen, seelische Uniformierung« forderten.[33]

In den Vorträgen wurde also ein Wandel der Subjektordnung konstatiert, den man auf den Zweiten Weltkrieg zurückführte. Dabei gingen alle Redner davon aus, dass Individuum und Gesellschaft durch bestimmte Prozesse und Ereignisse geformt würden. Dieselbe Position vertraten auch Leute, die den Siegeszug der Leukotomie mit dem Krieg in Verbindung brachten. Postuliert man jedoch, dass sich Menschen immer wieder neu ›erfinden‹, und untersucht, wie sich Subjektordnungen verändern und welche Techniken damit verbunden sind, kommt man zu dem Schluss, dass weniger der Krieg an sich zum Durchbruch der Psychochirurgie beitrug als die Art und Weise, wie er in bestimmten Kontexten wahrgenommen und interpretiert wurde: als Ereignis, das die soziale Anpassung des Einzelnen verstärkte und das Verhältnis von Individuum und Kollektiv nachhaltig veränderte.[34]

In der Nachkriegszeit herrschte also bis Ende der 1960er Jahre eine Gesellschaftsordnung, die maßgebend durch den Zweiten Weltkrieg geprägt war, Konsens, Konformität und Fortschritt[35] in den Mittelpunkt stellte und auf einer neu zu bekräftigenden Geschlechterordnung beruhte. Trotzdem ist – so die *vierte These* – auf synchroner wie auf diachroner Ebene von einer diskon-

32 Schweizerische Gesellschaft für Psychiatrie, Protokoll der 106. Versammlung vom 30.11./1.12.1946, Referat von Henri Ey und F. Cornavin, S. 405, Referat von Louis le Guillant, S. 408. Siehe auch Minkowski, Les conséquences psychologiques et psychopathologiques de la guerre et du nazisme; Fierz, Das Problem der Masse in der Psychotherapie; Médecine et Hygiène, Nr. 90, 15.1.1947, S. 10.

33 Bally, Zur Anthropologie der Kriegszeit, S. 22 f., 27, 32. Der Beitrag beruht auf dem Referat, das der Psychiater und Psychoanalytiker auf der 106. Versammlung der Schweizerischen Gesellschaft für Psychiatrie hielt.

34 So zeigen die Voten deutscher Ärzte, die in der Debatte zur Psychochirurgie auf die Haltung der deutschen Psychiatrie während des Nationalsozialismus zu sprechen kamen, dass man die Leukotomie auch auf ganz andere Art und Weise mit dem Zweiten Weltkrieg in Verbindung bringen konnte. Siehe dazu Kapitel 4, S. 128 f.

35 Nach Anselm Doering-Manteuffel verstand man Fortschritt in der Zeit von Mitte der 1930er bis Mitte der 1970er Jahre als »Norm für das technische, wissenschaftliche und wirtschaftliche Handeln im Industriesystem«. Doering-Manteuffel, Konturen von »Ordnung«, S. 47 f., 56.

tinuierlichen Dynamik soziokulturellen Wandels auszugehen. Dass die Kritik an der Leukotomie auch in der Nachkriegszeit nie ganz verebbte, zeigt etwa, dass es neben dem vorherrschenden ›sozialen‹ Subjekt durchaus noch andere Subjektformen gab. Gleichzeitig weist das Beispiel der Psychiatrie darauf hin, dass einzelne Elemente der Gesellschaftsordnung bereits im Laufe der 1950er Jahre in Frage gestellt wurden.

Die Nachkriegszeit habe, so ein Schweizer Psychiater 1961, »zu einer Auflockerung und schließlichen Sprengung der bisherigen gewohnten Traditionen in der praktischen Psychiatrie« geführt, die nicht »als ephemere Erscheinung in der Geschichte der Psychiatrie« verstanden werden dürfe. Diesen Wandel ausgelöst hätten die neuen »Anschauungen über die Therapiefähigkeit« schizophrener Patienten und die »in Zunahme begriffenen senilen Erkrankungen«, bei denen dem »Milieu« der Klinik ebenfalls großes Gewicht zukomme.[36]

In den 1950er Jahren kam mit den psychoanalytisch orientierten Therapieansätzen ein neuer Denkstil in der Psychiatrie auf, der den Blick auf die Patienten grundlegend veränderte. Dieser neue Denkstil führte zu institutionellen Reformen, deren Zeitpunkt, Ausmaß und Inhalt je nach Land und Klinik stark voneinander abweichen konnten. Im Burghölzli schlug sich der allmähliche Paradigmenwechsel in zahlreichen größeren und kleineren Reformen nieder. Neben der Einführung der Gruppen- und Beschäftigungstherapie wurden beispielsweise Ende der 1950er Jahre die Türen verschiedener Stationen geöffnet, die Patienten erhielten freieren Zugang zum Park, auf der »unruhigen« Abteilung durften nun ebenfalls Zahnprothesen getragen und auf einer anderen Station Messer und Gabeln verteilt werden.[37]

Da neben solchen Neuerungen auch viel beim Alten blieb, lassen sich die 1950er und 1960er Jahre in der Psychiatrie kaum als Bruch verstehen. Stattdessen ist von mehreren Denkstilen auszugehen, die parallel laufen, sich gegenseitig ergänzen oder auch miteinander konkurrieren konnten. Insgesamt tendierten jedoch ab Mitte der 1950er Jahre immer mehr Psychiater dazu, sich in erster Linie als Anwälte ihrer Patienten zu verstehen, weshalb sie häufiger mit deren Familien, Behörden und Politikern in Konflikt gerieten. Neben

36 Müller, Neue Strömungen in der praktischen Psychiatrie, S. 1.

37 StAZH, PUK, Nr. 46, Sammlung interner Weisungen aus dem Besitz einer Oberschwester, 1949 – ca. 1961; Nr. 91, Anstaltsfragen allgemein, 1959, 1960-1962. Im Unterschied zu den Veränderungen der ausgehenden 1960er und 1970er Jahre ging diese »Reform vor der Reform«, wie sie Franz-Werner Kersting nennt, ausschließlich von Psychiatern aus. Vgl. – jeweils mit weiteren Literaturhinweisen – Brink, Grenzen der Anstalt, S. 368 f., 412-414; Gijswijt-Hofstra u. a. (Hg.), Psychiatric cultures compared; Kersting, Die westdeutsche Anstaltspsychiatrie zwischen Nationalsozialismus und den Siebzigerjahren; Hanrath, Strukturkrise und Reformbeginn, S. 58-61; Hanrath, Zwischen »Euthanasie« und Psychiatriereform; Shorter, Geschichte der Psychiatrie, S. 343-358.

der vorherrschenden Subjektordnung, die ein Subjekt vor allem nach seiner Fähigkeit beurteilte, sich in eine sozialen Gruppe einzuordnen und im Interesse des Kollektivs zu funktionieren, gab es also schon vor dem Umbruch Ende der 1960er Jahre ein Modell, das die Individualität eines Subjekts höher gewichtete als dessen soziale Anpassung.

Die Psychochirurgie lässt sich nicht als Symbol der Nachkriegszeit deuten. Sie kann aber als Sonde verwendet werden, um die Wissens-, Subjekt-, Gesellschafts- und Geschlechterordnung des 20. Jahrhunderts zu rekonstruieren und nach Kontinuitäten und Brüchen zu fragen.[38] Mitte November 1946, zwei Wochen nachdem man die ersten beiden Patientinnen des Burghölzlis leukotomiert hatte, traf der Gesundheitsdirektor des Kantons Zürich mit einer Delegation der Gemeinde Embrach zusammen. Die Bevölkerung von Embrach sprach sich gegen den Bau einer psychiatrischen Anstalt in ihrem Dorf aus, weil sie befürchtete, dass die Patienten in den benachbarten Wohn- und Villenquartieren Anstoß erregen und die Abwanderung guter Steuerzahler zur Folge haben könnten. Der Regierungsrat bemühte sich, diese Bedenken zu entkräften, und versicherte, die Behandlung psychisch Kranker habe »ganz bedeutende Fortschritte« erzielt, so dass »unruhige und lärmende Patienten« mittlerweile durch »chirurgische Eingriffe […] erfolgreich gebessert« werden könnten.[39]

Kaum also hatte der Zürcher Gesundheitsdirektor von der Leukotomie erfahren, verkündete er, Geisteskranke ließen sich nun dank einer neuen Therapie zumindest so weit »bessern«, dass sie nicht mehr störten. Obwohl sich schon in den 1950er Jahren immer mehr Psychiater kritisch über das Verfahren äußerten und die Zahl der Operationen stark abnahm, wurde das Argument, psychochirurgische Eingriffe könnten dem »asozialen« Verhalten psychisch Kranker entgegenwirken, noch lange vorgebracht. 1963 erschien in der Briefkastenrubrik einer Schweizer Familienzeitschrift ein Beitrag zur Frage, ob es »unter allen Umständen nötig sei, einen an Schizophrenie erkrankten Menschen zu internieren«. Der Psychologe, der die Rubrik betreute, antwortete, man müsse entscheiden, »ob sich der Kranke durch sein Benehmen sozial noch in der Öffentlichkeit […] halten« könne. Sei der Mann nicht mehr arbeitsfähig und falle »durch seine Erregungszustände, seine lauten Schimpfereien und sein Gefluche […] so beschwerlich, dass

38 Zur Periodisierung der Nachkriegszeit siehe beispielsweise – jeweils mit Hinweisen auf weitere Literatur – Judt, Geschichte Europas von 1945 bis zur Gegenwart; Herbert, Liberalisierung als Lernprozess; Tanner, Die Schweiz in den 1950er Jahren, vor allem S. 22, 44 f.; Broszat (Hg.), Zäsuren nach 1945.

39 Gemeindearchiv Embrach, 12.430, Gemeindeinternes Protokoll eines Gesprächs zwischen dem Direktor des Gesundheitswesens und einer Delegation der Gemeinde über die projektierte Anstalt in Embrach, 16.11.1946. Ich danke Simon Steiner, der mir eine Kopie dieses Protokolls zur Verfügung stellte.

er […] untragbar« werde, müsse er hospitalisiert werden. Über sein weiteres Schicksal würden dann die Psychiater entscheiden, die – wie suggeriert wird – in einem solchen Fall nur einen psychochirurgischen Eingriff ins Auge fassen konnten: »Vielleicht gelingt es ihnen, den lauten krakeelenden Schizophrenen durch eine zweckmässige Gehirnoperation in einen stillen, weniger auffallenden Kranken umzuwandeln. Nur heilen kann dieser Eingriff leider nicht.«[40] Der Psychologe verwies also auf die Lehrmeinung, die sich seit dem Ende des Zweiten Weltkriegs breit durchgesetzt hatte: Psychochirurgische Eingriffe brachten zwar keine Heilung im medizinischen Sinn, konnten aber wenigstens Spannungen lösen.

In den 1970er Jahren ging die Ära der Leukotomie endgültig zu Ende – in einer Zeit strukturellen Wandels, in der ein breites Spektrum gesellschaftlicher Entwicklungen zusammenkam: von der vermehrten Therapeutisierung von Gefühlen über Emanzipations- und Protestbewegungen bis zu konkreten Reformen in der Psychiatrie, die eine bislang unbekannte gesellschaftspolitische Resonanz erhielt.[41] In diesem Kontext löste sich die Verbindung von Psychochirurgie, Geisteskrankheit und Spannung auf. »Affektive Spannung« war nicht mehr ein typisches Merkmal schwerer psychischer Störungen, sondern ein Problem, das alle treffen und mit Hilfe zahlreicher Beratungs- und Therapieangebote gelöst werden konnte. Das Prinzip, dass Therapie in erster Linie Normalität und gesellschaftliche Funktionsfähigkeit zum Ziel hatte, verlor seine Gültigkeit. Individuelles Wohl und Gemeinwohl mussten nicht mehr übereinstimmen, das hierarchische Persönlichkeitskonzept geriet ins Wanken.

Psychochirurgische Eingriffe wurden nun vor allem bei sexueller oder anderen Formen von Devianz durchgeführt, die als gemeingefährlich und kriminell galten. Individualität hatte sich zu einem derart kostbaren Gut entwickelt, dass auch in der breiten Öffentlichkeit und der Politik darüber debattiert wurde, ob und unter welchen Umständen solche stereotaktischen Eingriffe allenfalls vertretbar seien. Die Lobotomie war fortan ein dunkles Kapitel in der Geschichte der Medizin, von dem man sich entschieden distanzierte, oder eine Metapher für Spaltung, Sterilität, Normierung und Gefühllosigkeit.[42]

40 In freien Stunden, Nr. 19, 11. 5. 1963, S. 24. Die Anfragen wurden vom Zürcher Psychologen Dr. Gustav Adolf Farner beantwortet, der eine eigene Praxis führte und in den 1930er und 1940er Jahren zahlreiche Ratgeber verfasste. Ich danke Daniela Saxer für den Hinweis auf diese Quelle.

41 Zu den 1970er Jahren siehe beispielsweise Maasen u. a. (Hg.), Das beratene Selbst; Doering-Manteuffel/Lutz, Nach dem Boom.

42 Vgl. beispielsweise Degen, Der Stich ins kranke Ich; Segal, Campus 1972; Femmes suisses et le Mouvement féministe, S. 26; Zweifel, Zweifel liest, S. 809; Muschg, Europas Erinnyen, S. 24; Bideau, Koolhaas' Katharsis, S. 48.

# Anhang

| **Psychiatrische Kliniken** | Eingriffe durchgeführt (Ort) | 1946 | 1947 | 1948 | 1949 | 1950 | 1951 | 1952 | 1953 | 1954 | 1955 | 1956 |
|---|---|---|---|---|---|---|---|---|---|---|---|---|
| AG: Königsfelden | (ja) | | | | | | | | | | | |
| AR: Herisau | ja (Zürich) | | | 4 | 5 | 5 | | | | | | |
| BE: Waldau | ja (Bern) | | | | | | | | | | | |
| BE: Münsingen | ja (Bern, ab 1948 Münsingen) | | ja | ja | ja | | ja | | | ja | ja | |
| BE: Bellelay | ja | | | 7 | | | | | | | | |
| BL: Hasenbühl | ja (Zürich) | | 3 | 4 | ja | 1 | ja | | 3 | | | |
| BS: Friedmatt | ja (Zürich) | | | 2 | 0 | 1 | 1 | 1 | | | | |
| FR: Marsens | ja (Fribourg, Marsens) | | 1 | 35 | 19 | 45 | 16 | 20 | | 5 | | 2 |
| GE: Bel-Air | ja (Genf) | | | | | | | | | | | |
| GR: Realta/ Beverin | ja (Thusis) | | | 8 | 5 | 4 | 7 | 4 | 0 | 0 | 0 | 1 |
| GR: Waldhaus | ja (Zürich, ab 1948 v. a. Chur) | | 5 | 3 | 4 | 3 | 1 | 2 | 1 | 1 | | |
| LU: St. Urban | ja (Zürich, ab 1948 v. a. Langenthal) | | 1 | 10 | 10 | 11 | 2 | 1 | 3 | 0 | 2 | 9 |
| NE: Perreux | ja | | | | | | | | | | | |
| NE: Préfagier | ja | | | | | ja | ja | | | | | |
| SG: St. Pirminsberg | ja (Grabs) | | | 1 | 0 | 7 | 3 | 0 | 0 | 2 | 1 | 5 |
| SG: Wil | ja (Zürich) | | 1 | | 1 | 2 | | 2 | 2 | | | |
| SH: Breitenau | ja (Zürich) | | | | | 4 | | | | | | |
| SO: Rosegg | ja (Solothurn, Bern) | | 4 | 0 | 7 | 17 | ja | ja | ja | ja | | |
| TI: Mendrisio | ja (Zürich) | | | 2 | 3 | | | ja | ja | | | |
| VD: Cery | ja (Lausanne) | | 1 | 4 | 3 | | | | 2 | 2 | | |
| VS: Malévoz | ? | | | | | | | | | | | |
| ZG: Oberwil | ja | | | | | | | | | | | |
| ZG: Meisenberg | ja | | | | | | | | | | | |
| ZH: Burghölzli | ja (Zürich) | 3 | 20 | 35 | 21 | 25 | 20 | 22 | 2 | 4 | 3 | 1 |
| ZH: Hohenegg (privat) | ja (Zürich) | | 1 | 1 | | 3 | | | | | | |
| ZH: Kilchberg (privat) | ja (Zürich) | | | 2 | | | | 2 | | | | |
| ZH: Schlössli (privat) | ja (Zürich) | | | 13 | 5 | 2 | 1 | 5 | 4 | 0 | 1 | |
| ZH: Rheinau | ja (Zürich) | | 1 | 1 | 3 | 9 | 8 | 3 | | | | |
| **total** | | 3 | 38 | 132 | 86 | 139 | 59 | 62 | 17 | 14 | 7 | 18 |

| 1957 | 1958 | 1959 | 1960 | 1961 | 1962 | 1963 | 1964 | 1965 | 1966 | 1967 | 1968 | 1969 | 1970 | 1971 | total Klinik |
|---|---|---|---|---|---|---|---|---|---|---|---|---|---|---|---|
| | | | | | | | | | | | | | | | 0 |
| | | | | | | | | | | | | | | | 14 |
| | | | | | | | | | | | | | | | 0 |
| | | | | | | | | | | | | | | | 0 |
| | | | | | | | | | | | | | | | 7 |
| | | | | | | | | | | | | | | | 11 |
| | | | | | | | | | | | | | | | 5 |
| | ja | | | | | | | | | | | | | | 143 |
| | | | | | | | | | | | | | | | 0 |
| 0 | 1 | 0 | 0 | 0 | 1 | 0 | 1 | 2 | | | | | | | 34 |
| | | | | | | | | | | | | | | | 20 |
| 6 | 2 | 1 | 0 | 4 | 0 | 0 | 3 | 0 | | | | | | | 65 |
| | | | | | | | | | | | | | | | 0 |
| | | | | | | | | | | | | | | | |
| 4 | 1 | 2 | 0 | 0 | 0 | | | | | | | | | | 26 |
| | | | | | | 1 | | | | | | | | | 9 |
| | | | | | | | | | | | | | | | 4 |
| | | | | | | | | | | | | | | | 28 |
| | | | | 1 | | | | | | | | | | | 6 |
| | | | | | | | | | | | | | | | 12 |
| | | | | | | | | | | | | | | | |
| | | | | | | | | | | | | | | | |
| | | | | | | | | | | | | | | | |
| 0 | 2 | 2 | 0 | 0 | 1 | | | | | | | | | | 161 |
| | | | | | | | | | | | | | | | 5 |
| | 2 | | | | | | | 1 | | | | | | | 7 |
| | | | | | | | | | | | | | | | 31 |
| | | | | | | | | | | | | | | | 25 |
| 10 | 8 | 5 | 0 | 5 | 2 | 1 | 4 | 3 | 0 | 0 | 0 | 0 | 0 | 0 | **613** |

| **Chirurgische Kliniken** | | 1946 | 1947 | 1948 | 1949 | 1950 | 1951 | 1952 | 1953 | 1954 | 1955 | 1956 |
|---|---|---|---|---|---|---|---|---|---|---|---|---|
| AG: Kantonsspital Aarau | | | | | 5 | 9 | 7 | 4 | | | | |
| BE: Inselspital Bern | | ja | 39 | 59 | 42 | 35 | 21 | | 30 | 31 | 13 | 32 |
| BE: Bezirksspital Langenthal | | | | 9 | 10 | 14 | 2 | 0 | 2 | 1 | 2 | 9 |
| GE: Hôpital cantonal | | | | | | | | | | 2 | | |
| GR: Kantonsspital Chur | | | | | | | | | | | | |
| GR: Krankenhaus Thusis | | | | 8 | 5 | 4 | 7 | 4 | 0 | 0 | 0 | 1 |
| SO: Bürgerspital Solothurn | | | 5 | 0 | 0 | 13 | 11 | 5 | 18 | 2 | | |
| TG: Kantonsspital Münsterlingen | | | | | | 3 | 23 | 18 | 15 | 4 | 0 | 3 |
| VD: Kantonsspital Lausanne | | | | | | | | | | 1 | | |
| ZH: Kantonsspital Zürich | | 3 | 34 | 70 | 35 | 45 | 32 | 49 | 11 | 7 | 10 | 7 |
| **total** | | 3 | 78 | 146 | 97 | 123 | 103 | 80 | 76 | 48 | 25 | 52 |
| | | | | | | | | | | | | |
| **total in Schweizer Kliniken** | | 3 | 85 | 189 | 123 | 178 | 123 | 102 | 79 | 58 | 26 | 59 |

Quelle: Jahresberichte der staatlichen psychiatrischen und chirurgischen Kliniken der Schweiz; Sample der Studie (für die Kantone Zürich und Graubünden)

ja: Im entsprechenden Jahresbericht wird erwähnt, dass Leukotomien vorgenommen wurden, die Zahl der Eingriffe wird aber nicht genannt.
(ja): In den Jahresberichten nahe gelegener chirurgischer Kliniken wird erwähnt, dass Leukotomien durchgeführt wurden.
Das Total der in Schweizer Kliniken durchgeführten Eingriffe wurde aufgrund der Summe der in chirurgischen Kliniken sowie der in den psychiatrischen Anstalten Marsens, Waldhaus, St. Pirminsberg und Cery vorgenommenen Operationen berechnet.

| 1957 | 1958 | 1959 | 1960 | 1961 | 1962 | 1963 | 1964 | 1965 | 1966 | 1967 | 1968 | 1969 | 1970 | 1971 | total Klinik |
|---|---|---|---|---|---|---|---|---|---|---|---|---|---|---|---|
| 1 | | | | | | | | | | | | | | | 26 |
| 19 | 9 | 7 | 3 | 15 | 5 | 3 | 5 | 0 | 0 | 0 | 0 | 0 | 0 | 0 | 368 |
| 6 | 4 | 1 | 0 | 4 | 0 | 0 | 3 | 0 | 0 | 1 | 1 | 0 | 0 | 0 | 69 |
| | | | | | | | | | | | | | | | 2 |
| | 1 | 1 | | | | | | | | | | 1 | 2 | 1 | 6 |
| 0 | 1 | 0 | 0 | 0 | 1 | 0 | 1 | 2 | 0 | 0 | 0 | 0 | 0 | 0 | 34 |
| | | | | | | | | | | | | | | | 54 |
| 6 | 1 | 0 | 2 | 0 | 0 | ? | 0 | 0 | 0 | 0 | 0 | | | | 75 |
| | | | | | | 1 | 1 | | | 1 | | 1 | 1 | 1 | 7 |
| 3 | 6 | 4 | 1 | 1 | 7 | 5 | 3 | 5 | 3 | 7 | 4 | 1 | 28 | 2 | 383 |
| 35 | 22 | 13 | 6 | 20 | 13 | 9 | 13 | 7 | 3 | 9 | 5 | 3 | 31 | 4 | **1024** |
| | | | | | | | | | | | | | | | |
| 39 | 23 | 15 | 6 | 20 | 13 | 9 | 13 | 7 | 3 | 9 | 5 | 3 | 31 | 4 | **1225** |

# Bildnachweis

Abb. 1: In: Fred Rhiner, Professor Manfred Bleuler zum 80. Geburtstag, Zollikon 1983.
Abb. 2: Medizinhistorisches Archiv der Universität Zürich, PN 222.05.01 (Dia Nr. 7).
Abb. 3: StAZH, PUK, Nr. 40, Glasplattennegativ.
Abb. 4: In: Walter Freeman/James W. Watts, Psychosurgery. Intelligence, Emotion and Social Behavior Following Prefrontal Lobotomy for Mental Disorders, Springfield, Baltimore 1942, S. 82.
Abb. 5: In: Walter Freeman/James W. Watts, Psychosurgery. Intelligence, Emotion and Social Behavior Following Prefrontal Lobotomy for Mental Disorders, Springfield, Baltimore 1942, S. 82.
Abb. 6: Max Zehnder, Psychochirurgie in USA, in: Schweizerische Medizinische Wochenschrift, 79, 1949, S. 185-190, hier S. 186.
Abb. 7: Eduard Busch, Psychosurgery, in: Herbert Olivecrona/Wilhelm Tönnis (Hg.), Handbuch der Neurochirurgie. Bd. 6, Chirurgie der Hirnnerven und Hirnbahnen, Berlin, Göttingen, Heidelberg 1957, S. 137-177, hier S. 149.
Abb. 8: StAZH, PUK, Nr. 124.11.
Abb. 9: Werner A. Stoll, Hirnoperationen bei geistigen Störungen, in: Jahresbericht des Kantonalen Fürsorgevereins für Gemütskranke Solothurn, Solothurn 1950, S. 3-11, hier S. 7.
Abb. 10: Bericht der vom Regierungsrathe zur Untersuchung der Zustände in der kantonalen Irrenheilanstalt Burghölzli bestellten Kommission, Zürich 1878, S. 9.
Abb. 11: StAZH, PUK, Nr. 123.6.
Abb. 12: StAZH, Z 100, KA-Nr. 48129, S. 38.
Abb. 13: StAZH, Z 100, KA-Nr. 48129, S. 41.
Abb. 14: L'Illustré, Nr. 44, 2. 11. 1950, S. 11.
Abb. 15: Kantonale Denkmalpflege, Zürich, Inventar der Kulturgüter 2001, Neg. Nr. 01015, 34.
Abb. 16: Kantonale Denkmalpflege, Zürich, Inventar der Kulturgüter 2001, Neg. Nr. 01015, 35.
Abb. 17: Lina Tuor-Winkler, Zur Frage der Beeinflussung der Schizophrenie durch die präfrontale Leukotomie nach Moniz, Zürich 1948, S. 11 f.
Abb. 18: StAZH, PUK, Nr. 107.1, Vorträge, Referierarbende (Prof. M. Bleulers, 1955-1969).
Abb. 19: Wadim-Ulrich Rorschach, Zürcher Erfahrungen an leukotomierten Schizophrenen, in: Schweizer Archiv für Neurologie und Psychiatrie, Bd. 67 (1951), S. 355-365, hier S. 357.
Abb. 20: Lina Tuor-Winkler, Zur Frage der Beeinflussung der Schizophrenie durch die präfrontale Leukotomie nach Moniz, Zürich 1948, S. 21.
Abb. 21: Kantonale Denkmalpflege, Zürich, Inventar der Kulturgüter 2001, Neg. Nr. 01081, 10.
Abb. 22: Lars Leksell, Gezielte Hirnoperationen, in: Herbert Olivecrona/Wilhelm Tönnis (Hg.), Handbuch der Neurochirurgie, Bd. 6, Chirurgie der Hirnnerven und Hirnbahnen, Berlin, Göttingen, Heidelberg 1957, S. 178-218, hier S. 181.

# Bibliografie

## Quellen

### *Unpublizierte Quellen aus öffentlichen und privaten Institutionen*


*Burgerbibliothek Bern*

Familienarchiv Müller, Nachlass Prof. Dr. med. Max Müller (1894-1980)

2, Persönliche Papiere, Vortragsmanuskripte

8, Korrespondenz Max Müllers mit verschiedenen Wissenschaftlern, Freunden, Patienten, Regierungsstellen usw. 1926-1963

9, Korrespondenz Max Müllers 1934-1937

*Gesundheitsdirektion des Kantons Zürich (GD Kt. ZH)*

12.05.17, Psychiatrische Universitätsklinik Zürich, Beschwerden

12.06.2, Heilanstalt Burghölzli, Tätigkeitsberichte von Direktor und Verwalter

12.08.5, Protokolle der Aufsichtskommission der Heil- und Pflegeanstalt Burghölzli

13.08.5, Protokolle der Aufsichtskommission der Heil- und Pflegeanstalt Rheinau

*Kantonale Psychiatrische Klinik Rheinau, Kanton Zürich*

Krankenakten Nr. 6660, 7270, 8174, 8209, 8601, 8606, 8694, 8810, 9411, 9522, 9556, 9702, 9788, 9978, 10087, 10629, 10650, 10709, 11016[1]

*Kantonale Psychiatrische Klinik Realta/Beverin, Cazis, Kanton Graubünden*

Krankenakten Nr. 1848, 2546, 3303, 3338, 3397, 3403, 3464, 3686, 3857, 3864, 3929, 4012, 4083, 4131, 4168, 4254, 4891, 5008, 5235, 5599, 6662, 6840, 7962, 9808, 10182, 12370

*Kantonale Psychiatrische Klinik Waldhaus, Chur, Kanton Graubünden*

Krankenakten Nr. 5032, 5253, 5348, 5409, 5975, 6082, 6262, 6326, 6491, 6498, 6961, 7274, 7590, 7779, 7919, 8256, 8468, 11577, 17536

*Klinik Schlössli, Private Klinik für Psychiatrie und Psychotherapie, Oetwil a. S., Kanton Zürich*

Krankenakten Nr. 1984, 2733, 4156, 5614, 6314, 7114, 7302, 8313

*Medizinhistorisches Archiv der Universität Zürich (MHAZ)*

Nachlass Walter Rudolf Hess, PN 62

Arbeitsgemeinschaft für Hirnforschung, Arbeitsprogramme etc., nach Instituten geordnet

Arbeitsgemeinschaft für Hirnforschung, Korrespondenz Rockefeller Foundation 1936-1951

Arbeitsgemeinschaft für Hirnforschung, Administrative Korrespondenz 1945-1951

Korrespondenz, M. Bleuler, Psychiater, Zürich


1 Bei der Nummer der Krankenakten, die in der Bibliografie und den Fußnoten angegeben ist, handelt es sich um die Nummer, nach der die Akten abgelegt sind. Bei der psychiatrischen Klinik Realta/Beverin ist es die Nummer des letzten, in allen anderen Kliniken die Nummer des ersten Klinikaufenthaltes.

*Medizinhistorische Bibliothek der Universität Zürich*
46 Bro K 13, Hugo Krayenbühl, Der neurochirurgische Beitrag zur Medizin von heute, Abschiedsvorlesung am 16. Februar 1973, 11.15 Uhr im großen Hörsaal Ost, Kantonsspital Zürich, Manuskript

*Psychiatrische Privatklinik Sanatorium Kilchberg, Kanton Zürich*
Krankenakte Nr. 11915/81

*Psychiatrische Universitätspoliklinik Zürich*
Krankenakte Nr. 39055

*Regionalspital Thusis, Kanton Graubünden*
Operationsbücher 1.1.1947-31.8.1960[2]

*Staatsarchiv des Kantons Bern (StABE)*
BB 2.1.71, Nr. 1371/1947, Gesuch der kantonalen Heil- und Pflegeanstalt Münsingen zur Anschaffung einer Leukotomie-Operationseinrichtung, Juli-August 1947

*Staatsarchiv des Kantons Fribourg (StAFR)*
Santé publique, DSPa, 191, Marsens, Leucotomie, 1948, 1950, 1952, 1953, 1956
Santé publique, DSPa, 1066-1074, 1079, 1082, 1084, 1097, 1100, 1107-1109, Hôpital cantonal, Affaire Ody

*Staatsarchiv des Kantons Graubünden (StAGR)*
CB III 572/3-5, Protokolle der Aufsichtskommission über die Anstalten Waldhaus, Beverin und Realta 1946-1970
D V/10, Archiv des Bündnerischen Ärztevereins, 2. Protokolle, 1946-1970

*Staatsarchiv des Kantons Thurgau (StATG)*
9'10, Dossier 5.4, Kantonale Psychiatrische Klinik Münsterlingen, Krankenakten Nr. 5.4/8323, 5.4/9695, 5.4/9860, 5.4/10327, 5.4/10633, 5.4/11044, 5.4/12313, 5.4/12544, 5.4/12561, 5.4/14527
9'10, Dossier 9.6.1/18, Kantonale Psychiatrische Klinik Münsterlingen, Textdiagnostische Untersuchung von leukotomierten Patienten April-Juli 1982

*Staatsarchiv des Kantons Zürich (StAZH)*
Psychiatrische Universitätsklinik Zürich (Burghölzli)[3]
PUK, Nr. 2, Korrespondenz mit Kliniken Beverin, Cazis und Waldhaus betr. Patienten, 1950er – 1970er Jahre
Korrespondenz mit Littenheid, 1954-1976, und Rheinau, 1955-1973
Korrespondenz mit Sanatorium Kilchberg, 1954-1977
Korrespondenz mit Obere Halden Hinteregg, 1954-1973
PUK, Nr. 23, Visitationsbuch der Aufsichtskommission, 1894-1994

2 Diese Quellen wurden von einem Mitarbeiter des Regionalspitals Thusis durchgesehen, der alle Informationen zu psychochirurgischen Eingriffen zusammentrug.
3 Die historischen Verwaltungsakten der Psychiatrischen Universitätsklinik Zürich waren bei Abschluss der Studie erst provisorisch inventarisiert. Die PUK-Nummern entsprechen einem vorläufigen, summarischen Verzeichnis. Sind mehrere Bände, Schachteln, Ordner etc. unter einer Nummer zusammengefasst, wird in den Anmerkungen nicht nur auf die Nummer, sondern auch auf die zeitgenössische Beschriftung der jeweiligen Akte verwiesen.

PUK, Nr. 46, Sammlung interner Weisungen aus dem Besitz einer Oberschwester, 1949-ca. 1961
PUK, Nr. 50, Bestandbuch Männer, 1940 und 1950, Bestandbuch Frauen, 1957
PUK, Nr. 61, Korrespondenzen und Patientenunterlagen zu den Serpasilkuren, 1954-1956
PUK, Nr. 62, Weisungen, Reglemente und Richtlinien, frühe 1940er – späte 1960er Jahre
PUK, Nr. 64, Largactil-Schriftwechsel, 1953
PUK, Nr. 68, Direktionskorrespondenz, 1942-1951
PUK, Nr. 69, Direktionskorrespondenz, 1952-1954
PUK, Nr. 70, Dissertationenkorrespondenz, 1954-1960
PUK, Nr. 72, Wissenschaftlich-Verschiedenes, 1955-1956
PUK, Nr. 73, Aufsichtskommission, 1942-1951
PUK, Nr. 74, Laboratorium, Klinik, 1936-1955
PUK, Nr. 76, Diverse Korrespondenz, 1948-1958
PUK, Nr. 78, Jahresberichte, 1942-1954
PUK, Nr. 82, Überfüllung, 1942-1954
PUK, Nr. 83, Allgemeines Bauprogramm, 1946-1954
PUK, Nr. 85, Anstaltsfragen, 1931-1953
PUK, Nr. 89, Jahresberichte in Typoskriptform, 1954-1968
PUK, Nr. 90, Arbeitstherapie, Freizeitbeschäftigung, Korrespondenz Direktion/Verwaltung, 1955-1970
PUK, Nr. 91, Anstaltsfragen, 1955-1970
PUK, Nr. 92, Anstalt allgemein, 1955-1957
PUK, Nr. 95, Pflegepersonal inkl. Kurse und Examen, 1940er Jahre – 1978
PUK, Nr. 98, Wissenschaftlich-Verschiedenes, 1963-1969
PUK, Nr. 105, Aufsichtskommission, 1952-1969
PUK, Nr. 106, Meinungsäusserungen, 1955-1964
PUK, Nr. 107, Vorträge, Referate, Referierabende (Prof. M. Bleulers), 1955-1969
PUK, Nr. 114, Unterlagen des II. Internationalen Kongresses für Psychiatrie in Zürich, 1957
PUK, Nr. 116, Wissenschaftsfinanzierung durch Industrie (Korrespondenz Bleuler, 1959-1969)
PUK, Nr. 123.6, Bauakten mit Plänen, 1913-ca. 1940
PUK, Nr. 135, Operationsbuch
PUK, Nr. 139, Schuldokumente, ca. 1910-ca. 1966
PUK, Nr. 148, Dissertationenkorrespondenz, 1960-1962
Z 99.209-273, Korrespondenzakten, 1942-1954 (Direktion Manfred Bleuler)
Z 100, Krankenakten Psychiatrische Universitätsklinik Zürich (Burghölzli), 1870-1970

Kantonale Psychiatrische Klinik Rheinau
Krankenakte Nr. 6507

Klinik Hohenegg, Klinik für Psychiatrie und Psychotherapie, Meilen
Krankenakten Nr. 5406, 8300, 8677, 9094, 10598

Klinik Obere Halden, Hinteregg
Krankenakten Nr. 10598, 47978

Klinik Schlössli, Private Klinik für Psychiatrie und Psychotherapie, Oetwil a. S.
Krankenakten Nr. 1734, 2113, 4570, 6481, 6735, 6859, 7326, 8154, 8386, 8477, 8542, 9166
Krankenakten Nr. W II 2.1485, 2.2068, 2.3349, 2.456

Psychiatrische Privatklinik Sanatorium Kilchberg
Krankenakten Nr. 9000/8, 9004/9, 20054, 42819

*Universitätsspital Zürich*
Neurochirurgische Klinik, Operationsbücher 1947-1975[4]

*Interviews*
Gespräch mit Prof. em. Dr. med. Konrad Akert, Zürich, Schüler von Walter Rudolf Hess, 1946-1951 Assistenzarzt am Physiologischen Institut der Universität Zürich (15.2.2006)
Gespräch mit Prof. em. Dr. med. Klaus Ernst, Zürich, 1953-1958 Assistenzarzt, 1970-1989 Ärztlicher Direktor der Psychiatrischen Universitätsklinik Zürich (27.4.2005)
Gespräch mit Robert Fehr, Zürich, 1948-1993 Pfleger an der Psychiatrischen Universitätsklinik Zürich (7.12.2006)
Gespräch mit Prof. Dr. med. Daniel Jeanmonod, Solothurn, Titularprofessor für das Gebiet Funktionelle Neurochirurgie an der Universität Zürich, Adjunct Assistant Professor in Neurophysiologie an der New York University School of Medicine, Leiter des Zentrums für Funktionelle Neurochirurgie in Solothurn (24.10.2007)
Gespräch mit Prof. em. Dr. med. Roland Kuhn, Scherzingen, 1939-1971 Oberarzt und stellvertretender Direktor, 1971-1980 Direktor der Kantonalen Psychiatrischen Klinik Münsterlingen (25.1.2005)
Gespräch mit Prof. em. Dr. med. Christian Müller, Bern, 1947-1953 Assistenzarzt, 1957-1961 Oberarzt an der Psychiatrischen Universitätsklinik Zürich (18.5.2005)
Gespräch mit Dr. med. Friedrich M. Pupato-Glogg, Urologe, Ende der 1940er/Anfang der 1950er Jahre Studium der Medizin an der Universität Zürich, unter anderem bei Manfred Bleuler (14.4.2005)
Gespräch mit Marta Rutschmann, Zürich, 1948-1982 Pflegerin an der Psychiatrischen Universitätsklinik Zürich (12.1.2007)
Gespräch mit Annemarie Schneebeli, Zürich, 1956-1996 Pflegerin an der Psychiatrischen Universitätsklinik Zürich (15.12.2006)
Gespräch mit Prof. em. Dr. med. Jean Siegfried, Küsnacht, 1962-1986 Neurochirurg in der Neurochirurgischen Klinik des Universitätsspitals Zürich (11.1.2007)
Gespräch mit Albert Wäckerli, Zürich, 1954-1993 Pfleger an der Psychiatrischen Universitätsklinik Zürich (8.12.2006)
Gespräch mit Hans-Peter Weber, 1947-1979 wissenschaftlicher Zeichner in der Neurochirurgischen Klinik des Universitätsspitals Zürich (14.12.2006)

4 Diese Quellen wurden von einer Mitarbeiterin der Neurochirurgischen Klinik durchgesehen, die alle Informationen zu psychochirurgischen Eingriffen zusammentrug.

## *Publizierte Quellen*

Abély, Xavier. Le consentement des malades internés à l'intervention psycho-chirurgicale. In: Congrès des Médecins Aliénistes et Neurologistes de France et des Pays de Langue Française. 48e Session, Besançon – Neuchâtel, 24-30 juillet 1950. Comptes rendus. Paris 1950. S. 586-590.

Abély, Xavier. Le consentement à l'acte psycho-chirurgical. In: Annales Médico-Psychologiques 109, Bd. I (1951). S. 465-472.

Alliez, J./Paillas, J.-E./Carriat, R. Quatre observations de leucotomie préfrontale. Société Médico-Psychologique, compte rendu de la séance du 27 octobre 1947. In: Annales Médico-Psychologiques 105, Bd. II (1947). S. 420-428.

Allport, Gordon W. Persönlichkeit. Struktur, Entwicklung und Erfassung der menschlichen Eigenart. Stuttgart 1949 (amerikan. Originalausgabe 1937).

Anglade, L. u. a. Une expérience de cinq années de lobotomies à l'hôpital psychiatrique de la Sarthe. Echecs et réadapations sociales. In: Annales Médico-Psychologiques 113, Bd. I (1955). S. 420-429.

Bachet, M. Les conceptions biologiques concernant la délinquance et les interventions sur le lobe frontal des délinquants. In: Annales Médico-Psychologiques 109, Bd. II (1951). S. 22-41.

Baeyer, Walter von. Vergleichende Psychopathologie der Shocktherapien und der präfrontalen Lobotomie. In: Fortschritte der Neurologie, Psychiatrie und ihrer Grenzgebiete 17 (1947). S. 95-115.

Baeyer, Walter von. Rezension zu: Lawrence C. Kolb, An Evaluation of Lobotomy and its Potentialities for Future Research in Psychiatry and the Basic Sciences. In: Der Nervenarzt 23 (1952). S. 317.

Bally, Gustav. Zur Anthropologie der Kriegszeit. In: Schweizer Archiv für Neurologie und Psychiatrie, Bd. 61 (1948). S. 22-40.

Bally, Gustav. Gedanken zur psychoanalytisch orientierten Begegnung mit Geisteskranken. In: Psyche 10 (1956). S. 437-447.

Barahal, H. S. 1000 Prefrontal Lobotomies. A Five-to-10-Year Follow-Up Study. In: Psychiatric Quarterly 32 (1958). S. 653-678.

Barahona-Fernandes, Henrique J. Anatomo-physiologie cérébrale et fonctions psychiques dans la Leucotomie pré-frontale. In: Congrès International de Psychiatrie, Paris 1950. Bd. 3. Anatomo-physiologie cérébrale et biologie. Anatomo-physiologie cérébrale à la lumière des lobotomies et topectomies. Paris 1950. S. 3-62.

Barahona-Fernandes, Henrique J. Über die präfrontale Leukotomie. In: Fortschritte der Neurologie und Psychiatrie 18 (1950). S. 53-69.

Barahona Fernandes, Henrique J. Hirnanatomie und -physiologie. Psychische Funktionsänderungen nach der präfrontalen Leukotomie. In: Der Nervenarzt 23 (1952). S. 101-105.

Barahona-Fernandes, Henrique J. Voraussetzungen und Ergebnisse der Leukotomie. In: Langenbecks Archiv für klinische Chirurgie 276 (1953). S. 109-117.

Barahona-Fernandes, Henrique J. Egas Moniz. In: Kurt Kolle (Hg.). Große Nervenärzte. 21 Lebensbilder. Stuttgart 1956. S. 187-199.

Bartsch, Wolfgang. Erfahrungen mit der Leukotomie bei schwersten chronischen Schmerzzuständen. In: Der Nervenarzt 24 (1953). S. 107-112.

Bärtschi-Rochaix, W./Ott, Th. Hugo Krayenbühl zum 60. Geburtstag am 3. Dezember 1962. In: Schweizerische Medizinische Wochenschrift 92 (1962). O. S.

Baruk, Henri. Les troubles mentaux dans les tumeurs des lobes frontaux. Étude clinique et diagnostic. Poitiers 1928.
Baruk, Henri. La condamnation de la psychochirurgie actuelle. Réponse à M. Henri Ey. Problèmes physiologiques, médicaux, moraux et légaux. Société Médico-Psychologique, compte rendu de la séance du 22 octobre 1951. In: Annales Médico-Psychologiques 109, Bd. II (1951). S. 420-424.
Baruk, Henri. Cette thérapeutique doit disparaître. In: Médecine et Hygiène, Nr. 212, 15. 2. 1952. S. 67.
Baruk, Henri. Contribution à l'étude de certaines suites de la psychochirurgie frontale. Le puérilisme, les haines, les impulsions au meurtre, l'euphorie apparente avec le désespoir profond. In: Annales Médico-Psychologiques 110, Bd. II (1952). S. 177-204.
Baruk, Henri. La Psychochirurgie frontale peut-elle se justifier? In: Revue Philosophique de la France et de l' Étranger, Bd. 162 (1952). S. 392-427.
Baruk, Henri. Les problèmes médico-légaux et moraux posés par la psycho-chirurgie. In: Annales Médico-Psychologiques 109, Bd. I (1952). S. 472-474.
Baruk, Henri/Launay, J. Les méfaits de la psychochirurgie dans la débilité mentale et les troubles caractériels. Société Française de Neurologie, compte rendu de la séance du 4 juin 1953. In: Revue Neurologique, Bd. 89, Nr. 1 (1953). S. 57-61.
Baruk, Henri/Trotot, Wolfin. Psychochirurgie et neurochirurgie. A propos d'un cas de parkinson postencéphalitique avec hallucinations ayant subi la lobotomie. In: Revue Neurologique, Bd. 88, Nr. 3 (1953). S. 191-196.
Baruk, Henri. Sur la nécéssité de l'interdiction légale de la Lobotomie. In: Annales Médico-Psychologiques 112, Bd. I (1954). S. 60-68.
Baruk, Henri. La psychiatrie française de Pinel à nos jours. Paris 1967.
Baruk, Henri. Menschen wie wir. Ein Leben im Dienste humaner Psychiatrie. Düsseldorf, Wien 1979 (franz. Originalausgabe 1976).
Beck, E./ McLardy, T./Meyer, A. Anatomical Comments on Psychosurgical Procedures. In: The Journal of Mental Science 96 (1950). S. 157-167.
Behrend, R. Ch. Rezension zu: Freemann-Watts, Psychochirurgie. In: Zentralblatt für Neurochirurgie 10 (1950). S. 313-315.
Benedetti, Gaetano. Die Welt des Schizophrenen und deren psychotherapeutische Zugänglichkeit. In: Schweizerische Medizinische Wochenschrift 84 (1954). S. 1029-1033.
Benedetti, Gaetano. Psychotherapie einer Schizophrenen. In: Psyche 8 (1954). S. 1-16.
Benedetti, Gaetano. Psychotherapie eines Schizophrenen. In: Psyche 9 (1955). S. 23-41.
Benedetti, Gaetano. Analytische Psychotherapie der Psychosen. In: Hans Hoff (Hg.). Lehrbuch der Psychiatrie. Verhütung, Prognostik und Behandlung der geistigen und seelischen Erkrankungen. Bd. 3. Basel, Stuttgart 1956. S. 787-806.
Benedetti, Gaetano/Kind, Hans/Mielke, Fred. Forschungen zur Schizophrenielehre 1951 bis 1955. In: Fortschritte der Neurologie, Psychiatrie und ihrer Grenzgebiete 25 (1957). S. 101-179.
Benedetti, Gaetano/Müller, Christian (Hg.). Internationales Symposium über die Psychotherapie der Schizophrenie. Lausanne, Oktober 1956. / Symposium international sur la psychothérapie de la schizophrénie. Lausanne, Octobre 1956 (Separatum Acta Psychotherapeutica, Psychosomatica et Orthopaedagogica 5, Nr. 2-4 (1957)). Basel 1957.
Benedetti, Gaetano. Wandlungen des Menschenbildes in der Psychiatrie. In: Schweizerische Medizinische Wochenschrift 89 (1959). S. 751-755.
Benedetti, Gaetano/Müller, Christian (Hg.). 2. Internationales Symposium über die Psychotherapie der Schizophrenie, Zürich 1959. Basel, New York 1960.

Benedetti, Gaetano. Mein Weg zur Psychoanalyse und zur Psychiatrie. In: Ludger M. Hermanns (Hg.). Psychoanalyse in Selbstdarstellungen. Bd. II. Tübingen 1994. S. 11-72.
Bental, David. Vergleich über den Verlauf von Psychosen bei lobotomierten und nicht lobotomierten Geschwistern. In: Schweizer Archiv für Neurologie und Psychiatrie, Bd. 79 (1957). S. 1-26.
Beringer, Kurt. Zur Frage der Leukotomie. In: Medizinische Klinik Nr. 27 (1949). S. 853-857.
Bersot, Henri. Que fait-on en Suisse pour les malades nerveux et mentaux? (Beiträge zum Studium der Spitalprobleme, Heft 9). Bern 1936.
Bersot, Henri. Destins de la psychiatrie suisse d'autrefois à aujourd'hui et à demain (Beiträge zum Studium der Spitalprobleme, Heft 18). Bern o. J. [1946].
Bersot, Henri. On ne peut juger du résultat de l'opération qu'après un délai de 3 ans. In: Médecine et Hygiène, Nr. 211, 1. 2. 1952. S. 39.
Bertagna, Louis. Modifications psychologiques après des interventions de psycho-chirurgie. In: Cahiers Laënnec 11 (1951). S. 29-49.
Bideau, André. Koolhaas' Katharsis. In: Werk, Bauen + Wohnen 83 (1996), Heft 5. S. 45-52.
Biermann, Gerd. II. Internationaler Kongress für Psychiatrie. In: Praktische Psychiatrie. Fachblatt für das Pflegepersonal 36 (1957). S. 189-193.
Binswanger, Herbert. Kurzes Lehrbuch der Psychiatrie. Die Psychosen und Möglichkeiten ihrer Interpretation. Stuttgart 1949.
Binswanger, Ludwig. Zur Geschichte der Heilanstalt Bellevue in Kreuzlingen 1897-1957. Kreuzlingen 1957.
Bippus, Wolfgang. Ergebnisse der präfrontalen Leukotomie bei zwölf Fällen der Heilanstalt Weißenau/Württemberg. Diss. med. Tübingen 1950.
Bischof, H. L. Katamnestische Untersuchungen über 86 Leukotomien. Ein Beitrag zur operativen Therapie der Geisteskranken. In: Archiv für Psychiatrie und Zeitschrift für die gesamte Neurologie 199 (1959). S. 248-260.
Bleuler, Eugen. Lehrbuch der Psychiatrie. 5. Auflage. Berlin 1930.
Bleuler, Eugen. Lehrbuch der Psychiatrie. 8. Auflage, umgearbeitet von Manfred Bleuler. Berlin, Göttingen, Heidelberg 1949.
Bleuler, Eugen. Lehrbuch der Psychiatrie. 9. Auflage, umgearbeitet von Manfred Bleuler. Berlin, Göttingen, Heidelberg 1955.
Bleuler, Eugen. Lehrbuch der Psychiatrie. Nachdruck der 10. Auflage. Berlin, Heidelberg, New York 1966.
Bleuler, Eugen. Lehrbuch der Psychiatrie. 11. Auflage, umgearbeitet von Manfred Bleuler. Heidelberg, New York 1969.
Bleuler, Eugen. Lehrbuch der Psychiatrie. 12. Auflage, umgearbeitet von Manfred Bleuler. Berlin, Heidelberg, New York 1972.
Bleuler, Eugen. Lehrbuch der Psychiatrie. 15. Auflage, neubearbeitet von Manfred Bleuler. Berlin, Heidelberg, New York 1983.
Bleuler, Manfred. Krankheitsverlauf, Persönlichkeit und Verwandtschaft Schizophrener und ihre gegenseitigen Beziehungen. Leipzig 1941.
Bleuler, Manfred. Das Wesen der Schizophrenieremission nach Shockbehandlung. In: Zeitschrift für die gesamte Neurologie und Psychiatrie 173 (1941). S. 553-597.
Bleuler, Manfred. Die psychiatrische Anstalt im Wandel der Anschauungen. In: Du, Schweizerische Monatsschrift, Nr. 4 (1948). S. 14 f.
Bleuler, Manfred. Leukotomie, psychiatrische Gesichtspunkte. In: Schweizerische Medizinische Wochenschrift 34 (1948). S. 841.

Bleuler, Manfred. Die Zukunft unseres psychiatrischen Anstaltswesens. In: Schweizerische Ärztezeitung für Standesfragen 31 (1950). S. 343-346, 357-362.

Bleuler, Manfred. Forschungen und Begriffswandlungen in der Schizophrenielehre 1941-1950. In: Fortschritte der Neurologie und Psychiatrie 19 (1951). S. 385-452.

Bleuler, Manfred. Biologie und Entwicklungslehre der Persönlichkeit. In: Verhandlungen der Schweizerischen Naturforschenden Gesellschaft 132 (1952). S. 26-43.

Bleuler, Manfred. Gedanken zur Weiterentwicklung unseres Anstaltswesens. In: Schweizer Archiv für Neurologie und Psychiatrie, Bd. 69 (1952). S. 418-428.

Bleuler, Manfred. Die Ähnlichkeit zwischen den endokrinen und hirnlokalen Psychosyndromen und ihre theoretische Bedeutung. In: Folia Psychiatrica, Neurologica et Neurochirurgica Neerlandica 56 (1953). S. 593-601.

Bleuler, Manfred. Zur Psychotherapie der Schizophrenie. In: Deutsche Medizinische Wochenschrift 79 (1954). S. 841 f.

Bleuler, Manfred. Das Wesen der Serpasil-Behandlung an Schizophrenen. In: Das zweite Serpasil-Symposium in der psychiatrischen Universitätsklinik Bürghölzli, Zürich. Schweizerische Medizinische Wochenschrift 85 (1955). S. 443 f.

Bleuler, Manfred. Entwicklungsrichtungen in der Psychiatrie von heute. In: Schweizerische Medizinische Wochenschrift 87 (1957). S. 1113-1116.

Bleuler, Manfred. II. Internationaler Kongress für Psychiatrie, Zürich, 1.-7. September 1957. In: Schweizerische Medizinische Wochenschrift 87 (1957). S. 1105.

Bleuler, Manfred. Buts et thèmes de notre congrès. In: II. Internationaler Kongress für Psychiatrie, Zurich (Switzerland), September 1st to 7th 1957. Congress Report. Bd. 1. Zürich 1959. S. 37-43.

Bleuler, Manfred. In welchen Fällen wird heute noch eine Leukotomie ausgeführt? In: Deutsche Medizinische Wochenschrift 86 (1961). S. 51.

Bleuler, Manfred. Entwicklungslinien psychiatrischer Praxis und Forschung in jüngster Zeit. In: Schweizerische Medizinische Wochenschrift 91 (1961). S. 1549-1555.

Bleuler, Manfred. Die psychiatrische Krankengeschichte. Spiegel, Bremsklotz und Bahnbrecher des Fortschrittes. In: Wiener Zeitschrift für Nervenheilkunde 25 (1967). S. 125-130.

Bleuler, Manfred. Die schizophrenen Geistesstörungen im Lichte langjähriger Kranken- und Familiengeschichten. Stuttgart 1972.

Bleuler, Manfred (Hg.). Beiträge zur Schizophrenielehre der Zürcher Psychiatrischen Universitätsklinik Burghölzli (1902-1971). Darmstadt 1979.

Bleuler, Manfred. Einleitung. In: Ders. (Hg.). Beiträge zur Schizophrenielehre der Zürcher Psychiatrischen Universitätsklinik Burghölzli (1902-1971). Darmstadt 1979. S. 1-10.

Bleuler, Manfred. Die spätschizophrenen Krankheitsbilder. In: Ders. (Hg.). Beiträge zur Schizophrenielehre der Zürcher Psychiatrischen Universitätsklinik Burghölzli (1902-1971). Darmstadt 1979. S. 147-162.

Board of Control (England and Wales). Pre-Frontal Leucotomy in 1000 Cases. London 1947.

Bochnik, Hans J. »Tagesrhythmen« nach halbseitiger präfrontaler Leukotomie. (Zur Analyse gestörter Funktionsstrukturen nach Beobachtung spontaner 24-Stunden-Schwankungen vegetativer, animaler und psychischer Vorgänge.) In: Deutsche Zeitschrift für Nervenheilkunde 168 (1952). S. 95-111.

Boehlke, Werner. Ein neues Leukotomieverfahren. In: Archiv für Psychiatrie und Zeitschrift Neurologie, Bd. 187 (1952). S. 459-468.

Boss, Medard. Alte und neue Shocktherapien und Shocktherapeuten. In: Zeitschrift für die gesamte Neurologie und Psychiatrie 173 (1941). S. 776-782.

Braunmühl. Anton von/Lieser, H. Über die präfrontale Leukotomie. In: Medizinische Klinik 42 (1947). S. 270-274.

Braunmühl, Anton von. Moderne Behandlungsmethoden in der Psychiatrie. In: Stimmen der Zeit, Bd. 140, Heft 8 (1947). S. 128-137.

Braunmühl, Anton von. Über Psychochirurgie. In: Umstrittene Probleme der Medizin. Stuttgart, Zürich 1954. S. 23-35.

Braunmühl, Anton von. Über die operative Therapie der Geisteskrankheiten. In: Bezirk Oberbayern (Hg.). Das Nervenkrankenhaus Haar bei München des Bezirks Oberbayern 1905-1955. O. O. 1956. S. 38-45.

Bräutigam, Walther/Czernigewycz, Myroslaw. Hirnatrophischer Prozess und Leukotomie in ihrer Wirkung auf die Zwangsneurose. In: Archiv für Psychiatrie und Zeitschrift Neurologie 184 (1950). S. 80-94.

Brousseau, A./Puech, P./Luguet. Troubles graves du caractère, délinquance réitérée, réactions de persécuté agressif interné pendant 20 ans. Rémission spectaculaire sitôt après lobotomie. Société Médico-Psychologique, compte rendu de la séance du 9 mai 1949. In: Annales Médico-Psychologiques 107, Bd. II. (1949). S. 41-44.

Brousseau, A. u. a. Troubles anciens et graves du caractère et du comportement remarquablement modifiés par interventions neuro-chirurgicales préfrontales. Société Médico-Psychologique, compte rendu de la séance du 9 juillet 1951. In: Annales Médico-Psychologiques 109, Bd. II (1951). S. 306-311.

Brousseau, A. Intervention consécutive à la communication de MM. H. Baruk et J. Le Beau. Société Médico-Psychologique, compte rendu de la séance du 22 juin 1953. In: Annales Médico-Psychologiques 111, Bd. II. (1953). S. 227-232.

Buffat, J. D. La leucotomie préfrontale. In: Médecine et Hygiène, Nr. 126, 15. 7. 1948. S. 215.

Buffat, J. D. La leucotomie détermine des altérations définitives au niveau du système nerveux. In: Médecine et Hygiéne, Nr. 213, 1. 3. 1952. S. 100.

Burckhardt, Gottlieb. Über Rindenexcisionen, als Beitrag zur operativen Therapie der Psychosen. In: Allgemeine Zeitschrift für Psychiatrie und psychisch-gerichtliche Medizin 47 (1891). S. 463-548.

Busch, Eduard. Psychosurgery. In: Herbert Olivecrona/Wilhelm Tönnis (Hg.). Handbuch der Neurochirurgie. Bd. 6. Chirurgie der Hirnnerven und Hirnbahnen. Berlin, Göttingen, Heidelberg 1957. S. 137-177.

Caloz, R. Le bistouri contre la folie. La psychochirurgie est-elle la dernière chance des fous? In: L'Illustré, Nr. 44, 2. 11. 1950. S. 11, 14.

Clark, Robert A. Psychiatry in Switzerland. In: American Journal of Psychiatry 106 (1949). S. 140-142.

Clarke, Edwin. Zur Geschichte der Lokalisation von Hirnzentren. In: IMAGE. Medizinische Bilddokumentation Roche 16 (1965). S. 28-32.

Condrau, Gion. Die präfrontale Leukotomie. In: Schweizer Medizinische Wochenschrift 80 (1950). S. 783-792.

Condrau, Gion. Psychochirurgie. In: Pro Infirmis 9 (1950). S. 137-146.

Condrau, Gion/Klingler, Max. Präfrontale Leukotomie bei erethischer Idiotie. In: Zeitschrift für Kinderpsychiatrie 16 (1950). S. 133-139.

Congrès des Médecins Aliénistes et Neurologistes de France et des Pays de Langue Française. 44e Session, Genève et Lausanne, 22-27 juillet 1946. Comptes rendus. Paris 1949.

Congrès des Médecins Aliénistes et Neurologistes de France et des Pays de Langue Française. Besançon – Neuchâtel, 24-30 juillet 1950. Comptes rendus. Paris 1950.

Congrès International de Psychiatrie Paris 1950. 6 Bde. Paris 1950.

Conrad, K. Der IV. internationale Neurologenkongress vom 5.-10. September 1949 in Paris. In: Fortschritte der Neurologie und Psychiatrie 18 (1950). S. 127-168.

Constantinides, C. D./Stroussopoulos, B. Prefrontal Leucotomy. Remarks on the Pathophysiology of the Brain. In: American Journal of Psychiatry 111 (1954). S. 196 f.

Cornu, Frédéric. Psychopharmakotherapie. In: Hans W. Gruhle u. a. (Hg.). Psychiatrie der Gegenwart. Forschung und Praxis. Bd. I/2. Grundlagen und Methoden der klinischen Psychiatrie. Berlin, Göttingen, Heidelberg 1963. S. 495-659.

Cossa, Paul. La psycho-chirurgie permet de guérir des malades. In: Médecine et Hygiène, Nr. 211, 1. 2. 1952. S. 39 f.

Cossa, Paul. L'évolution de la thérapeutique neuro-psychiatrique au cours des quarante dernières années. In: Médecine de France 53 (1954). S. 3-7.

Dal Bianco, Peter. Zur Problematik der Indikationsstellung transorbitaler Leukotomie. In: Wiener klinische Wochenschrift 61 (1949). S. 773-777.

Dal Bianco, Peter. Transorbitale Leukotomie, zur Technik und Problematik der ihrer Indikationsstellung zugrunde liegenden Modellvorstellung. In: Archiv für Psychiatrie und Nervenkrankheiten 184 (1950). S. 278-282.

Dany, A./Singer, L. Notes à propos de cinquante cas de psychochirurgie. Société de Neurochirurgie de Langue Française, compte rendu des séances du 5 et du 6 décembre 1950. In: Revue Neurologique, Bd. 83, Nr. 5 (1950). S. 500-504.

Das Genfer Ärztegelöbnis (angenommen in der Generalversammlung des Weltärztebundes vom September 1948). In: Alberto Bondolfi/Hansjakob Müller (Hg.). Medizinische Ethik im ärztlichen Alltag. Basel 1999. S. 437.

Daum, S./Foncin, J.-F./Le Beau, J. Applications de la psychochirurgie au traitement des dyskinésies. A propos d'un cas de myoclonie-épilepsie avec clonies rythmées continues des membres supérieurs. In: Revue Neurologique, Bd. 90, Nr. 2 (1954). S. 114-122.

Daumézon, Georges. Le problème général d'intervention sur les malades incapables de donner leur consentement. In: Annales Médico-Psychologiques 109, Bd. I (1951). S. 474-477.

David, M. u. a. Résultats globaux de 247 interventions de psychochirurgie sur des malades internés. Société Médico-Psychologique, compte rendu de la séance du 7 juillet 1952. In: Annales Médico-Psychologiques 110, Bd. II (1952). S. 387-391.

David, M. u. a. Résultats d'une enquête sur 78 interventions de psychochirurgie avec un recul opératoire d'un an. In: Revue Neurologique, Bd. 89, Nr. 1 (1953). S. 3-21.

David, M./Moor, L. Fonctions intellectuelles de 15 malades deux ans après intervention psychochirurgicale. Société Médico-Psychologique, compte rendu de la séance du 28 février 1955. In: Annales Médico-Psychologiques 113, Bd. I (1955). S. 416-420.

Dax, E. Cunningham. The History of Prefrontal Leucotomy. In: J. Sydney Smith/L. G. Kilch (Hg.). Psychosurgery and Society. Symposium Organised by the Neuropsychiatric Institute Sydney, 26-27 September 1974. Oxford etc. 1977. S. 19-24.

Degen, Rolf. Der Stich ins kranke Ich. Psychochirugie bei sexuellen Triebtätern. In: Neue Zürcher Zeitung, Nr. 303, 28. 12. 1983. S. 39.

De Greeff, E. Quelques observations de leucotomie préfrontale. Société Belge de Neurologique, compte rendu de la séance du 25 octobre 1947. In: Annales Médico-Psychologiques 105, Bd. II (1947). S. 436 f.

Dehnen, Walter. Psychopathologische Erfahrungen bei ein- und beidseitigen psychochirurgischen Eingriffen. In: Fortschritte der Neurologie, Psychiatrie und ihrer Grenzgebiete 29 (1961). S. 353-422.

Delay, Jean. Méthodes biologiques en clinique psychiatrique. Paris 1950.

Deniker, P./Guéniot, M. Dépouillement d'une enquête internationale. La leucotomie préfrontale du point de vue médico-légal. In: L'Hygiène Mentale 41 (1952). S. 45-59.

Der Schmerz wird operiert. In: Stuttgarter Illustrierte, 21.1.1951. S. 11.

Der Schnitt durch das Gehirn. Freiburger Gespräche zwischen amerikanischen und europäischen Neurochirurgen. In: Badische Zeitung, 9.7.1954. S. 6.

Der Spiegel, 22.12.1949, S. 39 f.; 17.6.1953, S. 31 f.; 7.7.1954, S. 31 f.; 1.1.1955, S. 27-29; 22.6.1955, S. 39; 24.8.1955, S. 38 f.; 3.4.1957, S. 56-59.

Dührssen, Annemarie. Die psychotherapeutische Nachbehandlung bei leukotomierten Zwangskranken. In: Zeitschrift für Psychotherapie 1 (1951). S. 30-50.

Dully, Howard/Fleming, Charles. My Lobotomy. A Memoir. New York 2007.

Duplay, J. u. a. Chocs, narcose et leucotomie. Société Française de Neurochirurgie de Langue Française, compte rendu de la séance du 1er et du 2 décembre 1953. In: Revue Neurologique, Bd. 89, Nr. 6 (1953). S. 534 f.

Durand, Charles/Werner, Aloys. Psychiatrie et neuro-chirurgie. Aspects d'une collaboration indispensable. In: Revue Médicale de la Suisse Romande 79 (1959). S. 695-706.

Durand, V.-J. La leucotomie préfrontale en thérapeutique psychiatrique. In: Annales Médico-Psychologiques 107, Bd. II (1949). S. 402-425.

Durand, V.-J. La leucotomie préfrontale en thérapeutique psychiatrique (2e note). In: Annales Médico-Psychologiques 108, Bd. II. (1950). S. 472-498.

Ebbecke, U. Chordotomie und Leukotomie. In: Deutsche Medizinische Wochenschrift 73 (1948). S. 391-394.

Ederle, Wilhelm. Ein Schizophrener vor und nach der präfrontalen Leukotomie. In: Archiv für Psychiatrie und Nervenkrankheiten 181 (1948). S. 319-324.

Ederle, Wilhelm. Erfahrung mit der präfrontalen Leukotomie bei Psychosen. In: Archiv für Psychiatrie und Zeitschrift Neurologie 187 (1951). S. 337-352.

Editorial Board. Lobotomy. Surgery for the Insane. In: Stanford Law Revue, Vol. 1, No. 3 (1949). S. 463-474.

Editorial Comment. Popular Psychosurgery. In: Psychiatric Quarterly, Vol. 20, Supplement 1 (1946). S. 307-310.

Elithorn, Alick/Slater, Eliot. Prefrontal Leucotomy. Views of Patients and their Relatives. In: British Medical Journal (1956). S. 739-742.

Ellenberger, Henri F. La psychiatrie suisse. 7-teilige Artikelserie. In: L'Évolution Psychiatrique 13 (1951)-15 (1953).

Ellenberger, Henri F. A Comparison of European and American Psychiatry. In: Bulletin of the Menninger Clinic 19 (1955). S. 43-52.

Elrod, Norman. Über einen Ansatz für die Psychotherapie chronisch Schizophrener. In: Psyche 11 (1957). S. 315-320.

Elrod, Norman. Zur Phänomenologie der Besserung in der Psychotherapie. In: Acta Psychotherapeutica, Psychosomatica et Orthopaedagogica, Supplementum ad 5 (1957).

Ernst, Klaus. Psychopathologische Wirkungen des Phenothiazinderivates »Largactil« (=»Megaphen«) im Selbstversuch und bei Kranken. In: Archiv für Psychiatrie und Zeitschrift Neurologie (1954). S. 573-590.

Ernst, Klaus. »Geordnete Familienverhältnisse« späterer Schizophrener im Lichte einer Untersuchung. In: Archiv für Psychiatrie und Zeitschrift Neurologie 194 (1956). S. 355-367.

Ernst, Klaus. Praktische Probleme der individuellen Psychotherapie in der Anstalt am Beispiel einer Schizophreniebehandlung. In: Gaetano Benedetti/Christian Müller

(Hg.). Internationales Symposium über die Psychotherapie der Schizophrenie. Lausanne, Oktober 1956. / Symposium international sur la psychothérapie de la schizophrénie. Lausanne, Octobre 1956 (Separatum Acta Psychotherapeutica, Psychosomatica et Orthopaedagogica 5, Nr. 2-4 (1957)). Basel 1957. S. 201-209.

Ewald, Florence/Freeman, Walter/Watts, James W. Psychosurgery. The Nursing Problem. In: American Journal of Nursing, Vol. 47, No. 4 (1947). S. 210-213.

Ewald, Gottfried. Neurologie und Psychiatrie. 4. Aufl. München, Berlin 1959.

Ey, Henri/Bernard, P./Brisset Ch. Manuel de psychiatrie. Paris 1960.

Falcon, Manuel. Sur 45 cas de lobotomie. In: Congrès des Médecins Aliénistes et Neurologistes de France et des Pays de Langue Française. 44e Session, Genève et Lausanne, 22-27 juillet 1946. Comptes rendus. Paris 1949. S. 578-583.

Femmes suisses et le Mouvement féministe. Organe officiel des informations de l'Alliance de Sociétés Féminines Suisse, Bd. 78 (1990), Heft 6-7. S. 26.

Ferdière, Gaston. Résultats immédiats de la leucotomie préfrontale dans un cas de schizophrénie avec stupeur catatonique. Société Médico-Psychologique, compte rendu de la séance du 22 janvier 1940. In: Annales Médico-Psychologiques 98, Bd. I (1940). S. 81-90.

Ferey, Daniel. A propos d'une technique nouvelle: la topotomie ou incision sous-corticale des aires 9-10-46 dans les aliénations mentales. Société Française de Neurologie, compte rendu de la séance du 5 janvier 1950. In: Revue Neurologique, Bd. 82, Nr. 1 (1950). S. 35-37.

Feuillet, Charles. Le traitement psycho-chirurgical de la schizophrénie. In: Congrès des Médecins Aliénistes et Neurologistes de France et des Pays de Langue Française. 48e Session, Besançon – Neuchâtel, 24-30 juillet 1950. Comptes rendus. Paris 1950. S. 445-518.

Feuillet, Charles/Thiébaux, M. Une enquête sur le traitement psycho-chirurgical de la schizophrénie. In: Congrès des Médecins Aliénistes et Neurologistes de France et des Pays de Langue Française. 48e Session, Besançon – Neuchâtel, 24-30 juillet 1950. Comptes rendus. Paris 1950. S. 581-585.

Feuillet, Charles/Thiébaux, M. Une enquête sur le traitement psycho-chirurgical de la schizophrénie. Congrès des Médecins Aliénistes et Neurologistes de France et des Pays de Langue Française, 48e Session, Besançon-Neuchâtel 24-30 juillet 1950. In: Annales Médico-Psychologiques 108, Bd. II (1950). S. 393.

Feuillet, Charles. La psycho-chirurgie ouvre une porte de salut à des malades voués naguère à une existence lamentable. In: Médicene et Hygiène, Nr. 212, 15. 2. 1952. S. 67 f.

Feuillet, Charles. Résultats éloignés de la lobotomie préfrontale. In: Revue Médicale de Nancy 84 (1959). S. 628-641.

Fiamberti, Adamo M. Proposta di una tecnica operatoria modificata e semplificata per gli interventi alla Moniz sui lobi prefrontali in malati di mente. In: Rassegna di Studi Psichiatrici 26 (1937). S. 797-805.

Fiamberti, Adamo M. Ce qu'il faut préciser à propos de la méthode originale de leucotomie transorbitaire. In: Médicine et Hygiène, Nr. 218, 15. 5. 1952. S. 195.

Fiamberti, Adamo M. Considerazioni sulla Leucotomia prefrontale con il metodo transorbitario. In: Giornale di Psichiatria e di Neuropatologia 67 (1939). S. 291-295.

Fiamberti, Adamo M. La méthode transorbitaire de la leucotomie préfrontale. In: L'Encéphale 41 (1952). S. 1-13.

Fiamberti, Adamo M. La psicochirurgia negli istituti psichiatrici italiani. Stato attuale e prospettive per il futuro. In: Note e Riviste di Psichiatria 78 (1952). S. 27-36.

Fierz, H.K. Das Problem der Masse in der Psychotherapie. In: Schweizerische Zeitschrift für Psychologie und ihre Anwendungen, Bd. 6 (1947). S. 215-220.
Fischer, Frank. Irrenhäuser. Kranke klagen an. München, Wien, Basel 1969.
Fleisch, Alfred. Ernährungsprobleme in Mangelzeiten. Die schweizerische Kriegsernährung 1939-1946. Basel 1947.
Flores, António. Ad[d]ress to the Conference. In: Psychosurgery. 1st. International Conference (August 4th.-7th. 1948). Lisbon 1949. S. 11-14.
Fosdick, Raymond B. The Story of the Rockefeller Foundation. New York 1952.
Frank, Jan. Clinical Survey and Results of 200 Cases of Prefrontal Leucotomy. In: The Journal of Mental Science 92 (1946). S. 497-508.
Frankl, V. Leukotomie bei Zwangsneurose. Offizielles Protokoll der Gesellschaft der Ärzte in Wien, Sitzung vom 14.10.1949. In: Wiener Klinische Wochenschrift 61 (1949). S. 765.
Freeman, Walter/Watts, James W. Prefrontal Lobotomy in the Treatment of Mental Disorders. In: Southern Medical Journal 30 (1937). S. 23-31.
Freeman, Walter/Watts, James W. Psychosurgery. Intelligence, Emotion and Social Behavior Following Prefrontal Lobotomy for Mental Disorders. Springfield, Baltimore 1942, 2. Aufl. 1949.
Freeman, Walter/Watts, James W. Psychosurgery. Evaluation of 200 Cases over Seven Years. In: The Journal of Mental Science 90 (1944). S. 532-537.
Freeman, Walter/Watts, James W. Psychosurgery during 1936-1946. In: Archives of Neurology and Psychiatry 58 (1947) S. 417-425.
Freeman, Walter/Watts, James W. Psychochirurgie. Intelligenz, Gefühlsleben und soziales Verhalten nach präfrontaler Lobotomie bei Geistesstörungen. Stuttgart 1949 (amerikan. Originalausgabe 1942).
Freeman, Walter. Die thalamo-frontalen Verbindungen im Licht der präfrontalen Lobotomie. In: Archiv für Psychiatrie und Zeitschrift Neurologie 185 (1950). S. 624-626.
Freeman, Walter. Plane of Section in Leucotomy in Relation to Social Adjustment. A Follow-up Study of 1000 Cases. In: Congrès International de Psychiatrie, Paris 1950. Bd. 3. Anatomo-physiologie cérébrale et biologie. Anatomo-physiologie cérébrale à la lumière des lobotomies et topectomies. Paris 1950. S. 63-106.
Freeman, Walter. On peut comparer la psychochirurgie à toute autre intervention chirurgicale destinée à soulager la souffrance. In: Médecine et Hygiène, Nr. 211, 1.2.1952. S. 37.
Freeman, Walter. Psychosurgery. In: Silvano Arieti (Hg.). American Handbook of Psychiatry. Bd. II. New York 1959. S. 1521-1540.
Frey, Eugen. Klinisch-Experimentelles zur Frage der Lokalisation der Gefühle. In: Schweizer Archiv für Neurologie und Psychiatrie, Bd. 53 (1944). S. 407-413.
Frowein, R./Klar, E. Über vegetative Erscheinungen bei der präfrontalen Lobotomie. In: Archiv für Psychiatrie und Nervenkrankheiten 184 (1950). S. 284f.
Frowein, R./Klar, E. Über vegetative Erscheinungen bei der präfrontalen Leukotomie. In: Klinische Wochenschrift 29 (1951). S. 245-249.
Fulton, John F. Functional Localization in the Frontal Lobes and Cerebellum. Oxford 1949.
Fulton, John F. Frontal Lobotomy and Affective Behavior. A Neurophysiological Analysis. New York 1951.
Fulton John F. Physiologie des Nervensystems. Stuttgart 1952 (Übersetzung der 3. Aufl. von 1949, amerikan. Originalausgabe 1938).

Furtado, Diogo u.a. Personality Changes after Lobotomy. In: Monatsschrift für Psychiatrie und Neurologie 117 (1949). S. 65-76.

Gabe, Sigmund/Grotjahn, Martin. Neuere Fortschritte in der analytischen Psychotherapie der Psychosen. In: Psyche 5 (1951). S. 653-661.

Gál, Paul. Zur Psychotherapie der Schizophrenie. In: Monatsschrift für Psychiatrie und Neurologie 121 (1951). S. 1-8.

Geisser, J. Über die Pflege der Leukotomiepatienten. In: Praktische Psychiatrie 27 (1949). S. 190-192.

Gerlag. Rezension zu: Max A. Zehnder, Psychochirurgie in USA. In: Der Nervenarzt 21 (1950). S. 383 f.

Ginthör, Carl, S. J. Die Psychochirurgie und ihre sittliche Bewertung. In: Theologisch-praktische Quartalschrift 100 (1952). S. 143-160, 232-248.

Glaus, Alfred. Inwiefern ist auch heutzutage eine aktivere Krankenbehandlung nach Simon in der Heilanstalt noch aktuell? In: 73. Jahresbericht des Zürcher Hülfsvereins für Geisteskranke. Zürich 1948. S. 10-28.

Glaus, Alfred. Zur Prognose und Behandlung der unsozialen Psychopathie. In: Schweizerische Medizinische Wochenschrift 81 (1951). S. 722-726.

Glaus, Alfred u.a. Beiträge zur Geschichte der Psychiatrie und Hirnanatomie (Reihe Bibliotheca psychiatrica et neurologica). Basel 1957.

Glees, P. Anatomische und physiologische Betrachtungen zur Therapie der Geisteskrankheiten durch den frontalen Hirnschnitt. In: Der Nervenarzt 19 (1948). S. 220-223.

Goinard, P./Descuns, P./Garré, H. Etude comparative des résultats de la topectomie et de la lobotomie préfrontales. Société de Neurochirurgie de Langue Française, compte rendu des séances du 15 et du 16 mai 1953. In: Revue Neurologique, Bd. 88, Nr. 6 (1953). S. 515-530.

Greenblatt, Milton/Arnot, Robert/Solomon, Harry C. (Hg.). Studies in Lobotomy. New York 1950.

Groner, Josef F., O. P. Zur Frage der »Psychochirurgie«. In: Die neue Ordnung. Zeitschrift für Religion, Kultur, Gesellschaft 6 (1952). S. 490-496.

Grünthal, Ernst. Über die anatomischen, physiologischen und pathologischen Grundlagen der frontalen Leukotomie. In: Monatsschrift für Psychiatrie und Neurologie 119 (1950). S. 361-377.

Guth, Paul. La leucotomie inquiète-t-elle les théologiens catholiques, protestants et israélites? In: Le Figaro Littéraire, 20.2.1954. S. 3.

Guth, Paul. Trois hommes de science s'interrogent sur les questions morales ou métaphysiques posées par la psycho-chirurgie. In: Le Figaro Littéraire, 27.2.1954. S. 5.

Gygax, Georges. Das Messer, das vom Schmerz befreit. In: Schweizer Illustrierte Zeitung, 19.5.1948. S. 10 f., 26.

Gygax, Georges. La chirurgie de la douleur. Sur la table d'opération, j'ai vu une femme que la douleur rendait démente retrouver la joie de vivre. In: L'Illustré, 20.5.1948. S. 10-12.

Häberlin, Ernst. Beitrag zur Indikationsstellung der Leukotomie. In: Helvetica Chirurgica Acta, Bd. 18 (1951). S. 322-326.

Haddenbrock, Siegfried. Diskussionsbeitrag. In: Psyche, Bd. 3 (1949) (Heft zur 55. Tagung der Deutschen Gesellschaft für Innere Medizin zum Thema Psychosomatische Medizin in Wiesbaden, 25.4.1949). S. 384-391.

Haddenbrock, Siegfried. Radikaltherapie durch Defrontalisation? Theoretisches und Kritisches zur präfrontalen Leukotomie (Moniz). In: Medizinische Klinik 44 (1949). S. 69-74.

Haddenbrock, Siegfried. Über den Beitrag der Leukotomie-Erfahrungen zur Förderung allgemeinmedizinischer Probleme. In: Verhandlungen der Deutschen Gesellschaft für Innere Medizin 55 (1949). S. 69-76.

Haddenbrock, Siegfried. Stirnhirn und Persönlichkeit. In: Der Nervenarzt 23 (1952). S. 169-175.

Haddenbrock, Siegfried. Hirn-Seele-Problem und Leib-Seele-Phänomen. Über die lokalisationstheoretischen Grundlagen der »Psychochirurgie«. In: Archiv für Psychiatrie und Zeitschrift für die gesamte Neurologie 198 (1958). S. 210-224.

Häfner, Heinz. Psychopathologie des Stirnhirns 1939 bis 1955. In: Fortschritte der Neurologie, Psychiatrie und ihrer Grenzgebiete 25 (1957). S. 205-251.

Hamel, J./Feuillet, C./Collin, J./Thiébaux, M. Deux cas de syndrome hypocondriaque grave traités par lobotomie préfrontale. Réunion psychiatrique de Strasbourg, 17.6.1950. In: Annales Médico-Psychologiques 108, Bd. II (1950). S. 277.

Hassler, Rolf. Über die Thalamus-Stirnhirn-Verbindungen beim Menschen. In: Der Nervenarzt 19 (1948). S. 9-12.

Hassler, Rolf. Über die anatomischen Grundlagen der Leukotomie. In: Klinische Wochenschrift 27 (1949). S. 245 f.

Hassler, Rolf. Einige anatomische Hinweise auf eine mögliche Differenzierung der operativen Behandlungsmethode der Psychosen. In: Deutsche Zeitschrift für Nervenheilkunde 162 (1950). S. 250-252.

Hassler, Rolf. Über die anatomischen Grundlagen der Leukotomie. In: Fortschritte der Neurologie, Psychiatrie und ihrer Grenzgebiete 18 (1950). S. 351-367.

Hassler, Rolf/Riechert, Traugott. Indikationen und Lokalisationsmethode der gezielten Hirnoperationen. In: Der Nervenarzt 25 (1954). S. 441-447.

Hauert, Simone. Souffrir et guérir. La Trépanation sous-occipitale. In: Annabelle, Nr. 47, Januar 1945. S. 14 f.

Heimann, Hans. Erfahrungen mit der frontalen Lobotomie bei Schizophrenen. In: Monatsschrift für Psychiatrie und Neurologie 21 (1951). S. 163-199.

Heimann, Hans/Witt, Peter N. Die Wirkung einer einmaligen Largactilgabe bei Gesunden. In: Monatsschrift für Psychiatrie und Neurologie 129 (1955). S. 104-128.

Heimann, Hans. Psychochirurgie. In: Hans W. Gruhle u. a. (Hg.). Psychiatrie der Gegenwart. Bd. I/2. Grundlagen und Methoden der Klinischen Psychiatrie. Göttingen 1963. S. 660-719.

Heimann, Hans. Psychiatrische, psychologische, soziologische und ethische Implikationen psychochirurgischer Massnahmen unter besonderer Berücksichtigung der Hypothalamotomie bei Sexualdeviationen. In: Der Nervenarzt 50 (1979). S. 682-688.

Held, Fritz. Psychotherapie der Psychosen und ihre Grenzen. In: Deutsche Medizinische Wochenschrift 79 (1954). S. 842-845.

Hemprich, R. D./Kisker, K. P. Die »Herren der Klinik« und die Patienten. Erfahrungen aus der teilnehmend-verdeckten Beobachtung einer psychiatrischen Station. In: Der Nervenarzt 39 (1968). S. 433-441.

Henschen, Carl/Klingler, J./Riechert, Traugott. Kraniocerebrale Korrelationstopographie thalamofrontaler Bahnen und gezielte Hirnoperationen. In: Langenbecks Archiv für klinische Chirurgie und Deutsche Zeitschrift für Chirurgie. Bd. 273 (1953). S. 548-565.

Henschen, Carl. Paralipomena zur Leukotomiefrage. In: Medizinische Klinik 32 (1955). S. 1343-1346.

Herner, Torsten. Ein Fall von chronischer Schizophrenie. In: Gaetano Benedetti/Christian Müller (Hg.). Internationales Symposium über die Psychotherapie der Schizophrenie. Lausanne, Oktober 1956. / Symposium international sur la psychothérapie de la schizophrénie, Lausanne, Octobre 1956 (Separatum Acta Psychotherapeutica, Psychosomatica et Orthopaedagogica 5, Nr. 2-4 (1957)). Basel 1957. S. 230-237.

Hess, Walter Rudolf. Beitrag zur experimentellen Analyse des Stirnhirnes. In: Bulletin der Schweizerischen Akademie der Medizinischen Wissenschaften 7 (1951). S. 295-306.

Heuyer, G. u. a. Étude anatomo-clinique et évolutive d'une phakomatose de Bourneville traitée par topectomie. In: Revue Neurologique, Bd. 83, Nr. 2 (1950). S. 105-118.

Heyck, Hartwig. Glioblastom nach Leukotomie. In: Monatsschrift für Psychiatrie und Neurologie 128 (1954). S. 180-188.

Hoch, Erna. Die präfrontale Leukotomie. Eine zusammenfassende Darstellung unter Berücksichtigung englischer und amerikanischer Literatur. In: Schweizer Archiv für Neurologie und Psychiatrie, Bd. 60 (1947). S. 177-198.

Hoch, Erna. Die Persönlichkeitsveränderungen nach präfrontaler Leukotomie. In: Schweizer Archiv für Neurologie und Psychiatrie, Bd. 64 (1949). S. 119-174.

Hoch, Erna. Kongressbericht. In: Schweizer Archiv für Neurologie und Psychiatrie, Bd. 64 (1949). S. 373-376.

Hoch, Erna. Il n'y a pas d'indication impérative pour la leucotomie. In: Médecine et Hygiène, Nr. 212, 15. 2. 1952. S. 69.

Hoff, Hans. Lehrbuch der Psychiatrie. Verhütung, Prognostik und Behandlung der geistigen und seelischen Erkrankungen. Bd. I. Basel 1956.

Hofmann, Felix Karl. Das Burghölzli in der Vorstellung des Zürcher Volkes. Ergebnisse einer Rundfrage. Diss. med. Zürich 1957.

Horanyi, Bela. On Prefrontal Leucotomy. In: Monatsschrift für Psychiatrie und Neurologie 118 (1949). S. 105-118.

Houdart, Raymond. Bases anatomo-physiologiques de la psycho-chirurgie. In: Cahiers Laënnec 11 (1951). S. 2-19.

Huber, K. Unsere Erfahrungen bei psychochirurgischen Eingriffen. In: Zeitschrift für Chirurgie 276 (1953). S. 122 f.

Huebschmann, Heinrich. Referat über die wissenschaftliche Tagung der Psychiater, Neurologen und Psychotherapeuten in Berlin vom 27. bis 29. Mai 1948. In: Psyche 2 (1948/1949). S. 309-315.

Huguenard, Pierre. Réfrigération et neuroplégie en chirurgie générale. In: Bulletin de l'Académie Suisse des Sciences Médicales 10 (1954). S. 32-43.

Hühnerfeld, Paul. Der Griff in den Geist. In: Die Zeit, Nr. 51, 22. 12. 1955. S. 6.

Hutton, E. L. What is meant by Personality? In: The Journal of Mental Science 91 (1945). S. 153-165.

Jaspers, Karl. Allgemeine Psychopathologie. 4.-6. Aufl. Berlin, Göttingen, Heidelberg 1946-1953.

Juba, Adolf. Über die Erfahrungen der präfrontalen Leukotomie in 95 Fällen. In: Wiener Zeitschrift für Nervenheilkunde 3 (1950). S. 80-88.

Jung, Richard. Neurophysiologie und Psychiatrie. In: Hans W. Gruhle u. a. (Hg.). Psychiatrie der Gegenwart. Forschung und Praxis. Bd. I/1. Grundlagenforschung zur Psychiatrie, Teil A. Berlin, Heidelberg, New York 1967. S. 325-928.

Junk, Robert. Die Maske unserer Zeit. In: Du. Kulturelle Monatsschrift 18 (1958), Heft 2. S. 24-26.

Kälbling, Rudolf. Ergebnisse der Psychochirurgie in 82 Fällen der Heilanstalt Weißenau. Diss. med. Tübingen 1953 (Typoskript).

Kalinowsky, Lothar B. Schockbehandlung, Lobotomie und andere somatische Behandlungen in den Vereinigten Staaten. In: Der Nervenarzt 19 (1948). S. 537-544.

Kalinowsky, Lothar B. Probleme der Psychochirurgie bei psychiatrischen Erkrankungen und unstillbarem Schmerz. In: Deutsche Medizinische Wochenschrift 75 (1950). S. 1183-1187.

Kalinowsky, Lothar B. Quantitatives Prinzip und Stirnhirnfunktion bei den psychochirurgischen Methoden. In: Archiv für Psychiatrie und Zeitschrift Neurologie 187 (1952). S. 435-440.

Kalinowsky, Lothar B. Die klinische Bedeutung der Lobotomien und anderer Methoden der Psychochirurgie. In: Medizinische Klinik 48 (1953). S. 698-701.

Kalinowsky, Lothar B./Hoch, Paul H. Schockbehandlungen, Psychochirurgie und andere somatische Behandlungsverfahren in der Psychiatrie. 2. Aufl. Bern, Stuttgart 1954 (amerikan. Originalausgabe 1952).

Kalinowsky, Lothar B. Die neuere Entwicklung in der amerikanischen Psychiatrie einschließlich der Psychochirurgie. In: Deutsche Medizinische Wochenschrift 80 (1955). S. 671-675.

Kalinowsky, Lothar B. The Discoveries of Somatic Treatments in Psychiatry. Facts and Myths. In: Comprehensive Psychiatry 21 (1980). S. 428-435.

Kauders, O./Schönbauer, L. Über präfrontale Lobotomie. In: Wiener Klinische Wochenschrift 59 (1947). S. 606, 608.

Kaufmann, Joseph. Familienrecht. 3. Abteilung. Die Vormundschaft. Art. 360-456 (Kommentar zum Schweizerischen Zivilgesetzbuch, hg. von Max Gmür, Bd. II, 3. Abt.). Bern ²1924.

Kautzky, Rudolf. Fragen »ärztlicher Ethik« in der Neurochirurgie. In: Acta Neurochirurgica 6 (1958). S. 215-229.

Kielholz, Paul. Behandlung von depressiven und halluzinatorischen Zuständen mit Largactil, Histamin und Insulin. Protokoll der 119. Versammlung der Schweizerischen Psychiatrischen Gesellschaft vom 20./21. 6. 1953. In: Schweizer Archiv für Neurologie und Psychiatrie, Bd. 73 (1954). S. 431-436.

Kielholz, Paul. Über die Largactilwirkung bei depressiven Zuständen und Manien sowie bei der Entziehung von Morphin- und Barbitursüchtigen. In: Schweizer Archiv für Neurologie und Psychiatrie, Bd. 73 (1954). S. 291-309.

Klaesi, Jakob. Über die therapeutische Anwendung der »Dauernarkose« mittels Somnifens bei Schizophrenen. In: Manfred Bleuler (Hg.). Beiträge zur Schizophrenielehre der Zürcher Psychiatrischen Universitätsklinik Burghölzli (1902-1971). Darmstadt 1979. S. 137-141.

Klein, Marc-Richard. La psycho-chirurgie porte-t-elle atteinte à la personnalité et à l'intégrité de l'homme? In: Le Figaro Littéraire, 13. 2. 1954, S. 9.

Kleist, Karl. Gehirnpathologische und lokalisatorische Ergebnisse. V. Mitteilung. Das Stirnhirn im engeren Sinne und seine Störungen. In: Zeitschrift für die gesamte Neurologie und Psychiatrie 131 (1931). S. 442-452.

Kleist, Karl. Die Hirngrundlage von Persönlichkeit und Wesen. In: Klinische Wochenschrift 13 (1934). S. 965.

Kleist, Karl. Leitvortrag über Gehirnpathologie und Klinik der Persönlichkeit und Körperlichkeit. In: Archiv für Psychiatrie und Nervenkrankheiten 103 (1935). S. 301-308.

Kleist, Karl. Bericht über die Gehirnpathologie in ihrer Bedeutung für Neurologie und Psychiatrie. In: Zeitschrift für die gesamte Neurologie und Psychiatrie 158 (1937). S. 159-193, 334-340.

Kleist, Karl. Aussprache zu W. Freeman, Washington: Überblick über die Anzeigestellung und Behandlungsergebnisse der doppelseitigen frontalen Leukotomie. In: Deutsche Zeitschrift für Nervenheilkunde, Kongressband 162 (1950). S. 247 f.

Kleist, Karl. Diskussionsbemerkungen zu den Referaten über »Anatomo-Physiologie cérébrale à la Lumière des Lobotomies et Topectomies« beim Internationalen Psychiatriekongress in Paris, September 1950. In: Der Nervenarzt 22 (1951). S. 270 f.

Kleist, Karl. Gehirn und Seele. In: Deutsche Medizinische Wochenschrift 76 (1951). S. 1197-1199.

Kleist, Karl. Die Lokalisation im Grosshirn und ihre Entwicklung. In: Psychiatria et Neurologia 137 (1959). S. 289-309.

Knight Aldrich, C. Problems of Social Adjustment Following Lobotomy. In: American Journal of Psychiatry, Bd. 107 (1950). S. 459-462.

Knoepfel, H.-K. Moderne psychiatrische Behandlung. In: 75. Jahresbericht des Zürcher Hülfsvereins für Geisteskranke. Zürich 1950. S. 11-23.

Köbcke, Heinz. Psychochirurgie – die präfrontale Leukotomie. In: Deutsche Medizinische Wochenschrift 72 (1947). S. 515-517.

Köbcke, Heinz. Erste Internationale Konferenz für Psychochirurgie in Lissabon vom 3. bis 7. August 1948. In: Deutsche Medizinische Wochenschrift 73 (1948). S. 611.

Köbcke, Heinz. Probleme der Psychochirurgie. In: Allgemeine Zeitschrift für Psychiatrie und ihre Grenzgebiete 124 (1949). S. 311-327.

Kockel, Elsa. Psychotherapie bei Schizophrenien und deren Übergangsformen. In: Schweizer Archiv für Neurologie und Psychiatrie, Bd. 72 (1953). S. 187-210.

Kolle, Kurt. Psychiatrie. Ein Lehrbuch für Studierende und Ärzte. 3., neu bearb. Aufl. Berlin, München 1949.

Kolle, Kurt. Das Bild des Menschen in der Psychiatrie. Stuttgart 1954.

Kraepelin, Emil. Lebenserinnerungen. Berlin, Heidelberg, New York 1983.

Kraepelin, Emil. »Persönliches«. Selbstzeugnisse. Hg. von Wolfgang Burgmair/Eric J. Engström/Matthias M. Weber. München 2000.

Krayenbühl, Hugo. Rezension zu: Prefrontal Leucotomy in 1000 Cases. In: Schweizerische Medizinische Wochenschrift 77 (1947). S. 965.

Krayenbühl, Hugo. Die Technik der präfrontalen Leukotomie. In: Schweizerische Medizinische Wochenschrift 34 (1948). S. 841.

Krayenbühl, Hugo/Stoll, Werner A. Prefrontal Leucotomy and Topectomy for Relief of Intractable Pain. In: 4e Congrès Neurologique International, Paris 5-10 September 1949. Bd. 1. Rapports. Paris 1949. S. 133-140.

Krayenbühl, Hugo. Rückblick und Ausblick in der Hirnchirurgie (Antrittsrede vom 29.10.1949). In: Schweizerische Medizinische Wochenschrift 79 (1949). S. 1234-1244.

Krayenbühl, Hugo/Stoll, Werner A. Psychochirurgie bei unerträglichen Schmerzen. In: Acta Neurochirurgica 1 (1950). S. 1-41.

Krayenbühl, Hugo/Stoll, Werner A. Chirurgische Eingriffe in der Psychiatrie (Psychochirurgie) I und II. In: Hans Hoff (Hg.). Lehrbuch der Psychiatrie. Verhütung, Prognostik und Behandlung der geistigen und seelischen Erkrankungen. Bd. 2. Basel, Stuttgart 1956. S. 808-832.

Krayenbühl, Hugo. Die neurochirurgischen Behandlungsmöglichkeiten psychischer Störungen. In: Schweizerische Medizinische Wochenschrift 23 (1963). S. 1643-1647.

Kretschmer, Ernst (Hg.). Psychiatrie (Naturforschung und Medizin in Deutschland 1939-1946, Bd. 83). Wiesbaden 1948.

Kretschmer, Ernst. Psychotherapie der Schizophrenien und ihrer Grenzzustände. In Deutsche Medizinische Wochenschrift 79 (1954). S. 299 f.

Krüger, W./Lenz, H. Psychochirurgie. Erfahrungsbericht an Hand von 60 Leukotomien. In: Wiener Medizinische Wochenschrift 101, Nr. 4 (1951). S. 63-67.

Kuhn, Roland. Probleme der klinischen und poliklinischen Anwendung psychopharmakologisch wirksamer Substanzen. In: Schweizer Archiv für Neurologie und Psychiatrie, Bd. 84 (1959). S. 319-329.

Kulenkampff, Caspar. Erkenntnisinteresse und Pragmatismus. Erinnerungen an die Zeit von 1945 bis 1970. In: Klaus Dörner (Hg.). Fortschritte der Psychiatrie im Umgang mit Menschen. Wert und Verwertung des Menschen im 20. Jahrhundert. Rehburg-Loccum 1985. S. 127-138.

Kummer, E. Leukotomie. In: Die Irrenpflege 26 (1947). S. 121-129.

Labhardt, Felix. Behandlung von psychischen Störungen mit Largactil. Protokoll der 119. Versammlung der Schweizerischen Psychiatrischen Gesellschaft vom 20./21. 6. 1953. In: Schweizer Archiv für Neurologie und Psychiatrie, Bd. 73 (1954). S. 437-440.

Labhardt, Felix. Die Largactiltherapie bei Schizophrenien und anderen psychotischen Zuständen. In: Schweizer Archiv für Neurologie und Psychiatrie, Bd. 73 (1954). S. 309-338.

Labhardt, Felix. Technik, Nebenerscheinungen und Komplikationen der Largactiltherapie. In: Schweizer Archiv für Neurologie und Psychiatrie, Bd. 73 (1954). S. 338-345.

Largactil-Symposium in der psychiatrischen Universitätsklinik Basel am 28. November 1953. In: Schweizer Archiv für Neurologie und Psychiatrie, Bd. 73 (1954). S. 288-369.

Le Beau, Jacques/Caetano de Barros, Manuel. Bilateral Removal of Some Frontal Areas. In: Psychosurgery. 1st. International Conference (August 4th.-7th. 1948). Lisbon 1949. S. 73-76.

Le Beau, Jacques. Sur les fonctions du lobe préfrontal. Étude du syndrome postopératoire dans 132 topectomies et leucotomies partielles. In: Revue Neurologique, Bd. 85, Nr. 1 (1951). S. 3-16.

Le Beau, Jacques. The Surgical Uncertainties of Prefrontal Topectomy and Leucotomy (Observations on 100 Cases). In: The Journal of Mental Science 97 (1951). S. 480-504.

Le Beau, Jacques. La chirurgie préfrontale sélective (topectomie de la covexité et cingulectomie) (Résumé). Société Française de Neurologie, compte rendu de la séance du 10 juillet 1952. In: Revue Neurologique, Bd. 86, Nr. 6 (1952). S. 699.

Le Beau, Jacques. Les opérations frontales sélectives en psycho-chirurgie. In: Médecine et Hygiène, Nr. 242, 15. 5. 1953. S. 179 f.

Le Beau, Jacques. Les opérations frontales sélectives en psycho-chirurgie. In: Revue Neurologique, Bd. 88, Nr. 6 (1953). S. 413-460.

Le Beau, Jacques. Psycho-chirurgie et fonctions mentales. Techniques, résultats, applications physiologiques. Paris 1954.

Le Beau, Jacques/Feld, M./Bouvet, M. Sur la résection bilatérale de certaines aires préfrontales (topectomie) dans les troubles mentaux et dans les douleurs irréductibles. In: Revue Neurologique, Bd. 80, Nr. 7 (1948). S. 481-496.

Lehoczky, T. de. Psychosurgery in Hungary. In: Psychosurgery. 1st. International Conference (August 4th.-7th. 1948). Lisbon 1949. S. 309-311.

Leksell, Lars. Gezielte Hirnoperation. In: Herbert Olivecrona/Wilhelm Tönnis (Hg.). Handbuch der Neurochirurgie. Bd. 6. Chirurgie der Hirnnerven und Hirnbahnen. Berlin, Göttingen, Heidelberg 1957. S. 178-218.

Leuch. Epilog zur dritten Ody-Affäre. In: Schweizerische Aerztezeitung für Standesfragen 32 (1951), Heft 48. S. 543 f.

Lewis, Aubrey. Report on my Visits to Psychiatric Centres in Europe in 1937. In: Katherine Angel/Edgar Jones/Michael Neve (Hg.). European Psychiatry on the Eve of War. Aubrey Lewis, the Maudsley Hospital and the Rockefeller Foudation in the 1930s. London 2003. S. 57-147.

Lhermitte, Jean. Les résultats dépassent souvent toute espérance. In: Médecine et Hygiène, Nr. 211, 1. 2. 1952. S. 39.

Lhermitte, Jean. Réflexions sur la lobotomie préfrontale. Société de Neurochirurgie de Langue Française, compte rendu des séances du 15 et du 16 mai 1953. In: Revue Neurologique, Bd. 88, Nr. 6 (1953). S. 546 f.

L'Impartial. 7. 7. 1950. S. 1, 3.

Lindner, Manfred. Psychochirurgie. In: Medizinische Klinik 41 (1946). S. 438 f.

Lindstrom, P. A. Prefrontal Ultrasonic Irradiaton. A Substitute for Lobotomy. In: Archives of Neurology and Psychiatry 72 (1954). S. 399-425.

Lohmann, R. Der gegenwärtige Stand der Schizophrenieforschung. Bericht über den II. Internationalen Kongress für Psychiatrie vom 1.-7. September 1957 in Zürich. In: Mitteilungen aus der Max-Planck-Gesellschaft, Heft 5 (1957). S. 254-273.

Lokalisationsprobleme in der Psychiatrie. Protokoll der Gemeinsamen Versammlung der Schweizerischen Gesellschaft für Psychiatrie und der Schweizerischen Neurologischen Gesellschaft. Genf, 4.-5. Dezember 1943. In: Schweizer Archiv für Neurologie und Psychiatrie, Bd. 54 (1944). S. 409-433.

Lutz, Jakob. Kinderpsychiatrie. Eine Anleitung zum Studium für Ärzte, Erzieher, Fürsorger, Richter. Mit besonderer Berücksichtigung heilpädagogischer Probleme. Zürich 1961.

Manser, Johann Baptist. Nervensanatorien in Zug. Sanatorium Oberwil, Sanatorium Meisenberg. Zug 1959.

Marchand, L. u. a. Aperçus sur la psychochirurgie des maladies mentales. Les lésions causées par la lobotomie préfrontale. In: Annales Médico-Psychologiques 107, Bd. II (1949). S. 513-554.

Martin, Roland. J'ai vu le Dr Ody un des grands as de la chirurgie mondiale opérer un estomac en moins de 50 minutes et perforer le crâne d'une folle. In: L'Express, 6. 10. 1951. S. 3.

Mayer, Edward E. Prefrontal Lobotomy and the Courts. In: Journal of Criminal Law and Criminology, Bd. 38, Nr. 6, 1948. S. 576-583.

Meerwein, Fritz. Die Bedeutung der Anstalt für die Gegenübertragung des Therapeuten. In: Gaetano Benedetti/Christian Müller (Hg.). Internationales Symposium über die Psychotherapie der Schizophrenie. Lausanne, Oktober 1956. / Symposium international sur la psychothérapie de la schizophrénie. Lausanne, Octobre 1956 (Separatum Acta Psychotherapeutica, Psychosomatica et Orthopaedagogica 5, Nr. 2-4 (1957)). Basel 1957. S. 152-157.

Meerwein, Fritz. Psychiatrie und Psychoanalyse in der psychiatrischen Klinik (Bibliotheca Psychiatrica et Neurologica, Fasc. 126). Basel, New York 1965.

Meerwein, Fritz. Psychotherapie. In: Hundert Jahre Psychiatrische Universitätsklinik Burghölzli 1870-1970. Zürich 1970. S. 44-48.

Mentenopoulos, Georges. La leucotomie préfrontale chez les oligophrènes éréthiques. Diss. med. Genf 1976.

Merguet, Hans. Psychiatrische Anstaltsorganisation. In: Hans W. Gruhle u. a. (Hg.).

Psychiatrie der Gegenwart. Forschung und Praxis. Bd. III. Berlin, Göttingen, Heidelberg 1961. S. 75-110.

Merkel, Karl. Erfahrungen über die praefrontale Leukotomie bei 25 Fällen des Psychiatrischen Landeskrankenhauses Zwiefalten. Diss. med. Tübingen 1955 (Typoskript).

Messimy, R. u. a. Etude anatomo-pathologique de fragments cérébraux prélevés par topectomie préfrontale chez dix schizophrènes. In: Revue Neurologique, Bd. 84, Nr. 3 (1951). S. 230-243.

Mettler, Fred A. Selective Partial Ablation of the Frontal Cortex. A Correlative Study of its Effects on Human Psychotic Subjects. New York 1949.

Meyer, Alfred. Anatomical Lessons from Prefrontal Leucotomy. A Report Based on the Investigation of 122 Brains. In: Congrès International de Psychiatrie, Paris 1950. Bd. 3. Anatomo-physiologie cérébrale et biologie. Anatomo-physiologie cérébrale à la lumière des lobotomies et topectomies. Paris 1950. S. 107-146.

Meyer, Alfred/Beck, Elizabeth. Prefrontal Leucotomy and Related Operations. Anatomical Aspects of Success and Failure. Edinburgh, London 1954.

Michel, Heinz. Erfahrungen über die Wirksamkeit der präfrontalen Leukotomie bei chronischen Schizophrenien. In: Schweizer Archiv für Neurologie und Psychiatrie, Bd. 61 (1948). S. 256-279.

Michel, Heinz. Die praefrontale Leukotomie. In: Praktische Psychiatrie 27 (1949). S. 172 f.

Mielke, Fred A. Über das Rauwolfia-Alkaloid Reserpin (Serpasil) in der Psychiatrie. In: Archiv für Psychiatrie und Zeitschrift Neurologie, Bd. 193 (1956). S. 263-288.

Miller, A. Lobotomy. A Clinical Study. Toronto 1954.

Minkowski, Eugène. Les conséquences psychologiques et psychopathologiques de la guerre et du nazisme. Aspect général du problème. In: Schweizer Archiv für Neurologie und Psychiatrie 61 (1948). S. 280-302.

Minkowski, Mieczyslaw. Psychophysiologie und pathologische Anatomie der Schizophrenie. Diskussionsvoten. Protokoll der 96. Versammlung der Schweizerischen Gesellschaft für Psychiatrie, 15./16. 11. 1941. In: Schweizer Archiv für Neurologie und Psychiatrie, Bd. 51 (1943). S. 241-243.

Minkowski, Mieczyslaw. Die Poliklinik für Nervenkranke und das hirnanatomische Institut. In: Regierungsrat des Kantons Zürich (Hg.). Zürcher Spitalgeschichte. Bd. 2. Zürich 1951. S. 427-473.

Mitscherlich, A. Rezension zu Max A. Zehnder, Psychochirurgie in USA, in: Schweizerische Medizinische Wochenschrift 79 (1949), S. 185-190. In: Psyche, Bd. 3 (1949). S. 691 f.

Monakow, Constantin, von. Zur Frage nach Neugründung der »Brainkommission« (internationale Hirnkommission) und einer international organisierten Hirnforschung. In: Schweizer Archiv für Neurologie und Psychiatrie, Bd. 24 (1929). S. 3-9.

Moniz, Egas. Tentatives opératoires dans le traitement de certaines psychoses. Paris 1936.

Moniz, Egas. Les premières tentatives opératoires dans le traitement de certaines psychoses. In: L'Encéphale 31, Bd. 2 (1936). S. 1-29.

Moniz, Egas. Prefrontal Leucotomy in the Treatment of Mental Disorders. In: American Journal of Psychiatry 93 (1937). S. 1379-1385.

Moniz, Egas. Psycho-Chirurgie. In: Der Nervenarzt 10 (1937). S. 113-118.

Moniz, Egas. Mein Weg zur Leukotomie. In: Deutsche Medizinische Wochenschrift 73 (1948). S. 581-583.

Moniz, Egas. Die präfrontale Leukotomie. In: Archiv für Psychiatrie und Nervenkrankheiten 181 (1949). S. 591-602.

Monnier, Marcel. Die Dauerschlafbehandlung der Schizophrenien mit der Narkosemischung von Cloetta an der Psychiatrischen Klinik Burghölzli-Zürich. In: Der Nervenarzt 9 (1936). S. 14-29.

Morel, Ferdinand. A propos du traitement chirurgical de la démence précoce. In: Schweizer Archiv für Neurologie und Psychiatrie, Bd. 39, Suppl. (1937). S. 208-212.

Morel, Ferdinand. The Surgical Treatment of Dementia Praecox. In: American Journal of Psychiatry 94, Suppl. (1938). S. 309-314.

Morel, Ferdinand. De la méthode en psychiatrie. In: Revue Médicale de la Suisse romande 59 (1939). S. 1-11.

Morel, Ferdinand. Maladie ou anomalie réactionelle en neuro-psychiatrie. In: Médecine et Hygiène Nr. 133, 1. 11. 1948. S. 337 f.

Morel, Ferdinand. Que valent les indications psychiatriques de la leucotomie préfrontale? In: Médecine et Hygiène, Nr. 182bis, 25. 11. 1950. S. 431.

Morel, Ferdinand. La leucotomie ne guérit jamais une schizophrénie. In: Médecine et Hygiène, Nr. 211, 1. 2. 1952. S. 40.

Morf, Edwin. Aus der Entwicklung der zürcherischen Armenpflege: Zum 25jährigen Bestehen des Fürsorgeamtes der Stadt Zürich, 1929-1954. Zürich 1954.

Morgenthaler, Walter. Die Pflege der Gemüts- und Geisteskranken. 5.-7., erw. u. verb. Aufl. Bern 1948-1962.

Müller, Christian. Vorläufige Mitteilung zur langen Katamnese der Zwangskranken. In: Der Nervenarzt 24 (1953). S. 112-115.

Müller, Christian. Über Psychotherapie bei einem chronischen Schizophrenen. In: Psyche 9 (1955). S. 350-369.

Müller, Christian. Die Pioniere der psychoanalytischen Behandlung Schizophrener. In: Der Nervenarzt 29 (1958). S. 456-462.

Müller, Christian/Yasargil, M. Gazi. Zur Psychiatrie der stereotaktischen Hirnoperationen bei extrapyramidalen Erkrankungen. In: Schweizerisches Archiv für Neurologie, Neurochirurgie und Psychiatrie 84 (1959). S. 136-154.

Müller, Christian. Die psychiatrische Klinik und die Psychotherapie der Schizophrenen. In: Gaetano Benedetti/Christian Müller (Hg.). 2. Internationales Symposium über die Psychotherapie der Schizophrenie, Zürich 1959. Basel, New York 1960. S. 291-296.

Müller, Christian. Die Psychotherapie Schizophrener an der Zürcher Klinik. Versuch einer vorläufigen katamnestischen Übersicht. In: Der Nervenarzt 32 (1961). S. 354-368.

Müller, Christian. Neue Wege in der Organisation des psychiatrischen Spitals. In: Schweizerische Medizinische Wochenschrift 93 (1963). S. 53-56.

Müller-Hegemann, D. Bericht über zwei psychotherapeutisch beeinflusste Schizophreniefälle. In: Psychiatrie, Neurologie und medizinische Psychologie 2 (1950). S. 20-30, 33-38.

Müller, Max. Über die präfrontale Leukotomie unter besonderer Berücksichtigung eines Falles von Zwangskrankheit. In: Der Nervenarzt 19 (1948). S. 97-107.

Müller, Max. Prognose und Therapie der Geisteskrankheiten. 2., überarb. und verm. Aufl. Stuttgart 1949 (1930).

Müller, Max. Leukotomie. In: Archiv für Psychiatrie und Nervenkrankheiten 184 (1950). S. 274-278.

Müller, Max. Die Klinik der Leukotomie. In: Schweizer Archiv für Neurologie und Psychiatrie, Bd. 67 (1951). S. 338-355.

Müller, Max. Die körperlichen Behandlungsverfahren in der Psychiatrie. Ein Lehr- und Handbuch. Bd. I. Die Insulinbehandlung. Stuttgart 1952.

Müller, Max. Psychotherapie und Somatotherapie der Schizophrenie. In: Monatsschrift für Psychiatrie und Neurologie 125 (1953). S. 628-640.

Müller, Max. Neue Strömungen in der praktischen Psychiatrie. In: Hans W. Gruhle u. a. (Hg.). Psychiatrie der Gegenwart. Forschung und Praxis. Bd. III. Berlin, Göttingen, Heidelberg 1961. S. 1-8.

Müller, Max. Grundlagen und Methodik der somatischen Behandlungsverfahren in der Psychiatrie. Einleitung. In: Hans W. Gruhle u. a. (Hg.). Psychiatrie der Gegenwart. Forschung und Praxis. Bd. I/2. Grundlagen und Methoden der klinischen Psychiatrie. Berlin, Heidelberg 1963. S. 384-387.

Müller, Max. Erinnerungen. Erlebte Psychiatriegeschichte 1920-1960. Berlin, Heidelberg, New York 1982.

Muschg, Adolf. Europas Erinnyen. In: Du. Die Zeitschrift der Kultur 53 (1993), Heft 5. S. 23-25.

Naville, F. Psycho-chirurgie et problèmes juridiques. In: Médecine et Hygiène, Nr. 213, 1. 3. 1952, S. 98 f.

Niebert, Gisela. Erfolg und Misserfolg der Leukotomie. Ein Erfahrungsbericht aus der Nervenklinik der Universität München. Diss. med. München 1962.

Nobelpreis für Medizin 1949. In: Autorisierte Ausgabe aller Texte und Dokumente zum Nobelpreis für Medizin in deutscher Sprache. Bd. IV. 1946-1957. Zürich o. J. [1959?]. S. 117-144.

Odegaard, Ornulv. Leucotomy in Norway from a Psychiatrists Point of View. In: Psychosurgery. 1st. International Conference (August 4th.–7th. 1948). Lisbon 1949. S. 185-189.

Ody, François. Le traitement de la démence précoce par resection du lobe préfrontal. In: Archivo Italiano di Chirurgia (Bologna) 53 (1938). S. 321-330.

Ody, François. Introduction à la chirurgie du cerveau et de la moelle. L'examen clinique préliminaire. 2., durchges. und erw. Aufl. Genève 1946.

Ody, François. Im Kampf mit den Kannibalen. Aufzeichnungen eines Arztes. Genf 1947 (franz. Originalausgabe 1939).

Ody, François. Unter der weißen Lampe. Erinnerungen eines Chirurgen. Stuttgart, Konstanz 1958 (franz. Originalausgabe 1956).

Olivecrona, H. Laudatio. In: Autorisierte Ausgabe aller Texte und Dokumente zum Nobelpreis für Medizin in deutscher Sprache. Bd. IV. 1946-1957. Zürich o. J. [1959?]. S. 120-124.

P., Ch. Les deux plus récentes acquisitions de la thérapeutique psychiatrique: la leucotomie et la topectomie. Sont-elles la dernière chance des aliénés? In: L'Express dimanche, 18. 11. 1950. S. 3 f.

Pahmer, Marcel. Les méthodes de choc et autres traitements physio-pharmacologiques dans les maladies mentales. Paris 1946.

Pakesch, Erich F. Die psychischen Veränderungen nach präfrontaler Leukotomie. In: Wiener klinische Wochenschrift 61 (1949). S. 215-217.

Pakesch, Erich F. Skull Measurements in Leucotomy. In: Monatsschrift für Psychiatrie und Neurologie 118 (1949). S. 161-169.

Papez, James W. A Proposed Mechanism of Emotion. In: Archives of Neurology and Psychiatry 38 (1937). S. 725-743.

Papst Pius XII. Les limites morales des méthodes médicales de recherche et de traitement. In: L' Osservatore Romano, 17. 9. 1952. S. 1 f.

Papst Pius XII. Los límites morales de los métodos médicos. Discurso a los participantes en el I congreso internacional de histopatología del sistema nervioso. Domingo 14 de septiembre de 1952. http://www.vatican.va/holy_father/pius_xii/speeches/1952/documents/hf_p-xii_spe_19520914_istopatologia_sp.html (Download 11.6.2008).

Partridge, Maurice. Pre-frontal Leucotomy. A Survey of 300 Cases Personally Followed over 1 1/2-3 Years. Oxford 1950.

Pfeiffer, K. Einwilligung zu chirurgischen Operationen nach dem schweizerischen Zivilgesetzbuch. In: Schweizerische Juristen-Zeitung 10 (1914). S. 337-341.

Pfuhl, Wilhelm. Anatomische Stellungnahme zum Problem der präfrontalen Leukotomie. In: Der Nervenarzt 25 (1954). S. 20-25.

Piehler, Rolf. Über das Traumerleben Leukotomierter. In: Der Nervenarzt 21 (1950). S. 517-521.

Ploog, Detlev. Verhaltensforschung und Psychiatrie. In: Hans W. Gruhle u. a. (Hg.). Psychiatrie der Gegenwart. Forschung und Praxis. Bd. I/1. Grundlagenforschung zur Psychiatrie, Teil B. Berlin, Göttingen, Heidelberg 1964. S. 291-443.

Poeck, Klaus/Piller, Georg/Risso, Michele. Katamnestische Untersuchungen nach frontaler Leukotomie. 2. Teil. Anatomisch-klinische Korrelationen (Bibliotheca Psychiatrica et Neurologia, Fasc. 116). Basel 1962.

Polonio, P. The Leucotomy of Schizophrenia. In: Werner A. Stoll (Hg.). II. Internationaler Kongress für Psychiatrie, Zurich (Switzerland), September 1st to 7th 1957. Congress Report. Bd. I. Zürich 1959. S. 268-275.

Porot, Maurice. La leucotomie préfrontale en psychiatrie. In: Annales Médico-Psychologiques 105, Bd. II (1947). S. 121-142.

Porot, Maurice. On peut tenir la psycho-chirurgie pour légitime si ... In: Médecine et Hygiène, Nr. 213, 1. 3. 1952. S. 98.

Pötzl, O. Leukotomie und Vegetativum. In: Acta neurovegetativa 1 (1950). S. 317-334.

Prick, J. J. G. La leucotomie et ses suites post-opératoires. In: Cahiers Laënnec 11 (1951). S. 20-28.

Proceedings of the First Postgraduate Course in Psychosurgery. George Washington University School of Medicine, Washington, D. C., January 24-28, 1949. In: Digest of Neurology and Psychiatry 17 (1949). S. 407-454.

Psychosurgery. 1st. International Conference (August 4th.-7th. 1948). Lisbon 1949.

Puech, Pierre/Morice, J./Brun, M. La psychochirurgie. Société Médico-Psychologique, compte rendu de la séance du 23 octobre 1945. In: Annales Médico-Psychologiques 104, Bd. II (1946). S. 164-169.

Puech, Pierre. Psychochirurgie. Indications et résultats. In: Presse médicale 57 (1949). S. 115-118.

Puech, Pierre/Guilly, P./Lairy-Bounes, G.-C. Introduction à la psychochirurgie. Paris 1950.

Quervain, Fritz de. Die Entwicklung der Chirurgie des Nervensystems in der Schweiz. In: Helvetica Medica Acta 5 (1938). S. 711-720.

Racamier, P. C. Sur les conditions techniques d'application de la psychanalyse aux schizophrènes. In: Gaetano Benedetti/Christian Müller (Hg.). Internationales Symposium über die Psychotherapie der Schizophrenie. Lausanne, Oktober 1956. / Symposium international sur la psychothérapie de la schizophrénie. Lausanne, Octobre 1956 (Separatum Acta Psychotherapeutica, Psychosomatica et Orthopaedagogica 5, Nr. 2-4 (1957)). Basel 1957. S. 33-50.

Reglement für die Kantonale Heilanstalt Burghölzli, Zürich 8 (vom 19. April 1934). Zürich 1934.

Reichhardt, Martin. Allgemeine und spezielle Psychiatrie. Ein Lehrbuch für Studierende und Ärzte. 4. Aufl. Basel 1955.

Reihnert, Rudolf. Leukotomie bei schwerer Psychopathie. In: Archiv für Psychiatrie und Zeitschrift Neurologie 184 (1950). S. 385-392.

Reiter, Hans Joachim. Methoden der Psychochirurgie. Diss. med. München 1950 (Typoskript).

Remy, Maurice. Étude catamnestique d'une série de lobotomies en Suisse romande. In: Revue Médicale de Nancy 84 (1959). S. 642-656.

Requet, A./Wertheimer, P./Angel, J.-M. Résultat d'une lobotomie après 7 ans. Société Médico-Psychologique, compte rendu de la séance du 24 mai 1954. In: Annales Médico-Psychologiques 112, Bd. II (1954). S. 81-85.

Richard. Rezension zu: M.-.A. Séchehaye, La réalisation symbolique, Nouvelle méthode de psychothérapie appliquée à un cas de schizophrénie. In: Schweizer Archiv für Neurologie und Psychiatrie, Bd. 64 (1949). S. 501-503.

Riechert, Traugott. Der heutige Stand der Psychochirurgie, zugleich ein Bericht über den Internationalen Kongress für Psychochirurgie. In: Der Nervenarzt 20 (1949). S. 14-20.

Riechert, Traugott. Klinisches zur Leukotomie. In: Archiv für Psychiatrie und Nervenkrankheiten 184 (1950). S. 282-284.

Riechert, Traugott. Die psychochirurgischen Eingriffe mit besonderer Berücksichtigung der gezielten Hirnoperationen. In: Langenbecks Archiv für klinische Chirurgie und Deutsche Zeitschrift für Chirurgie 276 (1953). S. 101-109.

Riechert, Traugott. Psychochirurgie. In: Deutsches medizinisches Journal 5 (1954). S. 191-195.

Riser, M./Laboucarié, J./Barrès, P. Résultats éloignés de la lobotomie (Note préliminaire). Société Médico-Psychologique, compte rendu de la séance du 24 mars 1952. In: Annales Médico-Psychologiques 110, Bd. I (1952). S. 467-473.

Risso, Michele/Poeck, Klaus/Creutzfeldt, Otto D. Katamnestische Untersuchungen nach frontaler Leukotomie. 1. Teil, Klinische Beobachtungen (Bibliotheca Psychiatrica et Neurologia, Fasc. 116). Basel 1962.

Ritter, K. F. Unsere Erfahrungen mit präfrontaler Leukotomie. In: Psychiatrie, Neurologie und medizinische Psychologie 3 (1951). S. 78-86.

Römer, Rudolf. Zum Thema »Psychochirurgie«. In: Medizinische Klinik 42 (1947). S. 561 f.

Rondepierre, J. u. a. Réflexions à propos de cinquante interventions de psychochirurgie. Société Médico-Psychologique, compte rendu de la séance du 12 mars 1951. In: Annales Médico-Psychologiques 109, Bd. II (1951). S. 477-480.

Rorschach, Wadim-Ulrich. Zürcher Erfahrungen an leukotomierten Schizophrenen. Diss. med. Zürich 1950.

Rorschach, Wadim-Ulrich. Zürcher Erfahrungen an leukotomierten Schizophrenen. In: Schweizer Archiv für Neurologie und Psychiatrie, Bd. 67 (1951). S. 355-365.

Rosenfeld, Herbert. Zur psychoanalytischen Behandlung akuter und chronischer Schizophrenie. In: Psyche 9 (1955). S. 161-171.

Röttgen, Peter. Der Neurochirurg und sein Arbeitsgebiet. In: Werner Schöllgen/Hermann Dobbelstein (Hg.). Gegenwartsfragen der Psychiatrie. Für Ärzte, Erzieher und Seelsorger. Freiburg i. B. 1956. S. 210-228.

Rouvroy, Ch. Le scrupule psycho-chirurgical. Société de Médecine Mentale de Belgique, compte rendu de la séance du 30 janvier 1954. In: Annales Médico-Psychologiques 112, Bd. I (1954). S. 383.

Ruffin, Hans. Stirnhirnsymptomatologie und Stirnhirnsyndrome. In: Fortschritte der Neurologie, Psychiatrie und ihrer Grenzgebiete 34 (1939). S. 34-81.

Rümmele, Wilfried. Kontrolle der Kreislaufregulation bei mit Largactil behandelten Patienten anhand eines modifizierten Orthostaseversuches nach Schellong. In: Schweizer Archiv für Neurologie und Psychiatrie, Bd. 73 (1954). S. 346-353.

Rüsken, W. Über die Beeinflussung schizophrener Krankheitszustände durch die Leukotomie. (Stellungnahme auf Grund psychiatrischer Nachuntersuchungen an 44 leukotomierten Schizophrenieerkrankten.) In: Der Nervenarzt 21 (1950). S. 508-514.

Rüsken, W. Über die Leukotomie, ihre Bedeutung und Indikation bei der Behandlung psychischer Erkrankungen und schwerer chronischer Schmerzzustände. In: Therapie der Gegenwart 89 (1950). S. 336-341.

Rylander, Gösta. The Renaissance of Psychosurgery. In: Lauri V. Laitinen/Kenneth E. Livingston (Hg.). Surgical Approaches in Psychiatry (Proceedings of the Third International Congress of Psychosurgery August 14-18th, 1972, Cambridge, England). Lancaster 1973. S. 4-12.

Sargant, William/Slater, Eliot. Die modernen psychiatrischen Behandlungsmethoden. Göttingen 1951 (engl. Originalausgabe 1944).

Sargant, William/Slater, Eliot. Physical Methods of Treatment in Psychiatry. In: British Medical Journal, 9.6.1951. S. 1315-1319.

Sargant, William. Der Kampf um die Seele. Eine Physiologie der Konversionen. München 1958 (engl. Originalausgabe 1957).

Sargant, William/Slater, Eliot. The Relation of Psychological to Somatic Treatment. In: James Shields/ Irving J. Man Gottesman (Hg.). Mind and Heredity. Selected Papers on Psychiatry and Genetics. Baltimore, London 1971, S. 30-35 (ursprünglich Kap. 12 in: An Introduction to Physical Methods of Treatment in Psychiatry 1954).

Sarrazin, Hans Christian. Amputation der Persönlichkeit. Ist die Psycho-Chirurgie sittlich erlaubt? In: Rheinischer Merkur, Nr. 18, 1949, S. 3f.

Sattler, Eugen. Ergebnisse der Präfrontallobotomie mittels eines neuen Verfahrens. In: Acta Neurochirurgica 1 (1951). S. 312-320.

Schaltenbrand, Georg (Hg.). Fiat Review of German Science, 1939-1946. Neurology. Part I. Wiesbaden 1948.

Schindler, Raoul. Zur präfrontalen Lobotomie. In: Wiener Zeitschrift für Nervenheilkunde 2 (1949). S. 320-348.

Schindler, Raoul. Das Traumerleben der Leukotomierten. In: Wiener Zeitschrift für Nervenheilkunde 6 (1953). S. 330-334.

Schipperges, Heinrich. Die Entwicklung der Hirnchirurgie. In: Ciba-Zeitschrift, Bd. 7, Nr. 75 (1955). S. 2470-2500.

Schneider, G. La lobotomie est un procédé palliatif. In: Médecine et Hygiène, Nr. 213, 1.3.1952. S. 99f.

Schneider, Kurt. Probleme der klinischen Psychiatrie. Leipzig 1932.

Schneider, Kurt. Psychiatrische Vorlesungen für Ärzte. 2., verb. und verm. Aufl. Leipzig 1936 (1933).

Schneider, Kurt. Psychiatrie heute. Eine Rede mit einer Anmerkung. 3. Aufl. Stuttgart 1960 (1951).

Schneider, Kurt. Zur Frage der Psychotherapie endogener Psychosen. In: Deutsche Medizinische Wochenschrift 79 (1954). S. 873-875.

Schneider, Kurt. Beiträge zur Psychiatrie. 2., verm. Aufl. Stuttgart 1948. 6. Aufl. Stuttgart 1962.

Schneider, Wilhelm. Zur Arbeit Rüsken: »Über die Beeinflussung schizophrener Krankheitszustände durch die Leukotomie.« In: Der Nervenarzt 22 (1951). S. 153.

Schöllgen, Werner. Der Einbruch der Technik in den Kern der menschlichen Persönlichkeit. In: Hochland 44 (1952). S. 239-249.

Schulte, Walter. Der chronische Anstaltskranke als Problem für Forschung und Therapie. In: Schweizer Archiv für Neurologie, Neurochirurgie und Psychiatrie 91 (1963). S. 190-200.

Schweich, M. La psychothérapie des schizophrènes. A propos d'un cas clinique aperçu général du problème. In: L'Encéphale 42 (1953). S. 63-87.

Schweizerische Gesellschaft für Psychiatrie. Protokoll der 106. Versammlung vom 31. November/1. Dezember 1946 in Basel. In: Schweizer Archiv für Neurologie und Psychiatrie, Bd. 61 (1948). S. 400-418.

Schweizerische Gesellschaft für Psychiatrie. Protokoll der 112. Versammlung vom 19./20. November 1949 in Bern. In: Schweizer Archiv für Neurologie und Psychiatrie, Bd. 67 (1951). S. 194-217.

Scoville, William B. Proposed Methods of Cortical Undercutting of Certain Areas of the Frontal Lobes. In: Psychosurgery. 1st. International Conference (August 4th.–7th. 1948). Lisbon 1949. S. 191-204.

Searles, Harold F. Verlaufsformen der Abhängigkeit in der Psychotherapie von Schizophrenen. In: Psyche 10 (1956). S. 448-481.

Sechehaye, Marguerite A. La Réalisation Symbolique. Nouvelle méthode de psychothérapie appliquée à un cas de schizophrénie (Revue suisse de psychologie et de la psychologie appliquée, Suppl. 12). Bern 1947.

Sechehaye, Marguerite A. Diagnostics psychologiques. In: Schweizerische Zeitschrift für Psychologie und ihre Anwendungen. Beiheft Nr. 17. Bern 1949.

Sechehaye, Marguerite A. Introduction à une psychothérapie des schizophrènes. Paris 1954.

Sechehaye, Marguerite A. Eine Psychotherapie der Schizophrenen. Stuttgart 1986 (franz. Originalausgabe 1954).

Segal, Erich. Campus 1972. Hinter dem sprechenden Schweigen. In: Neue Zürcher Zeitung, 24.3.1972, Morgenausgabe Nr. 142. S. 37.

Siegfried, Jean. Die funktionelle Neurochirurgie. In: Schweizer Archiv für Neurologie, Neurochirurgie und Psychiatrie, Bd. 111 (1972) (Festschrift H. Krayenbühl). S. 435-442.

Siegfried, Selma. Untersuchungen über Krankheitsverlauf und Familienbild bei schockresistenten Schizophrenen. In: Schweizer Archiv für Neurologie und Psychiatrie, Bd. 50 (1943). S. 108-122.

Sivers, Sven von. Der Einfluss der Leukotomie auf die soziale Eingliederng. Diss. med. Düsseldorf 1951 (Typoskript).

Société de Neurochirurgie de Langue Française. Bericht der Sitzung vom 3.5.1949. In: Zentralblatt für Neurochirurgie 10 (1950). S. 174-179.

Société Medicale de Genève. Compte rendu de la séance du 11 mars 1948. In: Revue Médicale de la Suisse Romande 68 (1948). S. 692-698.

Société Médico-Psychologique. Séance consacrée aux problèmes médico-légaux posés par la psycho-chirurgie. Compte rendu de la séance du 12 mars 1951. In: Annales Médico-Psychologiques 109, Bd. I (1951). S. 481-485.

Sperling, Eckhard. Über die intra-frontale Eigenblutinjektion als Variante der Leukotomie. (Ergebnis einer Nachuntersuchung.) In: Archiv für Psychiatrie und Zeitschrift Neurologie 190 (1953). S. 377-388.

Sperling, Eckhard/Boroffka, Alexander. Erfahrungen mit der Leukotomie bei den sogenannten »Zwangsneurosen«. In: Archiv für Psychiatrie und Zeitschrift Neurologie 192 (1954). S. 143-156.

Spiegel, Ernest A./Wycis, Henry T./Freed, H. Thalamotomy in Mental Disorders. In: Psychosurgery. 1st. International Conference (August 4th.-7th. 1948). Lisbon 1949. S. 91-95.

Spiegel, Ernest A./Wycis, Henry T./Umlauf, C. W. Electroencephalographic Studies before and after Thalamotomy. In: Monatsschrift für Psychiatrie und Neurologie 120 (1950). S. 398-411.

Staehelin, Balthasar. Gesetzmässigkeiten im Gemeinschaftsleben schwer Geisteskranker. In: Schweizer Archiv für Neurologie und Psychiatrie, Bd. 72 (1953), S. 277-298.

Staehelin, Balthasar. Aus der Psychotherapie einer Schizophrenie. In: Acta Psychotherapeutica, Psychosomatica et Orthopaedagogica 3 (1955). S. 341-360.

Staehelin, John E. Somatische Therapie der schweren Psychosen innerhalb und außerhalb der Anstalt. In: Schweizer Archiv für Neurologie und Psychiatrie, Bd. 30 (1933). S. 205-225.

Staehelin, John E. Gegenwartskrise und Psychiatrie. Rektoratsrede gehalten am 26. November 1948 (Basler Universitätsreden, Heft 25). Basel 1948.

Staehelin, John E./Kielholz, Paul. Largactil, ein neues vegetatives Dämpfungsmittel bei psychischen Störungen. In: Schweizerische Medizinische Wochenschrift 83 (1953). S. 581-586.

Staehelin, John E. Einige allgemeine Bemerkungen über die Largactiltherapie in der psychiatrischen Universitätsklinik Basel. In: Schweizer Archiv für Psychiatrie und Neurologie 73 (1954). S. 288-291.

Stampfli, Kurt. Leuktomieversager bei indizierten Fällen von chronischer Schizophrenie. In: Der Nervenarzt 23 (1952). S. 241-245.

Steck, Hans. Leucotomie préfrontale. Société Vaudoise de Médecine, compte rendu de la séance du 4 novembre 1948. In: Schweizerische Rundschau für Medizin, Bd. 37, Nr. 49 (1948). S. 921 f.

Stender, Arist. Über die transorbitale Leukotomie und eine neue Variante. Intrafrontale Eigenbluinjektion. In: Der Nervenarzt 21 (1950). S. 514-517.

Stengel, E. Die Läsionen im Stirnhirn nach präfrontaler Leukotomie. In: H. J. Urban (Hg.). Festschrift zum 70. Geburtstag von Prof. Dr. Otto Pötzl. Innsbruck 1949. S. 446-452.

Stierlin, Helm. Der gewalttätige Patient. Eine Untersuchung über die von Geisteskranken an Ärzten und Pflegepersonen verübten Angriffe. Basel, New York 1956.

Stierlin, Helm. Die Schizophreniebehandlung in der Klinik. Anmerkungen zur psychotherapeutischen Technik. In: Psyche 11 (1957). S. 459-471.

Stoffel, Alfred. Zürcher Erfahrungen mit der präfontalen Leukotomie. Diss. med. Zürich 1952.

Stoll, Werner A. Hirnoperationen bei geistigen Störungen. Aus der Kantonalen Heil- und Pflegeanstalt Rosegg, Solothurn. Sonderdruck aus dem Jahresbericht des Kantonalen Fürsorgevereins für Gemütskranke. Solothurn 1950.

Stoll, Werner A. Leukotomie-Erfahrungen der psychiatrischen Universitätsklinik Zürich. In: Der Nervenarzt 25 (1954). S. 195-197.

Stoll, Werner A. Die Pharmakotherapie und das psychiatrische Krankenhaus. In: Bulletin der Schweizerischen Akademie der Medizinischen Wissenschaften 15 (1959). S. 278-285.

Stoll, Werner A. (Hg.). II. Internationaler Kongress für Psychiatrie, Zurich (Switzerland), September 1st to 7th 1957. Congress Report in 4 Volumes. Zürich 1959.

Stoll, Werner A. Das hirnlokale Psychosyndrom im Tierexperiment. In: Schweizerisches Archiv für Neurologie und Psychiatrie 88 (1961). S. 100-102.

Stoll, Werner A. Prof. Dr. med. Manfred Bleuler zum 60. Geburtstag. In: Schweizer Archiv für Neurologie, Neurochirurgie und Psychiatrie, Bd. 91 (1963) (Festschrift M. Bleuler). S. 1-3.

Storch, Alfred. Zur Psychogenese und Psychotherapie der Schizophrenie. In: Zeitschrift für Psychotherapie und medizinische Psychologie 4 (1954). S. 170-179.

Stutz, Georg. Pflichten des Anstaltsleiters. In: Schweizer Archiv für Neurologie und Psychiatrie, Bd. 69 (1952). S. 444-453.

Talairach, J. Réflexions anatomo-physiologiques concernant la psychochirurgie. Société de Neurochirurgie de Langue Française, compte rendu de la séance du 2 et 3 décembre. In: Revue Neurologique, Bd. 87, Nr. 6 (1952). S. 554-557.

Tesson, R. P. E. Leucotomie et morale. In: Cahiers Laënnec 11 (1951). S. 50-53.

Thurner F. K. Leukotomie und Rorschach-Test. Krankheitsspezifische postoperative Veränderungen und eine tiefenpsychologische Hypothese. In: Archiv für Psychiatrie und Zeitschrift Neurologie, Bd. 194 (1956). S. 530-549.

Trapp, Georg. Persönlichkeitsveränderung durch Leukotomie. In: Stimmen der Zeit. Monatsschrift für das Geistesleben der Gegenwart 143 (1949). S. 389-392.

Trapp, Georg. Die Verantwortung der Medizin. In: Stimmen der Zeit. Monatsschrift für das Geistesleben der Gegenwart 151 (1952/1953). S. 224-227.

Trenkel, Arthur. Die Wirkung des Chlorpromazin bei chronisch schizophrenen Wahnbildnern. In: Psychiatria et Neurologia 137 (1959). S. 163-183.

Tuor-Winkler, Lina. Zur Frage der Beeinflussung der Schizophrenie durch die präfrontale Leukotomie nach Moniz. Diss. med. Zürich 1948.

Vargha, Miklós/Gábor, Petri. Erfahrungen mit der Leukotomie an 50 Geisteskranken. In: Acta Neurochirurgica 3 (1953). S. 252-261.

Vargha, Miklós/Bentzik, Miháli/Kozma, Márta. Leukotomie beim Hunde für experimentelle Zwecke. In: Acta Neurochirurgica 3 (1953). S. 248-251.

Walther-Büel, Hans. Über Familienpflege. In: 74. Jahresbericht des Zürcher Hülfsvereins für Geisteskranke. Zürich 1949. S. 11-28.

Walther-Büel, Hans. Die Psychiatrie der Hirngeschwülste und die cerebralen Grundlagen psychischer Vorgänge. Wien 1951.

Walther-Büel, Hans. Drei Dezennien Narkotherapie. In: Helmut Selbach (Hg.). Pharmako-Psychiatrie. Darmstadt 1977. S. 34-49 (ursprünglich publiziert in: Monatsschrift für Psychiatrie und Neurologie, Bd. 125 (1953). S. 718-731).

Walther-Büel, Hans. Zur klinischen Therapie der endogenen Psychosen. In: Der Nervenarzt 25 (1954). S. 191-194.

Walther-Büel, Hans. The End of an Era in Swiss Psychiatry. In: Swiss Review of World Affairs. A Monthly Publication of the Neue Zürcher Zeitung, Bd. XIX, Nr. 9, Dezember 1969. S. 25 f.

Weber-Bauler, Léon. La leucotomie frontale. In: Médecine et Hygiène, Nr. 93, 1. 3. 1947. S. 81.

Weber-Bauler, Léon. La psychiatrie neurologique. In: Médecine et Hygiène, Nr. 98, 15. 5. 1947. S. 153.

Weber-Bauler, Léon. Résultats de 247 lobotomies pratiquées au Boston Psychopatic Hospital. In: Schweizerische Blätter für Krankenpflege 41, Juni 1948. S. 176-178.

Weber, G. Prof. Dr. med. Hugo Krayenbühl zum 60. Geburtstag. In: Schweizer Archiv für Neurologie, Neurochirurgie und Psychiatrie, Bd. 91 (1963) (Festschrift H. Krayenbühl). S. 330-333.

Werner, Aloys. Technique des interventions chirurgicales sur les lobes frontaux dans les affections psychiatriques. In: Médecine et Hygiène, Nr. 166, 15. 3. 1950. S. 95.

Werner, Aloys. Etapes et rôle de la Neurochirurgie. In: Revue Médicale de la Suisse Romande 84 (1964). S. 161-176.

Wertheimer, Pierre. La lobotomie préfrontale. Essai de Psycho-Chirurgie. In: Annales Médico-Psychologiques 106, Bd. I (1948). S. 529-547.

Wertheimer, Pierre/Mansuy, L. Réflexions sur la topectomie préfrontale. Société de Neurochirurgie de Langue Française, compte rendu des séances du 20 et du 30 novembre 1949. In: Revue Neurologique, Bd. 81, Nr. 10 (1949). S. 866-871.

Wertheimer, Pierre. Justification et résultats d'une psychochirurgie. In: Revue Philosophique de la France et de l'Étranger, Bd. 141 (1951). S. 337-351.

Wertheimer, Pierre/Angel, Joseph. Réflexions sur la signification de la lobotomie. In: Annales Médico-Psychologiques 109, Bd. I (1951). S. 537-552.

Wertheimer, Pierre/Angel, Joseph. La lobotomie demeure un acte effectiv par ses résultats. In: Médecine et Hygiène, Nr. 211, 1. 2. 1952. S. 37 f.

Weygandt, Wilhelm (Hg.). Lehrbuch der Nerven- und Geisteskrankheiten. Halle a. S. 1935.

Wiener, Norbert. Kybernetik. Regelung und Nachrichtenübertragung im Lebewesen und in der Maschine. 2., rev. und erg. Aufl. Düsseldorf, Wien 1963 (1948). Kap. VII. Kybernetik und Psychopathologie. S. 207-221.

Wieser, Wolfgang. Organismen, Strukturen, Maschinen. Zu einer Lehre vom Organismus. Frankfurt a. M., Hamburg 1959.

Wilkinson, Greg (Hg.). Talking about Psychiatry. London 1993.

Winkler, W. Th./Häfner, Heinz. Kontakt und Übertragung bei der Psychotherapie Schizophrener. In: Zeitschrift für Psychotherapie und medizinische Psychologie 4 (1954). S. 179-184.

Winkler, W. Th. Bericht über den Verlauf einer psychotherapeutischen Behandlung bei einer an Katatonie leidenden Patientin. In: Gaetano Benedetti/Christian Müller (Hg.). Internationales Symposium über die Psychotherapie der Schizophrenie. Lausanne, Oktober 1956. / Symposium international sur la psychothérapie de la schizophrénie. Lausanne, Octobre 1956 (Separatum Acta Psychotherapeutica, Psychosomatica et Orthopaedagogica 5, Nr. 2-4 (1957)). Basel 1957. S. 66-97.

Wyrsch, Jakob. Die Person des Schizophrenen. Studien zur Klinik, Psychologie, Daseinsweise. Bern 1949.

Wyrsch, Jakob. Psychopathologie I. Bedeutung und Aufgabe. Ich und Person. Bewusstsein, Antrieb und Gefühl. In: Hans W. Gruhle u. a. (Hg.). Psychiatrie der Gegenwart. Forschung und Praxis. Bd. I/2. Berlin, Göttingen, Heidelberg 1963. S. 1-22.

Zander, Eric. Neurosurgeon of the Year. Hugo Krayenbühl. In: Surgical Neurology 7 (1977). S. 1 f.

Zehnder, Max A. Psychochirurgie in USA. In: Schweizerische Medizinische Wochenschrift 79 (1949). S. 185-190.

Ziehen, Vult. Die Sorge um die Unheilbar-Psychotischen. In: Medizinische Klinik 50 (1955). S. 936-942.

Ziehen, Vult. Die Sorge um die Unheilbar-Psychotischen. In: Bezirk Oberbayern (Hg.). Das Nervenkrankenhaus Haar bei München des Bezirks Oberbayern 1905-1955. O. O. 1956. S. 105-116.

Zutt, Jürg. Grenzen der Psychochirurgie. In: Umstrittene Probleme der Medizin. Stuttgart, Zürich 1954. S. 37-50.

Zweifel, Stefan. Zweifel liest. Das Duell der toten Dichter. In: Du. Die Zeitschrift der Kultur 71 (2011-2012), Heft 818. S. 808 f.

Zweite Tagung Deutscher Neurochirurgen vom 19.-21. September 1948 in Freiburg i.Br. Sitzungsbereicht. In: Zentralblatt für Neurochirurgie 10 (1950). S. 50-68.

*Systematisch durchgesehene Zeitungen und Zeitschriften*

Acta Neurochirurgica 1950-1958

Annales Médico-Psychologiques, Revue psychiatrique 1946-1955 (darin auch die Protokolle der Versammlungen der Société Médico-Psychologique, der Société Française de Neurologie, der Société de Médecine Légale en France, der Société Belge de Neurologie, der Société de Médecine Mentale de Belgique sowie des Congrès des Médecins Aliénistes et Neurologistes de France et des Pays de Langue Française)

Der Nervenarzt 1945-1955

Gesundheit und Wohlfahrt 1945-1955

Jahresberichte des Zürcher Hülfsvereins für Geisteskranke 1944-1955

Médecine et Hygiène 1945-1955

Monatsschrift für Psychiatrie und Neurologie 1945-1955

Revue Médicale de la Suisse Romande 1945-1975

Revue Neurologique 1946-1955 (darin auch die Protokolle der Versammlungen der Société de Neurologie de Paris, der Société Française de Neurologie und der Société de Neurochirurgie de Langue Française)

Schweizer Archiv für Neurologie, Neurochirurgie und Psychiatrie 1945-1975 (darin auch die Protokolle der Versammlungen der Schweizerischen Gesellschaft für Psychiatrie)

Schweizerische Ärztezeitung 1945-1955

Schweizerische Medizinische Wochenschrift 1945-1975

*Jahresberichte und Protokolle*[1]

*Jahresberichte psychiatrischer Kliniken*

Jahresberichte der kantonalen Heil- und Pflegeanstalt Königsfelden [Kanton Aargau]. O.O. 1945-1975.

Jahresberichte über die Appenzell-Ausserrhodische Heil- und Pflegeanstalt in Herisau [Kanton Appenzell Ausserrhoden]. O.O. 1945-1975.

Jahresberichte der bernischen kantonalen Heil- und Pflegeanstalten, Waldau, Münsingen und Bellelay und der Aufsichtskommission [Kanton Bern]. O.O. 1945-1975.

Jahresberichte der Kantonalen Kranken-, Heil- und Pflegeanstalten Liestal [Kanton Basel-Land]. O.O. 1945-1975.

Jahresberichte der Kantonalen Heil- und Pflegeanstalt Friedmatt [Kanton Basel-Stadt]. O.O. 1945-1975.

Rapports annuels de Marsens et Humilimont [Kanton Freiburg]. O.O. 1945-1975.

Rapports annuels de la Clinique psychiatrique de Bel-Air [Kanton Genf]. O.O. 1945-1975.

Jahresberichte der Bündnerischen Heil- und Pflegeanstalten Waldhaus, Masans bei Chur, Realta bei Cazis und Rothenbrunnen [Kanton Graubünden]. O.O. 1945-1975.

Jahresberichte der Heil- und Pflegeanstalt St. Urban [Kanton Luzern]. O.O. 1945-1975.

1 Die Namen einiger Institutionen änderten sich im Laufe der Zeit.

Rapports annuels de l'Hôpital psychiatrique de Perreux [Kanton Neuenburg]. O. O. 1945-1975.
Jahresberichte der Heil- und Pflegeanstalt St. Pirminsberg Pfäfers [Kanton St. Gallen]. O. O. 1945-1975.
Jahresberichte der Heil- und Pflegeanstalt Wil [Kanton St. Gallen]. O. O. 1945-1975.
Jahresberichte der Kantonalen Heilanstalt Breitenau Schaffhausen [Kanton Schaffhausen]. O. O. 1945-1975.
Jahresberichte der Kantonalen Heil- und Pflegeanstalt Rosegg [Kanton Solothurn]. O. O. 1945-1975.
Jahresberichte der Thurgauischen Heil- und Pflegeanstalt Münsterlingen [Kanton Thurgau]. O. O. 1945-1975.
Rapporti sull'esercizio dell'Ospedale Neuropsichiatrico cantonale Mendrisio [Kanton Tessin]. O. O. 1945-1975.
Rapports annuels de l'Asile de Cery et de l'Asile de la Rosière [Kanton Waadt]. O. O. 1945-1975.
Rapports annuels Malévoz [Kanton Wallis]. O. O. 1945-1975.
Jahresberichte der Kantonalen Heilanstalt Burghölzli [Kanton Zürich]. O. O. 1935-1975.
Jahresberichte der Kantonalen Heil- und Pflegeanstalt Rheinau [Kanton Zürich]. O. O. 1935-1975.

*Jahresberichte somatischer Kliniken*

Jahresberichte des Kantonsspitals Aarau [Kanton Aargau]. O. O. 1945-1975.
Jahresberichte des Inselspitals Bern [Kanton Bern]. O. O. 1945-1975.
Jahresberichte des Bezirksspitals Langenthal [Kanton Bern]. O. O. 1945-1975.
Rapport annuels de l'Hôpital cantonal de Genève [Kanton Genf]. O. O. 1945-1975.
Jahresberichte des Rätischen Kantons- und Regionalspitals Chur [Kanton Graubünden]. O. O. 1945-1975.
Jahresberichte des Krankenhauses Thusis [Kanton Graubünden]. O. O. 1945-1975.
Jahresberichte des Bürgerspitals Solothurn [Kanton Solothurn]. O. O. 1945-1975.
Jahresberichte des Kantonsspitals Münsterlingen [Kanton Thurgau]. O. O. 1945-1975.
Jahresberichte der Chirurgischen, ab 1948 der Neurochirurgischen Klinik des Kantons- bzw. Universitätsspitals Zürich [Kanton Zürich]. O. O. 1935-1985.

*Weitere Jahresberichte und Protokolle*

Protokoll des Kantonsrats des Kantons Zürich, Nr. 839, 13. 2. 1950.
The Rockefeller Foundation Annual Reports. O. O. [New York] 1930-1960.

# Darstellungen

Aaslestad, Petter. The Patient as Text. The Role of the Narrator in Psychiatric Notes 1890-1990. Oxon 2009.

Abi-Rached, Joelle M./Rose, Nikolas. The Birth of the Neuromolecular Gaze. In: History of the Human Sciences 23 (2010). S. 11-36.

Ackerknecht, Erwin H. Aus den Anfängen der Neurochirurgie. In: Schweizer Archiv für Neurologie, Neurochirurgie und Psychiatrie 116 (1975). S. 233-239.

Ackerknecht, Erwin H. Kurze Geschichte der Psychiatrie. 3., verb. Aufl. Stuttgart 1985.

Adler, Meinhard/Saupe, Rolf. Psychochirurgie. Zur Frage einer biologischen Therapie psychischer Störungen. Stuttgart 1979.

Akert, Konrad. Swiss Contributions to the Neurosciences in Fourhundred Years. From the Renaissance to the Present. Zürich 1996.

Alanen, Yrjö O. u. a. (Hg.). Psychotherapeutic Approaches to Schizophrenic Psychoses. Past, Present and Future. London, New York 2009.

Albrecht, Bernhard. Rückkehr der Psychochirurgie. Der Kölner Neurochirurg Prof. Dr. med. Volker Sturm bricht ein Tabu, indem er therapierefraktäre Zwangskranke chirurgisch behandelt. In: Deutsches Ärzteblatt, Heft 10, Okt. 2004. S. 472-474.

Alkemeyer, Thomas/Budde, Gunilla/Freist, Dagmar (Hg.). Selbst-Bildungen. Soziale und kulturelle Praktiken der Subjektivierung. Bielefeld 2013.

Andrews, Jonathan. Case Notes, Case Histories, and the Patient's Experience of Insanity at Gartnavel Royal Asylum, Glasgow, in the Nineteenth Century. In: The Social History of Medicine 11 (1998). S. 255-281.

Angel, Katherine. Defining Psychiatry. Aubrey Lewis's 1938 Report and the Rockefeller Foundation. In: Katherine Angel/Edgar Jones/Michael Neve (Hg.). European Psychiatry on the Eve of War. Aubrey Lewis, the Maudsley Hospital and the Rockefeller Foundation in the 1930s. London 2003. S. 39-56.

Ankele, Monika. Alltag und Aneignung in Psychiatrien um 1900. Selbstzeugnisse von Frauen aus der Sammlung Prinzhorn. Wien, Köln, Weimar 2009.

Ankele, Monika. Am Ort der Anderen. Raumaneignungen von Frauen in Psychiatrien um 1900. In: Nicholas Eschenbruch/Dagmar Hänel/Alois Unterkircher (Hg.). Medikale Räume. Zur Interdependenz von Raum, Körper, Krankheit und Gesundheit. Bielefeld 2010. S. 43-63.

Anter, Andreas. Die Macht der Ordnung. Aspekte einer Grundkategorie des Politischen. Tübingen 2004.

Armocida, Giuseppe. La psicochirurgia di A. M. Fiamberti nella stampa di informazione di metà novecento. In: Medicina nei Secoli. Arte e Scienza 19 (2007). S. 457-474.

Ash, Mitchell G. Literaturbericht. Wissenschaftspopularisierung und Bürgerliche Kultur im 19. Jahrhundert. In: Geschichte und Gesellschaft 28 (2002). S. 322-334.

Ash, Mitchell G. Wissenschaft(en) und Öffentlichkeit(en) als Ressourcen füreinander. Weiterführende Bemerkungen zur Beziehungsgeschichte. In: Sybilla Nikolow/Arne Schirrmacher (Hg.). Wissenschaft und Öffentlichkeit als Ressourcen füreinander. Studien zur Wissenschaftsgeschichte im 20. Jahrhundert. Frankfurt a. M. 2007. S. 349-362.

Bachelard, Gaston. Epistemologie. Ausgewählte Texte. Frankfurt a. M., Berlin, Wien 1974 (franz. Originalausgabe 1971).

Bailey, Peter. Breaking the Sound Barrier. A Historian Listens to Noise. In: Body & Society 2 (1996). S. 49-66.

Baillie, Caroline/Dunn, Elizabeth/Zheng Yi. Beginning Our Travels. In: Dies. (Hg.). Travelling Facts. The Social Construction, Distribution, and Accumulation of Knowledge. Frankfurt a.M., New York 2004. S. 12-16.

Bal, Mieke. Travelling Concepts in the Humanities. A Rough Guide. Toronto 2002.

Balz, Viola. 1953. Megaphen wird zur Wirkung gebracht. Die klinische Konstitution eines erfolgreichen Behandlungsfalls an der Psychiatrischen Universitätsklinik Heidelberg. In: Nicholas Eschenbruch u.a. (Hg.). Arzneimittel des 20. Jahrhunderts. Historische Skizzen von Lebertran bis Contergan. Bielefeld 2009. S. 167-198.

Balz, Viola. Zwischen Wirkung und Erfahrung – eine Geschichte der Psychopharmaka. Neuroleptika in der Bundesrepublik Deutschland, 1950-1980. Bielefeld 2010.

Balz, Viola/Hess, Volker. Psychopathology and Psychopharmacology. Standardisation from the Bottom Up. Using the Example of Neuroleptics. In: Christian Bonah u.a. (Hg.). Harmonizing Drugs. Standards in 20th-Century Pharmaceutical History. Paris 2009. S. 273-296.

Bangen, Hans C. Geschichte der medikamentösen Therapie der Schizophrenie. Diss. med. Berlin 1992.

Barrett, Robert J. The Psychiatric Team and the Social Definition of Schizophrenia. An Anthropological Study of Person and Illness. Cambridge, New York 1996.

Barsch, Achim/Hejl, Peter M. Zur Verweltlichung und Pluralisierung des Menschenbildes im 19. Jahrhundert. Einleitung. In: Dies. (Hg.). Menschenbilder. Zur Pluralisierung der Vorstellung von der menschlichen Natur (1850-1914). Frankfurt a.M. 2000. S. 7-90.

Barthes, Roland. Semiologie und Medizin. In: Ders. Das semiologische Abenteuer. Frankfurt a.M. 1988 (franz. Originalausgabe 1972). S. 210-220.

Baumann, Urs. Geschichte der Psychiatrischen Klinik St. Urban 1873-1973. Diss. med. Zürich, Willisau 1973.

Becker, Peter/Clark, William (Hg.). Little Tools of Knowledge. Ann Arbor 2001.

Becker, Peter/Clark, William. Little Tools of Knowledge. Historical Essays on Academic and Bureaucratic Practices. In: Dies (Hg.). Little Tools of Knowledge. Ann Arbor 2001. S. 1-34.

Becker, Peter. Verderbnis und Entartung. Eine Geschichte der Kriminologie des 19. Jahrhunderts als Diskurs und Praxis. Göttingen 2002.

Beddies, Thomas/Dörries, Andrea (Hg.). Die Patienten der Wittenauer Heilstätten in Berlin 1919 bis 1960 (Abhandlungen zur Geschichte der Medizin und der Naturwissenschaften, Bd. 91). Husum 1999.

Beddies, Thomas/Dörries, Andrea. Coping with Quantity and Quality. Computer Based Research on Case Records from the »Wittenauer Heilstätten« in Berlin (1919-1960). In: History of Psychiatry 10 (1999). S. 59-85.

Beddies, Thomas. »Aktivere Krankenbehandlung« und »Arbeitstherapie«. Anwendungsformen und Begründungszusammenhänge bei Hermann Simon und Carl Schneider. In: Hans-Walter Schmuhl/Volker Roelcke (Hg.). »Heroische Therapien«. Die deutsche Psychiatrie im internationalen Vergleich, 1918-1945. Göttingen 2013. S. 268-286.

Behrens, Rudolf/Zelle, Carsten (Hg.). Der ärztliche Fallbericht. Epistemische Grundlagen und textuelle Strukturen dargestellter Beobachtung. Wiesbaden 2012.

Benedetti, Gaetano. Die Bleulersche Tradition der Schizophrenielehre und das Burghölzli als Stätte der Psychotherapie bei Schizophrenen. In: Schweizer Archiv für Neurologie und Psychiatrie 146 (1995). S. 195-199.

Bennini, Arnaldo/Scharfetter, Friedbert/Weber, Gerhard. Hugo Krayenbühl, der Arzt (3.1.1902-9.1.1985). In: Schweizerische Ärztezeitung 76 (1995). S. 1531-1533.

Benthien, Claudia/Fleig, Anne/Kasten, Ingrid. Einleitung. In: Dies. (Hg.). Emotionalität. Zur Geschichte der Gefühle. Köln, Weimar, Wien 2000. S. 7-20.

Berg, Marc. Rationalizing Medical Work. Decision-Support Techniques and Medical Practices. Cambridge/Mass., London 1997.

Berg, Marc/Bowker, Geoffrey. The Multiple Bodies of the Medical Record. Toward a Sociology of an Artifact. In: The Sociological Quarterly 38 (1997). S. 513-537.

Berg, Marc/Mol, Annemarie (Hg.). Differences in Medicine. Unraveling Practices, Techniques, and Bodies. Durham, London 1998.

Berg, Marc. Praktiken des Lesens und Schreibens. Die konstitutive Rolle der Patientenakte in der medizinischen Arbeit. In: Irmhild Saake/Werner Vogd (Hg.). Moderne Mythen der Medizin. Studien zur organisierten Krankenbehandlung. Wiesbaden 2008. S. 63-85. (Originalausgabe: Practices of Reading and Writing. The Constitutive Role of the Patient Record in Medical Work. In: Sociology of Health and Illness 18 (1996). S. 499-524.)

Bergdolt, Klaus. Das Gewissen der Medizin. Ärztliche Moral von der Antike bis heute. München 2004.

Bergmann, Jörg R./Dausendschön-Gay, Ulrich/Oberzaucher, Frank (Hg.). »Der Fall«. Studien zur epistemischen Praxis professionellen Handelns. Bielefeld 2014.

Berkenotter, Carol. Patient Tales. Case Histories and the Uses of Narrative in Psychiatry. Columbia, S. C. 2008.

Bernet, Brigitta. »Eintragen und Ausfüllen«. Der Fall des psychiatrischen Formulars. In: Sibylle Brändli/Barbara Lüthi/Gregor Spuhler (Hg.). Zum Fall machen, zum Fall werden. Wissensproduktion und Patientenerfahrung in Medizin und Psychiatrie des 19. und 20. Jahrhunderts. Frankfurt a. M. 2009. S. 62-91.

Bernet, Brigitta. Schizophrenie. Entstehung und Entwicklung eines psychiatrischen Krankheitsbilds um 1900. Zürich 2013.

Berrios, German E./Freeman, Hugh (Hg.). 150 Years of British Psychiatry, 1841-1991. Bd. I. London 1991.

Berrios, German E. Psychosurgery in Britain and Elsewhere. In: German E. Berrios/Hugh Freeman (Hg.). 150 Years of British Psychiatry, 1841-1991. Bd. I. London 1991. S. 180-196.

Berrios, German E./Porter, Roy (Hg.). A History of Clinical Psychiatry. The Origin and History of Psychiatric Disorders. London 1995.

Berrios, German E./Freeman, Hugh (Hg.). 150 Years of British Psychiatry. Bd. II. The Aftermath. London, Atlantic Highlands, N. Y. 1996.

Berrios, German E. Early Electroconvulsive Therapy in Britain, France and Germany. A Conceptual History. In: German E. Berrios/Hugh Freeman (Hg.). 150 Years of British Psychiatry. Bd. II. The Aftermath. London, Atlantic Highlands, N. Y. 1996. S. 3-15.

Berrios, German E. The History of Mental Symptoms. Descriptive Psychopathology Since the Nineteenth Century. Cambridge, New York, Melbourne 1996.

Berrios, German E. The Origins of Psychosurgery. Shaw, Burckhardt and Moniz. In: History of Psychiatry 8 (1997). S. 61-81.

Berrios, German E./Marková, Ivana S. The Self and Psychiatry. A Conceptual History. In: Thilo Kircher/Anthony David (Hg.). The Self in Neuroscience and Psychiatry. Cambridge 2003. S. 9-39.

Beveridge, Allan. Life in the Asylum. Patients' Letters from Morningside, 1873-1908. In: History of Psychiatry 9 (1998). S. 431-469.

Bister, Wolfgang. Über das neue Verständnis für die schizophrenen Psychosen. In: Dieter Eicke (Hg.). Die Psychologie des 20. Jahrhunderts. Bd. II. Freud und die Folgen (I). Zürich 1976. S. 738-759.

Blasius, Dirk. »Einfache Seelenstörung«. Geschichte der deutschen Psychiatrie 1800-1945. Frankfurt a. M. 1994.

Bleuler, Manfred. Geschichte des Burghölzlis und der psychiatrischen Universitätsklinik. In: Regierungsrat des Kantons Zürich (Hg.). Zürcher Spitalgeschichte Bd. II. Zürich 1959. S. 377-425.

Bleuler, Manfred. Krankenbehandlung. In: Hundert Jahre Kantonale Psychiatrische Universitätsklinik Burghölzli Zürich 1870-1970. Zürich 1970. S. 30-36.

Bollier, Peter. Der Bevölkerungswandel. In: Verein für Bündner Kulturforschung (Hg.). Handbuch der Bündner Geschichte. Bd. 3. 19. und 20. Jahrhundert. Chur 2000, S. 115-146.

Borch-Jacobsen, Mikkel. Making Minds and Madness. From Hysteria to Depression. Cambridge u. a. 2009.

Borck, Cornelius (Hg.). Anatomien medizinischen Wissens. Medizin, Macht, Moleküle. Frankfurt a. M. 1996.

Borck, Cornelius. Anatomien medizinischer Erkenntnis. In: Ders. (Hg.). Anatomien medizinischen Wissens. Medizin, Macht, Moleküle. Frankfurt a. M. 1996. S. 9-52.

Borck, Cornelius. Electricity as a Medium of Psychic Life. Electrotechnological Adventures into Psychodiagnosis in Weimar Germany. In: Science in Context 14 (2001). S. 565-590.

Borck, Cornelius. Das Gehirn im Zeitbild. Populäre Neurophysiologie in der Weimarer Republik. In: David Gugerli/Barbara Orland (Hg.). Ganz normale Bilder. Historische Beiträge zur visuellen Herstellung von Selbstverständlichkeit. Zürich 2002. S. 195-225.

Borck, Cornelius. Hirnströme. Eine Kulturgeschichte der Elektroenzephalographie. Göttingen 2005.

Borck, Cornelius/Hess, Volker/Schmidgen, Henning. Einleitung. In: Dies. (Hg.). Maß und Eigensinn. Studien im Anschluss an Georges Canguilhem. München 2005. S. 7-41.

Borck, Cornelius/Schäfer, Armin (Hg.). Psychographien. Zürich, Berlin 2005.

Borck, Cornelius. Die Internationale der invasiven Therapien und die Diskussion in Deutschland. In: Hans-Walter Schmuhl/Volker Roelcke (Hg.). »Heroische Therapien«. Die deutsche Psychiatrie im internationalen Vergleich, 1918-1945. Göttingen 2013. S. 131-148.

Bosshard-Hinderer, Hans Rudolf und Elisabeth. Schlössli. Die erstaunliche Geschichte einer psychiatrischen Klinik. Stäfa 2008.

Bound Alberti, Fay (Hg.). Medicine, Emotion and Disease, 1700-1950. Houndsmills, New York 2006.

Bovier, Philippe. De l'asile à la cité. Histoire de la Clinique psychiatrique de Bel-Air et transformation des domaines de la folie. Diss. med. Genève 1979.

Bowker, Geoffrey C./Leigh Star, Susan. Sorting Things Out. Classification and Its Consequences. Cambridge, London 1999.

Brandenberger, Katharina. Wissen ums Nichtwissen. Psychopharmaka-Prüfungen an der Psychiatrischen Universitätsklinik Zürich in den 1970er Jahren. Unpublizierte Lizentiatsarbeit der Universität Zürich 2007.

Brandenberger, Katharina. Psychiatrie und Psychopharmaka. Therapien und klinische

Forschung mit Psychopharmaka in zwei psychiatrischen Kliniken der Schweiz, 1950-1980. Diss. Zürich 2012.

Brandenberger, Katharina/Tornay, Magaly. Tagungsbericht »Standardizing Psychoactive Drugs and Drug Uses 1900-1970«, 23.04.2009-24.04.2009, Utrecht. In: H-Soz-u-Kult, 19.06.2009, <http://hsozkult.geschichte.hu-berlin.de/tagungsberichte/id=2649> (Download vom 30.6.2009).

Brändli, Sibylle. Amerikanisierung und Konsum in der Schweiz der 1950er und 1960er Jahre. Einstiege und Ausblicke. In: Jakob Tanner u.a. (Hg.). Geschichte der Konsumgesellschaft. Märkte, Kultur und Identität (15.-20. Jahrhundert). Zürich 1998. S. 169-180.

Brändli, Sibylle. Der Supermarkt im Kopf. Konsumkultur und Wohlstand in der Schweiz nach 1945. Diss. Basel, Wien, Köln, Weimar 2000.

Brändli, Sibylle/Lüthi, Barbara/Spuhler, Gregor (Hg.). Zum Fall machen, zum Fall werden. Wissensproduktion und Patientenerfahrung in Medizin und Psychiatrie des 19. und 20. Jahrhunderts. Frankfurt a.M. 2009.

Brändli, Sibylle/Lüthi, Barbara/Spuhler, Gregor. »Fälle« in der Geschichte von Medizin, Psychiatrie und Psychologie im 19. und 20. Jahrhundert. In: Dies. (Hg.). Zum Fall machen, zum Fall werden. Wissensproduktion und Patientenerfahrung in Medizin und Psychiatrie des 19. und 20. Jahrhunderts. Frankfurt a.M. 2009. S. 7-29.

Brandstetter, Gabriele. Staging Gender. Körperkonzepte in Kunst und Wissenschaft. In: Franziska Frei Gerlach u.a. (Hg.). Körperkonzepte. Interdisziplinäre Studien zur Geschlechterforschung. Münster etc. 2003. S. 25-45.

Brandt, Christina. Metapher und Experiment. Von der Virusforschung zum genetischen Code. Diss. Braunschweig, Göttingen 2004.

Braren, Antje. »Relax! You May not Be Nuts«. Psychiatry, Schizophrenia, Gender, and the Contest over Medical Authority, U.S. 1940-1960. Thesis for the Degree of Master of Arts, University of Cincinnaty 1998.

Braslow, Joel. The Influence of a Biological Therapy on Physicians' Narratives and Interrogations. The Case of General Paralysis of the Insane and Malaria Fever Therapy, 1910-1950. In: Bulletin of the History of Medicine 70 (1996). S. 577-608.

Braslow, Joel. Mental Ills and Bodily Cures. Psychiatric Treatment in the First Half of the Twentieth Century. Berkeley, Los Angeles, London 1997.

Braslow, Joel. Therapeutic Effectiveness and Social Context. The Case of Lobotomy in a California State Hospital, 1947-1954. In: Western Journal of Medicine 170 (1999). S. 293-296.

Braslow, Joel. Therapeutics and the History of Psychiatry. In: Bulletin of the History of Medicine, Bd. 74 (2000). S. 794-802.

Braslow, Joel. Timeless Desperation and Timely Measures. In: Jacalyn Duffin (Hg.). Clio in the Clinic. History in Medical Practice. Toronto 2005. S. 251-268.

Braslow, Joel T./Starks, Sarah Linsley. The Making of Contemporary American Psychiatry, Part 2. Therapeutics and Gender Before and After World War II. In: History of Psychology, Bd. 8 (2005). S. 271-288.

Braun, Salina. Heilung mit Defekt. Psychiatrische Praxis an den Anstalten Hofheim und Siegburg 1820-1878. Göttingen 2009.

Braunschweig, Sabine. »Wir waren wie eine Familie«. Das Psychiatriepflegepersonal der Heil- und Pflegeanstalt Friedmatt in Basel in der ersten Hälfte des 20. Jahrhunderts. In: Mireille Othenin-Girard u.a. (Hg.). Frauen und Öffentlichkeit (Beiträge der 6. Schweizerischen Historikerinnentagung). Zürich 1991. S. 185-191.

Braunschweig, Sabine. Wundermittel Largactil. Wissenschaftlicher Fortschritt und Arbeitsalltag aus der Sicht ehemaliger Schwestern und Pfleger der psychiatrischen Klinik »Friedmatt«. In: Gregor Spuhler u.a. (Hg.). Vielstimmiges Gedächtnis. Beiträge zur Oral History. Zürich 1994. S. 127-140.

Braunschweig, Sabine. Die Entwicklung der Krankenpflege und der Psychiatriepflege in der Schweiz. In: Ilsemarie Walter/Elisabeth Seidl/Vlastimil Kozon (Hg.). Wider die Geschichtslosigkeit der Pflege. Wien 2004. S. 113-122.

Braunschweig, Sabine. Einfluss der Neuroleptica auf den psychiatrischen Pflegealltag. In: Medizin, Gesellschaft und Geschichte 26 (2007). S. 37-52.

Braunschweig, Sabine. Zwischen Aufsicht und Betreuung. Berufsbildung und Arbeitsalltag der Psychiatriepflege am Beispiel der Basler Heil- und Pflegeanstalt Friedmatt, 1886-1960. Diss. Basel, Zürich 2013.

Braunschweig, Sabine/Francillon, Denise. Professionelle Werte pflegen. 100 Jahre Schweizer Berufsverband der Pflegefachfrauen und Pflegefachmänner (SBK) 1910-2010. Zürich 2010.

Brecht, Christine/Orland, Barbara (Hg.). Populäres Wissen. In: WerkstattGeschichte 23 (1999).

Brecht, Christine/Orland, Barbara. Populäres Wissen (Editorial). In: WerkstattGeschichte 23 (1999). S. 4-12.

Breidbach, Olaf. Die Materialisierung des Ichs. Zur Geschichte der Hirnforschung im 19. und 20. Jahrhundert. Frankfurt a.M. 1997.

Bressler, Hans G. Königsfelden 1872-1972. Zentenarschrift einer Psychiatrischen Klinik. Aarau o.J. [1972].

Brink, Cornelia. Grenzen der Anstalt. Psychiatrie und Gesellschaft in Deutschland 1860-1980. Göttingen 2010.

Broszat, Martin (Hg.). Zäsuren nach 1945. Essays zur Periodisierung der deutschen Nachkriegsgeschichte. München 1990.

Broverman, Inge u.a. Sex-Role Stereotypes and Clinical Judgements of Mental Health. In: Journal of Consulting and Clinical Psychology 34 (1970). S. 1-7.

Brulhart, Armand. Du mal de Saint-Antoine à Belle-Idée. 2 siècles de psychiatrie à Genève. 1800-2000. Chêne-Bourg 2002.

Brunner, Jürgen. Kursorischer Streifzug durch die Geschichte der Neurowissenschaften aus neuroethischer und neurophilosophischer Perspektive. In: Dominik Groß/Sabine Müller (Hg.). Sind die Gedanken frei? Die Neurowissenschaften in Geschichte und Gegenwart. Berlin 2007. S. 2-25.

Bueltzingsloewen, Isabelle von. L'hécatombe des fous. La famine dans les hôpitaux psychiatriques français sous l'Occupation. Paris 2007.

Bueltzingsloewen, Isabelle von. Un fol espoir thérapeutique? L'introduction de l'électrochoc dans les hôpitaux psychiatriques français (1941-1945). In: Christine Blondel/Anne Rasmussen (Hg.). Le corps humain et l'électricité. Numéro spécial de la revue Annales historiques de l'électricité, Nr. 8 (2010). S. 93-104.

Burg, Engelina von. Die schriftliche Arbeitssprache der Medizin. Eine linguistische Untersuchung am Beispiel der Krankengeschichte. Diss. Zürich, Bern u.a. 1990.

Burke, Peter. Kultureller Austausch. In: Ders. Kultureller Austausch. Frankfurt a.M. 2000. S. 9-40.

Busfield, Joan. Mental Illness. In: Roger Cooter/John Pickstone (Hg.). Medicine in the Twentieth Century. Amsterdam 2000. S. 633-651.

Büttner, Siegfried/Kretzschmar, Robert/Stahlschmidt, Rainer. Der archivische Umgang mit großen Fallaktenserien. Bericht der Arbeitsgruppe »Archivierung großer Fallaktenserien« der Archivreferentenkonferenz des Bundes und der Länder. Marburg 2001.

Canning, Kathleen. Feminist History after the Linguistic Turn. Historicizing Discourse and Experience. In: Signs. Journal of Women in Culture and Society 19 (1994). S. 368-405.

Canning, Kathleen. Problematische Dichotomien. Erfahrung zwischen Narrativität und Materialität. In: Historische Anthropologie 10 (2002). S. 163-182.

Cantini, Claude/Pedroletti, Jérôme. Histoires infirmières. Hôpital de Cery sur Lausanne 1940-1960. Lausanne 2000.

Casper, Monica J./Berg, Marc. Introduction. In: Science, Technology, & Human Values. Vol. 20, No. 4, 1995 (Special Issue: Constructivist Perspectives on Medical Work. Medical Practices and Science and Technology Studies). S. 395-407.

Castel, Robert. »Problematization« as a Mode of Reading History. In: Jan Goldstein (Hg.). Foucault and the Writing of History. Cambridge/Mass., Oxford 1994. S. 237-304.

Chiquet, Simone/Huber, Doris. Frauenleitbilder in der Schweiz nach dem Zweiten Weltkrieg, 1942-1965. In: Arbeitsgruppe Frauengeschichte Basel (Hg.). Auf den Spuren weiblicher Vergangenheit. Beiträge der 4. Schweizerischen Historikerinnentagung. Zürich 1988. S. 263-282.

Clarke, Edwin/Dewhurst, Kenneth. Die Funktionen des Gehirns. Lokalisationstheorien von der Antike bis zur Gegenwart. München 1973.

Collins, Brianne M./Stam, Henderikus J. A Transnational Perspective on Psychosurgery. Beyond Portugal and the United States. In: Journal of the History of the Neurosciences. Basic and Clinical Perspectives 23 (2014). S. 335-354.

Condrau, Flurin. The Patient's View Meets the Clinical Gaze. In: Social History of Medicine 20 (2007). S. 525-540.

Corbellini, Gilberto/Jervis, Giovanni. La razionalità negata. Psichiatria e antipsichiatria in Italia. Torino 2008.

Craig, Barbara L. The Role of Records and Record-Keeping in the Development of the Modern Hospital in London, England and Ontario, Canada, c. 1890 – c. 1940. In: Bulletin of the History of Medicine 65 (1991). S. 376-397.

Cramer, John L. Britain in the Fifties. Leucotomy and Open Doors. In: History of Psychiatry 5 (1994). S. 393-395.

Crossely, David. The Introduction of Leucotomy. A British Case History. In: History of Psychiatry 4 (1993). S. 553-564.

Damasio, Antiono R. Descartes' Irrtum. Fühlen, Denken und das menschliche Gehirn. München 1997 (amerikan. Originalausgabe 1994).

Daum, Andreas W. Wissenschaftspopularisierung im 19. Jahrhundert. Bürgerliche Kultur, naturwissenschaftliche Bildung und die deutsche Öffentlichkeit, 1848-1914. München 1998.

Davies, Kerry. ›Silent and Censured Travellers‹? Patients' Narratives and Patients' Voices. Perspectives on the History of Mental Illness since 1948. In: Social History of Medicine 14 (2001). S. 267-292.

Delvecchio Good, Mary-Jo. Cultural Studies of Biomedicine. An Agenda for Research. In: Social Science and Medicine 41 (1995). S. 461-473.

Descombey, Jean-Paul. La psychiatrie sinistrée. Défense et illustration de la psychiatrie. Paris 2007.

Desrosières, Alain. Die Politik der großen Zahlen. Eine Geschichte der statistischen Denkweise. Berlin 2005 (franz. Originalausgabe 1993).

Dettling, Angela. Von »Irren« und »Blödsinnigen«. Der Kanton Schwyz und die Psychiatrie im 20. Jahrhundert. Zürich 2009.

Diefenbach, Gretchen J. u. a. Portrayal of Lobotomy in the Popular Press, 1935-1960. In: Journal of the History of the Neurosciences 8 (1999). S. 60-69.

Dingwall, Robert/Murray, Topsy. Categorization in Accident Departments. »Good« Patients, »Bad« Patients and »Children«. In: Sociology of Health and Illness, Bd. 5, Nr. 2, 1983. S. 127-148.

Doering-Manteuffel, Anselm. Konturen von »Ordnung« in den Zeitschichten des 20. Jahrhunderts. In: Thomas Etzemüller (Hg.). Die Ordnung der Moderne. Social Engineering im 20. Jahrhundert. Bielefeld 2009. S. 41-64.

Doering-Manteuffel, Anselm/Lutz, Raphael. Nach dem Boom. Perspektiven auf die Zeitgeschichte seit 1970. 2., erg. Aufl., Göttingen 2010 (2008).

Dommann, Monika. Antiphon. Zur Resonanz des Lärms in der Geschichte. In: Historische Anthropologie 14 (2006). S. 133-146.

Douglas, Mary. Wie Institutionen denken. Frankfurt a. M. 1991 (engl. Originalausgabe 1986).

Dror, Otniel E. Techniques of the Brain and the Paradox of Emotions, 1880-1930. In: Science in Context 14 (2001). S. 643-660.

Düwell, Susanne/Pethes, Nicolas (Hg.). Fall – Fallgeschichte – Fallstudie. Theorie und Geschichte einer Wissensform. Frankfurt a. M., New York 2014.

Ecker, S./Henn, F. Psychochirurgie. In: Hanfried Helmchen u. a. (Hg.). Psychiatrie der Gegenwart. Bd. 5. Schizophrenie und affektive Störungen. 4. Aufl. Berlin etc. 2000. S. 700-714.

Eghigian, Greg. Der Kalte Krieg im Kopf. Ein Fall von Schizophrenie und die Geschichte des Selbst in der sowjetischen Besatzungszone. In: Historische Anthropologie 11 (2003). S. 101-122.

Eghigian, Greg/Killen, Andreas/Leuenberger, Christine. Introduction. The Self as Project. Politics and the Human Sciences in the Twentieth Century. In: Osiris 22 (2007). S. 1-25.

Eisenbach-Stangl, Irmgard. Die soziale Konstruktion von Krankengeschichten. In: Österreichische Zeitschrift für Soziologie 3/4 (1977). S. 54-63.

El-Hai, Jack. The Lobotomist. A Maverick Medical Genius and His Tragic Quest to Rid the World of Mental Illness. Hoboken, New Jersey 2005.

Elkeles, Barbara. Die schweigsame Welt von Arzt und Patient. Einwilligung und Aufklärung in der Arzt-Patient-Beziehung des 19. und frühen 20. Jahrhunderts. In: Medizin, Gesellschaft und Geschichte 8 (1989). S. 63-91.

Engelbrecht, Gerda. Von der Nervenklinik zum Zentralkrankenhaus Bremen-Ost. Bremer Psychiatriegeschichte 1945-1977. Bremen 2004.

Engstrom, Eric J. Die Kapillarität des Normbegriffs. Kommentar zum Beitrag von Heinz-Peter Schmiedebach. In: Volker Hess (Hg.). Normierung der Gesundheit. Messende Verfahren der Medizin als kulturelle Praxis um 1900 (Abhandlungen zur Geschichte der Medizin und der Naturwissenschaften, Bd. 82). Husum 1997. S. 57-63.

Engstrom, Eric J. Clinical Psychiatry in Imperial Germany. A History of Psychiatric Practice. Ithaca 2003.

Engstrom, Eric J. Die Ökonomie klinischer Inskription. Zu diagnostischen und nosologischen Schreibpraktiken in der Psychiatrie. In: Cornelius Borck/Armin Schäfer (Hg.). Psychographien. Zürich, Berlin 2005. S. 219-240.

Engstrom, Eric J./Roelcke, Volker (Hg.). Psychiatrie im 19. Jahrhundert. Forschungen zur Geschichte von psychiatrischen Institutionen, Debatten und Praktiken im deutschen Sprachraum. Basel 2003.

Engstrom, Eric J. Beyond Dogma and Discipline. New Directions in the History of Psychiatry. In: Current Opinion in Psychiatry 19 (2006). S. 595-599.

Erikson, Kai T./Gilbertson Daniel E. Case Records in the Mental Hospital. In: Stanton Wheeler (Hg.). On Record. Files and Dossiers in American Life. New York 1969. S. 389-412.

Erlmann, Veit (Hg.). Hearing Cultures. Essays on Sound, Listening and Modernity. Oxford, New York 2004.

Ernst, Cécile. Therapie und Forschung im Burghölzli während 120 Jahren. In: Aus der Geschichte der Psychiatrischen Universitätsklinik Zürich. Burghölzli Museum. Zürich 1990. S. 11-15.

Ernst, K. Patientengeschichte. Die kulturhistorische Wende in der Medizinhistoriographie. In: R. Bröer (Hg.). Eine Wissenschaft emanzipiert sich. Die Medizinhistoriographie von der Aufklärung bis zur Postmoderne. Pfaffenweiler 1999. S. 97-108.

Eschenbruch, Nicholas/Hänel, Dagmar/Unterkircher, Alois (Hg.). Medikale Räume. Zur Interdependenz von Raum, Körper, Krankheit und Gesundheit. Bielefeld 2010.

Etzemüller, Thomas. *Social engineering* als Verhaltenslehre des kühlen Kopfes. Eine einleitende Skizze. In: Ders. (Hg.). Die Ordnung der Moderne. Social Engineering im 20. Jahrhundert. Bielefeld 2009. S. 11-39.

Eulner, Hans-Heinz. Die Entwicklung der medizinischen Spezialfächer an den Universitäten des deutschen Sprachgebietes. Stuttgart 1970.

Fangerau, Heiner/Nolte, Karen (Hg.). »Moderne« Anstaltspsychiatrie im 19. und 20. Jahrhundert. Legitimation und Kritik. Göttingen 2006.

Faria, Miguel A. Violence, Mental Illness, and the Brain. A Brief History of Psychosurgery: Part 1. From Trepination to Lobotomy. In: Surgical Neurology International 2013, 4:49. doi: 10.4103/2152-7806.110146. http://www.ncbi.nlm.nih.gov/pmc/articles/PMC3640229/.

Faria, Miguel A. Violence, Mental Illness, and the Brain. A Brief History of Psychosurgery: Part 2. From the Limbic System and Cingulotomy to Deep Brain Stimulation. In: Surgical Neurology International 2013, 4:75. doi: 10.4103/2152-7806.112825. http://www.ncbi.nlm.nih.gov/pmc/articles/PMC3683171/.

Faria, Miguel A. Violence, Mental Illness, and the Brain. A Brief History of Psychosurgery: Part 3. From Deep Brain Stimulation to Amygdalotomy for Violent Behavior, Seizures, and Pathological Aggression in Humans. In: Surgical Neurology International 2013, 4:91. doi: 10.4103/2152-7806.115162. http://www.ncbi.nlm.nih.gov/pmc/articles/PMC3740620/.

Feldman, Robert P./Alterman, Ronald L./Goodrich, James T. Contemporary Psychosurgery and a Look to the Future. In: Journal of Neurosurgery 95 (2001). S. 944-956.

Feldman, Robert P./Goodrich, James T. Psychosurgery. A Historical Overview. In: Neurosurgery 48 (2001). S. 647-659.

Fengler, Christa/Fengler, Thomas. Alltag in der Anstalt. Wenn Sozialpsychiatrie praktisch wird. Bonn 1994 (1980).

Fins, Joseph J./Rezai, Ali R./Greenberg, Benjamin D. Psychosurgery. Avoiding an Ethical Redux while Advancing a Therapeutic Future. In: Neurosurgery, Vol. 59 (2006). S. 713-716.

Fleck, Ludwik. Erfahrung und Tatsache. Gesammelte Aufsätze. Mit einer Einleitung. Hg. von Lothar Schäfer und Thomas Schnelle. Frankfurt a. M. 1983.

Flor-Henry, Pierre. Psychiatric Surgery 1935-1973. Evolution and Current Perspectives. In: Canadian Psychiatric Association Journal (1975). S. 157-167.

Forrester, John. If *p*, then what? Thinking in Cases. In: History of the Human Sciences 9 (1996). S. 1-25.

Fortner, Rainer/Groß, Dominik. Egas Moniz und die Leukotomie-Debatte unter besonderer Berücksichtigung des portugiesischsprachigen Schrifttums. In: Sudhoffs Archiv, Zeitschrift für Wissenschaftsgeschichte 86 (2002). S. 138-170.

Fortner, Rainer. Egas Moniz (1874-1955). Leben und Werk unter besonderer Berücksichtigung der Leukotomie und ihrer ethischen Implikationen. Diss. med. Würzburg 2003.

Foucault, Michel. Botschaft oder Rauschen? In: Ders. Botschaften der Macht. Der Foucault-Reader. Diskurs und Medien. Hg. von Jan Engelmann. Stuttgart 1999. S. 140-144.

Foucault, Michel. Überwachen und Strafen. Die Geburt des Gefängnisses. Frankfurt a. M. 1977 (franz. Originalausgabe 1975).

Foucault, Michel. Le souci de la vérité (Gespräch mit François Ewald). In: Daniel Defert/François Ewald (Hg.). Dits et écrits, Bd. IV, 1980-1988. Paris 1994 (1984). S. 668-678.

Foucault, Michel. Polémique, politique et problématisations. In: Daniel Defert/François Ewald (Hg.). Dits et écrits, Bd. IV, 1980-1988. Paris 1994 (1984). S. 591-598.

Foucault, Michel. Wahnsinn und Gesellschaft. Eine Geschichte des Wahns im Zeitalter der Vernunft. Frankfurt a. M. [12]1996 (franz. Originalausgabe 1961).

Foucault, Michel. Diskurs und Wahrheit. Die Problematisierung der Parrhesia. Berlin 1996.

Foucault, Michel. Die Geburt der Klinik. Eine Archäologie des ärztlichen Blicks. Frankfurt a. M. [5]1999 (franz. Originalausgabe 1963).

Foucault, Michel. Die Macht der Psychiatrie. Vorlesung am Collège de France 1973-1974. Frankfurt a. M. 2005 (franz. Originalausgabe 2003).

Foucault, Michel. Gespräch mit M. Foucault. In: Daniel Defert/François Ewald (Hg.). Dits et écrits. Schriften. Bd. IV, 1980-1988. Frankfurt a. M. 2005 (franz. Originalausgabe 1994). S. 341-353.

Foucault, Michel. Polemik, Politik und Problematisierungen. In: Daniel Defert/François Ewald (Hg.). Dits et écrits. Schriften. Bd. IV, 1980-1988. Frankfurt a. M. 2005 (franz. Originalausgabe 1994). S. 724-734.

Frevert, Ute. Vertrauen. Historische Annäherungen an eine Gefühlshaltung. In: Claudia Benthien/Anne Fleig/Ingrid Kasten (Hg.). Emotionalität. Zur Geschichte der Gefühle. Köln, Weimar, Wien 2000. S. 178-197.

Frevert, Ute u. a. Gefühlswissen. Eine lexikalische Spurensuche in der Moderne. Frankfurt a. M., New York 2011.

Frewer, Andreas/Neumann, Josef N. Medizingeschichte und Moral. Medizinethik 1900-1950 in historischer Analyse. In: Dies. (Hg.). Medizingeschichte und Medizinethik. Kontroversen und Begründungsansätze 1900-1950. Frankfurt a. M., New York 2001. S. 11-19.

Frey, Christiane. Am Beispiel der Fallgeschichte. Zu Pinels »Traité médico-philosophique sur l'aliénation«. In: Jens Ruchatz/Stefan Willer/Nicolas Pethes (Hg.). Das Beispiel. Epistemologie des Exemplarischen. Berlin 2007. S. 263-278.

Fritzsche, Bruno/Romer, Sandra. Graubünden nach 1945. In: Verein für Bündner Kulturforschung (Hg.). Handbuch der Bündner Geschichte. Bd. 3. 19. und 20. Jahrhundert. Chur 2000. S. 330-391.

Fuchs, Petra u.a. (Hg.). »Das Vergessen der Vernichtung ist Teil der Vernichtung selbst«. Lebensgeschichten von Opfern der nationalsozialistischen »Euthanasie«. Göttingen 2007.

Fussinger, Catherine/Tevaearai, Deodaat. Lieux de folie, Monuments de raison. Architecture et psychiatrie en Suisse romande, 1830-1930. Lausanne 1998.

Fussinger, Catherine u.a. Ausdifferenzierung der Psychiatrie in der Schweiz. Stand und Perspektiven der psychiatriehistorischen Forschung. In: Traverse 1/2003. S. 11-20.

Fussinger, Catherine. Formation des psychiatres et psychothérapie. Regards croisés sur les situations suisse et française. In: Psychiatrie – Sciences humaines – Neurosciences, Bd. III, Nr. 14, 2005. S. 193-206.

Fussinger, Catherine. Psychiatres et psychanalystes dans les années 1950. Tentations, tentatives et compromis. Le cas suisse. In: Psychiatries dans l'histoire. Actes du 6e Congrès de l'Association européenne pour l'histoire de la psychiatrie. Caen 2008. S. 171-188.

Fussinger, Catherine/Ohayon, Annick. Psychotherapy in Switzerland and France in the 1950s. Similar Controversy, Different Solutions. In: Waltraud Ernst/Thomas Müller (Hg.). Transnational Psychiatries. Social and Cultural Histories of Psychiatry in Comparative Perspective, c. 1800-2000. Newcastle 2010. S. 272-295.

Gabriel, Eberhard. Zur Beziehung zwischen Psychiatrie und Psychotherapie in Wien im 20. Jahrhundert. Eine psychiatriegeschichtliche Einführung zu ihrer Entwicklung um die Jahrhundertwende. In: Brigitta Keintzel/Eberhard Gabriel (Hg.). Gründe der Seele. Die Wiener Psychiatrie im 20. Jahrhundert. Wien 1999. S. 15-28.

Galison, Peter. Image and Logic. A Material Culture of Microphysics. Chicago 1997.

Galle, Sara/Meier, Thomas. Von Menschen und Akten. Die Aktion »Kinder der Landstrasse« der Stiftung Pro Juventute. Zürich 2009.

Garfinkel, Harold. Studies in Ethnomethodology. Englewood Cliffs, New Jersey 1967.

Garfinkel, Harold. ›Good‹ Organizational Reasons for ›Bad‹ Clinic Records. In: Ders. Studies in Ethnomethodology. Englewood Cliffs, New Jersey 1967. S. 186-207.

Gasser, Jacques. Versuch einer Bibliographie zur Geschichte der Psychiatrie in der Schweiz. In: Schweizer Archiv für Neurologie und Psychiatrie 151 (2000), Beiheft. S. 44-57.

Gassert, Philipp. Was meint Amerikanisierung? Über den Begriff des Jahrhunderts. In: Merkur. Deutsche Zeitschrift für europäisches Denken 54 (2000). S. 785-796.

Geertz, Clifford. Dichte Beschreibung. Bemerkungen zu einer deutenden Theorie von Kultur. In: Ders. Dichte Beschreibung. Beiträge zum Verstehen kultureller Systeme. Frankfurt a.M. 1987. S. 7-43 (amerikan. Originalausgabe 1973).

Geertz, Clifford. Local Knowledge. Further Essays in Interpretative Anthropology. New York 1983.

Germann, Urs. »Psychopathen« und »Hysterikerinnen«. Methodische und praktische Überlegungen zur Wirkungsweise der Kategorie Geschlecht bei der Entwicklung und Praxis der forensischen Psychiatrie im Kanton Bern 1890-1910. In: Veronika Aegerter u.a. (Hg.). Geschlecht hat Methode. Ansätze und Perspektiven in der Frauen- und Geschlechtergeschichte. Beiträge der 9. Schweizerischen Historikerinnentagung 1998. Zürich 1999. S. 117-128.

Germann, Urs. Psychiatrie und Strafjustiz. Entstehung, Praxis und Ausdifferenzierung der forensischen Psychiatrie in der deutschsprachigen Schweiz 1850-1950. Diss. Bern, Zürich 2004.

Germann, Urs. Arbeit, Ruhe und Ordnung. Die Inszenierung der psychiatrischen Moderne. Bildmediale Legitimationsstrategien der schweizerischen Anstaltspsychiatrie im Kontext des Diskurses um die Arbeits- und Beschäftigungstherapie in der Zwischenkriegszeit. In: Heiner Fangerau/Karen Nolte (Hg.). »Moderne« Anstaltspsychiatrie im 19. und 20. Jahrhundert. Legitimation und Kritik. Göttingen 2006. S. 283-310.

Germann, Urs. Ein Insulinzentrum auf dem Land. Die Einführung der Insulinbehandlung und der therapeutische Aufbruch in der Schweizer Psychiatrie der Zwischenkriegszeit. In: Hans-Walter Schmuhl/Volker Roelcke (Hg.). »Heroische Therapien«. Die deutsche Psychiatrie im internationalen Vergleich, 1918-1945. Göttingen 2013. S. 149-167.

Geschichte des Kantons Zürich. Bd. 2 und 3. Hg. von Niklaus Flüeler und Marianne Flüeler-Grauwiler. Zürich 1996 und 1994.

Gess, Nicola/Schreiner, Florian/Schulz, Manuela K. (Hg.). Hörstürze. Akustik und Gewalt im 20. Jahrhundert. Würzburg 2005.

Gess, Nicola/Schreiner, Florian/Schulz, Manuela K. Vorwort. In: Dies. (Hg.). Hörstürze. Akustik und Gewalt im 20. Jahrhundert. Würzburg 2005. S. 7-12.

Gijswijt-Hofstra, Marijke/Porter, Roy (Hg.). Cultures of Psychiatry and Mental Health Care in Postwar Britain and The Netherlands. Amsterdam 1998.

Gijswijt-Hofstra, Marijke u. a. (Hg.). Psychiatric Cultures Compared. Psychiatry and Mental Health Care in the Twentieth Century. Comparisons and Approaches. Amsterdam 2005.

Gilg, Peter/Hablützel, Peter. Beschleunigter Wandel und neue Krisen (seit 1945). In: Geschichte der Schweiz und der Schweizer. Basel, Frankfurt a. M. 1986. S. 821-959.

Gillis, Jonathan. The History of the Patient History since 1850. In: Bulletin for the History of Medicine 80 (2006). S. 490-512.

Ginzburg, Carlo. Spurensicherung. Der Jäger entziffert die Fährte, Sherlock Holmes nimmt die Lupe, Freud liest Morelli – Die Wissenschaft auf der Suche nach sich selbst. In: Ders. Spurensicherung. Über verborgene Geschichte, Kunst und soziales Gedächtnis. München 1988. S. 78-125.

Gisler, Johanna/Christen, Mariana. Die »Schule der Frauen«. Zur Modernisierung des Frauenleitbildes in der Nachkriegszeit. In: Ernst Andreas u. a. (Hg.). Kontinuität und Krise. Sozialer Wandel als Lernprozess. Beiträge zur Wirtschafts- und Sozialgeschichte der Schweiz. Festschrift für Hansjörg Siegenthaler. Zürich 1994. S. 181-207.

Gisler, Priska u. a. Imaginierte Laien. Die Macht der Vorstellung in wissenschaftlichen Expertisen. Weilerswist 2004.

Gleixner, Ulrike. »Das Mensch« und »der Kerl«. Die Konstruktion von Geschlecht in Unzuchtsverfahren der Frühen Neuzeit (1700-1760). Frankfurt a. M., New York 1994.

Gleixner, Ulrike. Geschlechterdifferenz und die Faktizität des Fiktionalen. Zur Dekonstruktion frühneuzeitlicher Verhörprotokolle. In: WerkstattGeschichte 4, Heft 11 (1995). S. 65-70.

Goffman, Erving. Asyle. Über die soziale Situation psychiatrischer Patienten und anderer Insassen. Frankfurt a. M. 1973 (amerikan. Originalausgabe 1961).

Goldbeck-Wood, Sandra. Norway Compensates Lobotomy Victims. In: British Medical Journal 313 (1996). S. 708.

Goldstein, Jan. The Post-Revolutionary Self. Politics and Psyche in France, 1750-1850. Cambridge 2005.

Goltermann, Svenja. Psychisches Leid und herrschende Lehre. Der Wissenschaftswandel in der Psychiatrie der Nachkriegszeit 1945-1970. In: Bernd Weisbrod (Hg.). Akademische Vergangenheitspolitik. Beiträge zur Wissenschaftskultur der Nachkriegszeit. Göttingen 2002. S. 263-280.

Goltermann, Svenja. Die Gesellschaft der Überlebenden. Deutsche Kriegsheimkehrer und ihre Gewalterfahrungen im Zweiten Weltkrieg. München 2009.

Gottweis, Herbert u. a. Verwaltete Körper. Strategien der Gesundheitspolitik im internationalen Vergleich. Wien, Köln, Weimar 2004.

Graf-Nold, Angela. History of Psychiatry in Switzerland. In: History of Psychiatry 2 (1991). S. 321-328.

Greenberg, Benjamin D./Nuttin, Bart/Rezai, Ali R. Education and Neuromodulation for Psychiatric Disorders. A Perspective for Practitioners. In: Neurosurgery, Vol. 59 (2006). S. 717-719.

Griesebner, Andrea. Geschlecht als mehrfach relationale Kategorie. Methodologische Anmerkungen aus der Perspektive der Frühen Neuzeit: In: Veronika Aegerter u. a. (Hg.). Geschlecht hat Methode. Ansätze und Perspektiven in der Frauen- und Geschlechtergeschichte. Zürich 1999. S. 129-137.

Griesebner, Andrea. Geschlecht als soziale und als analytische Kategorie. Debatten der letzten drei Jahrzehnte. In: Johanna Gehmacher/Maria Mesner (Hg.). Frauen- und Geschlechtergeschichte. Positionen/Perspektiven. Innsbruck u. a. 2003. S. 37-52.

Gröger, Helmut. Zur Entwicklung der Psychiatrie in der Wiener Medizinischen Schule. In: Brigitta Keintzel/Eberhard Gabriel (Hg.). Gründe der Seele. Die Wiener Psychiatrie im 20. Jahrhundert. Wien 1999. S. 30-48.

Groß, Dominik. Der Beitrag Gottlieb Burckhardts (1836-1907) zur Psychochirurgie in medizinhistorischer und ethischer Sicht. In: Gesnerus 55 (1998). S. 221-248.

Groß, Dominik/Müller, Sabine (Hg.). Sind die Gedanken frei? Die Neurowissenschaften in Geschichte und Gegenwart. Berlin 2007.

Groß, Dominik. Von der Topektomie zur modernen Stereotaxie. Die Geschichte psychochirurgischer Interventionen. In: Dominik Groß/Sabine Müller (Hg.). Sind die Gedanken frei? Die Neurowissenschaften in Geschichte und Gegenwart. Berlin 2007. S. 144-174.

Groß, Dominik/Schäfer, Gereon. Der psychisch Kranke im Spiegel der Literatur. Das Beispiel Psychochirurgie. In: Dominik Groß/Sabine Müller/Jan Steinmetzer (Hg.). Normal – anders – krank? Akzeptanz, Stigmatisierung und Pathologisierung im Kontext der Medizin. Berlin 2008. S. 333-350.

Guérin, Vincent. L'évolution des rapports hommes–femmes (Saintes-Gemmes-sur-Loire 1950-1970). In: Psychiatries dans l'histoire. Actes du 6e Congrès de l'Association européenne pour l'histoire de la psychiatrie. Caen 2008. S. 289-300.

Guzzi-Heeb, Sandro. Generalisierbare Fallbeispiele? Mikrohistorische Perspektiven in der Familien- und Verwandtschaftsgeschichte. In: Traverse 2006/2. S. 93-107.

Habermas, Rebekka. Geschlechtergeschichte und »anthropology of gender«. Geschichte einer Begegnung. In: Historische Anthropologie 1 (1993). S. 485-512.

Hacking, Ian. Making up People. In: Thomas Heller/Morton Sosna/David Wellberry (Hg.). Reconstructing Individualism. Autonomy, Individuality, and the Self in Western Thought. Stanford 1986. S. 222-236.

Hacking, Ian. Leute erfinden. In: Ders. Historische Ontologie. Zürich 2006 (amerikan. Originalausgabe 2002). S. 119-135.

Hänel, Dagmar/Unterkircher, Alois. Die Verräumlichung des Medikalen. Zur Einführung in den Band. In: Nicholas Eschenbruch/Dagmar Hänel/Alois Unterkircher (Hg.). Medikale Räume. Zur Interdependenz von Raum, Körper, Krankheit und Gesundheit. Bielefeld 2010. S. 7-20.

Haenel, Thomas. Die Geschichte der Psychiatrie. Gedanken zur allgemeinen und Basler Psychiatriegeschichte. Basel 1982.

Hagner, Michael. Die elektrische Erregbarkeit des Gehirns. Zur Konjunktur eines Experiments. In: Hans-Jörg Rheinberger/Michael Hagner (Hg.). Die Experimentalisierung des Lebens. Experimentalsysteme in den biologischen Wissenschaften 1850/1950. Berlin 1993. S. 97-115.

Hagner, Michael. Lokalisation, Funktion, Cytoarchitektonik. Wege zur Modellierung des Gehirns. In: Michael Hagner/Hans-Jörg Rheinberger/Bettina Wahrig-Schmidt (Hg.). Objekte, Differenzen, Konjunkturen. Experimentalsysteme im historischen Kontext. Berlin 1994. S. 121-150.

Hagner, Michael. Zur Geschichte und Vorgeschichte der Neuropsychologie. In: Hans J. Markowitsch (Hg.). Grundlagen der Neuropsychologie (Enzyklopädie der Psychologie, Bd. C I/1). Göttingen etc. 1996. S. 1-101.

Hagner, Michael. Homo cerebralis. Der Wandel vom Seelenorgan zum Gehirn. Berlin 1997.

Hagner, Michael. Moderne Gehirne. In: Ders. (Hg.). Ecce cortex. Beiträge zur Geschichte des modernen Gehirns. Göttingen 1999. S. 7-25.

Hagner, Michael. Gehirnführung. Zur Anatomie der geistigen Funktionen, 1870-1930. In: Ders. (Hg.). Ecce cortex. Beiträge zur Geschichte des modernen Gehirns. Göttingen 1999. S. 177-205.

Hagner, Michael. Hirnforschung als Humanwissenschaft. Das Lokalisationsparadigma im 19. und frühen 20. Jahrhundert. In: Deutsches Hygiene-Museum (Hg.). Gehirn und Denken. Kosmos im Kopf. Ostfildern-Ruit 2000. S. 30-41.

Hagner, Michael. Ansichten der Wissenschaftsgeschichte. In: Ders. (Hg.). Ansichten der Wissenschaftsgeschichte. Frankfurt a. M. 2001. S. 7-39.

Hagner, Michael/Borck, Cornelius. Mindful Practices. On the Neurosciences in the Twentieth Century. In: Science in Context 14 (2001). S. 507-510.

Hagner, Michael. Geniale Gehirne. Zur Geschichte der Elitegehirnforschung. Göttingen 2004.

Hagner, Michael. Lokalisationstheorien. In: Werner E. Gerabek u. a. (Hg.). Enzyklopädie Medizingeschichte. Berlin, New York 2005. S. 862 f.

Hagner, Michael. Bilder der Kybernetik. Diagramm und Anthropologie, Schaltung und Nervensystem. In: Martina Hessler (Hg.). Konstruierte Sichtbarkeiten. Wissenschafts- und Technikbilder seit der Frühen Neuzeit. München 2006. S. 383-404.

Hagner, Michael. Der Geist bei der Arbeit. Historische Untersuchungen zur Hirnforschung. Göttingen 2006.

Halbeisen, Patrick/Müller, Margrit/Veyrassat, Béatrice (Hg.). Wirtschaftsgeschichte der Schweiz im 20. Jahrhundert. Basel 2012.

Hale, Nathan G., Jr. The Rise and Crisis of Psychoanalysis in the United States. Freud and the Americans 1917-1985. New York 1995.

Hall, Frank. Psychopharmaka – ihre Entwicklung und klinische Erprobung. Zur Geschichte der deutschen Pharmakopsychiatrie von 1844 bis 1952. Diss. Berlin, Hamburg 1997.

Hänel, Dagmar/Unterkircher, Alois. Die Verräumlichung des Medikalen. Zur Einführung in den Band. In: Nicholas Eschenbruch/Dagmar Hänel/Alois Unterkircher (Hg.). Medikale Räume. Zur Interdependenz von Raum, Körper, Krankheit und Gesundheit. Bielefeld 2010. S. 7-20.

Hanrath, Sabine. Zwischen »Euthanasie« und Psychiatriereform. Anstaltspsychiatrie in Westfalen und Brandenburg. Ein deutsch-deutscher Vergleich (1945-1964). Diss. Bielefeld, Paderborn u. a. 2002.

Hanrath, Sabine. Strukturkrise und Reformbeginn. Die Anstaltspsychiatrie in der DDR und der Bundesrepublik bis zu den 60er Jahren. In: Franz-Werner Kersting (Hg.). Psychiatriereform als Gesellschaftsreform. Die Hypothek des Nationalsozialismus und der Aufbruch der sechziger Jahre. Paderborn u. a. 2003. S. 31-61.

Hänseler, Marianne. Metaphern unter dem Mikroskop. Die epistemische Rolle von Metaphern in den Wissenschaften und in Robert Kochs Bakteriologie. Diss. Zürich 2009.

Harrington, Anne. Medicine, Mind, and the Double Brain. A Study in Nineteenth-Century Thought. Princeton, New Jersey [2]1989 (1987).

Harrington, Anne. Psychiatrie und die Geschichte der Lokalisation geistiger Funktionen. In: Der Nervenarzt 60 (1989). S. 603-611.

Harrington, Anne. Interwar »German« Psychobiology. Between Nationalism and the Irrational. In: Science in Context 4 (1991). S. 429-447.

Harrington, Anne. Other »Ways of Knowing«. The Politics of Knowledge in Interwar German Brain Science. In: Dies. (Hg.). So Human a Brain. Knowledge and Values in the Neurosciences. Boston, Basel 1992. S. 229-244.

Healy, David. The Creation of Psychopharmacology. Cambridge/Mass. 2002.

Heesen, Anke te/Spary, E. C. (Hg.). Sammeln als Wissen. Das Sammeln und seine wissenschaftsgeschichtliche Bedeutung. Göttingen 2001.

Heinz, Andreas. Anthropologische und evolutionäre Modelle in der Schizophrenieforschung (Das transkulturelle Psychoforum, Bd. 9). Berlin 2002.

Heinz, Andreas/Kluge, Ulrike. Anthropological and Evolutionary Concepts of Mental Disorders. In: Journal of Speculative Philosophy, Vol. 24 (2010). S. 292-307.

Hell, Daniel/Mösli, Rolf. Psychiatrische Universitätsklinik. In: Regierungsrat des Kantons Zürich (Hg.). Zürcher Spitalgeschichte. Bd. 3. Zürich 2000. S. 181-191.

Hell, Daniel/Scharfetter, Christian/Möller, Arnulf (Hg.). Eugen Bleuler. Leben und Werk. Bern u. a. 2001.

Heller, Chris u. a. Surgery of the Mind and Mood. A Mosaic of Issues in Time and Evolution. In: Neurosurgery, Vol. 59 (2006). S. 720-739.

Herbert, Ulrich. Liberalisierung als Lernprozess. Die Bundesrepublik in der deutschen Geschichte – eine Skizze. In: Ders. (Hg.). Wandlungsprozesse in Westdeutschland. Belastung, Integration, Liberalisierung 1945-1980. Göttingen 2002. S. 7-49.

Hess, Volker. Einführung. Messende Praktiken und Normalität. In: Ders. (Hg.). Normierung der Gesundheit. Messende Verfahren der Medizin als kulturelle Praxis um 1900 (Abhandlungen zur Geschichte der Medizin und der Naturwissenschaften 82). Husum 1997. S. 7-16.

Hess, Volker. Formalisierte Beobachtung. Die Genese der modernen Krankenakte am Beispiel der Berliner und Pariser Medizin (1725-1830). In: Medizinhistorisches Journal 45 (2010). S. 293-340.

Hess, Volker/Mendelsohn, Andrew J. Case and Series. Medical Recording and Paper Technology, 1600-1900. In: History of Science 48 (2010). S. 287-314.

Hess, Volker/Ledebur, Sophie. Taking and Keeping. A Note on the Emergence and

Function of Hospital Patient Records. In: Journal of the Society of Archivists 32 (2011). S. 21-33.

Hess, Volker/Mendelsohn, Andrew J. *Paper Technology* und Wissensgeschichte. In: NTM, Zeitschrift für Geschichte der Wissenschaften, Technik und Medizin, 21, 2013. S. 1-10.

Volker Hess. Observatio und Casus. Status und Funktion der medizinischen Fallgeschichte. In: Susanne Düwell/Nicolas Pethes (Hg.). Fall – Fallgeschichte – Fallstudie. Theorie und Geschichte einer Wissensform. Frankfurt a.M., New York 2014. S. 34-59.

Hessler, Martina. Einleitung. Annäherungen an Wissenschaftsbilder. In: Dies. (Hg.). Konstruierte Sichtbarkeiten. Wissenschafts- und Technikbilder seit der Frühen Neuzeit. München 2006. S. 11-37.

Hill, Jürgen. Der frontale Griff in das Gehirn und die Entwicklung der Psychochirurgie (Spuren der Wirklichkeit, Soziologische Beiträge, Bd. 1). Diss. Hamburg, Münster, Hamburg 1992.

Hirschauer, Stefan. Wie sind Frauen, wie sind Männer? Zweigeschlechtlichkeit als Wissenssystem. In: Christiane Eifert u.a. (Hg.). Was sind Frauen? Was sind Männer? Geschlechterkonstruktionen im historischen Wandel. Frankfurt a.M. 1996. S. 240-255.

Hirschauer, Stefan. Performing Sexes and Genders in Medical Practices. In: Marc Berg/Annemarie Mol (Hg.). Differences in Medicine. Unraveling Practices, Techniques, and Bodies. Durham, London 1998. S. 13-27.

Hodel, Johannes. Die Entwicklung der psychiatrischen Behandlung. In: 100 Jahre Kantonale Psychiatrische Klinik Münsingen 1895-1995. Bern 1995. S. 24-27.

Hoenig, John. Schizophrenia. Clinical Section. In: German E. Berrios/Roy Porter (Hg.). A History of Clinical Psychiatry. The Origin and History of Psychiatric Disorders. London 1995. S. 336-348.

Hofer, Hans-Georg. Medizin und Gesellschaft in Westdeutschland 1945-1970. Koordinaten, Kontexte, Korrelationen. In: Medizinhistorisches Journal 45 (2010). S. 1-23.

Hoffmann, Christoph. Festhalten, Bereitstellen. Verfahren der Aufzeichnung. In: Ders. (Hg.). Daten sichern. Schreiben und Zeichnen als Verfahren der Aufzeichnung. Zürich, Berlin 2008. S. 7-20.

Hoffmann-Richter, Ulrike. Das Verschwinden der Biographie in der Krankengeschichte. Eine biographische Skizze. In: Bios. Zeitschrift für Biographieforschung und Oral History 2 (1995). S. 204-221.

Hoffmann-Richter, Ulrike/Finzen, Asmus. Die Krankengeschichte als Quelle. Zur Nutzung der Krankengeschichte als Quelle für Wissenschaft und psychiatrischen Alltag. In: Bios. Zeitschrift für Biographieforschung und Oral History 2 (1998). S. 280-297.

Hoffmann-Richter, Ulrike. Psychiatrie in der Zeitung. Urteile und Vorurteile. Bonn 2000.

Hoffmann, Klaus. The Development of Psychosis Psychotherapy in Switzerland. In: Yrjö O. Alanen u.a. (Hg.). Psychotherapeutic Approaches to Schizophrenic Psychoses. Past, Present and Future. London, New York 2009. S. 108-123.

Holenstein, Pia/Schindler, Norbert. Geschwätzgeschichte(n). Ein kulturhistorisches Plädoyer für die Rehabilitierung der unkontrollierten Rede. In: Richard van Dülmen (Hg.). Dynamik der Tradition. Studien zur historischen Kulturforschung. Frankfurt a.M. 1992. S. 41-108.

Hölling, Iris. Die Institution Psychiatrie in der Perspektive von Foucaults Machtkonzeptionen und die Relevanz von »Geschlecht«. Magisterarbeit FU Berlin 1995. Berlin 2000.

Holzhey, Christoph F. E. (Hg.). Tension/Spannung. Wien, Berlin 2012.

Hudson, Pat. History by Numbers. An Introduction to Quantitative Approaches. London 2000.

Hunter, Kathryn. Doctor's Stories. The Narrative Structure of Medical Knowledge. Princeton 1991.

Hunter, Kathryn. Remaking the Case. In: Literature and Medicine 11 (1992). S. 163-179.

Huonker, Thomas. Diagnose: »moralisch defekt«. Kastration, Sterilisation und Rassenhygiene im Dienst der Schweizer Sozialpolitik und Psychiatrie 1890-1970. Zürich 2003.

Hutschemaekers, Giel J. M./Oosterhuis, Harry. Psychotherapy in The Netherlands after the Second World War. In: Medical History 48 (2004). S. 429-448.

Imboden, Gabriela. Problematische Männlichkeit. »Schwacher« Wille – »unkontrollierte Sexualität« und eine paradoxe Wiederherstellung der »Männlichkeit«. In: Martin Dinges (Hg.). Männlichkeit und Gesundheit im historischen Wandel ca. 1800 – ca. 2000. Stuttgart 2007 (MedGG-Beiheft 27). S. 359-376.

Imhof, Kurt. Das kurze Leben der geistigen Landesverteidigung. Von der »Volksgemeinschaft« vor dem Krieg zum Streit über die »Nachkriegsschweiz« im Krieg. In: Kurt Imhof/Heinz Kleger/Gaetano Romano (Hg.). Konkordanz und Kalter Krieg. Analyse von Medienereignissen in der Schweiz der Zwischen- und Nachkriegszeit. Zürich 1996. S. 19-83.

Jäger, Siegfried. Diskurs und Wissen. Theoretische und methodische Aspekte einer Kritischen Diskurs- und Dispositivanalyse. In: Reiner Keller u. a. (Hg.). Handbuch Sozialwissenschaftliche Diskursanalyse. Bd. I. Theorien und Methoden. Opladen 2001. S. 81-112.

Jeanmonod, Daniel u. a. Neuropsychiatric Thalamocortical Dysrhythmia. Surgical Implications. In: Thalamus & Related Systems 2 (2003). S. 103-113.

Joanette, Yves u. a. From Theory to Practice. The Unconventional Contribution of Gottlieb Burckhardt to Psychosurgery. In: Brain and Language 45 (1993). S. 572-587.

Johnson, Jenell. A Dark History. Memories of Lobotomy in the New Era of Psychosurgery. In: Medicine Studies 1 (2009). S. 367-378.

Jones, Edgar. War and the Practice of Psychotherapy. The UK Experience 1939-1960. In: Medical History 48 (2004). S. 493-510.

Jordanova, Ludmilla. The Social Construction of Medical Knowledge. In: Social History of Medicine 8 (1995). S. 361-381.

Joris, Elisabeth. Die Schweizer Hausfrau. Genese eines Mythos. In: Sebastian Brändli u. a. (Hg.). Schweiz im Wandel. Studien zur neueren Gesellschaftsgeschichte. Festschrift für Rudolf Braun zum 60. Geburtstag. Basel, Frankfurt a. M. 1990. S. 99-117.

Jung, Jette Sophia. Erfolg und Scheitern der Hegar-Operation. Eine wissenschaftsgeschichtliche Untersuchung zur Kastration der Frau im 19. Jahrhundert. Frankfurt a. M. 2007.

Kaelble, Hartmut. Der historische Vergleich. Eine Einführung zum 19. und 20. Jahrhundert. Frankfurt a. M. 1999.

Kaelble, Hartmut. Europäer über Europa. Die Entstehung des europäischen Selbstverständnisses im 19. und 20. Jahrhundert. Frankfurt a. M. 2001.

Kailer, Thomas. Werwölfe, Triebtäter, minderwertige Psychopathen. Bedingungen von Wissenspopularisierung: Der Fall Haarmann. In: Carsten Kretschmann (Hg.).

Wissenspopularisierung. Konzepte der Wissensverbreitung im Wandel. Berlin 2003. S. 323-359.

Kathan, Bernhard. Das Elend der ärztlichen Kunst. Eine andere Geschichte der Medizin. Berlin 2002.

Kaufmann, Doris. Aufklärung, bürgerliche Selbsterfahrung und die »Erfindung« der Psychiatrie in Deutschland, 1770-1850 (Veröffentlichungen des Max-Planck-Instituts für Geschichte, Bd. 122). Göttingen 1995.

Kaufmann, Doris. Schmerz zur Heilung des Selbst. Heroische Kuren in der Psychiatrie des frühen 19. Jahrhunderts. In: Medizin, Gesellschaft und Geschichte 15 (1996). S. 101-116.

Kaufmann, Doris. Wahnsinn und Geschlecht. Eine erfahrungsseelenkundliche Fallgeschichte aus der Entstehungszeit der bürgerlichen Gesellschaft in Deutschland. In: Christiane Eifert u. a. (Hg.). Was sind Frauen? Was sind Männer? Geschlechterkonstruktionen im historischen Wandel. Frankfurt a. M. 1996. S. 176-195.

Kaufmann, Doris. Kunst, Psychiatrie und »schizophrenes Weltgefühl« in der Weimarer Republik. Hans Prinzhorns »Bildnerei der Geisteskranken«. In: Matthias Bormuth/Klaus Podoll/Carsten Spitzer (Hg.). Kunst und Krankheit. Studien zur Pathographie. Göttingen 2007. S. 57-72.

Kelle, Udo/Kluge, Susann. Vom Einzelfall zum Typus. Fallvergleich und Fallkontrastierung in der qualitativen Sozialforschung (Qualitative Sozialforschung, Bd. 4). Opladen 1999.

Keller, Reiner. Wissen oder Sprache? Für eine wissensanalytische Profilierung der Diskursforschung. In: Franz X. Eder (Hg.). Historische Diskursanalyse. Genealogie, Theorie, Anwendungen. Wiesbaden 2006. S. 51-69.

Keller, Richard C. Colonial Madness. Psychiatry in French North Africa. Chicago, London 2007.

Kersting, Franz-Werner/Teppe, Karl/Walter, Bernd (Hg.). Nach Hadamar. Zum Verhältnis von Psychiatrie und Gesellschaft im 20. Jahrhundert. Paderborn 1993.

Kersting, Franz-Werner/Teppe, Karl/Walter, Bernd. Gesellschaft – Psychiatrie – Nationalsozialismus. Historisches Interesse und gesellschaftliches Bewusstsein. In: Dies. (Hg.). Nach Hadamar. Zum Verhältnis von Psychiatrie und Gesellschaft im 20. Jahrhundert. Paderborn 1993. S. 9-61.

Kersting, Franz-Werner (Hg.). Psychiatriereform als Gesellschaftsreform. Die Hypothek des Nationalsozialismus und der Aufbruch der sechziger Jahre. Paderborn u. a. 2003.

Kersting, Franz-Werner. Abschied von der »totalen Institution«? Die westdeutsche Anstaltspsychiatrie zwischen Nationalsozialismus und den Siebzigerjahren. In: Archiv für Sozialgeschichte 44 (2004). S. 267-292.

Kersting, Franz-Werner. NS-Krankenmord, »Nachkrieg« und Reformaufbruch. Die westdeutsche Anstaltspsychiatrie 1940 bis 1970. In: Ansgar Weisser (Hg.). Psychiatrie – Geschichte – Gesellschaft. Das Beispiel Eickelborn im 20. Jahrhundert. Bonn 2009. S. 105-124.

Kessel, Martina. Gefühle und Geschichtswissenschaft. In: Rainer Schützeichel (Hg.). Emotionen und Sozialtheorie. Disziplinäre Ansätze. Frankfurt a. M., New York 2006. S. 29-47.

Kiceluk, Stephanie. Der Patient als Zeichen und als Erzählung. Krankheitsbilder, Lebensgeschichten und die erste psychoanalytische Fallerzählung. In: Psyche 47 (1993). S. 815-854.

Kind, Hans. Die Psychiatrische Poliklinik im Universitätsspital. In: Regierungsrat des Kantons Zürich (Hg.). Zürcher Spitalgeschichte. Bd. 3. Zürich 2000. S. 542-547.

Kircher, Tilo/David, Anthony (Hg.). The Self in Neuroscience and Psychiatry. Cambridge u. a. 2003.

Klautke, Egbert. Unbegrenzte Möglichkeiten. »Amerikanisierung« in Deutschland und Frankreich (1900-1933) (Transatlantische Historische Studien, Bd. 14). Wiesbaden 2003.

Kleinig, John. Ethical Issues in Psychosurgery. London, Boston, Sydney 1985.

Klöppel, Ulrike. Problematische Körper? Überlegungen zur Historiographie von Problematisierungsweisen im Anschluss an Foucault. In: Torsten Junge/Imke Schmincke (Hg.). Marginalisierte Körper. Beiträge zur Soziologie und Geschichte des anderen Körpers. Münster 2007. S. 45-62.

Klöppel, Ulrike. 1954. Brigade Propaphenin arbeitet an der Ablösung des Megaphen. Der prekäre Beginn der Psychopharmakaproduktion in der DDR. In: Nicholas Eschenbruch u. a. (Hg.). Arzneimittel des 20. Jahrhunderts. Historische Skizzen von Lebertran bis Contergan. Bielefeld 2009. S. 199-227.

Klöppel, Ulrike. Foucaults Konzept der Problematisierungsweise und die Analyse diskursiver Transformationen. In: Achim Landwehr (Hg.). Diskursiver Wandel. Wiesbaden 2010. S. 255-263.

Koch, Egmont R. Chirurgie der Seele. Operative Umpolung des Verhaltens. Stuttgart 1976.

Kohler, Robert E. Finders, Keepers. Collecting Sciences and Collecting Practice. In: History of Science 45 (2007). S. 428-454.

König, Mario. Politik und Gesellschaft im 20. Jahrhundert. Krisen, Konflikte, Reformen. In: Manfred Hettling u. a. Eine kleine Geschichte der Schweiz. Frankfurt a. M. 1998. S. 21-90.

König, Mario. Rasanter Stillstand und zähe Bewegung. Schweizerische Innenpolitik im Kalten Krieg – und darüber hinaus. In: Walter Leimgruber/Werner Fischer (Hg.). »Goldene Jahre«. Zur Geschichte der Schweiz seit 1945. Zürich 1999. S. 151-172.

Konrad, Michael. Bändigen, pflegen, therapieren. Die psychiatrische Krankenpflege seit 1945 anhand berufsbiographischer Interviews. Frankfurt a. M., New York 1986.

Kotowicz, Zbigniew. Gottlieb Burckhardt and Egas Moniz. Two Beginnings of Psychosurgery. In: Gesnerus 62 (2005). S. 77-102.

Kotowicz, Zbigniew. Psychosurgery in Italy, 1936-1939. In: History of Psychiatry 19 (2008). S. 476-489.

Kracauer, Siegfried. Geschichte. Vor den letzten Dingen. Frankfurt a. M. 1973 (engl. Originalausgabe 1969).

Kragh, Jesper Vaczy. Det hvide snit. Psykokirurgi og dansk psykiatri 1922-1983 [Der weisse Schnitt. Psychochirurgie und die dänische Psychiatrie 1922-1983]. Ph.D. Dissertation, Medical Museion, Universität Kopenhagen 2007 (mit englischer Zusammenfassung).

Krayenbühl, Hugo. Die neurochirurgische Klinik. In: Regierungsrat des Kantons Zürich (Hg.). Zürcher Spitalgeschichte. Bd. 2. Zürich 1951. S. 475 f.

Kretschmann, Carsten (Hg.). Wissenspopularisierung. Konzepte der Wissensverbreitung im Wandel. Berlin 2003.

Kretschmann, Carsten. Einleitung. Wissenspopularisierung – ein altes, neues Forschungsfeld. In: Ders. (Hg.). Wissenspopularisierung. Konzepte der Wissensverbreitung im Wandel. Berlin 2003. S. 7-21.

Kretschmann, Carsten. Wissenspopularisierung. Verfahren und Beschreibungsmodelle – ein Aufriss. In: Petra Boden/Dorit Müller (Hg.). Populäres Wissen im medialen Wandel seit 1850. Berlin 2009. S. 17-34.

Kringlen, Einar. A History of Norwegian Psychiatry. In: History of Psychiatry 15 (2004). S. 259-283.

Kuhn, Jens u.a. Tiefe Hirnstimulation bei psychiatrischen Erkrankungen. In: Deutsches Ärzteblatt 107 (2010). S. 105-113.

Kuhn, Roland. Geschichte und Entwicklung der Psychiatrischen Klinik. Von der Gründung 1839 bis 1980. In: Jürg Ammann/Karl Studer (Hg.). 150 Jahre Münsterlingen. Das Thurgauische Kantonsspital und die Psychiatrische Klinik 1840-1990. Münsterlingen 1990. S. 99-125.

Kunz, Matthias. Aufbruchstimmung und Sonderfall-Rhetorik. Die Schweiz im Übergang von der Kriegs- zur Nachkriegszeit in der Wahrnehmung der Parteipresse 1943-50. Bern 1998.

Lachmund, Jens/Stollberg, Gunnar. Patientenwelten. Krankheit und Medizin vom späten 18. bis zum frühen 20. Jahrhundert im Spiegel von Autobiographien. Opladen 1995.

Leary, David E. Metaphors in the History of Psychology. Cambridge u.a. 1990.

Lechat, Paul. Centenaire du Professeur Henri Baruk. In: Bulletin de l'Académie Nationale de Médecine 181, Nr. 7 (1997). S. 1281-1284.

Ledebur, Sophie. Schreiben und Beschreiben. Zur epistemischen Funktion von psychiatrischen Krankenakten, ihrer Archivierung und deren Übersetzung in Fallgeschichten. In: Berichte zur Wissenschaftsgeschichte 34 (2011). S. 102-124.

Ledebur, Sophie. Das Wissen der Anstaltspsychiatrie in der Moderne. Zur Geschichte der Heil- und Pflegeanstalten Am Steinhof in Wien. Wien, Köln, Weimar 2015.

Leimgruber, Mathieu/Lengwiler, Martin. Transformationen des Sozialstaats im Zweiten Weltkrieg. Die Schweiz im internationalen Vergleich. In: Dies. (Hg.). Umbruch an der »inneren Front«. Krieg und Sozialpolitik in der Schweiz, 1938-1948. Zürich 2009. S. 9-45.

Leimgruber, Mathieu/Lengwiler, Martin (Hg.). Umbruch an der »inneren Front«. Krieg und Sozialpolitik in der Schweiz, 1938-1948. Zürich 2009.

Leimgruber, Walter/Fischer, Werner. »Goldene Jahre«. Zur Geschichte der Schweiz seit 1945. Zürich 1999.

Lemke, Thomas. Eine Kritik der politischen Vernunft. Foucaults Analyse der modernen Gouvernementalität (Argument-Sonderband, Neue Folge, Bd. 251). Berlin, Hamburg 1997.

Lengwiler, Martin. Das verpasste Jahrzehnt. Krankenversicherung und Gesundheitspolitik (1938-1949). In: Mathieu Leimgruber/Martin Lengwiler (Hg.). Umbruch an der »inneren Front«. Krieg und Sozialpolitik in der Schweiz, 1938-1948. Zürich 2009. S. 165-183.

Lerner, Barron H. Last-Ditch Medical Therapy. Revisiting Lobotomy. In: The New England Journal of Medicine, Bd. 353, Nr. 2 (2005). S. 119-121.

Lethen, Helmut. Verhaltenslehren der Kälte. Lebensversuche zwischen den Kriegen. Frankfurt a.M. 1994.

Lichterman, Boleslav L. On the History of Psychosurgery in Russia. In: Acta Neurochirurgica (Wien) 125 (1993). S. 1-4.

Link-Heer, Ursula. Über den Anteil der Fiktionalität an der Psychopathologie des 19. Jahrhunderts. In: Zeitschrift für Literaturwissenschaft und Linguistik 13:51/52 (1983). S. 280-302.

Link, Jürgen. Versuch über den Normalismus. Wie Normalität produziert wird. Opladen 1997.

Lipsman, Nir/Meyerson, Björn A./Lozano, Andres M. A Narrative History of the International Society for Psychiatric Surgery: 1970-1983. In: Stereotactic and Functional Neurosurgery 90 (2012). S. 347-355.

Lohff, Brigitte/Kintrup, Claudia. Psychotherapie jenseits des Heroismus? Der Dissens zwischen theoretischem Diskurs und klinischer Umsetzung in der ersten Hälfte des 20. Jahrhunderts. In: Christine Wolters/Christof Beyer/Brigitte Lohff (Hg.). Abweichung und Normalität. Psychiatrie in Deutschland vom Kaiserreich bis zur Deutschen Einheit. Bielefeld 2013. S. 43-69.

Lohff, Brigitte. Von der Normalität des Unglücklichseins. Überlegungen zum Phänomen Psychotherapie als Teil des Alltagslebens ab den 1960er Jahren. In: Christine Wolters/Christof Beyer/Brigitte Lohff (Hg.). Abweichung und Normalität. Psychiatrie in Deutschland vom Kaiserreich bis zur Deutschen Einheit. Bielefeld 2013. S. 325-355.

Lombardo, Giovanni Pietro/Foschi, Renato. The Concept of Personality in 19th-Century French and 20th-Century American Psychology. In: History of Psychology, Bd. 6 (2003). S. 123-142.

Löw, Martina. Raumsoziologie. Frankfurt a. M. 2001.

Löwy, Ilana. The Strength of Loose Concepts – Boundary Concepts, Federative Experimental Strategies and Disciplinary Growth. The Case of Immunology. In: History of Science 30 (1992). S. 371-396.

Löwy, Ilana. Unscharfe Begriffe und föderative Experimentalsysteme. Die immunologische Konstruktion des Selbst. In: Hans-Jörg Rheinberger/Michael Hagner (Hg.). Die Experimentalisierung des Lebens. Experimentalsysteme in den biologischen Wissenschaften 1850/1950. Berlin 1993. S. 188-206.

Löwy, Ilana. The Social History of Medicine. Beyond the Local. In: Social History of Medicine 20 (2007). S. 465-481.

Lutz, Helga/Missfelder, Jan-Friedrich/Renz, Tilo (Hg.). Äpfel und Birnen. Illegitimes Vergleichen in den Kulturwissenschaften. Bielefeld 2006.

Maase, Kaspar. Diagnose: Amerikanisierung. Zur Geschichte eines Deutungsmusters. In: Transit. Europäische Revue 17 (1999). S. 72-89.

Maasen, Sabine/Mendelsohn, Everett/Weingart, Peter (Hg.). Biology as Society, Society as Biology. Metaphors. Dordrecht 1995.

Maasen, Sabine. Who Is Afraid of Metaphors? In: Sabine Maasen/Everett Mendelsohn/Peter Weingart (Hg.). Biology as Society, Society as Biology. Metaphors. Dordrecht 1995. S. 11-35.

Maasen/Sabine/Elberfeld, Jens/Eitler, Pascal/Tändler Maik (Hg.). Das beratene Selbst. Zur Genealogie der Therapeutisierung in den ›langen‹ Siebzigern. Bielefeld 2011.

MacKinnon, Dolly. »Hearing Madness«. The Soundscape of the Asylum. In: Catherine Coleborne/Dolly MacKinnon (Hg.). »Madness« in Australia. Histories, Heritage and the Asylum. St. Lucia 2003. S. 73-82.

Magnin, Chantal. Der Alleinernährer. Geschlechtsspezifische Arbeitsteilung im Wirtschaftswachstum der 1950er Jahre in der Schweiz. In: Veronika Aegerter u. a. (Hg.). Geschlecht hat Methode. Ansätze und Perspektiven in der Frauen- und Geschlechtergeschichte. Beiträge der 9. Schweizerischen Historikerinnentagung 1998. Zürich 1999. S. 183-195.

Maio, Giovanni. Ethik der Forschung am Menschen. Zur Begründung der Moral in ihrer historischen Bedingtheit. Stuttgart-Bad Cannstatt 2002.

Majerus, Benoît. Psychiatrie im Wandel. Das Fallbeispiel Karl-Bonhoeffer-Nervenklinik (1960-1980). In: Medizinhistorisches Journal 43 (2008). S. 344-371.
Majerus, Benoît. Review Article. Revisiting Psychiatry in Twentieth-Century Europe. In: European Review of History/Revue européenne d'histoire 15 (2008). S. 55-67.
Majerus, Benoît. Une stabilisation difficile. La chlorpromazine dans les années 1950 en Belgique. In: Gesnerus 67 (2010). S. 57-72.
Majerus, Benoît. Parmi les fous. Une histoire sociale de la psychiatrie au XXe siècle. Rennes 2013.
Markowitsch, Hans J. Intellectual Functions and the Brain. An Historical Perspective. Seattle etc. 1992.
Mashour, George A./Walker, Erin E./Martuza, Robert L. Psychosurgery. Past, Present, and Future. In: Brain Research Reviews, Bd. 48 (2005). S. 409-419.
Matter, Sonja. Rezeptionsprozesse und Geschlechterhierarchien. Die »Amerikanisierung« der Sozialen Arbeit in der Schweiz während den 1950er Jahren. In: Martina Ineichen u. a. (Hg.). Gender in Trans-it. Transkulturelle und transnationale Perspektiven. Beiträge der 12. Schweizerischen Tagung für Geschlechtergeschichte. Zürich 2009. S. 223-233.
Medick, Hans/Sabean, David (Hg.). Emotionen und materielle Interessen. Sozialanthropologische und historische Beiträge zur Familienforschung. Göttingen 1984.
Meier, Marietta/Hürlimann, Gisela/Bernet, Brigitta. Zwangsmaßnahmen in der Zürcher Psychiatrie 1870-1970. Bericht im Auftrag der Gesundheitsdirektion des Kantons Zürich. Typoskript. Zürich 2002.
Meier, Marietta. »Soziale Heilung« als Ziel psychochirurgischer Eingriffe. Leukotomie im Spannungsfeld von Individuum, Anstalt und Gesellschaft. In: Schweizerische Zeitschrift für Geschichte 54 (2004). S. 410-425.
Meier, Marietta/Bernet, Brigitta. Grenzen der Selbstgestaltung. Zur »Produktion« der Kategorie Geschlecht in der psychiatrischen Anstalt. In: Bettina Brand-Claussen/Viola Michely (Hg.). »Irre ist weiblich«. Künstlerische Interventionen von Frauen in der Psychiatrie um 1900. Heidelberg 2004. S. 37-44.
Meier, Marietta. Eingriffe ins Gehirn »schwieriger« Patientinnen und Patienten. Psychochirurgie im Kanton Graubünden. In: Ursula Jecklin/Silke Redolfi/Silvia Hofmann (Hg.). FrauenKörper. Beiträge zur Frauen- und Geschlechtergeschichte Graubündens im 19. und 20. Jahrhundert. Bd. 2. Zürich 2005. S. 229-268.
Meier, Marietta. Die Konstruktion von Wissen durch Fallgeschichten. Psychochirurgische Studien in den 1940er und 1950er Jahren. In: Arne Höcker/Jeannie Moser/Philippe Weber (Hg.), Wissen. Erzählen. Narrative der Humanwissenschaften, Bielefeld 2006. S. 103-114.
Meier, Marietta/Bernet, Brigitta/Dubach, Roswitha/Germann, Urs. Zwang zur Ordnung. Psychiatrie im Kanton Zürich, 1870-1970. Zürich 2007.
Meier, Marietta. Quantität oder Qualität? Operationstechniken in der Psychochirurgie 1935-1970. In: Technikgeschichte 74 (2007). S. 251-271.
Meier, Marietta. Ordnungsversuchungen und Grenzziehungen. Krankenakten in der Psychiatrie. In: Claudia Kaufmann/Walter Leimgruber (Hg.). Was Akten bewirken können. Integrations- und Ausschlussprozesse eines Verwaltungsvorgangs. Zürich 2008. S. 66-75.
Meier, Marietta. Fallkonstituierungen. Die »unruhige Frauenabteilung« der Psychiatrischen Universitätsklinik Zürich Ende 1950. In: Sibylle Brändli/Barbara Lüthi/Gregor Spuhler (Hg.). Zum Fall machen, zum Fall werden. Wissensproduktion und

Patientenerfahrung in Medizin und Psychiatrie des 19. und 20. Jahrhunderts. Frankfurt a. M. 2009. S. 211-228.

Meier, Marietta. »Adjusting« People. Conceptions of the Self in Psychosurgery After World War II. In: Medicine Studies 1 (2009). S. 353-366. DOI 10.1007/s12376-009-0029-1.

Meier, Marietta. Creating Order. A Quantitative Analysis of Psychiatric Practice at the Swiss Mental Institutions of Burghölzli and Rheinau between 1870 and 1970. In: History of Psychiatry 20 (2009). S. 139-162.

Meier, Marietta. Hirneingriffe historisieren. Ethische Standpunkte zur Lobotomie in den 1940er und 1950er Jahren. In: Oliver Müller/Jens Clausen/Giovanni Maio (Hg.). Das technisierte Gehirn. Neurotechnologien als Herausforderung für Ethik und Anthropologie. Paderborn 2009. S. 65-86.

Meier, Marietta. Stufen des Selbst. Persönlichkeitskonzepte in der Psychiatrie des 20. Jahrhunderts. In: Historische Anthropologie 19, 2011. S. 391-410.

Meier, Marietta. Rezension zu Mical Raz. The Lobotomy Letters. The Making of American Psychosurgery. Rochester 2013. In: Gesnerus 71 (2014). S. 152-154.

Meier, Marietta. Geschichten aus der Klinik. Die Produktion wissenschaftlicher Erkenntnisse in der Psychochirurgie. In: Susanne Düwell/Nicolas Pethes (Hg.). Fall – Fallgeschichte – Fallstudie. Theorie und Geschichte einer Wissensform. Frankfurt a. M., New York 2014. S. 60-81.

Meier, Marietta. Progredienter Verlauf. Koordinaten einer Krankengeschichte. In: Cornelius Borck/Armin Schäfer (Hg.). Wahnsinn und Methode. Notieren, Ordnen, Schreiben in der Psychiatrie. München 2015, S. 245-263.

Meier, Marietta. Endstation. Scheitern in der Psychiatrie. In: WerkstattGeschichte. (erscheint 2015)

Meier, Marietta. Auf der Kippe. Spannungskonzepte an der Wende vom 19. zum 20. Jahrhundert. In: Heinz-Peter Schmiedebach (Hg.): Entgrenzungen des Wahnsinns. (erscheint 2015)

Meier, Thomas. Aktenführung und Stigmatisierung am Beispiel des »Hilfswerks für die Kinder der Landstrasse«. In: Claudia Kaufmann/Walter Leimgruber (Hg.). Was Akten bewirken können. Integrations- und Ausschlussprozesse eines Verwaltungsvorgangs. Zürich 2008. S. 50-65.

Melville, Gert. Institutionen als geschichtswissenschaftliches Thema. Eine Einleitung. In: Ders. (Hg.). Institutionen und Geschichte. Theoretische Aspekte und mittelalterliche Befunde (Norm und Struktur. Studien zum sozialen Wandel in Mittelalter und früher Neuzeit, Bd. 1). Köln, Weimar, Wien 1992. S. 1-24.

Menninger, Roy W./Nemiah, John C. (Hg.). American Psychiatry After World War II (1944-1994). Washington D. C. 2000.

Mentzos, Stavros. The Development of Psychosis Psychotherapy in Germany and Austria. In: Yrjö O. Alanen u. a. (Hg.). Psychotherapeutic Approaches to Schizophrenic Psychoses. Past, Present and Future. London, New York 2009. S. 124-136.

Merskey, Harold. Somatic Treatments, Ignorance, and the Historiography of Psychiatry. In: History of Psychiatry 5 (1994). S. 387-391.

Meuron, Guy de. La Maison de santé de Préfargier. 1848-1948. Neuchâtel 1949.

Micale, Mark S./Porter, Roy (Hg.). Discovering the History of Psychiatry. New York, Oxford 1994.

Missa, Jean-Noël. Naissance de la psychiatrie biologique. Histoire des traitements des maladies mentales au XX$^{e}$ siècle. Paris 2006.

Missfelder, Jan-Friedrich. Period Ear. Perspektiven einer Klanggeschichte der Neuzeit. In: Geschichte und Gesellschaft 38, 2012. S. 21-47.

Mol, Annemarie/Law, John. Complexities. An Introduction. In: Dies. (Hg.). Complexities. Social Studies of Knowledge Practices. London 2002. S. 1-22.

Mol, Annemarie. Cutting Surgeons, Walking Patients. Some Complexities Involved in Comparing. In: John Law/Annemarie Mol (Hg.). Complexities. Social Studies of Knowledge Practices. London 2002. S. 218-257.

Monasevic, Milan. L'intervento psichiatrico nel Ticino. Appunti e riflessioni per una cronaca (1894-1994). Lugano 1993.

Morat, Daniel. Sound Studies – Sound Histories. Zur Frage nach dem Klang in der Geschichtswissenschaft und der Geschichte in der Klangwissenschaft. In: kunsttexte.de/auditive Perspektiven, Nr. 1 (2010) (8 Seiten). www.kunsttexte.de.

Morat, Daniel: Debatte. Perspektiven auf die Klanggeschichte des 20. Jahrhunderts. In: Zeithistorische Forschungen/Studies in Contemporary History, Online-Ausgabe, 8, 2011, H. 2. URL: http://www.zeithistorische-forschungen.de/16126041-Morat-2-2011.

Morat, Daniel: Zur Geschichte des Hörens. Ein Forschungsbericht. In: Archiv für Sozialgeschichte 51, 2011. S. 695-716.

Muckel, Petra. Der Alltag mit Akten – psychologische Rekonstruktionen bürokratischer Phänome. Eine empirische Untersuchung in verschiedenen Institutionen auf der Grundlage der Grounded Theory. Diss. Oldenburg, Aachen 1997.

Mühlestein, Helene. Hausfrau, Mutter, Gattin. Geschlechterkonstituierung in Schweizer Ratgeberliteratur, 1945-1970. Zürich 2009.

Müller, Christian. Gottlieb Burckhardt, le père de la topectomie. In: Revue médicale de la Suisse Romande 78 (1958). S. 726-730.

Müller, Christian. Gottlieb Burckhardt, the Father of Topectomy. In: American Journal of Psychiatry 117 (1960). S. 461-463.

Müller, Christian. Vom Tollhaus zum Psychozentrum. Vignetten und Bausteine zur Psychiatriegeschichte in zeitlicher Abfolge. Hürtgenwald 1993.

Müller, Christian. La Suisse. In: Jacques Postel/Claude Quetel (Hg.). Nouvelle histoire de la psychiatrie. Paris 1994. S. 615-622.

Müller, Jürgen. »The Sound of Silence«. Von der Unhörbarkeit der Vergangenheit zur Geschichte des Hörens. In: Historische Zeitschrift, Bd. 292 (2011). S. 1-29.

Müller, Oliver/Clausen, Jens/Maio, Giovanni (Hg.). Das technisierte Gehirn. Neurotechnologien als Herausforderung für Ethik und Anthropologie. Paderborn 2009.

Mullins, Nicholas C. Ethnomethodologie. Das Spezialgebiet, das aus der Kälte kam. In: Wolf Lepenies (Hg.). Geschichte der Soziologie. Studien zur kognitiven, sozialen und historischen Identität einer Disziplin. Bd. 2. Frankfurt a. M. 1981. S. 97-136.

Nellen, Stefan/Suter, Robert. Psychopathographien des Alltagslebens. Polizeiliche Aufschreibepraktiken im Vorraum der Psychiatrie. In: Stefan Nellen/Martin Schaffner/Martin Stingelin (Hg.). Paranoia City. Der Fall Ernst B. Selbstzeugnis und Akten aus der Psychiatrie um 1900. Basel 2007. S. 49-62.

Neumärker, Klaus-Jürgen/Bartsch, Andreas Joachim. Karl Kleist (1879-1960). A Pioneer of Neuropsychiatry. In: History of Psychiatry 14 (2003). S. 411-458.

Neve, Michael. A Commentary on the History of Social Psychiatry and Psychotherapy in Twentieth-Century Germany, Holland and Great Britain. In: Medical History 48 (2004). S. 407-412.

Nikolow, Sybilla/Schirrmacher, Arne (Hg.). Wissenschaft und Öffentlichkeit als

Ressourcen füreinander. Studien zur Wissenschaftsgeschichte im 20. Jahrhundert. Frankfurt a. M. 2007.

Nikolow, Sybilla/Schirrmacher, Arne. Das Verhältnis von Wissenschaft und Öffentlichkeit als Beziehungsgeschichte. Historiographische und systematische Perspektiven. In: Dies. (Hg.). Wissenschaft und Öffentlichkeit als Ressourcen füreinander. Studien zur Wissenschaftsgeschichte im 20. Jahrhundert. Frankfurt a. M. 2007. S. 11-36.

Noack, Thorsten. Über Kaninchen und Giftschlangen. Psychiatrie und Öffentlichkeit in der frühen Bundesrepublik Deutschland. In: Heiner Fangerau/Karen Nolte (Hg.). »Moderne« Anstaltspsychiatrie im 19. und 20. Jahrhundert. Legitimation und Kritik. Stuttgart 2006. S. 311-340.

Noll, Steven. Patient Records as Historical Stories. The Case of Caswell Training School. In: Bulletin of the History of Medicine 68 (1994). S. 411-428.

Nolte, Karen. Gelebte Hysterie. Erfahrung, Eigensinn und psychiatrische Diskurse im Anstaltsalltag um 1900. Frankfurt a. M., New York 2003.

Nüesch, Hermann. 75 Jahre Kantonale Psychiatrische Klinik Herisau. Festschrift. O. O. 1983.

Ögren Kenneth/Sandlund, Mikael. Psychosurgery in Sweden 1944-1964. In: Journal of the History of Neurosciences 14 (2005). S. 353-367.

Ögren, Kenneth. Psychosurgery in Sweden 1944-1958. The Practice, the Professional and the Media Discourse. Diss. med. Universität Umeå 2007.

Orland, Barbara. Wissenschaft und Laienöffentlichkeit. Internationale Forschung zur Popularisierung von Naturwissenschaft und Technik. In: Blätter für Technikgeschichte. Heft 57/58 (1995/96). S. 121-131.

Orland, Barbara. Wo hören Körper auf und fängt Technik an? Historische Anmerkungen zu posthumanistischen Problemen. In: Dies. (Hg.). Artifizielle Körper – Lebendige Technik. Technische Modellierungen des Körpers in historischer Perspektive. Zürich 2005. S. 9-42.

Paletschek, Sylvia/Tanner, Jakob (Hg.). Popularisierung von Wissenschaft. Historische Anthropologie 16. Jg., Heft 1 (2008).

Paris, Joel. The Fall of an Icon. Psychoanalysis and Academic Psychiatry. Toronto u. a. 2005.

Parker, Simon. On the Road. In: Caroline Baillie/Elizabeth Dunn/Yi Zheng (Hg.). Travelling Facts. The Social Construction, Distribution, and Accumulation of Knowledge. Frankfurt a. M., New York 2004. S. 172-183.

Passeron, Jean-Claude/Revel, Jacques. Penser par cas. Raisonner à partir de singularités. In: Dies. (Hg.). Penser par cas. Paris 2005. S. 9-44.

Patzelt, Werner J. Ein alltagsanalytisches Paradigma? (II) Bericht über das ethnomethodologische Schrifttum und den Forschungsstand. In: Neue Politische Literatur 29 (1984). S. 187-204.

Patzelt, Werner J. Grundlagen der Ethnomethodologie. Theorie, Empirie und politikwissenschaftlicher Nutzen einer Soziologie des Alltags. München 1987.

Paul, Norbert/Schlich, Thomas (Hg.). Medizingeschichte. Aufgaben, Probleme, Perspektiven. Frankfurt a. M. u. a. 1998.

Pauchard, Jean-Pierre. Die ersten Jahre. In: 100 Jahre Kantonale Psychiatrische Klinik Münsingen 1895-1995. Bern 1995. S. 16-23.

Pauleikhoff, Bernhard. Das Menschenbild im Wandel der Zeit. Ideengeschichte der Psychiatrie und der Klinischen Psychologie. Bd. 4. Die Zeit bis zur Gegenwart. Stuttgart 1987.

Perriard-Volorio, Myriam. L'évolution des méthodes thérapeutiques. In: Préfargier 1849-1999. 150 ans au service de la psychiatrie. Hauterive 1999. S. 99-126.

Persaud, Raj/Crossley, David/Freeman, Chris. Should Neurosurgery for Mental Disorder Be Allowed to Die out? In: British Journal of Psychiatry 183 (2003). S. 195 f.

Pethes, Nicolas. Vom Einzelfall zur Menschheit. Die Fallgeschichte als Medium der Wissenspopularisierung zwischen Recht, Medizin und Literatur. In: Gereon Blaseio/Hedwig Pompe/Jens Ruchatz (Hg.). Popularisierung und Popularität. Köln 2005. S. 63-92.

Pfeiffer, Jürgen (Hg.). Hirnforschung in Deutschland 1849 bis 1974. Briefe zur Entwicklung von Psychiatrie und Neurowissenschaften sowie zum Einfluss des politischen Umfeldes auf Wissenschaftler. Berlin 2004.

Pignarre, Philippe. Psychotrope Kräfte. Patienten, Macht, Psychopharmaka. Zürich, Berlin 2006 (franz. Originalausgabe 1999).

Plamper, Jan. Geschichte und Gefühl. Grundlagen der Emotionsgeschichte. München 2012.

Pöldinger, Walter. Kompendium der Psychopharmakotherapie. Basel 1967.

Porter, Roy. Madness. A Brief History. Oxford 2003 (Originalausgabe Oxford 2002).

Porter, Theodore M. Trust in Numbers. The Pursuit of Objectivity in Science and Public Life. Princeton, N. J. 1995.

Postel, Jacques/Quetel, Claude (Hg.). Nouvelle histoire de la psychiatrie. Paris 1994.

Pressman, Jack D. Sufficient Promise. John F. Fulton and the Origins of Psychosurgery. In: Bulletin of the History of Medicine 62 (1988). S. 1-23.

Pressman, Jack D. Last Resort. Psychosurgery and the Limits of Medicine. Cambridge, New York, Melbourne 1998.

Prüll, Cay-Rüdiger. Ärzte, Journalisten und Patienten als Akteure von Teilöffentlichkeiten in Westdeutschland. Eine Analyse am Beispiel des Nachrichtenmagazins »Der Spiegel«. In: Medizinhistorisches Journal 45 (2010). S. 102-133.

Psychiatrische Universitätsklinik Zürich (Hg.). Hundert Jahre Kantonale Psychiatrische Universitätsklinik Burghölzli Zürich 1870-1970. Zürich 1970.

Psychiatrische Universitätsklinik Zürich (Hg.). Burghölzli-Museum. Aus der Geschichte der Psychiatrischen Universitätsklinik Zürich. O. O. o. J. [Zürich 1989].

Putz, Christa. Narrative Heterogenität und dominante Darstellungsweise. Zur Produktion von Fallnarrativen in der deutschsprachigen Sexualmedizin und Psychoanalyse, 1890 bis 1930. In: Sibylle Brändli/Barbara Lüthi/Gregor Spuhler (Hg.). Zum Fall machen, zum Fall werden. Wissensproduktion und Patientenerfahrung in Medizin und Psychiatrie des 19. und 20. Jahrhunderts. Frankfurt a. M. 2009. S. 92-117.

Ralser, Michaela. Der Fall und seine Geschichte. Die klinisch-psychiatrische Fallgeschichte als Narration an der Schwelle. In: Arne Höcker/Jeannie Moser/Philippe Weber (Hg.). Wissen. Erzählen. Narrative der Humanwissenschaften. Bielefeld 2006. S. 115-126.

Raphael, Lutz. Die Verwissenschaftlichung des Sozialen als methodische und konzeptuelle Herausforderung der Sozialgeschichte des 20. Jahrhunderts. In: Geschichte und Gesellschaft 22 (1996). S. 165-193.

Raz, Mical. Between the Ego and the Icepick. Psychosurgery, Psychoanalysis and Psychiatric Discourse. In: Bulletin of the History of Medicine 82 (2008). S. 387-420.

Raz, Mical. The Painless Brain. Lobotomy, Psychiatry and the Treatment of Chronic Pain and Terminal Illness. In: Perspectives in Biology and Medicine 52 (2009). S. 555-565.

Raz, Mical. Psychosurgery, Industry and Personal Responsibility, 1940-1965. In: Social History of Medicine 23 (2010). S. 116-133.

Raz, Mical. The Lobotomy Letters. The Making of American Psychosurgery. Rochester 2013.

Reckwitz, Andreas. Das hybride Subjekt. Eine Theorie der Subjektkulturen von der bürgerlichen Moderne zur Postmoderne. Weilerswist 2006.

Reckwitz, Andreas. Struktur. Zur sozialwissenschaftlichen Analyse von Regeln und Regelmäßigkeiten. Opladen 1997.

Reckwitz, Andreas. Subjekt. Bielefeld 2008.

Reed, Matt. T. Making the Case. The Evolution of the Case Study in Nineteenth-Century French Psychiatry. Diss. Claremont Graduate University 2002.

Reed, Matt. T. »La manie d'écrire«. Psychology, Auto-Observation, and Case-History. In: Journal of the History of the Behavioral Sciences 20 (2004). S. 265-284.

Regener, Susanne. Visuelle Gewalt. Menschenbilder aus der Psychiatrie des 20. Jahrhunderts. Bielefeld 2010.

Regierungsrat des Kantons Zürich (Hg.). Zürcher Spitalgeschichte. Bd. 2 und 3. Zürich 1951 und 2000.

Requate, Jörg. Öffentlichkeit und Medien als Gegenstände historischer Analyse. In: Geschichte und Gesellschaft 25 (1999). S. 5-32.

Revel, Jacques (Hg.). Jeux d'échelles. La micro-analyse à l'expérience. Paris 1996.

Revel, Jacques. Présentation. In: Ders. (Hg.). Jeux d'échelles. La micro-analyse à l'expérience. Paris 1996. S. 7-13.

Rheinberger, Hans-Jörg/Hagner, Michael. Experimentalsysteme. In: Dies. (Hg.). Die Experimentalisierung des Lebens. Experimentalsysteme in den biologischen Wissenschaften 1850/1950. Berlin 1993. S. 7-27.

Risse, Guenter B./Warner, John Harley. Reconstructing Clinical Activities. Patient Records in Medical History. In: Social History of Medicine 5 (1992). S. 183-205.

Ritter, Hans Jakob. Psychiatrie und Eugenik. Zur Ausprägung eugenischer Denk- und Handlungsmuster in der schweizerischen Psychiatrie, 1850-1950. Diss. Basel, Zürich 2009.

Ritzmann-Blickenstorfer, Heiner. Historische Statistik der Schweiz. Zürich 1996.

Roelcke, Volker. Krankheit und Kulturkritik. Psychiatrische Gesellschaftsdeutungen im bürgerlichen Zeitalter (1790-1914). Frankfurt a.M., New York 1999.

Roelcke, Volker. Psychotherapy between Medicine, Psychoanalysis, and Politics. Concepts, Practices, and Institutions in Germany, c. 1945-1992. In: Medical History 48 (2004). S. 473-492.

Roelcke, Volker. Continuities or Ruptures? Concepts, Institutions and Contexts of Twentieth-Century German Psychiatry and Mental Health Care. In: Marijke Gijswijt-Hofstra u.a. (Hg.). Psychiatric Cultures Compared. Psychiatry and Mental Health Care in the Twentieth Century. Comparisons and Approaches. Amsterdam 2005. S. 162-182.

Rose, Nikolas. Medicine, History and the Present. In: Colin Jones/Roy Porter (Hg.). Reassessing Foucault. Power, Medicine, and the Body. London, New York 1994. S. 48-72.

Rose, Nikolas. Inventing Our Selves. Psychology, Power and Personhood. Cambridge, New York, Melbourne 1996.

Rose, Nikolas. Governing the Soul. The Shaping of the Private Self. London ²1999 (1990).

Roth, H. Geschichte der übrigen öffentlichen und privaten Krankenanstalten im Kanton Zürich. In: Regierungsrat des Kantons Zürich (Hg.). Zürcher Spitalgeschichte. Bd. I. Zürich 1951. S. 375-421.

Rotzoll, Maike u. a. Frauenbild und Frauenschicksal. Weiblichkeit im Spiegel psychiatrischer Krankengeschichten zwischen 1900 und 1940. In: Bettina Brand-Claussen/ Viola Michely (Hg.). »Irre ist weiblich«. Künstlerische Interventionen von Frauen in der Psychiatrie um 1900. Heidelberg 2004. S. 45-52.

Ruíz-Castell, Pedro. Popularization of Science. In: Josep Simon/Néstor Herran (Hg.). Beyond Borders. Fresh Perspectives in History of Science. Newcastle 2008. S. 171-178.

Rutherford, Alexandra. Beyond the Box. B. F. Skinner's Technology of Behavior from Laboratory to Life, 1950-1970s. Toronto 2009.

Sarasin, Philipp/Tanner, Jakob. Physiologie und industrielle Gesellschaft. Bemerkungen zum Konzept und zu den Beiträgen dieses Sammelbandes. In: Dies. (Hg.). Physiologie und industrielle Gesellschaft. Studien zur Verwissenschaftlichung des Körpers im 19. und 20. Jahrhundert. Frankfurt a. M. 1998. S. 12-43.

Sarasin, Philipp. Infizierte Körper, kontaminierte Sprache. Metaphern als Gegenstand der Wissenschaftsgeschichte. In: Ders. Geschichtswissenschaft und Diskursanalyse. Frankfurt a. M. 2003. S. 191-203.

Sarasin, Philipp. »Anthrax«. Bioterror als Phantasma. Frankfurt a. M. 2004.

Sarasin, Philipp. Die Visualisierung des Feindes. Über metaphorische Technologien der frühen Bakteriologie. In: Geschichte und Gesellschaft 30 (2004). S. 250-276.

Satzinger, Helga. Die Geschichte der genetisch orientierten Hirnforschung von Cécile und Oskar Vogt in der Zeit von 1895 bis ca. 1927. Diss. Braunschweig, Stuttgart 1998.

Schaffner, Martin. Fall und Fallgeschichte. In: Stefan Nellen/Martin Schaffner/Martin Stingelin (Hg.). Paranoia City. Der Fall Ernst B. Selbstzeugnis und Akten aus der Psychiatrie um 1900. Basel 2007. S. 11-21.

Schaffner, Martin. Verrückter Alltag. Ein Historiker liest Goffman. In: Österreichische Zeitschrift für Soziologie 32 (2007). S. 72-89.

Scharfetter, Christian. Eugen Bleuler 1857-1939. Polyphrenie und Schizophrenie. Mit Beiträgen von A. Möller, Th. Meyer, D. Hell und R. Mösli. Zürich 2006.

Schiller, Francis. The Mystique of the Frontal Lobes. In: Gesnerus 42 (1985). S. 415-424.

Schimmelpenning, Gustav W. Psychotherapie bei Schizophrenen in der deutschen Nachkriegszeit. In: Medizinhistorisches Journal 22 (1987). S. 369-381.

Schirrmacher, Arne. Nach der Popularisierung. Zur Relation von Wissenschaft und Öffentlichkeit im 20. Jahrhundert. In: Geschichte und Gesellschaft 34 (2008). S. 73-95.

Schlich, Thomas. Wissenschaft. Die Herstellung wissenschaftlicher Fakten als Thema der Geschichtsforschung. In: Norbert Paul/Thomas Schlich (Hg.). Medizingeschichte. Aufgaben, Probleme, Perspektiven. Frankfurt a. M., New York 1998. S. 107-129.

Schlich, Thomas. Surgery, Science and Industry. A Revolution in Fracture Care, 1950s-1990s. Basingstoke, New York 2002.

Schlich, Thomas. Risk and Medical Innovation. A Historical Perspective. In: Thomas Schlich/Ulrich Tröhler (Hg.). The Risks of Medical Innovation. Risk Perception and Assessment in Historical Context. London, New York 2006. S. 1-19.

Schlich, Thomas. Zeitgeschichte der Medizin. Herangehensweisen und Probleme. In: Medizinhistorisches Journal 42 (2007). S. 269-298.

Schmiedebach, Heinz-Peter. »Abweichung vom Durchschnitt im Sinne der Zweckwidrigkeit«. Der psychiatrische Blick auf die psychische »Normalität«. In: Volker Hess

(Hg.). Normierung der Gesundheit. Messende Verfahren der Medizin als kulturelle Praxis um 1900 (Abhandlungen zur Geschichte der Medizin und der Naturwissenschaften, Bd. 82). Husum 1997. S. 39-56.

Schmiedebach, Heinz-Peter. Medizinethik und »Rationalisierung« im Umfeld des Ersten Weltkriegs. In: Andreas Frewer/Josef N. Neumann. (Hg.). Medizingeschichte und Medizinethik. Kontroversen und Begründungsansätze 1900-1950. Frankfurt a. M., New York 2001. S. 57-84.

Schmuhl, Hans-Walter/Roelcke, Volker (Hg.). »Heroische Therapien«. Die deutsche Psychiatrie im internationalen Vergleich, 1918-1945. Göttingen 2013.

Schmuhl, Hans-Walter/Roelcke, Volker. Einleitung. In: Dies. (Hg.). »Heroische Therapien«. Die deutsche Psychiatrie im internationalen Vergleich, 1918-1945. Göttingen 2013. S. 9-28.

Schnegg, Brigitte/Matter, Sonja/Sutter, Gaby. Partnerschaftlichkeit statt Paternalismus? Die Integration des »Social Casework« in die Schweizer Sozialarbeit der Nachkriegszeit. In: Christoph Conrad/Laura von Mandach (Hg.). Auf der Kippe. Integration und Ausschluss in Sozialhilfe und Sozialpolitik. Zürich 2008. S. 25-35.

Schönert, Jörg. Zur Einführung in den Gegenstandsbereich und zum interdisziplinären Vorgehen. In: Ders. (Hg.). Erzählte Kriminalität. Zur Typologie und Funktion von narrativen Darstellungen in Strafrechtspflege, Publizistik und Literatur zwischen 1770 und 1920. Tübingen 1991. S. 11-55.

Schott, Heinz/Tölle, Rainer. Geschichte der Psychiatrie. Krankheitslehre, Irrwege, Behandlungsformen. München 2006.

Schrofer, Christian. Bündner Psychiatriegeschichte des 19. Jahrhunderts. Diss. med. Zürich 1999.

Schröter, Harm G. Winners and Losers. Eine kurze Geschichte der Amerikanisierung. München 2008.

Schuster, Britt-Marie. Zwischen Populismus und Professionalisierung. Zur Entwicklung der psychiatrischen Fachsprache zwischen 1897 und 1945 in der Giessener Universitätspsychiatrie. In: Helga Biester-Broosen (Hg.). Beiträge zur historischen Stadtsprachenforschung (Schriften zur diachronen Sprachwissenschaft, Bd. 8). Wien 1999. S. 183-203.

Schuster, Britt-Marie. Auf dem Weg zur Fachsprache. Sprachliche Professionalisierung in der psychiatrischen Schreibpraxis (1800-1939) (Reihe Germanistische Linguistik, B. 286). Berlin, New York 2010.

Scull, Andrew. Somatic Treatments and the Historiography of Psychiatry. In: History of Psychiatry 5 (1994). S. 1-12.

Scull, Andrew. Psychiatrists and Historical ›Facts‹. Part One: The Historiography of Somatic Treatments. In: History of Psychiatry 6 (1995). S. 225-241.

Scull, Andrew. The Insanity of Place/The Place of Insanity. Essays on the History of Psychiatry. London, New York 2006.

Scull, Andrew. Psychiatric Therapeutics and the Historian. In: Ders. The Insanity of Place/ The Place of Insanity. Essays on the History of Psychiatry. London, New York 2006. S. 129-149.

Secrétan, Claude. L'Hôpital de Cery 1873-1973. Lausanne 1973.

Shorter, Edward. Geschichte der Psychiatrie. Berlin 1999 (amerikan. Originalausgabe 1997).

Shorter, Edward/Healy, David. Shock Therapy. A History of Electroconvulsive Treatment in Mental Illness. Toronto 2007.

Shorter, Edward. Before Prozac. The Troubled History of Mood Disorders in Psychiatry. New York 2009.

Shutts, David. Lobotomy. Resort to the Knife. New York u. a. 1982.

Simmons, Harvey G. Psychosurgery and the Abuse of Psychiatric Authority in Ontario. In: Journal of Health Politics, Policy and Law 12 (1987). S. 537-550.

Simon, Josep/Herran, Néstor (Hg.). Beyond Borders. Fresh Perspectives in History of Science. Newcastle 2008.

Spiegel, René. Einführung in die Psychopharmakologie. Für Ärzte, Psychologen, Sozialarbeiter, Juristen und Pflegepersonal. 2., erg. und überarb. Aufl. Bern u. a. 1995.

Spivak, Gayatri Chakravorty. Can the Subaltern Speak? Postkolonialität und subalterne Artikulation. Wien 2008.

Star, Susan Leigh. Regions of the Mind. Brain Research and the Quest for Scientific Certainty. Stanford 1989.

Star, Susan Leigh. The Skin, the Skull, and the Self. Toward a Sociology of the Brain. In: Anne Harrington (Hg.). So Human a Brain. Knowledge and Values in the Neurosciences. Boston, Basel, Berlin 1992. S. 204-228.

Star, Susan Leigh/Griesemer, James R. Institutional Ecology, »Translations« and Boundary Objects. Amateurs and Professionals in Berkeley's Museum of Vertebrate Zoology, 1907-39. In: Social Studies of Science 19 (1989). S. 387-420.

Starks, Sarah Linsley/Braslow, Joel T. The Making of Contemporary American Psychiatry, Part 1. Patient, Treatments, and Therapeutic Rationales Before and After World War II. In: History of Psychology, Bd. 8 (2005). S. 176-193.

Stearns, Peter N. American Cool. Constructing a 20th Century Emotional Style. New York 1994.

Steinberg, Holger/Angermeyer, Matthias C. Two Hundred Years of Psychiatry at Leipzig University. An Overview. In: History of Psychiatry 13 (2002). S. 267-283.

Steinebrunner, Walter Felix. Zwei Zürcher Krankenhausplanungen des 19. Jahrhunderts. Diss. med. Zürich 1971.

Steiner, Simon. Anstaltslos. Das gescheiterte Projekt einer dritten psychiatrischen Klinik im Kanton Zürich 1942-1951. Unpublizierte Lizentiatsarbeit der Universität Zürich 2006.

Steinlechner, Gisela. Fallgeschichten. Krafft-Ebing, Panizza, Freud, Tausk (Commentarii, Forschungen zur Literatur- und Kulturgeschichte, Bd. 3). Wien 1995.

Stöckel, Sigrid. Psychotherapie als Reformbewegung im Nachkriegsdeutschland. In: Christine Wolters/Christof Beyer/Brigitte Lohff (Hg.). Abweichung und Normalität. Psychiatrie in Deutschland vom Kaiserreich bis zur Deutschen Einheit. Bielefeld 2013. S. 309-323.

Stockhammer, Robert. Geschichte in Geschichten. Zur Problematik des Exemplarischen im Schreiben über einen Genozid. In: Jens Ruchatz/Stefan Willer/Nicolas Pethes (Hg.). Das Beispiel. Epistemologie des Exemplarischen. Berlin 2007. S. 390-403.

Stollberg, Gunnar. Haben messende Verfahren die Lebenswelt der Patienten kolonisiert? Überlegungen auf der Basis von Autobiographien. In: Volker Hess (Hg.). Normierung der Gesundheit. Messende Verfahren der Medizin als kulturelle Praktik um 1900 (Abhandlungen zur Geschichte der Medizin und der Naturwissenschaften, Bd. 82). Husum 1997. S. 125-135.

Stone, Michael H. The History of the Psychoanalytic Treatment of Schizophrenia. In: Journal of The American Academy of Psychoanalysis 27 (1999). S. 583-601.

Studer, Brigitte. Biographische Erfassungslogiken. Akten, Menschen und die Geschichtsschreibung. In: Claudia Kaufmann/Walter Leimgruber (Hg.). Was Akten bewirken können. Integrations- und Ausschlussprozesse eines Verwaltungsvorgangs. Zürich 2008. S. 139-149.

Süßmann, Johannes/Scholz, Susanne/Engel, Gisela (Hg.). Fallstudien. Theorie – Geschichte – Methode. Berlin 2007.

Süßmann, Johannes. Einleitung. Perspektiven der Fallstudienforschung. In: Johannes Süßmann/Susanne Scholz/Gisela Engel (Hg.). Fallstudien. Theorie – Geschichte – Methode. Berlin 2007. S. 7-27.

Sutter, Gaby. Berufstätige Mütter. Subtiler Wandel der Geschlechterordnung in der Schweiz (1945-1970). Diss. Basel, Zürich 2005.

Suzuki, Akihito. Framing Psychiatric Subjectivity. Doctor, Patient and Record-Keeping at Bethlem in the Nineteenth Century. In: Joseph Melling/Bill Forsythe (Hg.). Insanity, Institutions and Society, 1800-1914. A Social History of Madness in Comparative Perspective. London 1999. S. 115-136.

Szasz, Thomas. Geisteskrankheit – ein moderner Mythos. Frankfurt a. M. 1975 (engl. Originalausgabe 1961).

Tanner, Jakob. Die Schweiz in den 1950er Jahren. Prozesse, Brüche, Widersprüche, Ungleichzeitigkeiten. In: Jean-Daniel Blanc/Christine Luchsinger (Hg.). Achtung: die 50er Jahre! Annäherungen an eine widersprüchliche Zeit. Zürich 1994. S. 19-50.

Tanner, Jakob. Der »autonome« Mensch an der Schweizerischen Landesausstellung von 1939. In: Bettina Heintz/Bernhard Nievergelt (Hg.). Wissenschafts- und Technikforschung in der Schweiz. Sondierungen einer neuen Disziplin. Zürich 1998. S. 95-104.

Tanner, Jakob. Historische Anthropologie zur Einführung. Hamburg 2004.

Tanner, Jakob. Der »fremde Blick«. Möglichkeiten und Grenzen der historischen Beschreibung einer psychiatrischen Anstalt. In: Wulf Rössler/Paul Hoff (Hg.). Psychiatrie zwischen Autonomie und Zwang. Heidelberg 2005. S. 45-66.

Tanner, Jakob. Das Rauschen der Gefühle. Vom Darwinschen Universalismus zur Davidsonschen Triangulation. In: Nach Feierabend. Zürcher Jahrbuch für Wissensgeschichte 2. Zürich 2006. S. 129-152.

Tanner, Jakob/Linke, Angelika. Einleitung. Amerika als »gigantischer Bildschirm Europas«. In: Angelika Linke/Jakob Tanner (Hg.). Attraktion und Abwehr. Die Amerikanisierung der Alltagskultur in Europa. Köln, Weimar, Wien 2006. S. 1-33.

Tanner, Jakob. Metaphors of Medicine and the Culture of Healing. Historical Perspectives. In: Regula Valérie Burri/Joseph Dumit (Hg.). Biomedicine as Culture. Instrumental Practices, Technoscientific Knowledge, and New Modes of Life. New York, London 2007. S. 35-45.

Tanner, Jakob. Ordnungsstörungen. Konjunkturen und Zäsuren in der Geschichte der Psychiatrie. In: Marietta Meier/Brigitta Bernet/Roswitha Dubach/Urs Germann. Zwang zur Ordnung. Psychiatrie im Kanton Zürich, 1870-1970. Zürich 2007. S. 271-306.

Tanner, Jakob. Akteure, Akten und Archive. In: Claudia Kaufmann/Walter Leimgruber (Hg.). Was Akten bewirken können. Integrations- und Ausschlussprozesse eines Verwaltungsvorgangs. Zürich 2008. S. 150-160.

Tanner, Jakob. Multiplikationsprozesse in der Moderne – Plädoyer für ein Analysekonzept. In: Historische Anthropologie 16 (2008). S. 2-7.

Tanner, Jakob. »Doors of perception« versus »Mind control«. Experimente mit Drogen zwischen kaltem Krieg und 1968. In: Birgit Griesecke u. a. (Hg.). Kulturgeschichte des Menschenversuchs im 20. Jahrhundert. Frankfurt a. M. 2009. S. 340-372.

Tanner Jakob. Ordnungsstörungen. Überlegungen zur Geschichte der Psychiatrie. In: Hans-Ulrich Grunder (Hg.). Dynamiken von Integration und Ausschluss in der Schweiz. Zürich 2009. S. 142-146.

Taylor, Gary. Castration. An Abbreviated History of Western Manhood. New York 2000.

Terry, Jennifer. Theorizing Deviant Historiography. In: Ann-Louise Shapiro (Hg.). Feminist Revision History. New Brunswick, N. J. 1994. S. 276-303.

Tizard, Barbara. Theories of Brain Localization from Flourens to Lashley. In: Medical History 3 (1959). S. 132-145.

Tomes, Nancy. Feminist Histories of Psychiatry. In: Mark S. Micale/Roy Porter (Hg.). Discovering the History of Psychiatry. New York, Oxford 1994. S. 348-383.

Tornay, Magaly. Zugriffe auf das Ich. Psychoaktive Stoffe und Personenkonzepte in der Schweiz zwischen 1945 und 1980. Tübingen 2015.

Tranøy, Joar/Blomberg, Wenche. Lobotomy in Norwegian Psychiatry. In: History of Psychiatry 16 (2005). S. 107-110.

Valenstein, Elliot S. Brain Control. A Critical Examination of Brain Stimulation and Psychosurgery. New York u. a. 1973.

Valenstein, Elliot S. The Practice of Psychosurgery. A Survey of the Literature (1971-1976). In: National Commission for the Protection of Human Subjects of Biomedical and Behavioral Research. Psychosurgery. Washington 1977. Appendix I.

Valenstein, Elliot S. Extent of Psychosurgery Worldwide. In: Ders. (Hg.). The Psychosurgery Debate. Scientific, Legal, and Ethical Perspectives. San Francisco 1980. S. 76-86.

Valenstein, Elliot S. Historical Perspective. In: Ders. (Hg.). The Psychosurgery Debate. Scientific, Legal, and Ethical Perspectives. San Francisco 1980. S. 11-54.

Valenstein, Elliot S. Rationale and Surgical Procedures. In: Ders. (Hg.). The Psychosurgery Debate. Scientific, Legal, and Ethical Perspectives. San Francisco 1980. S. 55-75.

Valenstein, Elliot S. Who Receives Psychosurgery? In: Ders. (Hg.). The Psychosurgery Debate. Scientific, Legal, and Ethical Perspectives. San Francisco 1980. S. 89-107.

Valenstein, Elliot S. Great and Desperate Cures. The Rise and Decline of Psychosurgery and other Radical Treatments for Mental Illness. New York 1986.

Valenstein, Elliot S. The Prefrontal Area and Psychosurgery. In: Progress in Brain Research 85 (1990). S. 539-553.

Valenstein, Elliot S. History of Psychosurgery. In: Samuel H. Greenblatt (Hg.). A History of Neurosurgery. Park Ridge, Illinois 1997. S. 499-516.

Van Rijn-van Tongeren, Geraldine. Metaphors in Medical Texts. Amsterdam 1997.

Vogl, Joseph. Mimesis und Verdacht. Skizze zu einer Poetologie des Wissens nach Foucault. In: François Ewald/Bernhard Waldenfels (Hg.). Spiele der Wahrheit. Michel Foucaults Denken. Frankfurt a. M. 1991. S. 193-203.

Vogl, Joseph. Einleitung. In: Ders. (Hg.). Poetologien des Wissens um 1800. München 1999. S. 7-16.

Wala, Michael. Europäisierung Amerikas – Amerikanisierung Europas. Bilder und Selbstbilder in den europäisch-amerikanischen Beziehungen. In: Benjamin Drechsel u. a. (Hg.). Bilder von Europa. Innen- und Außenansichten von der Antike bis zur Gegenwart. Bielefeld 2010. S. 213-226.

Walser, Hans H. Hundert Jahre Klinik Rheinau 1867-1967. Wissenschaftliche Psychiatrie und praktische Irrenpflege in der Schweiz am Beispiel einer großen Heil- und Pflegeanstalt (Veröffentlichungen der Schweizerischen Gesellschaft für Geschichte der Medizin- und der Naturwissenschaften). Aarau 1970.

Walser, Hans H. Psychoanalyse in der Schweiz. In: Dieter Eicke (Hg.). Die Psychologie des 20. Jahrhunderts. Bd. II. Freud und die Folgen (I). Zürich 1976. S. 1192-1218.

Walser, Hans H. Aus der Geschichte der Klinik Burghölzli. In: PUNKTUELL. Psychiatrische Universitätsklinik Zürich 1870-1995, 125 Jahre, Sonderausgabe, 4.7.1995. S. 25-28.

Walter, Bernd. Psychiatrie und Gesellschaft in der Moderne. Geisteskrankenfürsorge in der Provinz Westfalen zwischen Kaiserreich und NS-Regime. Paderborn 1996.

Walter, Bernd. Fürsorgepflicht und Heilungsanspruch. Die Überforderung der Anstalt (1870-1930)? In: Franz-Werner Kersting/Karl Teppe/Bernd Walter (Hg.). Nach Hadamar. Zum Verhältnis von Psychiatrie und Gesellschaft im 20. Jahrhundert. Paderborn 2003. S. 66-97.

Wannell, Louise. Patients' Relatives and Psychiatric Doctors. Letter Writing in the York Retreat, 1875-1910. In: Social History of Medicine 20 (2007). S. 297-313.

Warner, John H. The Uses of Patient Records by Historians. Patterns, Possibilities and Perplexities. In: Health & History 1 (1999). S. 101-111.

Waser, Peter Gaudenz. Psychiatrie, Psychopharmaka und Drogen in Zürich. Neujahrsblatt auf das Jahr 1990, herausgegeben von der Gelehrten Gesellschaft in Zürich. Zürich 1990.

Weber, Kaspar (Hg.). Gaetano Benedetti und Christian Müller. Psychotherapie der Psychosen. Kolloquium veranstaltet vom Sigmund-Freud-Zentrum Bern der Schweizerischen Gesellschaft für Psychoanalyse (SGPsa) am 14. Dezember 2001 (Schriften der Blum-Zulliger-Stiftung Bern zur Geschichte der Psychoanalyse, Nr. 1). Typoskript, Bern 2001.

Weber, Matthias M. Die Entwicklung der Psychopharmakologie im Zeitalter der naturwissenschaftlichen Medizin. Ideengeschichte eines psychiatrischen Therapiesystems. München 1999.

Weber, Matthias M. Die Entstehung der modernen Psychopharmakologie. Heilanspruch und Heilvermögen eines psychiatrischen Therapiesystems aus medizinhistorischer Sicht. In: Medizin, Gesellschaft und Geschichte 19 (2000). S. 123-142.

Weber, Matthias M. Die moderne Psychopharmakologie aus wissenschaftshistorischer Sicht. In: Florian Holsboer/Gerhard Gründer/Otto Benkert (Hg.). Handbuch der Psychopharmakotherapie. Heidelberg 2008. S. 12-25.

Weber, Philippe. Der Trieb zum Erzählen. Sexualpathologie und Homosexualität, 1852-1915. Diss. Zürich, Bielefeld 2008.

Wecker, Regina. Eugenik – individueller Ausschluss und nationaler Konsens. In: Sébastien Guex u. a. (Hg.). Krisen und Stabilisierung. Die Schweiz in der Zwischenkriegszeit (Die Schweiz 1798-1998: Staat – Gesellschaft – Politik, Band 2). Zürich 1998. S. 165-179.

Wecker, Regina. Frauenkörper, Volkskörper, Staatskörper. Zu Eugenik und Politik in der Schweiz (Vortrag). In: Itinera 20 (1998). S. 209-226.

Wecker, Regina. »Das Dogma«. Zur Konstruktion von Geschlecht durch eugenische Maßnahmen. In: Veronika Aegerter u. a. (Hg.). Geschlecht hat Methode. Ansätze und Perspektiven in der Frauen- und Geschlechtergeschichte (Beiträge der 9. Schweizerischen Historikerinnentagung 1998). Zürich 1999. S. 269-278.

Wecker, Regina/Studer, Brigitte/Sutter, Gaby. Die »schutzbedürftige Frau«. Zur Konstruktion von Geschlecht durch Mutterschaftsversicherung, Nachtarbeitsverbot und Sonderschutzgesetzgebung. Zürich 2001.

Wecker, Regina. Vom Verbot, Kinder zu haben, und dem Recht, keine Kinder zu ha-

ben. Zu Geschichte und Gegenwart der Sterilisation in Schweden, Deutschland und der Schweiz. In: figurationen 2 (2003). S. 101-119.
Weingart, Peter. Die Wissenschaft der Öffentlichkeit. Essays zum Verhältnis von Wissenschaft, Medien und Öffentlichkeit. Weilerswist 2005.
Wernli, Martina. Schreiben am Rand. Die »Bernische kantonale Irrenanstalt Waldau« und ihre Narrative (1895-1936). Bielefeld 2014.
West, Candace/Zimmerman, Don H. Doing Gender. In: Judith Lorber/Susan A. Farell (Hg.). The Social Construction of Gender. Newbury Park, London, New Delhi 1991 (1987). S. 13-37.
Willer, Stefan/Ruchatz, Jens/Pethes, Nicolas. Zur Systematik des Beispiels. In: Jens Ruchatz/Stefan Willer/Nicolas Pethes (Hg.). Das Beispiel. Epistemologie des Exemplarischen. Berlin 2007. S. 7-59.
Wöller, Wolfgang/Müller, Ulrich/Lehmann, Erlo. Soziale Bewertungsdimensionen in der psychiatrischen Fachsprache. In: Kurt Heinrich/Ulrich Müller (Hg.). Psychiatrische Soziologie. Ein Beitrag zur sozialen Psychiatrie? 3. Düsseldorfer Symposium am 14. April 1978. Weinheim, Basel 1980. S. 146-169.
Wolff, Eberhard. Perspektiven der Patientengeschichtsschreibung. In: Norbert Paul/Thomas Schlich (Hg.). Medizingeschichte. Aufgaben, Probleme, Perspektiven. Frankfurt a. M. 1998. S. 311-330.
Wyrsch, Jakob. Hundert Jahre Waldau. Geschichte der kantonalen Heil- und Pflegeanstalt und Psychiatrischen Universitätsklinik Waldau-Bern. Bern, Stuttgart 1955.
Wyss, Sabine. Evolution du traitement psychiatrique à Cery 1900-1967. Typoskript. Institut d'histoire de la médecine Lausanne 1996/97.
Yasargil, M. Gazi. Die Neurochirurgische Klinik, 1951-1999. In: Regierungsrat des Kantons Zürich (Hg.). Zürcher Spitalgeschichte. Bd. 3. Zürich 2000. S. 466-476.
Zahmacioğlu, Oğuzhan/Dinç, Gülten/Naderi, Sait. The History of Psychosurgery in Turkey. In: Turkish Neurosurgery 19 (2009). S. 308-314.
Zalashik, Rakefet/Davidovitch, Nadav. Last Resort? Lobotomy Operations in Israel, 1946-60. In: History of Psychiatry 17 (2006). S. 91-106.
Zaretsky, Eli. Freunds Jahrhundert. Die Geschichte der Psychoanalyse. Wien 2006.
75 Jahre privates psychiatrisches Krankenhaus Schlössli Oetwil am See Kt. Zürich 1964. Stäfa 1964.

*Lexika, Wörterbücher etc.*

Deutsches Wörterbuch von Jacob Grimm und Wilhelm Grimm. 16 Bde. Leipzig 1954-1960.
Donhoff, John H. Ärzte aus Forschung und Praxis in der deutschsprachigen Schweiz. St. Gallen, Zürich 1972.
Gerabek, Werner E. u. a. (Hg.). Enzyklopädie Medizingeschichte. Berlin, New York 2005.
Historisches Lexikon der Schweiz. http://www.hls-dhs-dss.ch.
Hofer, Fritz/Hägeli, Sonja. Zürcher Personen-Lexikon. 800 biographische Porträts aus zwei Jahrtausenden. Zürich 1986.
Kolle, Kurt (Hg.). Große Nervenärzte. Stuttgart 1956.
Kreuter, Alma. Deutschsprachige Neurologen und Psychiater. Ein biographisch-bibliographisches Lexikon von den Vorläufern bis zur Mitte des 20. Jahrhunderts. München u. a. 1996.
Neue Schweizer Biographie. Basel 1938.

Peters, Uwe Henrik. Lexikon Psychiatrie, Psychotherapie, Medizinische Psychologie. 6., völlig neu bearb. und erw. Aufl. München 2007.

Pongratz, Ludwig J. (Hg.) Psychiatrie in Selbstdarstellungen. Bern, Stuttgart, Wien 1977.

Psychrembel. Klinisches Wörterbuch. 261., neu bearb. und erw. Aufl. Berlin, New York 2007.

Ritter, Joachim/Gründer, Karlfried (Hg.). Historisches Wörterbuch der Philosophie. 13 Bde. Basel 1971-2007.

# Dank

Im Mai 2005 reiste ich nach Bern, um ein Gespräch mit Christian Müller zu führen. Müller hatte 1947-1953 als Assistenz- und 1957-1961 als Oberarzt an der Psychiatrischen Universitätsklinik Zürich gearbeitet, später die Psychiatrische Universitätsklinik in Lausanne geleitet und selbst zur Geschichte der Psychiatrie publiziert. Die erste Frage des Interviews ging allerdings an mich. Kaum hatten wir Platz genommen, erkundigte sich mein Gastgeber, weshalb ich mich eigentlich für die Geschichte der Psychochirurgie interessiere – das sei doch »purer Wahnsinn«.

Müller hatte recht: Das Projekt war Wahnsinn – in meinen Augen aber nicht, weil es um Wahnsinn ging oder weil ich mir anmaßte, mich mit der Geschichte der Psychochirurgie zu befassen, ohne jemals in einer psychiatrischen Klinik gearbeitet oder wenigstens Medizin studiert zu haben. Ein Buch zu schreiben ist wohl immer Wahnsinn, zumindest wenn es sich um ein wissenschaftliches oder ein literarisches Werk handelt. In meinem Fall ging der Wahnsinn aus verschiedenen Gründen ziemlich weit – aber vielleicht meine ich das nur, weil es mein ganz persönlicher Wahnsinn war.

Dass dieses Wahnsinnsprojekt überhaupt möglich wurde und schließlich in Form einer Habilitationsschrift und eines Buchs ein Ende nahm, habe ich der Unterstützung zahlreicher Personen und Institutionen zu verdanken. Auf die ersten psychochirurgischen Eingriffe stieß ich im Laufe zweier Projekte zu Zwang in der Psychiatrie, die ich mit Jakob Tanner leitete und zusammen mit Brigitta Bernet, Roswitha Dubach, Urs Germann und Gisela Hürlimann durchführte. Die erste Studie wurde von der Gesundheitsdirektion des Kantons Zürich finanziert, die zweite, ein Projekt des Nationalen Forschungsprogramms »Integration und Ausschluss«, vom Schweizerischen Nationalfonds zur Förderung der wissenschaftlichen Forschung. Später konnte ich mich am Collegium Helveticum und an der Forschungsstelle für Sozial- und Wirtschaftsgeschichte des Historischen Seminars der Universität Zürich ausschließlich der Psychochirurgie widmen – von den übrigen Aufgaben einer Postdoc-Stelle und dem ganz normalen Wahnsinn, den das Leben sonst noch mit sich bringt, einmal abgesehen. Für einige Zeit wurde ich von der Cogito Foundation unterstützt, gewisse Kapitel des Buchs entstanden am Max-Planck-Institut für Wissenschaftsgeschichte in Berlin, an der Universität Konstanz und der Universität Freiburg i.Br. Darüber hinaus erhielt ich an vielen Orten die Gelegenheit, Ausschnitte aus meiner Arbeit zu präsentieren und zur Diskussion zu stellen.

Eine Wahnsinnsgeschichte für sich war die Frage des Aktenzugangs. Schlussendlich erhielt ich aber immer grünes Licht, was schon früher keine Selbstverständlichkeit war. Ich danke allen Kliniken, Archiven, Bibliotheken,

Kommissionen und Behörden sowie deren Mitarbeiterinnen und Mitarbeitern, die mich berieten, Gesuche bearbeiteten, bewilligten und mir Türen zu Archiv- und Arbeitsräumen öffneten, damit ich dort in aller Ruhe ›meine‹ Quellen suchen und durchsehen konnte.

Dass mein Wahnsinnsprojekt keine völlig einsame Sache war, habe ich all den Kolleginnen und Kollegen aus der Geschichtswissenschaft und verwandten Disziplinen, Psychiatern, Psychologinnen und Neurochirurgen, Freunden und Freundinnen und meiner Familie zu verdanken. Neben Christian Müller erklärten sich auch andere ehemalige Ärzte, Psychiater, Pflegerinnen und Pfleger bereit, mit mir über ihre Arbeit zu sprechen. Simon Steiner und Sabine Braunschweig wiesen mich auf Quellen hin, die sie im Rahmen ihrer eigenen Projekte fanden, mit Albrecht Koschorke, Martin Lengwiler, Sylvia Paletschek und Philipp Sarasin diskutierte ich Ansätze und Konzepte. Thomas Müller und meine Eltern, Hedi und Peter Meier-Brülhardt, brachten meiner Arbeit viel Wohlwollen und Unterstützung entgegen. Martina Stühlinger, Lukas Meier, Daniela Tenger und Felix Lüscher führten kleinere und größere Recherchen oder quantitative Auswertungen durch. Katharina Brandenberger, Sibylle Brändli, Cornelia Brink, Isabelle von Bueltzingsloewen, Monika Dommann, Stephan Durrer, Urs Germann, Svenja Goltermann, Michael Hagner, Elisabeth Joris, Alexandra Locher, Luzia Meier, Maike Rotzoll und Tamas Sasvary lasen einzelne Kapitel des Manuskripts. Jakob Tanner hat das Projekt von der ersten Idee bis zum Schluss immer wieder unterstützt. Auch die anderen Mitglieder der Habilitationskommission, Gesine Krüger, Angelika Linke, Andreas Maercker und Simon Teuscher, trugen dazu bei, dass mein Habilitationsverfahren reibungslos über die Bühne ging.

Ein besonderer Dank geht an Daniela Saxer und meine Kinder, Matteo, Manuel und Mirjana. Daniela Saxer hat meine Arbeit seit unserer gemeinsamen Zeit am Collegium Helveticum begleitet, das ganze Manuskript der Habilitationsschrift und Teile der Druckfassung gelesen. Meine drei Kinder trugen täglich dazu bei, dass der Schatten, den die intensive Auseinandersetzung mit Kranken- und anderen Klinikakten auf mein Leben warf, nicht überhandnahm und mein ganz normaler Wahnsinn vielseitig und bunt blieb.

Überarbeitete Fassung der 2012 von der Philosophischen Fakultät
der Universität Zürich angenommenen Habilitationsschrift

**Bibliografische Information der Deutschen Nationalbibliothek**
Die Deutsche Nationalbibliothek verzeichnet diese Publikation in der
Deutschen Nationalbibliografie; detaillierte bibliografische Daten
sind im Internet über http://dnb.d-nb.de abrufbar.


www.wallstein-verlag.de
Vom Verlag gesetzt aus der Adobe Garamond
Umschlaggestaltung: Susanne Gerhards, Düsseldorf
Umschlagfoto: Station D, die »unruhige Männerabteilung« der Psychiatrischen
Universitätsklinik Zürich mit Bodenbetten, undatiert, um 1945.
StAZH, PUK, Nr. 124.11
Druck und Verarbeitung: Hubert & Co, Göttingen

ISBN 978-3-8353-1733-8